心理學系列叢書 ⑧

健康心理學

The Psychology of Health

推薦　胡俊弘
作者　Marian Pitts & Phillips
譯者　王仁潔 & 李湘雄

弘智文化事業有限公司

序言

學生們對健康心理學的熱愛是激發我們（編輯們）出版本書的最大理由。由於當時遍尋不著適合的教材可以推薦給這些熱情的學生，雖然坊間有一些美國學術界編寫的教科書，但嚴格說來，其經驗取材與健康醫療系統與我們（英國）並不完全相同，因此在同儕與學生的鼓勵下，我們編纂了一本適合英國學生與教師的教材。這些學生的功勞不可抹滅，希望他們能知道自己也是促成此書出版的一份子，並引以爲一件快事。

第二版是以前一版的內容爲基礎增修而來。我們十分高興第一版廣受歡迎，並且成爲英國許多學程的推薦教科書；第二版不但在前一版的所有章節中增編新的內容，另外還添加了新的章節，包括癌症、營養、運動以及社會不平等對健康狀況的影響。

自從 1991 年第一版出刊以來，這個心理學新興的領域已經在英國成立了健康心理學的學術研討學會，也開始出版一些專屬的期刊雜誌。英國的各大專院校也開辦了專門研討健康心理學的學程，許多健康與護理方面的學科也將健康心理學納入他們的標準課程。

本書主要分爲四部份。第一部簡介健康心理學，包括其定義、所涵蓋的範圍與其追求的目標。其中討論心理生理學的原則與研究方法，並特別強調壓力與調適的心理歷程，因其爲瞭解個人健康狀況的關鍵；另外，第一部也同時收錄心理神經免疫學的發展現況。第二部則著重於患病經歷、住院醫療和疾病防治三方面的研究。健康心理學者所關心的重要議題則在第三部討論。這些議題反應了健康心理學家研究方向的多樣性，不論是急性或慢性病、基本的疾病預防，乃至增進健康。其中有不少議題已經成爲英國國家衛生政策裡最突出的幾項。第四部更開展了本書的視野，不但不侷限於以個人化的方式探討健康心理學，甚至考慮到家庭與社會層面對健康的重大影響。

第二版的內容同時附有名詞解析、討論框（與每一章內容相關的重要觀念與問題）、重點提示（改寫成條列式的）、延伸閱讀、索引以及參考文獻等幫助學習的工具。

本書是針對大學部主修心理或相關訓練（特別是行爲與健康科學，如護理、社區關懷和健康研究）的高年級學生所寫的。不過，我們並不特別爲具有深厚心理學知識的讀者而寫此書，主要是希望有志於健康心理學研究的你，能夠因爲本書的一些想法或觀點激發更多更深的思考。

我們希望本書易讀有趣，也富有挑戰性，更冀望本書能引發你對健康心理學的興趣，也許能使你成爲自己的健康心理治療師。無論你選讀此書的理由爲何，我們衷心期盼你會在其中發現一些對你具有意義的東西。

目錄

第一部

緒論

導讀

本書的第一部將爲你介紹一些健康心理狀態的形成因子，以及構成健康心理經驗的基本元素。個人之易染病體質、所身處的環境以及社會因素（如社經地位）影響著個人的心理狀態，而個人的心理狀態也反過來影響這三項因素。爲了解釋這些因素之間的交互作用，健康行爲（health behavior）的基本理論因此誕生。

在第一章裡，我們重新檢討了一些研究報告，證實行爲模式與身心健康兩者間的關係。早在上個世紀開始，西方國家就認爲造成大衆生病與死亡的主要原因已經由傳染病轉爲與行爲相關的疾病，如癌症和心血管疾病。本書中所採用的研究方法，是將健康視爲生物、心理和社會三方面的集合，也就是所謂的生物心理社會取向（biopsychosocial approach）。第一章將介紹幾種理論模式，未來在第三部的章節裡將以這些模式爲基礎，更深入地瞭解各種有關健康的課題。

第二章探討組成健康和健康行爲的生物性因素。生物體的神經、內分泌和免疫等三大系統共同調節生理反應與行爲表現，因之，調節生物反應的生理性適應功能就顯得相當重要。生物回饋（biofeedback）是其中的一個例子，我們的身體以這種生理機制降低身心失調的風險。

第三章則討論壓力（stress）與調適（coping）的概念。不論以正面或負面的角度來檢視我們忙碌的生活，壓力已然成爲其中最主要困擾。我們將在第三章內仔細探討壓力的本質，以及壓力的評估。Philip Evans

仔細地探究了壓力的生理基礎，同時又考量了另一個層面—調適。我們需要徹底地「分析」並「瞭解」這個心理狀態，才能明白我們究竟如何應付壓力，又爲何總有人比較能夠適應壓力。在第三章最後，我們將介紹令人興奮的新興學科—心理神經免疫學（psychoneuroimmunology），該理論解釋了心理與生理如何相互影響進而決定你的健康。

第一章

健康心理學概論

Marian Pitts

引言

本章將介紹健康心理學的範疇。簡述此領域的歷史背景、健康行為學科之走向與發展，以及一些重要的行為模式。這些模式是為了幫助我們瞭解群眾從事與健康有關之行為而建立的。我們也將仔細地探討個別差異對健康行為的影響。在本章末，我們將敘述研究健康心理學的方法取向，並且提出相關的道德倫理問題。

何謂健康？何謂健康心理學？

你今天好嗎？當你看著這些字的時候眼睛會不會發疼啊？你的背疼嗎？頭呢，疼不疼？你發現你（現在就已經？！）心不在焉嗎？閱讀此書的每個人很難不有點兒小毛病。怎麼說呢？因為我們都是「不完美的機器」。健康心理學的研究課題就是：我們每一個人的行為與健康的關係，以及如何與其他患病的或健康的人好好相處。健康心理學的範圍實際上包括任何與健康／患病有關的各層面心理活動，甚至健保制度或健康政策的心理層面都可以囊括在內。健康心理學探討的內容有：情緒的生理基礎為何？而情緒如何影響健康？壓力又是什麼？教育的力量能夠預防疾病嗎？等等諸如此類的問題。究竟心理學家從什麼時候開始正視此類問題呢？最早可追溯至1978年在美國舉行的研討會，以及1979年美國心理學會成立專門研究健康心理學的部門。英國心理學會（BPS）則在1986年設立健康心理部（Health Psychology Section）。今年（1997），該部門應該會得到BPS的正式認可，同時，英國在今年也可能會完成健康心理治療師的專業認證。

若干年前，世界衛生組織（WHO）描述了「健康」的定義，現在這個定義時常被引用。健康是「一種不論在生理、心智與社會都十分康樂的狀態，而不只是體格健壯或無病的狀態」（WHO, 1946）。最近，該定義經過詳細的查驗，雖然有批評者認為這種說法不過提出了一個不可能的目標；然而，該定義的確強調出健康的「完備性」應該兼具身體與心靈，生理與心智狀態。

Matarazzo在1980年提出「健康心理學」的定義，目前已廣爲接受：

> 健康心理學是在心理學的訓練下，集特殊的教育、科學與專業素養，為維持並增進健康、預防和治療病症，尋找與健康、疾病和功能失調有關的病因與診斷方法。其最終目標為評估並改善健保體系與健康政策。

該定義突顯出此新興學科所關心課題的多樣性，這些課題同時也帶來多樣化的研究取向與方法。有些健康心理學家自視爲臨床治療師、心理生理學家，或仍然堅稱自己爲認知心理學家，有些則將健康心理學應用在健保制度的設計上，有些在學術單位教授或研究健康心理學—他們的共通點就是，對Matarazzo所定義的領域範疇有極大的興趣，並且也以同樣的研究取向探討該領域內的課題。

歷史背景

就像我們剛才討論的，健康心理學範疇的確立還是不久以前的事，然而有關健康心理學的許多理論與概念已經在心理學科裡盤桓多年。有關身體與心靈之間的聯繫，以及兩者間如何交互影響的疑惑在哲學家、心理學家和生理學家之間總是爭論不休。佛洛伊德的研究對心理學身心症的發展有無以倫比的貢獻。心理學家如Dunbar（1943）、Ruesch（1948）與Alexander（1950）提出絕對病因假說，嘗試將特定的人格型與特定的疾病連結。這種取向的研究工作會因爲研究方法愈來愈棘手而遭受批評，本書中有關冠狀心臟疾病（CHD）和癌症的部份可作爲例證。上述的研究方法已經逐漸爲健康心理學家拋棄，而改採比較傾向行爲學或生物學的研究方法，如藥物行爲學，觀察在藥物介入後的行爲改變（第六章之疼痛與第十章高血壓的研究可做例證）。

健康心理學發展過程中的一個重要觀念就是，疾病型態一直在不停地改變。如果我們拿1898年與1998年相比，就可以發現傳染性疾病在西方國家的致病率或致死率已經非常微小了，其他性質疾病發生的頻率反而比較高。生物醫學界的重大突破使得如天花、德國痲疹、感冒和小兒痲痹症在西方國家的發生率大大地降低；相反地，現今造成國民死亡的病因通常是心臟病、癌症和中風。最近的研究報告指出，此類疾病的發生原因多多少少與二十世紀生活形態的改變有關。心理學家可以幫助我們瞭解健康的生活形態和行爲模式，然後有助於我們改變有利或無益於健康的行爲。在第八章討論愛滋病以及第十一章冠狀心臟疾病的部份，就企圖以上述的方式介入降低疾病的發生率。另外，在主要的致死原因當中，所謂的行爲性病原（behavioral pathogens）其實是唯一且最重要的因素。行爲性病原，就是像吸菸和酗酒等個人嗜好和生活習慣，會導致疾病的發作，並且也會影響疾病的發展。行爲與態度對疾病的影響並不侷限於已開發國家；戰爭型瘧疾、血吸蟲病和其他流行於世界各個角落的傳染病都可以藉由各種心理性策略改變行爲，進而避免疾病的形成。當全世界的人壽命延長，Matarazzo（1983）所謂「終身之行爲管理不當」的長期效應，可能會以疾病的形式呈現，如肺癌、心臟與肝臟之功能失調等。

健康行爲

現在，我們來檢視那些行爲可以維持健康的生活，並且可同時避免健康惡化。這些行爲稱之爲預防性的健康行爲（health protective behavior）。Harris與Guten於1979年在美國大克里夫蘭區對1250位居民進行了一項探索性研究。問卷中調查「你認爲維護健康最重要的三件事是什麼？」然後在受訪者自由回想之後，請他們依照研究人員準備之卡片上所描述的健康行爲，將卡片分類爲「做到」與「未做到」兩類。這些結果組化分析之後，以不同的類型說明這兩個部份所得到的反應。

他們認爲預防性健康行爲可以區分爲下列五種：

- ⊙ 避免危險的環境—遠離污染與犯罪地區
- ⊙ 避免有害物質—不吸菸、不喝酒
- ⊙ 衛生習慣—睡眠充足、節制膳食等等
- ⊙ 預防性健保—定期檢查牙齒、抹片檢查
- ⊙ 安全措施—修繕、準備急救箱和隨手可得的緊急電話

由1986年Pill與Stott，以及1987年Amir的研究確知，民衆可以列舉出他們所實行的維護健康之行爲習慣。1987年，Amir建立了一般預防性健康行爲檢查表（GPHB）；其中選列二十九項英國社會大衆可能會進行的行爲。Amir在一項針對蘇格蘭地區老年人（65-75歲）的研究，發現有超過90%的受訪者贊同下列行爲：

- ⊙ 酒後不開車
- ⊙ 在車內必定繫上安全帶
- ⊙ 凡事採行中庸之道
- ⊙ 充足的休息
- ⊙ 電器設施的安全檢查
- ⊙ 避免超時工作
- ⊙ 修繕居家硬體設施
- ⊙ 節制飲食

而另一方面，只有10%的人食用營養補充劑或維他命，12%的人定期檢查牙齒。綜合以上研究，似乎不同年齡層有不同的行爲表現（詳見本章末的討論）。

一般人認爲，良好的健康和個人習慣有關；柏拉圖就曾經說過「節制能增進健康」。許多宗教團體將「良好」的生活習慣納入教規，有力的證據顯示這些生活得健康且節制的社區居民健康狀況都很好：美國猶他州的摩門教徒，癌症發生率比一般民衆低30%；耶穌復臨安息日會的信衆因惡性疾病住院的機率則比一般人低25%。這些統計數據強烈顯示良好的個人生活習慣能確保身體健康。這個觀念的檢驗始自1972

年 Belloc 與 Breslow 在美國加州白楊郡的系統性研究。他們訪問了 6928 位郡民，請居民回答下列七項健康行爲之中有哪些是他們習慣會做的：

- ⊙ 不抽煙
- ⊙ 每天吃早餐
- ⊙ 一天只喝一、兩杯酒
- ⊙ 定期運動
- ⊙ 每晚睡足七到八小時
- ⊙ 餐與餐之間不吃東西
- ⊙ 維持體重在標準值 10% 以內

同時，他們還以得病的相關問題衡量郡民的健康狀況，比如受訪者過去十二個月以來請了多少天病假等。研究者對於身體、心理與社會方面的健康都有興趣，他們認爲這社會健康是「個人能爲社會貢獻一己之力的程度。」。雖然許多批評者指出他們的問卷所提列的問題缺乏獨立性，但是他們的確提出了一些明顯且具有高度重複性的證據，證實行爲與健康之間的關連性。衛生習慣是一種發展完善的健康行爲，幾乎是在半清醒狀態下執行的：你眞的會認眞地每天決定要不要刷牙嗎？或者你「不知不覺」就刷好了？在該研究中，擁有許多良好衛生習慣的成人認爲自己比那些習慣不好或完全沒有的人要來得健康。該研究經過漫漫年歲的追蹤調查顯示，擁有上述七項衛生習慣的男女，他們的死亡率明顯地比較低。遵行上述七項健康行爲的男性死亡率只有不遵守或只遵行少於三項習慣的 23%（Breslow and Enstrom, 1980）。另外，報告中同時也指出生理、心理與社會健康之間有密切的關係。這些發現支持了 WHO 提出的：所謂「完全的健康」，就是個體之生理、心理或社會三方面功能共同運作的結果。

針對加州這一批受訪者的研究總共持續了廿五年。實驗開始後的第十七年，也就是 1982 年，研究人員謹愼地調查了當時年滿六十歲以上的受訪者。結果發現不抽煙、做運動和每天吃早餐對於降低死亡率有明顯的助益（Scoenborn, 1993）。白楊郡的研究證實了良好健康的基礎立於「凡事中庸」的觀念。雖然我們多半都清楚預防性健康行為的必要，而眞正做到的人卻是極少數。Berg在1976年強調，大多數的人都知道哪些行為對健康有益，但是他們通常不會從事那些行為，反而去做那些明知對健康有害的活動。心理學家花了很多時間檢討這種唱反調的的心態。對這些心理學家來說，最大的挑戰或困難，是在於如何鼓勵、說服或迫使這些人養成對健康有益的習慣。在本章的最後會討論這些具有意義與前景的工作。健康心理學家的難題是去解釋為何總有人不願意從事對自身有益的活動，然而卻也有許多人肯驅使自己養成良好的衛生習慣。

瞭解行為改變（behavior change）的歷程是心理學家一致關切的重點。民衆只有在體認到自身所處的威脅之後，才會引起某種行為（或非行為）的反應。評估過威脅的強弱之後，他們會做出決定。經過理性與情感的掙扎，他們才會調整自己的行為以朝向維護並增進健康的目標邁進。與健康課題相關之研究報告（如吸菸、藥物濫用、健康檢查和安全的性行為）均一致地顯示，知識（knowledge）本身完全無法引起行為改變。

Kelley測試了大衆傳播媒體在改善公共衛生習慣上所佔的地位（Kelley, 1979）。他在報告中指出，車禍發生時，駕駛若使用安全帶就能夠大幅低死亡與受傷人數；可是，車上配有安全帶並不保證駕駛者一定會使用。1968年美國的一份報告顯示，在城市地區只有6.3%的汽車駕駛會繫上安全帶。Kelley於是進行了一個決定性的實驗—大衆媒體對增加安全帶使用率的貢獻。他利用有線電視為工具，因為這樣他就可以精確地計算接收到安全帶使用之公益廣告的收視戶數，以及並未收到廣告的收視戶數。他使用專家設計之六種不同型式的廣告，分別在不同的時段針對不同族群的觀衆播出。此類廣告定期播出了約九個月之久。他估計在實驗期間，實驗組的觀衆每週至少收看到一或兩種廣告二到三次。在進行研究的範圍內安排觀察員記錄安全帶的使用情形，同時並記下車牌，這樣才能查知駕駛家中的有線電視隸屬於何家。最後，Kelley

得到令人洩氣的結論：「實驗結果十分清楚。該策略對於安全帶的使用一點效果也沒有。」與對照組家庭駕駛繫安全帶的表現相比，那些接收到廣告訊息之駕駛的行爲完全沒有改變。事實上在研究期間，實驗組駕駛繫安全帶的習慣一點也沒有改變。Kelley根據該實驗結果，強烈地主張大衆傳媒策略的無效，其能力不足以改變民衆的行爲習慣。那麼，除了知識以外，究竟是什麼說服人們關切自身的健康呢？我們即將檢討其他可能影響健康行爲的因素。

健康行為模式

早期，維護健康的研究都著重於人口統計學方面的變因，如年齡、種族、社經地位，並認爲這些是決定接受並實行健康行爲的決定性因子。這些研究使我們得以描繪出實行健康行爲或完全不從事健康行爲的不同族群。不過，這類人口學的研究結果有時候互相矛盾，有時候也不能解決所有的問題—因爲我們無法改變一個人所屬的年齡、性別或種族，要改變一個人的職業也並非易事。後續的研究方向於是轉爲探討結構性變因（structural variables），如改變行爲所需要的開銷和麻煩。這些研究同時也以促進接受或實行健康行爲爲目的。心理學家針對此觀點發展出一些理論模式，這些模式的共同點則是，它們成功地以生物心理社會學取向（biopychosocial approach）來探討健康。這些模式理論都承認各種疾病之生物與基因基礎，也相信造成所有不適感的心理性因子都會爲健康帶來強大的衝擊。這些組成因子包括如信念（belief）、行爲（behaviors）與認知（cognitions），以及社會、經濟和文化設定。這種以健康心理學爲根本的研究取向是1977年由Engel發展出來的，該論點將貫穿本書。現在，我們就來詳細討論幾個重要的模式以及它們之間的相似之處。

健康信念模式（HBM）

該模式可能是健康行爲模式中最古老，也最廣爲人知的，之後的模式都是依其爲基礎而建立的。Rosenstock 在 1966 年詳細描述了健康信念模式的雛形，而後在 1975 年由 Becker 與 Maiman 修訂而成。該模式企圖說明健康行爲和遵從度（compliance）不但可應用於預測患病前的健康行爲如癌症篩檢，一旦得病之後，也可以預測病人對醫囑的遵從度。因此，患病行爲與預防行爲應該都是可以預測的。該模式假設一個人從事健康行爲的意願是由幾個面向組成的。從圖 1.1 可看出該模式的輪廓。它提出一個人會爲抵抗疾病而採取預防動作的原因在於：

- 認爲個人對某種疾病的感受性特別強—覺察到易感性（susceptibility）
- 認爲疾病的一旦發生，後果可能頗爲嚴重—覺察到嚴重度（severity）
- 認爲若採取預防性行爲可能可避免疾病發生，或是減輕疾病的嚴重度—感知到利益（benefits）
- 爲使預防行爲順利進行，像疼痛、害羞尷尬或所費不貲的阻礙決不能勝過實行健康行爲的利益
- 促使行爲動作發生的刺激訊息應該能揭示健康行爲的重要性

該模式已經能夠準確地預測幾種不同健康行爲的實行，如接受預防注射、癌症篩檢和避孕行爲（Harrison et al., 1992；Herold, 1983；Janz and Becker, 1984）。對某些預防行爲而言，感知到疾病的嚴重度並不如衡量患病的缺點或得失來得重要（Cleary, 1987）。因此，以 HBM 爲建構基礎的問卷調查研究，會出現反應偏誤（response bias）的問題。1996 年 Sheeran 與 Orbell 討論過這方面的問題，他們提出了幾種避開此困境的方法。Harrison 等人在 1992 年針對 234 篇已發表的文獻以健康信念模式做共變分析（meta-analysis）之回顧性研究，雖然這些報告篇數如此龐大，但其中只有十六篇仔細研究了該模式中所有的

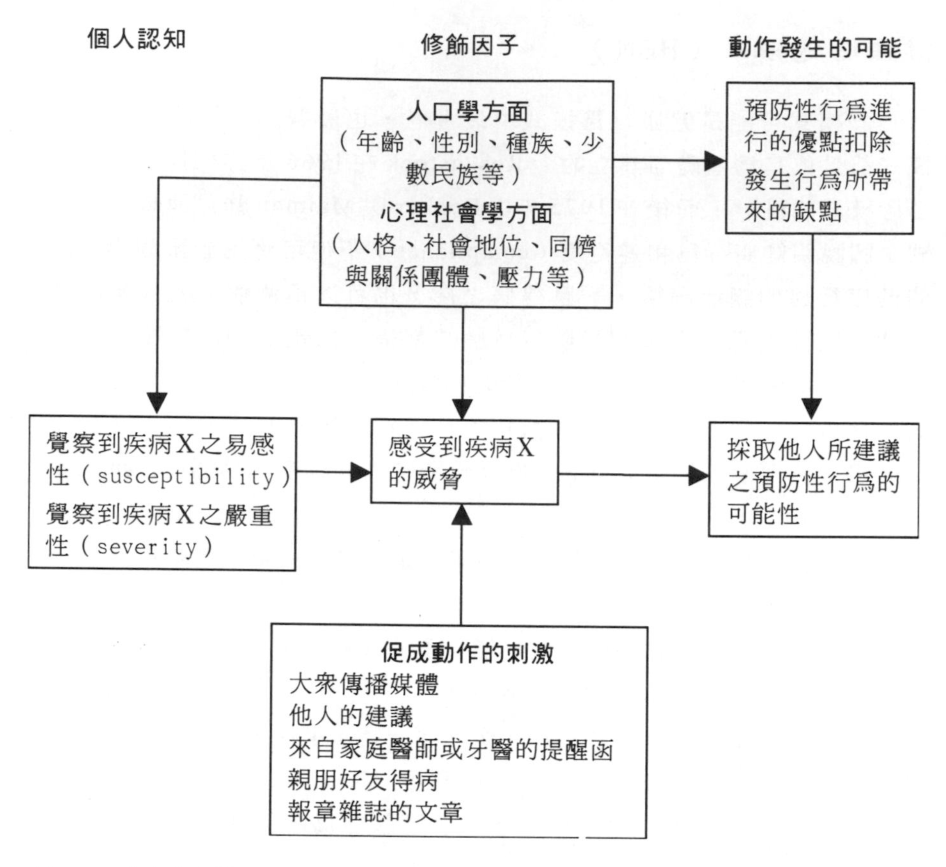

圖 1.1　健康信念模式
資料來源；Becker and Maiman (1975). Copyright Lippincott-Raven Publishers.

組成因子，並且具有可信度。Harrison 等人於是將該十六篇報告中的有效數據轉變爲相關係數，綜合計算其中評估個人易感性、疾病嚴重度與採取預防行爲之優缺點的相關性。結果顯示這些因子之間都具有顯著相關性，而這些研究報告之間的變異性也十分微小，經計算證實只有不到 4%的差異。即使該模式已經存在超過廿年，但是卻經常被研究人員濫用，因爲直到今天還沒有足夠的證據能證實這些研究結果確實可信。

若眞要說健康信念模式可說明個人的健康行爲，其中還有幾個大問題：比如說，該理論視個人完全以理智做決定，將情緒如恐懼和焦慮輕描淡寫地帶過，並且也假設信念是穩定不變的，一但形成就不會再更動。因此就出現了由HBM衍變的其他模式，企圖在原本的架構中加入其他的組成因子。

保護型動機論

Rogers從動機性因子的角度來探討行爲；因此他在HBM的基本架構中加上動機因素。保護型動機論於是假設保護個人遠離健康威脅的動機，主要有四個信念（Rogers, 1984）：

- 威脅性很大（程度，magnitude）
- 個人對此威脅的感受（可能性，likelihood）
- 個人可藉由行爲以遠離威脅（自我效能，self-efficacy）
- 所作的反應會有效果（反應效能，response-efficacy）

早期的研究強調恐懼是引起動機的一項因素，但Rogers現在假設上述四種因素必須同時發生，其意圖（動機）才能夠達成有效的行爲改變。目前我們並不清楚此四個信念哪一種比較重要，也不清楚心理活動如何同時表現所有的因素。

Leventhal自我調節模式

Leventhal和其同事發展出一套比較不一樣的取向。該理論是針對疾病認知與行爲而建立的模式。該模式的特別之處在於它視個人爲主動的問題解決者，因之該模式又可稱爲問題－解決模式（problem-solving model）。他們認爲個人的行爲是一種試圖拉近現實與理想狀況的差距所做的反應。行爲表現依賴（1）個人對他／她目前之健康狀況與理想健康狀況之認知、（2）計畫去改變現況，以及（3）評估實行的技巧或規則。

Leventhal疾病自我調節模式定義了改變行為三個階段（Leventhal and Cameron, 1987）。就是：

- 陳述健康威脅—這關係到對威脅的認知，包括感受程度（如症狀描述）和社會教育（如潛在成因和可能的結果）。
- 行為計畫或因應策略—可能以多種形式表現。大多數是積極尋求因應策略（approach coping strategy），就是尋求醫療護理、自我診斷、與別人討論症狀，或是表現消極的趨避式策略（avoidance strategy），比如否認出毛病的可能性，並且希望它消失。
- 最後的部份屬於評估階段（appraisal stage），個人應用自身特有的標準以衡量所採取的因應行為是否會成功，若認為有缺欠，則會逕行調整進行中的計畫。

該模式理論呈現在圖1.2。自我調節的動力源於個人試圖回復並維持「一般」的建康狀況。而在改變的任何一個階段都可能出現情緒反應。社會或文化的差異（像是對症狀的理解，或對疾病的期待）會導致不同的表現與不同的因應機制。該模式的誘人之處就在於它的靈活性：它強調個人，以及個人如何控制他／她自己的行為與反思。不過，這也是它潛在的弱點；它特別不容易測試，不像HBM可以問卷調查的形式進行測試與評估。

計畫性行為論（TPB）

計畫性行為論源於社會心理學，是依據解釋理性行為（reasoned action）的舊有模式發展出來的。新舊兩個模式都強調做決定（decision making）的重要，並解釋態度與行為之間的關係。TPB近年來已經成為改善健康行為的主流理論。該模式的關鍵性前提是，人們依據手邊的可靠證據做出理性的考量，然後做出最後決定並表現行為。TPB強調行為都是已經計畫好的。就某些方面而言，計畫的過程是為了達成

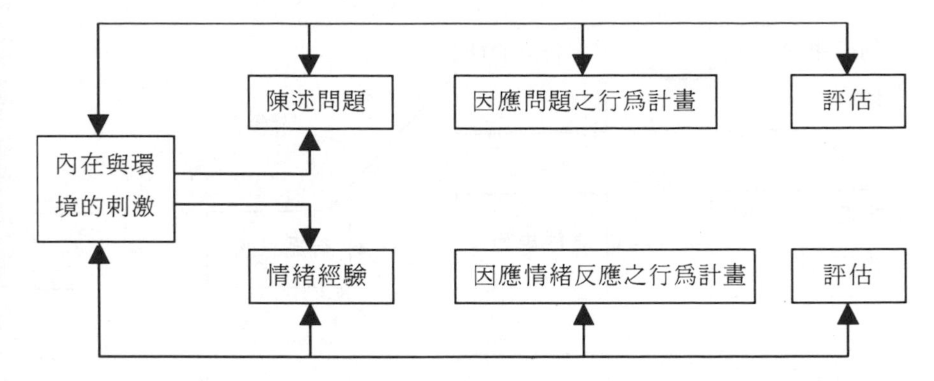

圖1.2 Leventhal 疾病行為之自我調節模式
資料來源：Leventhal and Cameron (1987). Copy right Elsevier Science Ireland Ltd.

個人的意圖。根據該模式的理論，個人意圖是決定行為的近因（Aizen and Madden, 1986；Fishbein and Aizen, 1975）。意圖本身由三個元素組成—（1）個人對特定行為的態度；（2）社會既定之規範習俗（norm），就是個人相信別人認為他／她應該如何如何表現；（3）對行為的控制，個人相信自己已經具備充分的技巧和能力足以克服外界的困難，並達成計畫（圖1.3）。該模式重視每一個影響因子；而個人的信念對每個因子賦予不同的價值，也因為如此，TPB就顯得與健康信念模式十分雷同。

計畫性行為論有一難解的困境，因為它指出意圖直接導向行為，但是計畫中的意圖並不一定會轉換成實際的行為。即使個人對某種行為產生了意圖，行為表現也不是必然的結果。也許有一個或許多理由使行為難產，特別是考慮到動作發生以後的利益，或者是個人在特定的時空狀況下無法發生該行為動作，還可能是因進行上的困難或覺得浪費時間，更多的時候就是莫名地將動作壓抑下去了。由此觀點來看如何改善健康行為，就必須謹慎考慮環境因子如何影響著個人謹守(adherence)某種預防行為之意圖，並導致行為的發生。

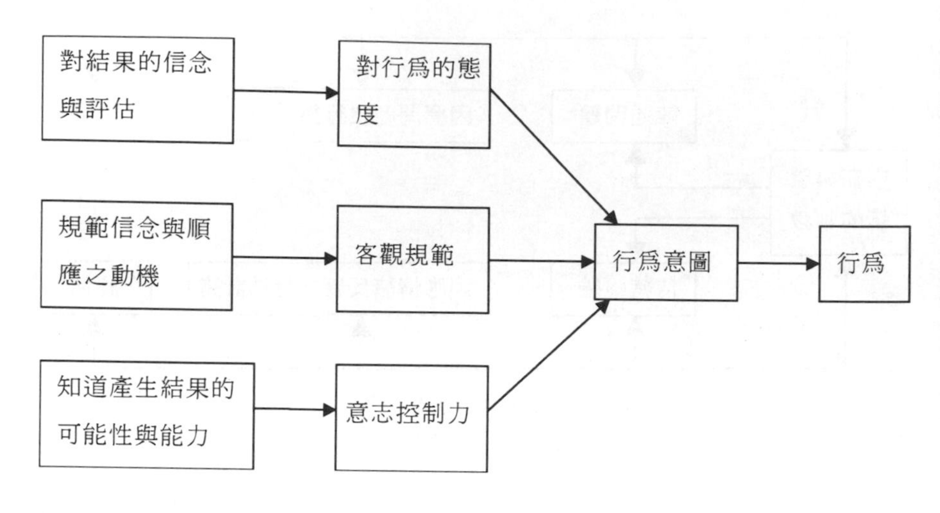

圖 1.3　計畫性行爲理論

Schwarzer 健康活動進程取向（HAPA）

Schwarzer 批評 TPB 缺乏時間因子，以致於整個模式感覺上很「靜態」（static）。於是他建立了一套模式，探討促成健康行爲之接納和維持的因子。該模式的基本概念是「健康行爲之接納、開始與維持可視爲一套至少包含動機期與決定期的過程。而決定期又可分爲計畫、動作與維持三階段」（Schwarzer and Fuchs, 1996）。該模式之整體概念可參考圖 1.4。Schwarzer 強調此自我效能（參見第 36 頁）在該模式中的每一階段都扮演著重要角色。

在動機期，個人依據自我效能和預期結果建構出意圖（我有信心我可以瘦下來，我更知道減重有益於健康）。Schwarzer 同時假設預期結果的效力大於自我效能，因爲大衆會先猜測結果，然後才問自己是否能達成目標；他們也會評估威脅或危險，有點像 HBM 中對嚴重度的感知。但 Schwarzer 強調，在許多個案中，威脅因子的影響力薄弱，尤其是恐懼的吶喊，其地位可能微不足道。

「大家都知道再好的意圖也不保證行爲的發生」(Schwarzer and Fuchs, 1996)：因此，參看圖表右邊的部份，自我效能決定個人會投入多少努力，而維持動作期的毅力也決定於自我效能。

值得商榷的是，以上所有的模式都認爲個人是理性的決定者，雖然受限於情緒的影響，然而最終還是做成了決定並貫徹到底。但我們要再強調一次，情感因素和環境變因（如櫥櫃裡的巧克力、冰箱裡的葡萄酒）的影響力並未在這些理論當中完全浮現。

轉換理論模式

最後介紹另類的健康行爲研究—Prochaska與DiClemente的轉換理論模式。該模式整合並涵蓋了其他的行爲改變（behavior change）模式（Prochaska, 1983；DiClemente, 1992）。他們假設民衆經由一連串動態的活動改變他們的行爲，其中可分爲前沈思期、沈思期、準備期、

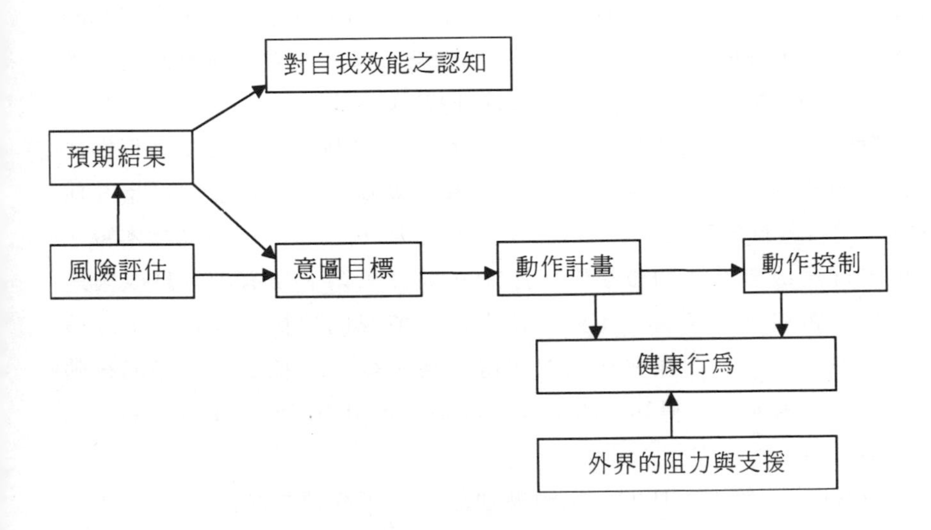

圖1.4 Schwarzer健康活動進程法
資料來源：Schwarzer and Fuchs (1996)

動作期和維持期。若以實施運動計畫為例，自開始到維持的各階段活動如下：

- ⊙ 前沈思期（precontemplation）：該期間個人並不十分認眞地考慮定期運動，他想：「沒關係，我這樣就很好了。」
- ⊙ 沈思期（contemplation）：個人開始嚴肅地考慮做運動，「我不能再像從前那樣，我需要瘦一點。」
- ⊙ 準備期（preparation）：個人認眞地著手盤算運動計畫，舉例來說，自下個月起，「附近那間體育館開始營業了；我該給自己買套運動裝了。」
- ⊙ 動作期（action）：個人眞正做運動的時間，可能從零到六個月，「每週到體育館運動三天—感覺不錯。」
- ⊙ 維持期（maintenance）：自運動計畫開始六個月起，「我都定期運動，幾乎不曾錯過任何一次。」

因之，該模式依時序進行，一邊描述行為改變的前置因素，也同時描述了整個行為改變的過程。做決定的元素讓人連想到Janis與Mann的衝突模式，該模式甚至包括了對行為改變之後的利益（正反評價）評估（Janis and Mann's conflict model, 1977）。

Prochaska等人在1994年將該行為轉變模式應用於多種棘手行為之分析，如戒煙、體重控制、戒毒、使用保險套、使用防曬油以及其他行為。從各種行為研究中挑出十二種不同行為，得到共3858個樣本數。分析因行為改變造成的優缺點，顯示在前沈思期，所有的行為改變所造成的之害處勝於益處；而到了動作期，情況則恰恰反過來。十二種行為改變之中，有七種在沈思期取得利害平衡；其他五種行為則在動作期完成平衡。由此得知，本益比分析法（cost-benefits analysis）適於此種研究。

Prochaska等人（1994）以轉換理論模式研究預防愛滋病毒（HIV）感染之行為轉變，所得到的結論是，轉換理論模式也適用於預防愛滋病。他們的研究方法強調區分固定性交伴侶和隨意性交兩組的重要性，因為在這兩族群中，決定使用保險套的因子並不相同（詳見第八章有關預防愛滋病和第九章有關避孕措施的討論）。

模式比較

因為我們所有的討論基礎是全盤接受上述模式的所有假設，因此，我們需要更多的觀察研究以評估這些模式是否眞的適用於預防性健康行為。如果我們能預知決定行為的變因，那麼對於行為性疾病，如愛滋病（AIDS）或抽煙等疾病的預防將會有重大的突破。目前，我們已經很少懷疑這些模式所提出的變因—感知到危機、疾病的嚴重度、對疾病警戒的效果、社會規範、自我效能與權衡利害；也接受這些因子為許多預防性健康行為的重要因素。然而，這些因素的實質意義卻尚未釐清。

個別差異

社會大衆在面臨健康威脅或評估預防行為時會有不同的反應。其中一部份反應來自於個人差異，而現在正是開始探討這些差異的時候，找出為何人們在面臨相似的健康威脅時卻做出不同反應的原因。

健康之控制座

控制座的概念出現於1960年代中葉（Rotter, 1966），源於傳統之社會學習理論（social learning theory），該理論探討個人期望及其與增強物（reinforcements）之間的關係。屬於內控型（internal locus）的個人比較相信他們自己的努力就能成功；而外控型（external locus）的人則時常將他們的生活交由命運（fate）或權威人士（powerful others）去決定。

1978年Wallston等人以較宏觀的控制座概念應用於健康控制座量

表。量表中的問題內含上述的三個因子—以內控觀點看健康的：「我可以控制自己的健康狀況」；訴諸權威的：「當我覺得不舒服時，我應該諮詢一下健康專業人士」，訴諸命運的「今年的運勢決定我的病要多久才會康復」。另外還有證據顯示，高內控的人會採取各式各樣的健康行爲（Wallston and Wallston, 1984）。不過，內控或外控之間的差異並不顯著，在該研究方法下，兩者之間的變異數通常很小（Pitt et al., 1991）。Furnham與Steele回顧控制座量表的調查結果，包括針對健康行爲的報告；他們也發現不同控制座之間的變異性相當小（Furnham and Steele, 1993）。不過，疾病專屬的控制座量表已經建立；舉例來說，Bradly及其同事認爲，控制座與糖尿病有關（Bradly et al., 1984, 1990）；也有其他人將此方法應用在癌症（Pruyn et al., 1988）與高血壓（Stanton, 1987）的研究上。Furnham與Steele指出，將來重要的臨床研究課題在於：（1）控制座信念是否能爲外力影響而改變；（2）控制座是否爲「固定」的表徵。許多研究學者都認爲，設計度量表的目的是爲了分別出那些擁有不當信念的人。然而，目前我們所擁有的控制座量表數目實在少得可憐。接下來我們將討論健康模式中的另一個變異因子。

自我效能

Bandura同樣也從社會學習的角度爲基準，提出形成多種健康行爲的一個重要因素—自我效能（Bandura, 1977, 1986）。該觀念已經應用於幫助癮君子戒煙、說服民衆樂於活動筋骨等工作上。該方法以不同的問題評估民衆對所具備之能力的自信，如「我相信我能有效地處理預料之外的事件」，或「如果我夠努力，我總能解決困難」。他同時也探討了特定情境下的行爲，以及一般情況下的概念。

最近，該模式被Wulfert與Wan應用於預測保險套的使用（1993）。他們建立了以自我效能爲主要途徑的模式大綱；自我效能可以整合幾種認知變因的影響，進而以該模式預測保險套的使用。在這些變因當中最重要的就是個人對性行爲的態度，其次是民衆的預期結果，如使用保險套的作用是什麼。同儕團體的比較及相互影響、個人的知識、或對愛滋病感受性的體認等因素，對保險套的使用與否都具有同樣的影響力。

該研究結果證實了自我效能是許多因素（如同儕影響、個人的知識和感受性、實際行動）的中介變因。該研究促進了大衆的自我效能意念，特別是青年人的。Schwarzer建立了一般性自我效能量表，有助於度量個人對處理生活上各式難題之自我效能，並能夠概括且可靠地提供個人自我效能的認知。Schwarzer也比較了自我效能和下一節即將談到的樂觀主義。自我效能以個人處世機智的信念爲範圍，所強調的重點在於能力；相對的，樂觀主義是一個比較廣泛的概念，包含許許多多其他的要素，比如說運氣。但也有人聲稱這兩種概念幾乎沒有差別。Schwarzer將自我效能量表翻譯成多種語文，試圖比較不同文化的差異；雖然跨文化的比較難度很高，但是這些來自各個國家的研究報告，卻突顯出極爲有趣的結果：有些報告出現性別差異，有些則無；但目前還沒有國家發現女性的自我效能得分比男性高（Schwarzer et al., 1997）。然而，就如Schwarzer等人的建議，目前我們需要確定是否量表本身就隱藏著性別偏見，或者自我效能量表本身就偏向男性。

樂觀主義

在健康心裡學上有個關於風險的研究發現─若與他人相比較，個人通常會以爲自己的危險較小，就像筆者本人，也會傾向於低估自己的風險。當需要評估下面的敘述時：「和我同年齡的其他人相比，我得……病的機會比其他人大／小／相等。」，不論面臨的是何種健康威脅，個人通常都會認爲自己的風險比同時期的人要小。顯然大多數人面對多種健康課題時都存有這種社會比較（social comparison）的偏見，像是罹患肺癌、愛滋病、交通意外或心臟病等的機會。另外有證據顯示，這種樂觀主義在青少年身上特別明顯，就是所謂的「青春不敏感期」（Quadrel et al., 1993）。

從健康行爲與促進健康的角度觀之，這些偏見毫無意義。它們比較像是由抗拒行爲轉變而來的心理防禦性策略：「其他人才需要改變行爲，我才不需要。」雖然如此，也有其他類型的樂觀主義者會採取因應策略，也比較樂於接受行爲的改變。像Sheier與Carver等學者就提出，樂觀的人通常比悲觀者健康，也比較常表現多種健康行爲；這很可能是因爲樂觀者常期待好的結果，也因此對短暫的不適和痛苦的適應力比較強（Sheier and Carver, 1992）。經過非單一向度的問卷調查顯示，樂觀主義與自我效能的各個概念之間相似度很高。經由包含十二個簡單測驗項目的人生觀試驗，可以評估個人的樂觀傾向（Sheier and Carver, 1985）。這種的測驗可偵測出個人的生活取向，如「我總是看事情的光明面」或「我總是認爲事情會照我的意思走」。

Wallston幽默地將樂觀主義分爲兩型，謹慎型（cautious）和荒唐型（cockeyed）（Wallston, 1994）。謹慎型樂觀主義者通常不會與現實生活脫節，理性地看待事情會朝好的方向進行，這種人會不惜一切保證事情進展順利；比如「雖然我對駕駛測驗充滿信心，在考試前晚，我還是複習了高速公路法規」。而所謂的荒唐型樂觀主義者，誠如Rogers與Hammerstein所形容「像嗑藥一樣被困在所謂的希望裡」，總是生活在幻想之中，對於他／她所期待的結果卻從不會想到舉起一根手指頭去努力。在健康醫療的架構裡，這種想法導致衛生習慣難以改進，也使人很難擺脫不健康的行爲。由此我們可以預測樂觀主義與健康行爲之間的相關性，因爲謹慎型樂觀者會採取並且維持健康行爲。有關樂觀主義的研究工作已經不計其數，在未來的工作中，也勢必將維持它的重要地位。

研究健康心理學

再來呢，我們要討論的是健康心理學中處理數據和證明的方法。該領域中所使用的方法與心理學其他領域的十分相像—實驗性的工作依賴小心的控制設計，而心理生理學測量則與行爲觀察研究有關，這些全是標準的實驗技術。不過，有關健康方面的心理研究則採用了一些一般心理學領域比較罕見的方法，以下將簡單介紹其中幾項。

健康心理學的研究法和心理學研究法有許多共通之處，比如說：研究通常始於一個問題、需要一個清楚明確的目標、需要特別的計畫或程序。通常會將一個範圍較大的問題，如「我們如何幫助病人的術後恢復是最理想的？」分爲幾個小的子題，「在手術前提供哪些資訊有助於病患恢復？」

健康心理學的研究受各假說理論的指引，也盡力採用客觀的評量方法。健康研究最常使用的方法是臨床試驗（clinical trial），就是比較接受某種醫療法和其他內科醫療法兩組之間的效果孰佳。該種比較方法必須絕對公平，而達成這項要求最基本的做法就是隨機採樣（random allocation）。亂數法可以保證組間的差異完全是因爲接受不同醫療處理的緣故，而並非某類型的病患特別偏好某種療法的結果。相對於其他可能採行的研究法，隨機臨床試驗可視爲健康研究之「黃金標準」版。

追蹤試驗（cohort trial）乃是追蹤觀察同一批實驗或治療處理後的病患，在經過一段時間之後，他們的疾病狀況與改善情形。這是檢驗長期變化一種特別的方法，也可以檢查特定療程的結果，比如像化學治療。同樣地，研究過程中也應該有另一組可供比較長期變化的對照組。這樣我們才能確定所觀察到的長期變化不是因爲時間改變造成的。

這種研究方法可能是心理學研究中最常使用的一種，但也最常被濫用。調查研究的目的是爲了尋找出民衆對各種健康課題的態度、意見或信念，也因此經常會要求民衆自我陳述（自陳）他們的行爲。就某種程度而言，此類研究的重要性在於調查結果可與更多的人相比較。因此，我們需要瞭解接受調查的人是如何挑選的，這些人的反應速度如何，以及研究結果是否適用於一般大衆。最後，還必須要仔細檢查受試者的自我陳述與實際行爲表現之間的關係。

重點團體（focus groups）一直是政治黨團與市場調查研究者的最愛，現在也逐漸應用於健康研究。重點團體研究法總結了六到十二位在某方面具有共同點之受試者的意見、信念與態度，使研究人員可以更深入地瞭解個人經歷的心理面向。這些受試者被集合在一起討論某個特定主題，以小組互動的模式激發成員之思考和觀點，這就是重點團體最大的成就。重點團體的研究方式與一般團體訪談（group interviews）模式最大的不同點在於重點團體的流動性。這種方法也已經廣泛地應用於各種健康課題的研究，如大衆對避孕的看法（Barker and Rich, 1992）、酒醉駕駛（Basch et al., 1989），以及媒體對愛滋病的報導（Kitzinger, 1994）。應用此方法須注意：（1）健康課題的討論重點一定要明確清晰，也可以經由短片來突顯重點；（2）小組成員的凝集力也一定要夠強，這方面可以經由彼此介紹和分享共同的經驗／目標來達成；（3）要鼓勵成員貢獻一己之力；還有，（4）反方的意見也一樣要經過檢驗。當然，完成一項實驗計畫的方法不只一種，重點團體就時常與其他方法併用。有時候拿它做開路先鋒，當成前置試驗。就像在設計一份有效的問卷調查表的準備工作，這樣一來，問卷中的遣辭用句會比較恰當，否則研究者的用詞很可能會誤導受訪者。重點團體也常用於課題定義不清楚時，或用於質化（quality）的研究，或在小組成員可輕易地再次集合的情形，也常應用重點團體研究法。

流行病學研究的是不同族群的人感染疾病的頻率，以及如何依據高危險群（population at risk）的研究結果評估疾病之演變與結局。族群的定義是，不論有無得病，那些有機會與疾病接觸的人就算做是該族群之一份子。作爲研究對象的族群應該有某些共同特徵，如地理位置（像白楊郡的研究）、職業（我們將在十六章看到的白廳研究），或診斷結果（例如在特定地點，固定時間內，首批被診斷出某病的人）。

切記一個重要的觀念，臨床觀察的對象是個人，而流性病學的對象則是一群人。流行病學通常以群體比較作結論；也經常以疾病發生率評估一個人得到某種疾病的風險，只是這種方法並無法準確地預測個人是否眞的會得病。你將會發現流行病學的調查結果貫串全書。

最後，是身爲研究人員一定會遇上的一些問題（Crombie, 1996），分類如下：

- 此研究值得一做嗎？
- 所得到的結果具有深度嗎，或只是很膚淺的調查？
- 這些結果具有理論或臨床上的意義嗎？
- 我們是不是盡力做到最好了呢？

研究健康心理學之倫理

所有的研究工作都必須考慮倫理的課題，特別是在健康心理學領域內，更有此責任。研究工作的需求與「被研究者」的個人需求似乎永遠無法達到平衡。下面的文字完全表露出兩者之間的緊張關係：

> 社會科學工作者絶對有義務要設法保護個人隱私，也必須避免病態的偷窺慾。在他們被迫蒐集數據樣本的同時，社會大衆「知」的權利顯然與個人的尊嚴或隱私發生衝突。
>
> （*Stagner, 1967*）

許多參加健康研究的受試者都十分「敏感」：他們可能剛得知一個壞消息，可能對即將面臨的治療感到煩躁不安，他們也可能只是個孩子。如此一來，當我們進行研究時，就要特別爲這些人的權利負責；最基本的要求就是：別傷害他們。所有的研究都應該要求參與者塡寫同意書，也就是說，參與者應該清楚地瞭解未來可能會被問及的問題，並且經過正式地書面認可他們自願參與研究。而參與者是否眞正地「瞭解」研究內容，才同意成爲此過程的核心。參與者也必須瞭解研究過程與治療是兩回事，同時也瞭解，拒絕加入研究並不會因而錯失最好的醫療方法。在大型醫療機構裡進行研究最容易出現匿名或隱密性的問題，因爲許多人都有機會接觸到這些資訊，也因此無形中很可能會傷害或羞辱了參與者。

建立比較組的問題最爲困難，因爲你很難提出充分的理由說服一般人別接受治療，更別說是健康研究的參與者了。如果我們相信某種特定的療法對病患有利，我們怎能爲了實驗效度以隨機採樣的方式決定誰加入對照組？面對這種困境時，研究人員通常以比較不同的治療方式解決這個問題，雖然不是眞正的辦法，但最起碼解決了「完全不給予治療」的問題；或者是在研究告一段落後，再爲對照組或比較組提供治療，這種方式也不能算是解決了問題。但若換作你，會爲了在報告中提出比較組而犧牲病患的治療權嗎？

在進行健康心理學範疇的研究時，身爲研究人員的我們一定要注意這些問題，並且保證我們在進行研究的時候盡全力遵守這些倫理標準。

本書的其他各章會詳述本章提及的內容。特別的課題會以上述那些理論和模式的觀點仔細研討。當然我們也要探究健康心理學家有興趣的領域，以作爲未來考慮健康心理學成爲獨立學科的可能性。Marteau與Johnston對該領域的發展提出忠告（Marteau and Johnston, 1987）。他們聲稱「若在健康心理學的醒目標題下進行研究工作，卻相當忽略心理學模型或範式，將使得臨床或學術兩方的研究取向變質爲內科而非心理層面。」Johnston在1988年也建議，根據已經發表的問題解析和期刊，健康心理學領域內應該至少建立五種不同方向的文獻資料（Johnston, 1988）。因爲一個人要在健康心理學涵蓋的各個領域裡尋找相關的參考資料已經越來越不是件容易的事。我們希望日漸增長的單一課題研究工作及其所發展的理論能清楚地引導且提供更多的訊息給其他相關課題的研究，同時也冀望健康行爲的心理模式能有效地增進健康。

健康與行爲

- 列出你爲維護健康所作的五件事
- 現在呢，再列出五件你所做爲害健康的事
- 這兩張清單是否能告訴你什麼是維護健康的行爲，什麼是行爲性病原嗎？
- 你該如何改變「危害健康清單」上的兩項行爲呢？
- 什麼事阻礙了行爲改變？你該做些什麼以克服這些阻礙？
- 該如何將你的分析過程與本章提及的健康行爲模式相比較？
- 你也許會想將你的清單與不同年齡、性別的人相較。爲什麼你們的清單會如此相同或不同呢？

重點提示

- 任何有關健康、疾病、健保系統與健康政策的活動都包含在健康心理學的範疇內。
- 某些健康行爲或習慣與良好的健康有關，而另外有一些行爲習慣事實上可能會成爲死亡因素。而每個人實行這些健康行爲的程度也有很大的差異。
- 模式理論包含了對危險、嚴重度、阻礙三者的感知與動機，這些因子集合在一起成爲解釋接受健康行爲或排斥不健康行爲之過程的各種模式。
- 個別差異對預測健康行爲來說十分重要。像自我效能、控制座與樂觀主義等概念即能有效地解釋一個人的行爲。
- 健康心理學家的使命之一是確保實驗參與者不受侵擾，同時讓這些參與者有足夠的資訊以決定他們是否參與。

延伸閱讀

1. Conner, M. and Norman, P.(1996)*Predicting Health Behavior*. Buckingham, Open University Press.本書回顧了本章提及的重要健康行為模式，也彙整了這些模式的相關研究與評論。
2. Karoly, P.(1991)*Measurement Strategies in Health Psychology*. London, Wiley. 本書是健康心理學各種測量評估方法的標準教科書。
3. Nicolson, P.(1993)A Day in the Life of a Health Psychologist. *The Psychologist*, 6(11), 505-509本文讓我們一窺健康心理學家的工作，以及他們所面臨的難題。

第二章

心理生理學、健康與疾病

Keith Phillips

引言

本章將簡短地介紹神經系統、內分泌系統與免疫系統的組織與結構，以及它們在個體之生理反應與行爲表現上所扮演的角色。我們也將在此一併討論測量與記錄這些系統反應的方法技術，同時也會談到它們如何決定個人的健康狀況。最後，我們將回顧生物回饋法（biofeedback）在治療身心失調時的臨床應用。

神經系統的組織

哺乳動物的神經系統是由數以百計的神經細胞所組成，它們以複雜的網狀結構排列而成。各個細胞或整群細胞之間的溝通是經由特殊的化學物質爲媒介，稱爲神經傳導物（neurotransmetters），經由這些物質驅動網路中的電流反應以傳遞訊息。這些電流反應稱爲動作電位（action potentials），是系統內交換訊息的密碼，或者說是神經系統的語言。總括來說，神經系統可以視爲一極度複雜之訊息傳遞系統，使個體能夠和其生活的物質環境產生互動。神經系統的組成單位是以高度組織化的方式排列聚集，就像任何一種你想像得到的通訊網路一樣。

通常在描述哺乳類神經系統的組織時，都會定義中樞神經與周邊神經兩系統。中樞神經系統（CNS）包括腦與脊椎；周邊神經系統（PNS）則包含一切往返中樞與周邊的神經。這些神經又可再細分爲體神經（somatic nerves）與自主神經（autonomic nerves）。在我們進一步討論這些神經之前必須先瞭解，它們雖然被分門別類地討論，但是它們的功能並無法如此界別。因爲這些結構組織的整合性非常高；中樞神經系統的活動變化會影響著周邊神經系統的變化，反之，周邊神經的變化也會影響中樞的反應。也就是說，神經系統是整體一起作用，讓產生行爲動作的個體能成功地適應環境。個體的不健康或疾病狀態應該歸類爲無法成功適應的警訊。

中樞神經系統

中樞神經系統是由腦與脊椎組成，包被在頭蓋骨與脊椎之中。它們發生於同樣的胚神經組織，彼此之間的相互作用十分完全。也有共同的腦脊髓液循環，此液體可保護神經細胞免於物理性傷害，並且提供穩定的化學環境使細胞可以正常運作。簡單地說，中樞神經可視為控制與調節行為的重要樞紐。它接受外界的訊息，將當時的訊息與從前的經驗整合，之後下達反應命令給動器（agents or effectors），最後便產生行為。我們最熟悉的動器就是發生動作的肌肉骨骼系統；不過個體還有其他動器：像內分泌系統分泌的荷爾蒙、自主神經系統（ANS）的反應（如改變心跳活動，或使皮膚產生電流訊號）等等。雖然中樞神經預備指令，使動器的活動改變，但是中樞並不直接傳達這些指令，這是屬於周邊神經系統的工作。同樣地，負責將外界的訊息傳達至中樞也是周邊神經系統的工作。縱使中樞神經具有最高首長的地位，但行為的調節作用並不全然受限於中樞，因為中樞神經也受到周邊神經相當程度的影響，此影響主要來自於周邊系統的回饋（feedback）功能。

周邊神經系統

周邊神經系統的神經纖維可分為體神經與自主神經兩系統。體神經系統的神經纖維主要來自於感覺器官（眼、耳、皮膚、舌與鼻），將外界訊息傳送至中樞。不過，中樞神經也不僅是被動地接收外界訊息而已；它也具有連絡感覺器官的神經，可主動地、選擇性地過濾這些感覺訊息。除了感覺神經之外，體神經系統也具有運動神經，它們從中樞發出，使肌肉收縮產生動作（行為）。同樣地，這種控制也並非單向性的，因為也有從肌肉傳回的感覺神經，將收縮動作的結果回饋至中樞。這種體神經系統與中樞系統之間感覺與運動神經的互動也可以由脊椎獨自完成，如最簡單的膝反射。但是反射作用通常會同時牽涉脊椎與不同的腦區。

自主神經系統又可分為兩類—交感神經與副交感神經，兩種作用相互拮抗但同時又可相互支援。大家通常會簡單地以這兩種神經的輸出神經（由中樞神經出發通往全身各器官腺體之神經纖維，在體神經系統一般以運動神經稱之）來形容它們，不過這是錯誤的。因為也有從臟器發出傳達回饋訊息給中樞神經的感覺性自主神經纖維，這就是為什麼我們會感覺到情緒變化、飢餓難耐或某器官的疼痛。所以，自主神經系統與體神經系統的組織相當雷同，有感覺神經，也有運動神經（見圖2.1）。

交感神經與副交感神經系統雖然彼此拮抗，但是在調節體內環境的功能上卻緊密相連；每個器官都同時接受來自交感與副交感的神經輸入。然而，交感神經系統的神經纖維雖然只支配幾個重要的器官與腺體，但是分布的形式屬於一對多型，也就是一條神經同時分佈至多處器官。因此當此系統被驅動時，全身各處器官都可見到交感反應。相對地，副交感神經系統支配的區域就比較專一，各器官都有專屬的副交感神經輸入，使得副交感的反應比較能做區域性的調節。交感神經會啓動身體的能量工廠，以預備身體在隨時可發生動作的狀態；交感神經興奮後會伴隨許多生理變化，包括心跳加快、流汗、抑制消化功能、肌肉血流量增加與瞳孔放大。這些反應都是為身體的活動而準備的。這種交感神經的作用形式通常被稱為「迎敵或撤退反應」（fight or flight reaction），是一種反應壓力狀況的行為表現。副交感神經的作用則與交感神經完全相反。副交感神經使身體儲蓄能量，表現在心跳減慢、唾液分泌增加、消化道活動增加，如胃液分泌和腸蠕動，以及瞳孔縮小（見表2.1）。

這兩種神經系統調控的反應十分敏銳，因為它們並非以開或關的形式（on-off fashion）運作的。在各種不同的器官中，此兩種神經支配都維持一些基礎輸入，這些器官瞬時的反應全賴當時此器官的交感—副交感神經系統的平衡狀況。舉例來說，心跳的控制就取決於交感

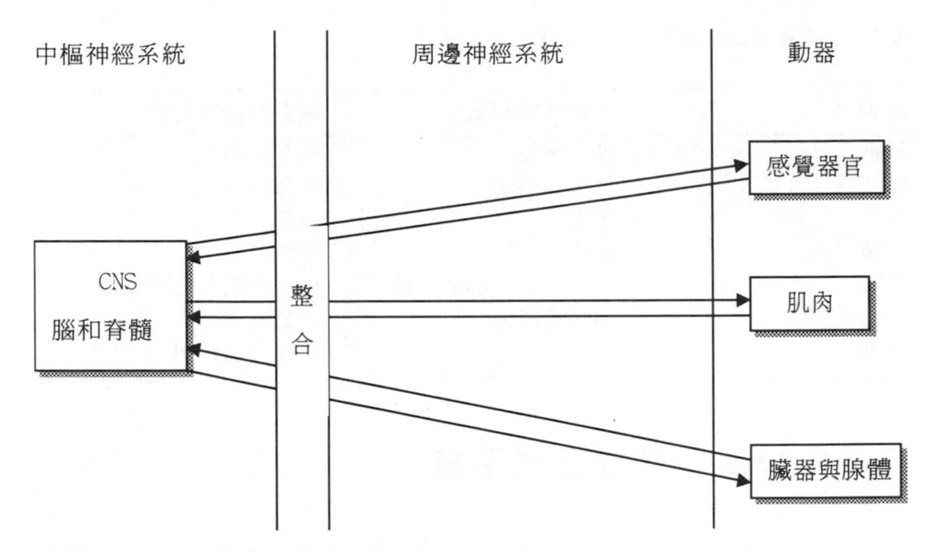

圖 2.1　神經系統組織

與副交感的輸入量。當心跳發生改變，就是因為兩系統間的淨平衡發生改變；如，心跳減慢可能是因為副交感神經刺激造成，或者是副交感神經的輸入量維持在基礎值，可是交感神經的輸入減少了。體內的感覺受器負責感應體內變化，將這些改變回傳中樞，就可能會引起中樞啓動某種特定行為。比如說，胃的活動量改變可能被解釋為「肚子餓了」，然後就可能引起覓食的行為活動，一旦享用食物之後，胃的收縮可能就會停息，攝食行為也就會停止。在此封閉系統裡，並無所謂的執行決策者，只有各組織功能彼此平衡的相依關係（Brener, 1981）。

儘管名為自主神經系統，但若是有人聲稱自主神經系統是全自動的簡單反射系統就大錯特錯了。因為生物回饋（參見第58頁）的研究已經清楚地告訴我們，自主神經為一套具有適應性的系統，並有學習能力，會因應不同環境的需要作出生理反應。

表 2.1　兩種自主神經系統的拮抗作用

器官	交感神經刺激	副交感神經刺激
眼睛	瞳孔擴張	瞳孔收縮
唾液腺	黏液性唾液	水樣唾液
血管	擴張	收縮
皮膚	收縮	擴張
心臟	血壓升高、心跳加速	血壓降低、心跳減慢
消化系統	活動量降低	活動量增加
肝臟	醣解作用	醣原生成作用

神經內分泌與神經免疫系統

神經系統並非調控行爲的唯一方法。內分泌與免疫系統對於維持健康也佔有重要地位。Rasmussen（1974）與 Ader（1981）詳細描述了這些系統，在此限於篇幅我們僅能簡短地介紹。

內分泌系統拓展了神經系統的功能，且兩者之間的作用因彼此相互影響、相互依賴使得彼此的功能趨於完美。內分泌系統控制體內數個腺體，分泌化學傳導物質進入血液當中；這些傳導物質通稱爲荷爾蒙（或內分泌素），到達目標器官時就活化特定的受體表現特定的反應，或者再進一步驅使其他的荷爾蒙分泌，將作用延續到其他包括腦在內的器官。

這些荷爾蒙的分泌是由腦垂腺釋放的促進荷爾蒙（trophic hormones）所調節，腦垂腺的主要功能就是整合體內數十種荷爾蒙之釋放。這種極複雜的化學調節系統本身是由中樞所控制，特別是掌管情緒與動機的下視丘與邊緣系統。內分泌系統本身或多或少地影響著基本的生物功能，包括性別分化與繁衍後代、代謝與生長、情緒活動與抗壓力反應。想要在此回顧體內所有不同的神經內分泌系統幾乎是不可能的，但在第三章會以對抗壓力反應的例子來作討論。

在人體內，每個腎臟上方各有一個腎上腺，由外層皮質和內層髓質（腎上腺髓質）兩層結構所組成。兩個部份都與身體對抗壓力的反應有關。腎上腺髓質由自主神經支配，分泌腎上腺素與正腎上腺素進入血液循環。循環中的荷爾蒙導致心跳加速，並刺激呼吸，爲身體的活動做準備。經由實驗室和眞實生活情境的研究發現，心因性壓力源（如面臨危險、工作時限的壓力和住院）會使得腎上腺素和正腎上腺素的分泌量增加。這種反應的程度具有個體差異，依個人對環境需求的反應而不同。這些不同的心理反應或生理活動就引起各種不同的疾病，如冠狀心臟疾病（Manuck, 1994）。

神經內分泌系統對身體有長期的影響力。一旦這些荷爾蒙被釋放進入血液循環，效力就會持續一段時間。有些作用於腦中的受器，直接對行爲造成影響；有些則經由內部器官的回饋作用間接影響行爲。有研究發現，血液中的荷爾蒙量反應著心因性因子的影響，此外，神經內分泌系統（如下視丘－腦垂腺－腎上腺皮質酮系統）的功能失調與多種疾病的發生有關（Chrousos and Gold, 1996）。比如說，大白鼠控制不悅壓力源的機會會影響腦垂腺－腎上腺釋放壓力荷爾蒙的量與釋放的時間（Dantzer, 1989）。動物實驗的結果顯示，壓力引起之皮質酮釋放增加會抑制免疫系統的活性（Cox and Mackay, 1982）。在人類，同樣的心理－內分泌機制也暗示著免疫系統受抑制會導致腫瘤細胞的生長，像乳癌（Stoll, 1988）。就神經與神經內分泌機制和它們對免疫力的影響來看，我們可以推測長期暴露於心理社會性壓力源和某些腫瘤生成有某些程度的關連（Ben Nation et al., 1991；Cella and Holland, 1988）。

免疫系統的存在是爲了保護身體以抵抗感染與疾病。對付具殺傷力的細菌與病毒採取的是隔離對策，比如皮膚與口腔或鼻腔的黏膜；或者是以主動的免疫反應抵禦病原，如分泌化學物質偵測病原並消滅之，以及製造活化抗體對抗特定病毒。免疫系統可持續不斷地作用，但是它對心理狀態十分敏感，像是心理社會性壓力源（Koolhaas and

Bohus, 1989）。由於愛滋病（AIDS）的研究，使得心理因子與免疫系統功能之間的關係最近趨於白熱化，該研究指出人類免疫不全病毒（HIV）的免疫抑制力受到共同作用因子的影響，包括曾經歷或正處於壓力狀況都會影響免疫系統的功能（詳見第十章）。同樣地，有強力的證據指出心理免疫（psychoimmunology）機制的影響牽涉到癌細胞（如乳癌細胞）的發展與疾病的進程（Cox, 1988；Stoll, 1988）。重複感染生殖器泡疹病毒可能與免疫系統功能的改變有關，而這種改變本身可能與生活經歷中之壓力有關（Kemeny et al., 1989）。雖然我們還需要更深入的研究以確定其中的機制，但已經可以合理地說免疫系統抵禦感染和疾病的能力的確受到心理過程及心理狀態的影響，如緊張、低潮、生活中的重大情事（如親友亡故）或是很瑣碎的小事（如汽車壞了）等等（第三章Evans會更詳細討論心理神經免疫學與健康的重要性）。

記錄心理生理性反應

心理生理學（psychophysiology）關心的是心理歷程或行爲改變引起的生理反應。心理生理學方面的研究對健康心理學的發展十分重要。而探討心理生理學領域的方法則以測量行爲之改變爲主，像是量度人們在解決問題、學習新事物時等挑戰性任務的行爲改變。測量這些行爲，或類似行爲發生時之生理資料的技術通常是非侵入性的，不過，並不是絕對如此。心理生理學資料和行爲有關，可以用作心理歷程的指標，如注意力、恐懼或緊張等。不過，這些數字若應用在生理或行爲歷程的指示上，就更能顯示其效力（Obrist, 1981；Pillips, 1987）；也唯有在生理或行爲的應用才能突顯出心理生理學是健康心理學的重要準則。心理生物學取向（psychobiological approach）即要求研究人員拋棄某些類型的成見，如「心理社會壓力引起高血壓」，並進而解釋其中的機制；像是提出暴露於心理社會壓力源如何影響疾病之類的解釋。這樣的要求是過分了些，因爲這類的研究並不滿足於心理生理學因子與高血壓的相關性描述，更希望能更深入地鑽研。一旦有了新發現，就像Obrist在1981年提出的漂亮成果一樣時，所有的努力就都值得了。

心理生理學記錄方法的進步已經使我們可以量化的數據呈現各種不同的生理反應，包括中樞神經系統的活動（如個別的神經纖維反應、腦電波圖，簡稱爲EEG）、自主神經系統活動（如心跳速率）、內分泌反應（如血液循環中壓力性荷爾蒙的濃度），以及免疫功能指標（如唾液中的免疫球蛋白含量）。若想要取得上述各項生理資料，絕對需要各種特定的記錄儀器與方法，不過，這部份已經超出本章的討論範圍。坊間有許多教科書專門介紹這類測量法，或其他心理生理學相關的反應記錄法（Andreassi, 1980；Hasesett, 1978）與操作手册，對於任何想要運用這些方法的人有相當的幫助（Coles et al., 1986；Martin and Venables, 1980）。以下我們將說明一些記錄心理生理學資料的方法與原則。

記錄電生理反應

雖然我們需要特定的技術以記錄不同器官系統的反應，但其中一些基本原則卻是共通的。關於這些原則請參見圖2.2。測量電生理訊號有直接與間接的記錄方式，還可以記錄轉換過的電生理訊號；若信號來源不同則應該考慮使用不同的記錄方法。活組織的電生理訊號來自代謝活動等過程；若將電極放置在組織上或組織附近，就可以直接偵測到電位變化等等之生理活動訊息。最好的例子就是腦電波圖（EEG），活動訊號來自於大腦皮質組織；其次就是心電圖（ECG），記錄從心臟來的訊號；以及來自骨骼肌肉纖維的肌電圖（EMG）。而間接型的訊號則來自於間接測量組織活動，如皮膚阻抗力（skin resistance）；方法是以電極將微弱的電流通過皮膚，然後測量皮膚在電流通過期間之阻抗。還有其他如血壓或體溫等生理性但非電子性的

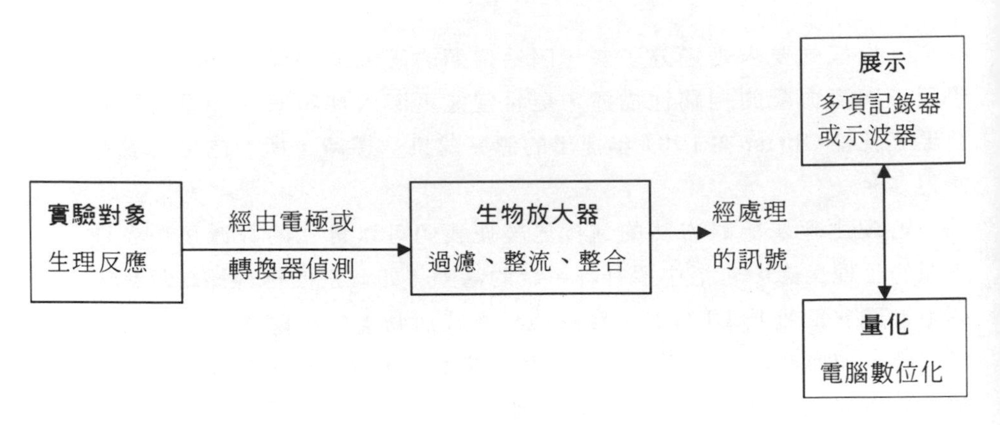

圖 2.2　一般心理生理學記錄與測量系統之概圖

訊號，就需要經過轉換器將生理訊號轉換爲同等之電訊，然後再記錄下來。

電極或轉換器偵測到的電訊通常必須經過放大器放大，因爲這些生理訊號的強度多半很微弱，一般只有幾個毫伏特（mV），腦電圖的記錄訊號甚至只有微伏特（μV）。除了將訊號放大之外，可能還需要更進一步的電子儀器加工處理，如濾過器、整合器與整流器，除去記錄儀器之干擾電訊，讓生理訊號儘可能地獨立出來。訊號在加工完畢後就可以示波器同步顯示，或利用多項記錄器（polygraph，意思就是「很多枝筆」）將結果印寫在圖表紙上，可同時顯示多種不同生理訊號的結果。這些結果大多需要量化處理，以作進一步的應用。此步驟就牽涉到訊號之數位化轉換，或需要以固定的時間間隔記錄生理反應訊號。目前絕大多數的量化系統都依賴微電腦與特定的執行軟體才能完成。構成心理生理學方法的基本假設則是，對實驗對象或病患來說，凡是與心理歷程或行爲有關的生理電訊變化都是有意義的。

攜帶型記錄

上述活組織的電生理記錄系統適用於實驗室或臨床研究；不過，實驗對象或病患在實驗室或診所的反應表現無法與他們身處在其他環境時的表現相比，比如像在辦公室、居家環境等。由於可攜帶式記錄儀器的研發，使這類研究的困境得以紓解；利用無線電波或以攜帶式卡匣、微電腦儲存數據讓病患可以天天穿戴著活動。近年來此類儀器製作技術的進步，爲研究人員提供了多種可攜帶式的生理監測系統。已經有些例子顯示，此系統可以成功地應用在記錄病患日常工作、居家生活狀態下的長期性生理反應（Turpin, 1985）。像是監測心因性驚惶症病患（panic disorder）之心跳速率，這類病患時常不自主地發作且發作次數相當頻繁。經研究證實驚惶的發作會伴隨著心跳突然超乎尋常地加速，表示驚惶症可能是因爲病患將自發性的內在感覺解釋爲驚恐狀況或災難而導致心搏不正常（Taylor et al., 1986）。

生化記錄

就像本章之前提過的，心理生理學不僅僅關心神經系統的反應，我們也同樣重視內分泌與免疫系統的反應。爲了測量這些系統的反應，特定之生化檢驗技術就因應而生（Ader, 1981；Christie and Woodman, 1980）。生化檢驗數值在某些病例爲電生理反應提供了額外或補充性的資料；像在糖尿病研究等類似病例，生化方法就可應用於血糖濃度的監測，對疾病特性的瞭解與有效治療的可能性提供了最根本的參考。檢測生化數值需要分析一個或多個體液樣本，如唾液、血液、尿液或汗水；檢驗項目包括了體液中的各種化學成份，如鈉鉀等離子、血糖等代謝物，或腎上腺素、正腎上腺素等荷爾蒙，以及免疫系統效能指標，如免疫球蛋白。

我們可依據待檢測的化學物質而決定需要分析何種體液。血液生化分析是最常見的方法，因爲各化學成份的血中濃度提供了即時的代謝功能狀況；不像尿液分析，只能根據代謝後的產物再推敲代謝功能進行之過去式。不過，血液生化檢測法並非時時可用，必須考量心理生理學的研究需要。畢竟還是有少數人會將採樣的過程—針筒、針頭或扎針動作—視爲壓力源，這些心理反應就會影響生化檢測的結果。這時若以尿液分析法檢測就比較沒有心理壓力的干擾，但是這種方法也有它的困難。尿液成份在一天當中時時刻刻有變化，只單取一次尿液檢測就比不上廿四小時持續採樣分析的結果；而這種情況對受試者或研究者本身都有相當的困難。因此，近來唾液就成爲搶手的體液生化分析樣本。我們可以由唾液當中得到鹽類、荷爾蒙與免疫系統指標等數據，但是唾液分析的結果會受採集方式的影響，進而又會影響數據的判讀。另外，汗腺的分泌物其實內含許多生化指標數值，但目前爲止尚未如其他體液檢測法一樣，具有合適的測量技術。

心理生理學與健康心理學

在第一章裡，我們提到過健康心理學的定義，強調心理學可能有助於增進健康、預防且治療疾病、找出病源，同時增加健康政策資訊的來源。心理生理學能直接影響我們對病原學的瞭解，因此我們建議將心理生理學應用於疾病的預防與治療。心理生理學的知識將心理社會學因子與疾病連結在一起，這也間接地促進了一般人的健康養生之道，更有助於健康醫療政策之規劃。不過，心理生理學在這方面的貢獻必須再整合其他的心理學分科，包括社會與認知心理取向。今天，健康心理學家所面臨的挑戰是，如何建立符合不同健康層面的模式，以及如何將這些不同領域的研究結果整合在一起。

流性病學研究已經說明了疾病並不是隨機分布的。目前已知社經地位、社會流動性和失業等心理社會學因子，是導致如冠心病等類疾病發生的相關因子（Marmot, 1978）。同樣地，個人在工作環境中遭遇的心理社會性因子，如上級授與他們的決定權，是否有表現技能與經益求精的機會，都影響著他們的決定權與個人的支配感，這些因子與血壓改變等生理反應有關，也可能會更進一步地引起健康失調。廣泛地說，一個人在工作上的決定權越大對健康狀況越有利（Theorell, 1989）。臨床醫學的研究已經開始在討論不愉快或重大的生活事件對疾病狀況的影響，並且發現了生活事件與憂鬱症等精神疾病有關（Brown and Harris, 1986）。另外有研究指出，即使是很細微的生活事件，如「興奮」或「煩瑣」都可以預測免疫系統的功能以及個體對輕微疾病感染的感受力，像是對一般感冒的抵抗力（Evans et al., 1993）。個案研究即連結了A型行爲模式與冠狀心臟疾病之間的關係（詳見第十一章），他們發現A型行爲特徵越顯著的個人，罹患冠狀心臟疾病的風險也就越高。心理社會變因與得病風險的研究，爲健康心理學提出了最基本的問題。在同一群體中，心理社會性因子如何影響疾病的表現形式？爲什麼同一個心理社會因子對某個人的影響力就比其他人大？這些問題將在第十六章作進一步的討論。不過，心理社會因子與疾病的關連最終還是取決於神經和生化反應。心理生理學的挑戰就在尋找出維持個人健康的機制與形成疾病的歷程。

疾病之生物心理社會學模式

健康心理學中最受矚目的模式是「壓力素因」模式（stress-diathesis model）（Steptoe, 1989），又稱爲「生物心理社會模式」（biopsychosocial model），因爲該模式強調環境與個人感受力（遺傳和心理表徵）之交互作用對健康的影響。

根據該模式理論，心理與生理的威脅來自於個人之因應壓力所運用的生理資源和能力，而此因應過程啓動了體內自主神經系統、內分泌和免疫系統的生理反應。個人對這些反應之長期或短期副作用都有不同的傾向或感受力，也因而導致每個人不同的健康結果。生理變化本身應該是在個體面臨需要時的適當反應，但是這些反應多少會對健康產生威脅。Sterling 和 Eyer 在 1988 年提出「異質平衡」（allostasis）一詞，以描述生理調適策略對環境一個人交互作用之需求的應變。不論生理反應如何，多少有一些反應會因個人之生物素因或傾向而對健康造成一定程度的影響。感受性高的個體會出現長期性的異質平衡反應，如免疫功能衰退、交感神經系統活動加速，或腎上腺素分泌增加。這些形式的生理反應就意味著各種疾病正在個體內形成，包括癌症、心血管疾病以及易染傳染性疾病體質。依據壓力素因模式的內容，疾病發展的過程是階段性的。個人與環境的交互作用是引起生理反應的重要原因，但是個人之生物感受性才是決定這些反應是否會發展爲疾病或失調症的關鍵。

疾病之心理生理性醫療

心理生理學除了提供一種新的方法解開病原運作機制之謎，也爲疾病的治療提出另一種選擇。由心理生理學研究所得到的疾病知識，可以直接運用在臨床疾病治療或預防。Steptoe 在 1989 年描述了行爲醫學如何以疾病之壓力素因模式爲原理，進而介入治療；這種治療法在疾病發展進程的各個階段都可以使用。因此，認知介入法就可能用來改變一個人之心理社會性調適資源。如果我們確定高血壓源於心血管活動加速的結果（詳見第十二章），就可以設計介入法以降低對高血壓感受性高族群的生理反應，比方說經由放鬆訓練或生物回饋（見以下討論）都可能很有效。換句話說，採用介入法（如放鬆訓練）也許可以改變一個人的生物感受性。截至目前，介入法的效度仍在評估當中。所謂好的開始是成功的一半，Steptoe 在 1989 年即指出，「疾病醫療是當代臨床心理生理學家一個重要的努力方向，所建立的醫療方法在未來極可能成爲當今健康醫療的一大衝擊」（第233 頁）。生物回饋法是行爲醫學裡多種臨床技術中被用來介入治療健康失調的一種。

生物回饋法

生物回饋其實是一種訓練過程，用以修正生理反應或生理反應的形式，目前已經成爲廣泛應用的臨床介入法，其目的在於要求個人能自我調控不適當的反應與失調狀態。生物回饋的定義爲：「一套使個人具備控制某些特定生理歷程能力的訓練程序，並提供外在暗示或監控以確定該程序的進行」(Pillips, 1979) 。

生物回饋法的發展來自實驗性學習的研究，就是一種藉由負增強或正增強訓練動物修正生理反應的實驗。這些研究指出與從前相反的概念，認爲所有的反應，都能夠經由個人的意志控制，包括自主神經系統掌管的反應 (Miller, 1969) 。

生物回饋訓練的原則

生物回饋法的研究始於 1960 年代晚期，當時就證明了某些自主神經系統掌控的生理反應以及其他過去認爲是非意志掌管的反應，都可以由個人意志修正，並經由指令控制。就是一種提供生理訊息給個人，或讓個人知道反應結果的訓練方式，使個人學會控制自己的生理反應。這種訓練就是一種自主控制的範例 (圖 2.3) 。

生物回饋訓練有四個基本組成：

1. 指示：給予適當的口頭指令，指出某個需要作改變的特定反應，比如說「試著將你的血壓降低」或「減慢你的心跳速

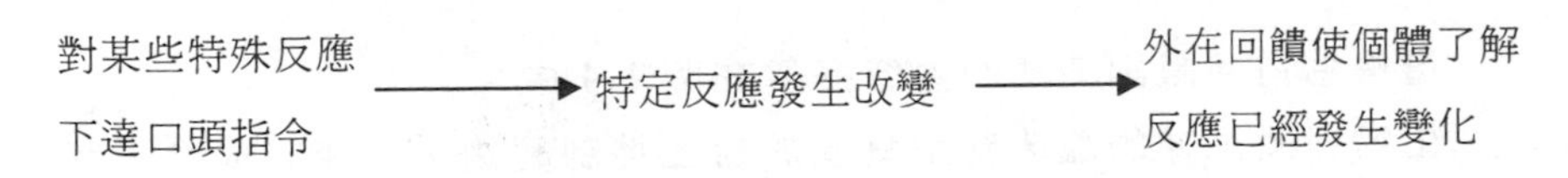

圖 2.3　**生物回饋—自主控制範式**

度」。這種指示同時為個人指出需要調節的生理系統與修正此生理反應的直接方式（提高／降低，加速／減緩，增加／減少）。

2. 病患／個體之動機：對個人來說，若要成功地運用生物回饋，就需要經由指令激起個體企圖達到改變反應的動機。假設實驗中的病患或個體的動機順利被引起，他們就會有企圖使反應的改變成為事實。
3. 一些記錄與監測器材，記錄個體接受指示而改變的特定生理反應：這應該相當容易理解，因為體內許多生理反應的改變具有電性，比如說電位改變或電阻改變，這些反應可以由皮膚經過電極記錄下來。不過也有其他反應可能是物理性而非電性的，像血壓的改變就牽設封閉循環系統的壓力改變，而非電位改變。幸好這種形式的變化可以藉由轉換器將物理性變化轉換成電訊，使記錄與監測仍可順利進行。測量生理各式反應的技術目前已經發展得十分完善，包括皮膚反應（眞皮電位活性）、心血管系統之血壓、心跳速率、腦波活動形式、腸胃反應以及肌肉活動形式（肌電圖反應）（Martin and Venables, 1980）。這些反應也都已經有商品化的設備供測量，因此就可以利用這些監測結果給與個體外在回饋訊號。
4. 回饋訊號：由電極或轉換器記錄的電訊用作外在回饋訊號，這些訊號可以是音量大小或音高不同的警示音，也可以是滴答速度變化不同，或者亮燈數目不同等訊號。要求病患或個體注意這些外在訊號，並告知這些訊號的改變代表著他們是否成功地依照指示控制生理反應。

這些生物回饋訓練法的內容摘要在圖2.4中。

生物回饋訓練的臨床應用奠基於自主控制範例，訓練完成後，個人就可以自我調控某些生理反應或生理狀態，而無須再給予外在回饋

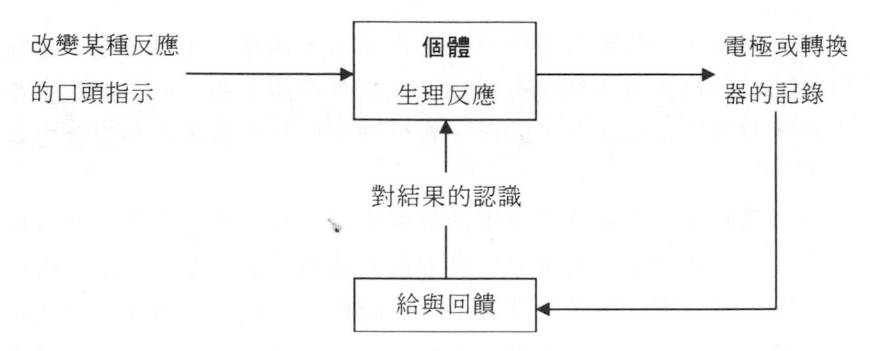

圖 2.4　生物回饋訓練的組

訊號。而有些方法是要求個人經由他／她自己內在的控制過程以學習體會改變，並達成行爲目標。這種控制方法背後的機制仍未完全釐清；雖然有一些理論模式提出了關於如何建立控制力的推論，但是目前卻還沒有達成共識。姑且不論其機制爲何，這種可以訓練自我調節的生物回饋法，重複應用在許多不同的生理反應時，全都得到一致性的結果，因此，生物回饋已經被視爲一種標準臨床介入法，用以治療生理活動失調的疾病。

生物回饋之臨床應用

生物回饋已經廣泛使用於臨床疾病的治療（MaManus, 1996）。不過，生物回饋法的應用在某些病例看來合理，但在某些病例看起來就像是孤注一擲。若我們進一步檢查有關生物回饋之臨床效果的文獻，就會發現更多問題：包括各研究報告中描述的訓練技巧本身就出現多項變數的不同，如訓練過程的時間長短、訓練次數、所給予的回饋種類與數量、是否有額外的運動等等。甚至評估訓練成效的方法也各家不一，從單一病例研究、單一治療小組治療前後比較，和大量操作型實驗等各種評估研究都有（Blanchard and Young, 1974）；只有最後一項評估生物回饋之臨床效果的方式能眞正令人滿意。不幸的是，這種實驗設計已經很少有研究小組使用，且大部分臨床研究的文獻報告都缺乏完善的實驗方法設計，因此，對生物回饋法的臨床效果討論也就很有限了。

目前在臨床上有兩種完全不同的生物回饋介入療法。第一種可稱爲「直接控制症狀」。使用這種治療首先須區別出需要矯正的目標症狀或反應，而生物回饋訓練就完全專注於此單一症狀。直接控制症狀的最佳範例是治療高血壓病患之血壓上升的情形，外在回饋則依據病患血壓的監測訊號來給予。這個例子中所選擇的生理回饋反應也許可視爲該疾病的前兆。直接控制症狀之其他形式的生物回饋包括，治療癲癇發作之腦波活動（EEG）、各種神經肌肉失調如肌肉痙攣或癱瘓之肌肉活動（EMG）（Jahanshahi and Marsden, 1989）、心律不整之心跳速率回饋（Pickering and Miller, 1977），以及治療雷諾氏症（Raynaud's disease）之體溫回饋，雷諾氏症是一種手指或腳趾等周邊血管因情緒壓力所引起的收縮反應，會造成肢端冰冷（Freedman and Ianni, 1985）。

第二種應用生物回饋的方法則與放鬆訓練有關，就是以整體的生理狀態改變取代直接控制單一症狀。過去十五年來，這種療法最受歡迎，目前也已經廣泛使用在各種失調症狀的治療上。應用這種療程時最主觀的部份就在選擇何種生理反應作爲外在回饋；其實，所需要的就是一個可以指示個人醒覺或放鬆狀態的訊號。所以，任何一種伴隨醒覺／放鬆狀態變化的生理反應都很適當。在實際應用上，不同的年代所採用的特定反應都不同，比如早期研究所用的腦波阿法活動，以及近代的肌電活動與眞皮電性活動。

放鬆訓練已經逐漸成爲行爲醫學裡的一種重要介入法（Blumenthal, 1985）。其假設根據是，需要治療的失調狀況都與壓力有關，同時因爲伴隨交感神經系統活動產生的全身性影響，而使疾病狀況久久不癒。放鬆訓練強調排除身體適應不良的狀況，並重新喚起正常之生理調節，同時以稱為「培養輕鬆醒覺」(cultivated low arousal)之拮抗狀態來取代不良的狀態，此時副交感神經的反應主控全局。

多種放鬆法(如漸進式肌肉放鬆、瑜珈、冥想、自生訓練)與生物回饋法都已經實際地應用於改變自主神經系統和肌肉的生理反應，並朝向副交感控制與降低肌肉緊張度的理想。有人推論這些生物回饋法產生效用的機制其實是一樣的，但也不排除不同機制的可能。舉例來說，我們並不確定冥想是否能降低自主神經系統與內分泌的反應，但是肌肉放鬆訓練確實有這些作用(Septoe, 1989)。生物回饋法可以獨立於肌肉放鬆訓練，也可以作為套裝治療的一部份，與其他放鬆技術合併使用(Pillips, 1979)。

經由對生理反應的自我調節，生物回饋法也可以用於放鬆訓練。這樣做的理由是根據一項假設，「學會控制改變某一個反應系統，其他的系統反應也會跟著改變」。比如說降低心跳速率，其他自主神經反應也會跟著出現類似情形。若這種全身性作用的假設正確，那麼，在理論上來說，任何一個反應系統的回饋訊號都會有效。早期的臨床研究通常以EEG記錄的阿法波活動作為回饋訊號；阿法波通常會在冥想的時候出現(Elson et al., 1977)，當時也認為阿法波活動的增加有益於放鬆。不過，當生物回饋訓練可以有效地改變腦波時，卻並未發現阿法波活動對何種特定的療法有助益，就連阿法波本身也無法引起全身肌肉放鬆。近年來，研究生物回饋訓練對放鬆的效果都改用EMG作為回饋訊號。

許多與壓力相關的疾病都會同時出現某個部位肌肉緊張或全身性骨骼肌肉緊繃的情形，乍看之下，利用EMG作回饋訓練以降低緊張度似乎相當合理。然而，這中間隱藏著一個盲目的假設，就是治療會有全身性的效果；但是這個假設也並非事實。利用EMG作回饋訓練時，多半以電極記錄單一肌肉之活動電位，最常記錄的部位是眉毛上方之前額肌。訓練時，會鼓勵病患學習降低前額肌肉的緊繃度，並使其相信前額肌一旦放鬆，全身肌肉也會跟著放鬆。然而觀察研究法的結論並不支持此論點：比如說，1975年Alexander就發現前額肌肉的EMG活性降低並不代表全身肌肉放鬆，就手臂與腿部的肌肉張力而言是無效的。更大的問題是，即使降低了某處EMG的活性，也不代表病人就感覺到放鬆（Shedivy and Kleinman, 1977）。顯然，即使EMG活性眞的降低，若病人感覺不到放鬆，治療成功的機會就很渺茫。最後一個問題，就算EMG回饋的放鬆訓練在臨床上有效，也不保證病人能在生活情境中用於應付壓力源或潛伏性壓力。即使病患接受了長期的訓練，可能也無法順利地應用於不同情境，單一肌肉EMG記錄（如記錄前額肌）之回饋訓練能被普遍運用的機會就更低了（Carlson et al., 1983）。

儘管有諸多嚴厲的批評，還是有一些證據支持EMG生物回饋訓練對某些不適症有效，特別是用於治療各種疼痛（見第六章）。而生物回饋法在這些病例上的成功並不完全表示生物回饋影響了生理狀況，相對地，很可能是生物回饋改變了病患的認知活動。比如說，生物回饋訓練可能改變了病患對疼痛的感知，同時建立了他們能控制疼痛的信念（Andrasik and Holroyd, 1983；Flor et al., 1983）。這些認知上的改變完全獨立於測量到的反應變化和訓練時的監控變化。

其他類型的生物回饋，包括體溫與眞皮電位之生物回饋法也都可應用於放鬆訓練上。與度量EMG活性的情況相同，使用這些方式作爲生物回饋的合理性也受到質疑，它們的效果也不全然可信。一般說來，利用生物回饋法訓練全身肌肉放鬆，和傳統的認知療法或肌肉鬆弛法相比，並無特別之處。它提供的是讓病患的注意力集中在「爲他們自己做些事」。這種不具專一功能的生物回饋訓練法，內含有高度的動機性，有助於病患達成認知的改變，進而使頭疼和其他種疼痛的治療生效（Arena et al., 1995）。

上述兩種非常不同的生物回饋應用方式讓情況變得很爲難，也就是1980年Yates所謂的「生物回饋訓練之弔詭」。它衍生出的相關問題有：訓練對相關之生理系統造成何種形式的影響？對學習過程的影響呢？生物回饋是一種訓練特定控制力的方法嗎？這種專一性是否越練習越有效？它是否只是一種傳達個人全身性活動狀態的訊號？如果它是一種訓練特定控制的方法，那麼將之應用於放鬆訓練就顯得不恰當；若它是一種傳達生理活動訊息的方法，就無須將生物回饋應用於特定反應的控制訓練。顯然，由於我們對生物回饋機制本身的瞭解不夠，使其在臨床上的應用與發展受到了限制。

生物回饋以及對壓力源的反應

既然生物回饋已經用於臨床治療（主要用於教導個人控制並調節某些生理失調造成的持續性症狀），那麼應該也可以運用於對抗壓力。每一個人都曾擁有一些潛在的痛苦經驗與令人嫌惡的生活事件經歷，這些經驗通常會以心理生理性的反應表現出來，包括自主神經系統的活動。不過有些人總是反應得比較激烈，而這種被加強的自主神經活動就與某些疾病的發生有關，譬如高血壓（詳見第十章）。所以利用生物回饋訓練可能可以降低一個人對嫌惡事件或狀況的反應，依此而論，生物回饋可能是一種可以預防疾病惡化的介入法。

回饋訓練通常都在一個相當自在且無壓力的環境下進行，比方在安靜的診所。因爲如果病患一直處於某些僵化的反應狀況，就會持續表現不當的調適反應。比如說病患在公開場合演講會感到特別地恐懼或焦慮，該情境會引發一個誇張且劇烈的生理反應，以致於病患認爲自己對這樣的情緒無能爲力。在這種狀況下，生物回饋訓練應該能減輕病患在特殊場合時應付特別壓力源所表現的症狀。就此應用層面而言，生物回饋就與使用貝塔阻斷劑（β-blocker）的情況一樣，例如在焦慮時使用propranolol控制心跳，當然，身爲一種行爲醫療法，生物回饋法也無須擔心會產生一般藥物都有的副作用。

許多研究結果都顯示，生物回饋法在類似的情境下十分有效。1976年Sirota等人的研究指出，若給予自願者心跳速率的回饋，可以讓受試者在接受前臂電擊試驗時學會控制他們的心跳速率（Sirota et al.,

1976）。顯然，當自願者學會自定（self-ratings）不同疼痛性電擊的程度後，就能夠改變心跳；也就是說當自願者學會控制心跳速率後，下一次就會給予比較低度之疼痛性電擊。1978年Victor等人更深入地檢驗了生物回饋訓練的效果；他們請受試者參與一種冷壓試驗（cold press test），測量在出現疼痛不適感時受試者調節心跳速率的能力。實驗過程如下：將受試者的手浸入融冰中三十秒；這種不愉快的經驗會激起心跳加速，同時感覺到疼痛。而後給予受試者適當的回饋，並要求他們當雙手浸在融冰裡時控制他們的心跳。結果發現給予回饋的那組，即使在疼痛等級最高的試驗中都能有效地控制心跳變快或變慢；而缺乏回饋的那組並無顯著的控制力。除此之外，疼痛與心跳速率變化的自我陳述指出，心跳增加的受試者所描述的疼痛指數最高；而心跳變緩的那組描述的疼痛指數最低（Victor et al., 1978）。

生物回饋訓練並非唯一能使個人在實驗刺激時降低生理活動的方法。其他的技術如放鬆訓練和肌肉鬆弛法，也都能降低身體對環境壓力源的反應（Connor, 1974；Pente and Beiman, 1980）。但是生物回饋法產生的效果好像不是來自於特定部位放鬆的結果，因為生理活動的降低都與特定的回饋法有關。舉例來說，Gatchel等人訓練受試者在輕微電擊刺激的情況下，利用EMG回饋，讓受試者降低前額肌的EMG活動（Gatchel et al., 1978）。可惜的是，雖然受試者成功地減緩了前額的肌肉緊張度，但是心跳速率與真皮肌電反應卻都沒有降低。這樣的結果與先前提過的觀點吻合：生物回饋訓練的對症控制效果最好，對全身性放鬆效果可能就比較差。

生物回饋在臨床上有效嗎？

生物回饋訓練法剛問世時廣受歡迎與喝采，被視為靈丹妙藥而在臨床上積極地使用，但使用者卻很少注意背後的運作機制。若追溯其應用層面，好像從行為、生理與心理失調，到酗酒、性功能失常、妄想強制性行為等各種想得到的都有（參見 Yates, 1980 對上述病症及其他應用的概論）。由於應用至各種疾病治療的理論基礎通常都不夠清楚，而且臨床的實驗設計也相當粗糙，所以生物回饋法使用後不久就出現了「失敗」的報告也一點不足為奇，更無怪有人提出質詢：生物回饋是否為一種「未實現的承諾」（Blanchard and Young, 1974）。二十年後的今天，我們終於可以標準量化的角度來看它的臨床效果。

方法學的討論

生物回饋訓練的重點在提供回饋（一個外在的訊號），一種暗示病患訓練結果具有意義的訊息與方法。此訊號應該具有影響病患自我調節特定生理反應或狀態的能力，而生物回饋訓練也無可避免地會使病患產生非特定的生理反應。一旦病患參與臨床治療，就會使病患與醫師同時對治療的效果產生期待。這種期待並不僅出現在生物回饋訓練，在其他許多不同的治療過程中，醫病雙方也都會出現類似的期望。而期望本身就會使病況有所改善，這種改善與生物回饋法的特定效果完全無關。所以就有人認為，生物回饋訓練在臨床上所反映的任何良好表現，其實全都來自其非特定性（全身性）或「安慰劑」的效果（Stroebel and Glueck, 1973）。在臨床醫療體系中，安慰劑的效用早已不容質疑，況且生物回饋訓練又符合安慰劑的多項特徵。總之，生物回饋法的技術不但新穎又令人印象深刻，而且是一種同時需要病患與醫師投入時間和努力的治療法（Miller and Dworkin, 1977）。

就病患的復原結果來看，究竟是特定反應還是非特定反應發揮效力並不重要，我們在乎的是瞭解其發揮臨床效果後面的運作機制，以及不同機制間的差異。若能採用適當的臨床實驗技術就能公道地評估生物回饋訓練。Blanchard 與 Young 已經針對此點發表過他們的看法（Blanchard and Young, 1974）。他們分類出五種實驗設計，從最不具說服力的、模稜兩可的，到最嚴謹的操作型實驗研究。在操作型實驗中，比較同質性相當的病患：一組施予生物回饋訓練；另一組患有同樣疾病的控制組病患，則在療程中給予同樣的注意力，但並不施以生物回饋訓練治療。兩組的治療效果在非特定效果上應該完全一樣，但實驗組則出現期待之外的生物回饋特定性效果。不過，生物回饋研究很少應用這種實驗設計，而那些較不嚴謹的實驗結果又因為特定與非特定性的效果糾結難分而無法有效地評估。

除了實驗設計的因素之外，Blanchard又發現其他可以評估生物回饋臨床效用的方式（Blanchard, 1979）。整體而言，這些方法可視為生物回饋訓練之臨床適用度和病患生活適用程度的指標。Blanchard指出簡單但卻具前瞻性的觀點，生物回饋法所改變的反應或症狀也許具有統計上的意義，但就臨床意義來說卻仍值得探討。比方說，生物回饋訓練有效地降低病患的血壓1～2毫米汞柱，也許在統計上有意義，但你很難聲稱病患的狀況達到臨床上的顯著效果。所以，另一種方式就是評估有多少病患成功地達到臨床上的進步。生物回饋法對某些病患也許有效，但對其他人也許無效。當以臨床成效做評估標準時，首先要知道有多少比例的特定疾病患者期待從該治療中得到助益。

訓練成果在不同情境間的轉換是另一個大問題。生物回饋訓練的結果通常在診所治療結束後就即刻測量；或許當時會發現生物回饋訓練的效果不錯，但是除非該效果能夠順利地由診所轉移到病患的居家或工作環境，並且持續作用一段時間，我們才能眞正地說治療成功了。評估這種結果需要在眞實的生活環境中進行，同時還需要做追蹤研究，以評估訓練的長期效果。同樣地，這些步驟在一般的臨床研究裡常被忽略。

當我們評估臨床效果時，千萬不能忘記，通常是在疾病非常棘手，且無法以其他形式治療的狀況下，才會選擇生物回饋訓練。所以若我們只評估它的絕對成功率是很不公平的，比較適當的評估是以生物回饋法的效果與他種替代療法的效果相比。做這類比較時，雖然治療結果是最明顯最重要的一項，但是還有幾個項目可供比較，包括治療之效率、便利性、成本效益、普遍性和持續性。這些項目都很容易取得，但是大多數的時候卻被研究者遺忘。Silver 和 Blanchard 比較生物回饋法與放鬆訓練的效果。在比較過高血壓、偏頭痛、壓力性頭痛與疼痛等疾病後，得到一個結論：「沒有一種治療佔有絕對優勢」（Silver and Blanchard, 1978）。

生物回饋與聯合治療

不論生物回饋是否有效，許多人都認爲它可以治療各種疾病。有些人認爲在某方面應用得很成功，但並非應用在所有層面都會有效。經過臨床效果的評估後，生物回饋法通常被視爲其他標準療法的替代療法，但是，治療前必須先檢驗生物回饋法是否適於在合併療程計畫裡作爲一種附加療法。生物回饋訓練的性質本身就十分適合與其他形式的療法併用，如肌肉鬆弛或自發訓練（Pillips, 1979），或與藥物治療並用，以降低用藥量，如治療焦慮症（Lavallee et al., 1977）。也可以用於大範圍的治療套組，就是包括各種不同成份的療法，像 1975 年 Patel 和 North 等人所建立的高血壓療程（Patel and North, 1975）（詳見第十章）。身爲合併治療取向的一部份，生物回饋法確立了它在治療心理生理性疾病的永久性地位。在治療心理生理性失調時，生物回饋法的貢獻在合併療程中就顯得舉足輕重了。

有位病患抱怨幾個月來一直有壓力性頭疼的困擾，嘗試過各種治療也無法減輕他的症狀。他的醫師決定以生物回饋法醫治病患的頭疼。

⊙ 該名醫師應使用何種生物回饋法？為什麼？

經過十次的生物回饋治療，病患聲稱他雖然偶而還是感到頭疼，但是發作的頻率已經大為降低。他的醫師認為生物回饋的使用在臨床上有效，並且決定其他所有抱怨壓力性頭疼的病患都採用生物回饋法治療。

- ⊙ 什麼原因使得該名醫師對生物回饋效用的評估可能太過樂觀？
- ⊙ 還有什麼額外的證據是她在下定論前需要確認的？
- ⊙ 還有什麼其他的療法可以和生物回饋法併用？

重點提示

- ⊙ 神經、內分泌和免疫系統共同合作調節生理功能。
- ⊙ 上述系統本身，或是各系統之間連結的功能失調會導致身體不適。
- ⊙ 心理生理學提供了測量這些系統如何運作的方法。
- ⊙ 臨床心理生理學的目的在於建立模式以解釋功能失調如何發生，又在何種情況下發生，以及如何轉變為疾病。
- ⊙ 心理生理學技術，如生物回饋法，可用於治療各方面的健康失調，特別是那些因為壓力造成的，又具有心理生理性徵狀的疾病。
- ⊙ 生物回饋可能在合併療程套組中最能發揮其效用。

延伸閱讀

1. Ader, R.(ed.)(1981)*Psychoneuroimmunology*.New York, Academic Press.

2. Carroll, D.(1984)*Biofeedback in Practice*. London, Longman. 本書介紹生物回饋的應用與批評。

3. Martin, I. and Venables, P.H.(eds)(1980)*Techniques in Psychophysiology*. Chichester, John Wiley & Sons. 本書對心理生理學的方法和應用有詳盡的介紹。

4&5. Thompson, R.F.(1985)The Brain. *An Introduction to the Neuroscience.* New York, W.H. Freeman & Co., FVan Toller, C.(1979)*The Nervous Body: An Introduction to the Autonomic Nervous System and Behavior.* Chichester, Wiley and Sons. 上面兩本精闢的書介紹了身體各系統的組織結構。

第三章

壓力與調適

Philip Evans

引言

一般認為，心理壓力是一種最普遍的現代疾病；不但如此，它還被社會大眾貼上了「壞東西」的標籤，同時也有越來越多人認為它可能會使人容易罹患心理性或生理性的疾病。如果一般人對壓力的認識有一半以上是事實，那麼健康心理學家就應該將壓力安置在健康概念的重要位置。

如果壓力已經滲透了現代工業社會，那麼我們如此急於瞭解如何防止壓力的衝擊就無足為奇；也就是說，我們希望能好好應付它。壓力、適應壓力、管理壓力，我們每天都可以在不同的地方聽見媒體談論這些課題。不過，以科學的角度來看，我們是否能準確地定義壓力？我們是否有能力檢驗那些組成壓力的可能因子？這是本章即將探討的重點。

本書在不同章節內都討論到有關壓力與適應的實驗研究；如大眾如何看待進開刀房手術這件事？壓力真的使人容易罹患冠狀心臟疾病嗎？糖尿病等長期病患是如何面對因為此病而天天加增的重擔？本章的重點比較學術性，將提出壓力與適應壓力的架構；對學術研究領域內的方法學做探討；之後，我們會討論對抗壓力之多變、多樣又與健康密切相關的生物反應，包括神經系統、神經內分泌系統和免疫系統。

定義的問題

我想，讀者通常都會希望在引言部份找到與主題有關的定義，期待直接進入該單元的重心。我也是一樣。但是就壓力而言，還有許多定義方面的問題等待討論。當然不是說我們要將壓力的概念以嚴格的標準像捆肉粽般將之定義得死死的，而我們也會發現情況並不允許我們這麼做，比較好的做法還是留一個多向發展的空間給「壓力」這個名詞。也許可以簡單明瞭的言辭回答有關壓力之影響的問題，開頭可以這麼說：全看你如何定義壓力。

當大衆以心理學的概念在日常生活裡使用「壓力」一詞時，通常會在腦海中浮現兩個念頭：日常生活發生的事件，或者一個人遭遇過，或正經歷的心理或生理事件。也就是像大家常掛在口邊的「調適壓力」，或者像有時候抱怨兩句「壓力很大」。以英文來說，兩種情況使用「壓力」一詞來形容都可以被接受，但是其中各有不同的重要含意。在以下的討論，我們會以通俗的名詞，也就是「外在壓力」和「內在壓力」來指稱這兩種用法。

外在壓力

當人們聲稱壓力很大時，他們會指出各種工作上的壓力，像是眼看交差的期限就近了，或家中的大小瑣事等，讓他們能比較具體地使用「壓力」一詞。其實這就是將麻煩事當作壓力的例子。我們可能會以類比的方式談論壓力的結構，像是橋樑必須耐得過暴風級的風壓、修養的極限，或面對異常的塞車狀況。

乍看之下，檢驗心因性的壓力似乎很有希望；的確，它也促成許多的心理學研究。站在實驗設計的立場，我們被迫將壓力視爲自變數（independent variable），於是我們就可以觀察或操控壓力，看看它對生物體的特殊作用。因此，許多可能引起壓力的大小因素（從遭逢巨變到日常瑣事，負擔過大到睡眠不足，從過度擁擠到孑然一身，電擊刺激到厭惡的噪音）都被仔細地檢驗過。

身爲自變數，不論是經過操控或者只是測量改變程度，壓力對實驗結果的解釋是一項很重要的因子；因爲只有在壓力被眞正操控的實驗狀況下，才能完全地看到壓力經驗和其所產生之行爲結果間，存在著一個清楚的因果關係。關於嚴重或長期暴露於壓力下的研究，大多數仍局限於動物試驗。不過，根據同時測量多項變異且謹愼地掌握事件發生的時間，加上有系統地觀察人類暴露於自然壓力下的情形，我們已經可以支持上述的因果假設也適用於人類。這種直接觀察人類行爲的複雜工作，使動物能免於被實驗的痛苦。雖然就倫理而言，以動物做實驗的情況顯得越來越尷尬，可是動物實驗卻也經常能反映出人類的問題。

話說回來，將壓力當做單純的自變數有個致命的缺點。這種方法忽略了一個重點，就是不同的人即使面臨同樣的壓力事件（stressful event）也有不同的反應。我們難道可以認爲這個人身處於壓力情境而另一人卻不？或者我們該說兩個人都處於壓力情境但反應不同？如果一個人經歷了壓力卻做出正向積極的反應，我們直覺地在語意上可能會說他／她從未處於壓力狀況。然而，如果我們說一個人從未經歷壓力，卻又多少暗示著壓力一詞的意義其實存於個人內心。我們現在就來討論壓力被視爲個人內在來源的概念。

內在壓力

如果我們可以量度一個人內在的「壓力」反應，有一種最極端的看法就是不論外在的經驗如何，單憑個人內在是否承受「壓力」就可以評估一個人是不是「有壓力」。這麼說來，一個具有正面意義的生活事件可能就會造成壓力，也或許一個負面的生活事件卻不會引起任何壓力反應。就某種意義來說，這種定義壓力的標準應該先於外在標準；因爲將壓力視爲獨立外在變因的研究，只不過將可能遭遇的各種壓力做分類，卻無法確定某種變數與相對應之壓力反應間的因果關係。倘若沒有證據顯示，暴露於外在壓力源會緊跟著產生內在壓力，外在事件就不會再被視爲壓力源了。然而，內在壓力一說的弱點在於，該理論本身無法確立引起壓力反應的特定因子。

至於壓力的生理機制，我們會在下一節討論特定的生理過程是否能作爲個體正處於壓力狀況的證據。Selye 在 1956 年首先提出「壓力爲一種生理機制」的理論。他將壓力定義爲一般的適應反應（adaptive responding），涉及諸多神經內分泌機制，並且，此機制若長期運作最終將使某個器官「衰竭」，再也無法適應任何挑戰。然而此理論機制並無法如我們預期地，能普遍適用於每個人，因為大眾面臨壓力時的生理反應具有個別差異。此外，在我們建構與壓力有關之全身性生理反應機制時，要小心區別類似疼痛等生理壓力源造成的局部性反應，不要將兩者混為一談。

要從個人的心智狀態（通常如此說）尋找壓力存在的證據，理論上是可行的，舉例來說，偶發的焦慮或沮喪情緒所遺留的背景影像比日常情緒要清晰，也較持久。不過這種看法也有潛在的觀念性問題：心智徵狀將無可避免地被抹黑成傳統精神疾病的一種，而研究者通常會將該徵狀當作難得的依變數，以致精神疾病的病原學研究認定壓力為致病因子。

總而言之，我們既不能將壓力解釋為特定範圍內的一種外在情境，也不能解釋為非特定外在刺激引起的一種內在反應。現今的研究者於是開始接受一種稱為交互影響定位（interactionist position）的研究取向。壓力就被當作是環境與個人之間的交易籌碼，所強調的重點在於個人如何*感知*環境的挑戰；對環境的感知就成為適應（或無法適應）潛在性壓力環境的決定因素。

調適與控制

許多近代的壓力模式皆暗喻或明示壓力乃是認知過程的最終結果；一開始是感知到環境的挑戰或威脅，接著評估個人控制挑戰或威脅的能力，最後計算能力與挑戰之間的差距（Fisher，1986，1996）。因此，壓力就是個體感知到「能力不足」的反應：無能為力或毫無希望。圖 3.1 顯示了一組簡單的「控制」模式。儘管這類模式具備的普遍適用性十分引人注目，卻企圖以控制力的概念取代模糊的壓力概念。當然這種做法完全合理，但我的意思是說，我們必須強調控制力這個概念的深度。

1975 年，Seligman 出版《絕望》（Helplessness）一書，當時的確

引起廣大的回響，該書讓大家開始關切當生物體得知無法掌控情勢後，會對生物體造成何種影響。許多種動物在得知勢不可爲時，都會表現各類壓力性或沮喪的徵狀。

Seligman 及其同事的初始研究來自於動物試驗，因此就比較能夠精確地設計操作組。對厭惡事件（如電擊）比較明顯的行爲反應通常是「操作型」（instrumental）的避免、逃脫或緩解。這種具體的控制我們稱之爲操作型控制（instrumental control）。然而在人類的實際經驗中，操作型控制只是人類具備（或是他們相信自己擁有）的衆多控制力中的一種。讓我們從「或是他們相信自己擁有」的聲明開始討論。請注意圖 3.1 中的文字並非只單純地顯示*現實* 或*差異* 而已，而是「體認到」現實 與「體認到」差異。就目前討論的內容來看，一個人眞正擁有的控制力並不重要，眞正造成影響的是一個人「相信」他擁有多大的控制力。這個觀點可以解釋爲何每個人有不同的減壓策略。舉例來說，某個人若相信他的祈禱能避免悲劇的發生，他就能理性地應付潛在的壓力情境。由於「奇蹟式」的控制力（magical control）具有不可僞造的特性，讓我們能理解迷信行爲的成因。然而，我們在此將討論的還是工具型控制力，因爲相信此種控制型式的個人，認爲只要表現出某些反應就能避免、或解除不愉快的事。

人類的一般反應還是與其他生物的不同，因爲基本上人類具有高度的認知能力。就壓力的形成而言，人類會因爲對潛在之威脅情境的認知評估不同，而表現出各種不同的反應。壓力研究的祖師— Lazarus 和其同儕進行了許多原創研究。他們的研究指出，緊張性影片所引起的生理性警覺事實上可在觀看影片前施以訓練而改善(Lazarus, 1974)。這些漸進式的訓練鼓勵個人改變認知的評估過程，像是理性化與自制的要求。若認知評估過程在形成壓力的進程中佔有重要地位，那麼，對某些人來說，認知／行爲的介入當然就有機會減輕壓力的傷害。第十一章內討論了一個案例，研究人員企圖以認知／行爲介入法改善個人的 A 型行爲模式，該行爲模式與壓力、控制力習習相關，同時也是

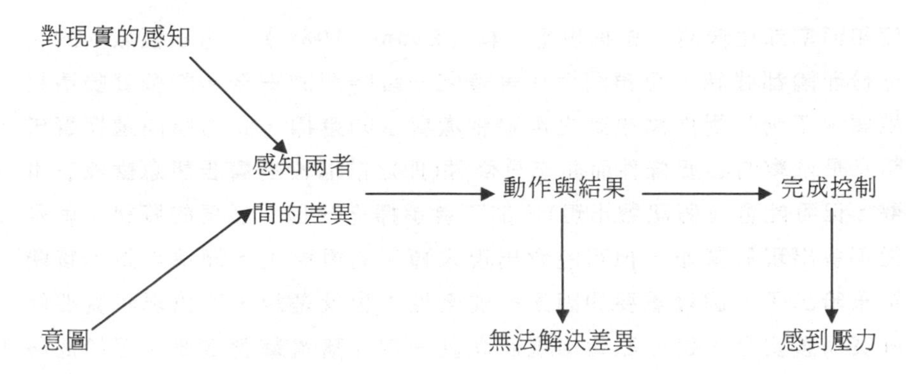

圖3.1　壓力之認知控制模式
資料來源：After Fisher (1986)

冠狀心臟疾病的危險因子之一。

總之，評估過程可視為控制並調適潛在壓力源的方法。不過，個別差異的課題也因應而生。我們推測每個人都具有特殊的評估威脅的方式，在日常生活中運用自如，偶而也會針對特定事件採取不同的評估方式。雖然Lazarus和其同事的訓練法可以改變一個人的評估方式，但我們相信個人心中依然存在著某種習慣性的評估策略。

就連一般人蒐集壓力情境的相關資訊，也存在著某種程度的個別差異。蒐集資訊與追求控制力之間的關連並不如想像中的簡單。資訊通常用於預知下一步。以手術為例，病患可以得知何時開始疼痛，可能會持續多久等等。事實上在許多的動物實驗中發現，尋求瞭解厭惡事件的進程是一件很普遍的事，因此，我們推測預知必定會帶來些許控制力，進而減緩壓力（Evans, 1989）。不過，類似的機制在人類身上又更形複雜。就如下面的例子，有些人（或者，同一個在某種情境下）即使得知將有厭惡的事件發生，還是無法接受事實，也無法減低情境帶來的壓力。

動物實驗的確證實了一個普遍的現象：動物都會尋求可預測性。關於這個現象也有令人信服的理論可以解釋，比方說，可預測的厭惡型刺激反而比不可預測的刺激容易為動物接受，即使可預測的刺激強度和頻率都比較高，結果也是一樣（Evans, 1989）。這個領域內的大部份理論都強調，可預測性代表著某一段時間的安全。許多實驗清楚地顯示了動物對即將來到之電擊刺激警示的選擇，動物傾向選擇警告訊息是電擊的必要條件而非充分條件(即之前若沒有警告訊息就沒有電擊，但可能會有假訊號出現)，卻不會選擇充分但非必要的警訊（就是從不會出現假警報，但可能會出現未預警的電擊）。簡單地說，實驗結果暗示了一個最重要的因素—安全性：也就是說，不出現訊號要能確實保證安全，這一點比出現訊號就一定伴隨電擊還重要。至於危險期與安全期的分辨是否有助於生物適應，仍具有爭議性，因為生物體大可依據不同的時間點發展出適宜的目標導向行為（goal-seeking behavior）。但基本上，可預測性正挑戰著控制力的地位。

以評估壓力的角度來看，我們傾向採用「控制力感知與壓力程度有關」的假設。當然有實驗證據支持此觀點。再一次地，動物實驗為此假設提供了清楚的全貌，目前的研究已經有能力操控基本的變異因子。其中令人注目的一份報告是Weiss對壓力引起胃腸病灶的研究。他將實驗鼠共軛配對，讓兩隻動物有一模一樣的厭惡經驗；不過，其中一隻動物可以控制厭惡刺激（電擊），而另一隻動物只能被動接受刺激卻無法取得主控，該動物的胃腸道病灶就嚴重得多。值得注意的是，該實驗中的配對動物均暴露在完全一樣的物理「壓力」：當操作組動物的控制反應失敗時，兩隻動物都會同時遭受電擊。因此，在接受等量之物理刺激的條件下，兩隻動物的差別只在於是否感受到控制力（Weiss, 1977）。

然而，即使是以動物為實驗對象，上述的研究結果還是需要作某種程度的質化。Weiss發現，發揮控制力必須付出代價，因為努力本身就會引起壓力反應。此說法成功地解釋了早先Brady所做的類似實驗，該實驗是以猴子作為研究對象；結果卻發現具有主控權（也稱為「執行者」）的猴子罹患的胃腸潰瘍比較嚴重。不過，Brady的執行者猴子在計畫進行一段時間後，無論付出多大的努力也只能控制住情勢卻無力改變情勢，就是這種努力想要控制的心理形成最後的病理結果。因之，控制可能是種減輕壓力的調適方法，但同時也必須考慮控制本身所付出的代價（Brady, 1958）。

在以人類爲實驗對象的心理生理學研究中，給予受試者和緩的實驗性壓力源，然後讓他們進行調適，結果也與動物實驗的類似。主動調適，通常包括控制力的運用，與心血管活動增加有關。實驗發現，中等難度之任務的作用力最強，簡單或不可能的任務反而不如中等難度的作用（Light and Obrist, 1989a）。廣義地說，好像最不確定的結果會引起最大的生理醒覺（Evans et al., 1984；Pillips, 1989a）。相反地，相當容易或相當艱鉅的任務因爲可以清楚地期待成功或失敗，若再加上部份生理系統活性降低，就可以讓多餘的能量儲存起來，爲將來的主動性反應作準備。

待會當我們詳細探討參與壓力的生理系統時就會發現，壓力反應並非一成不變。當個人認知到威脅性情境時，自主性活動量會本能地增強；但以短期的效果來看，這些自主反應也代表我們努力地適應情境，以及我們面對威脅的戰鬥精神。目前我們認爲適應的主動性控制代表著自主醒覺的增加。綜合以上的討論，威脅情境下的總壓力應該被視爲外在需求程度、需求的不確定和企圖完成需求之努力的組成。這看來好像是事實。

個別差異

正如我們之前提過的，不是每一個人都尋求或渴望瞭解迫近的威脅（詳見第五章與手術有關的討論課題）。有些人可能希望像鴕鳥一樣，將自己的頭埋進沙裡，眼不見爲淨。這種適應策略通常稱爲逃避型（avoidant style），與警醒型（vigilant style）適應行爲恰恰相反，警醒型策略通常在個體需要控制反應時表現。在許多以人類爲對象的研究中，曾嘗試度量對厭惡事件資訊的偏好。研究人員給予受試者兩種選擇：監測警訊，或者以參與某種轉移（逃避）活動代之。所有的研究結果都顯示，有一定百分比的人選擇轉移策略，也有一定的人偏好警醒策略。

所謂「監控者」與「轉移者」的實際百分比數會隨著每次實驗的不同偶發狀況而異。舉例來說，當人們發現控制有效時，他們就比較喜愛當監控者（Evans et al., 1984）。不過，即使處在情況無法控制的逆境，也有人選擇作監控者；相對地，縱使是只要一出現警訊就能隨即掌控並避免厭惡事件的情況，還是有人會選擇逃避。想知道爲什麼嗎？

我們之前就提過，不但威脅強度、努力程度與運用效果的不確定性會影響控制反應的運用，總壓力可能也是其中一項變因。上述的實驗結果均發現，若與選擇轉移活動的受試者相比，自主活動醒覺度在選擇監測警訊的那組比較高（Evans et al., 1984）。若警醒型適應策略無法避免某種程度的壓力，對某些人來說，適時地放棄控制應該可以降低總壓力。況且每個人都可能對曖昧或不確定狀況具有本能或學習而來的不同忍受度，因而有不同程度的壓力醒覺。不過，我們若以轉移、否認或放棄控制形容這種鴕鳥策略，其實是用詞遣字的問題。實際上，一個人可能運用某種更高階的控制以減輕整套對付威脅的計畫與預知威脅所帶來的壓力：經由放棄對某壓力源之不確定控制，或以轉移來避免不必要的煩惱。日常生活中當然有許多例子可以證明：我們通常將控制權交給專家，就是那些在醫院、飛機上或其他許多地方照料我們的人。究竟我們在生活中有多少時候處於完全地放棄控制權，並且因此獲得心理上的休息；又有多少時候希望獲得更多的訊息。這正是調適研究目前努力探索的一個主題。

正如我們才討論過的研究，可以在實驗室將適應策略分爲警醒型與逃避型兩種，眞實生活中的適應策略也可以如此分類，像是面臨手術時的心理調適。在此我們並不深入探討大量訊息是否能幫助，抑或是妨礙病患的心理調適，因爲在第五章將會詳細地說明。我們在本章所強調的是，個體差異與慣用的調適型式可能都是壓力經驗的重要調節因子（modulator）。手術只是偶爾經歷的多種生活事件之一，現在我們必須回頭來討論比較普遍、常見的生活事件，以及它們如何引起或減緩壓力，同時也看看壓力本身在內科疾病的形成中所扮演的可能角色。

生活事件調查

自從 Dohrenwend 與 Dohrenwend（1974）出版了一本關於生活事件與壓力的書之後，該領域就一直不斷地出現各類相關研究。這類研究著重於潛在的壓力情境，涵蓋每個人一生中都會遇上的事：大如結婚、生子、離婚或親友死別，小至每天的各種波折，通常稱爲「日常瑣事」。而所有內科疾病都和生活事件有關，大如心臟病（Theorell, 1996）、白血病等癌症（Wold, 1968）與小至感冒傷風（Cohen et al., 1993；Evans et al., 1996）。像憂鬱症等心理性疾病也與生活事件有關（Brown, 1993）。在我們回顧這些生活事件與疾病之相關性的研究前，首先要考慮方法學的問題。目前我們有大量的研究數據，但詮釋這些結果絕非易事。

測量的難題

測量生活事件存在著相當大的問題。第一類的測量難題就是列舉生活事件，研究人員經常以主觀決定該列舉的事件。我們可從幾個方面批評這些早期的研究：所列舉的事件有時候缺乏深度，無法確定是否完全適用於樣本群體。非事件通常都被忽略，即使有時候對個人的影響可能相當深遠，如失去升遷機會。有些事件則可能會與另一個同屬於研究重心的事件相混淆。舉例來說，一個人失業後可能會出現憂鬱症；然而，一個謹慎分析該情境的研究工作卻可能指出失業與憂鬱症早期徵兆相關。換言之，失業可能並不是造成憂鬱症的主因，是與失業和憂鬱都有關的第三個變數形成了失業與憂鬱症「相關」的假象。不過，對早期生活事件「度量表」的最大批評是它們的單一向度。這類量表只重視生活事件的量而非質。這點需要改進。

Holmes與Rahe之改良式評估量表是早期量表中應用最多的一種。他們要求受訪者評比各項生活事件，像是比較「婚姻」與各參考項目的份量，並調整該項應得的分數。得出的平均值則作為未來研究結果的校正參考標準（Holmes and Rahe, 1967）。這種平均化程序的缺點在於，不同的目標團體對這些事件似乎並沒有相同的感受，遑論每個人的感受能以同一個標準互相比較。以壓力模式的觀點來看，我們似乎需要更精確的研究，以顧慮到個人對生活事件的不同評比。

近年來類似的生活事件研究已經擴展到不同層面的事件，如個人對控制力的感知與受肯定的感受。應當注意的是，生活不盡理想並不一定等於有壓力，因為令人滿意的事件可能因為需要調整日常的規律，反而會導致壓力。其他重要的研究方向關切的是事件的主題（如工作、家庭等）。這種高精密度的研究也許可以完成多項目標。它可能會提升事件與疾病相關的重要性（此「重要性」不單指統計上的顯著而已）；該研究也指出，多數生活事件與疾病的研究，無論統計結果有多顯著，通常不會解釋太多與疾病發生有關的變因。此外，精密度量生活事件可能可以區別何種因素與疾病密切相關，何種因素不相關。

方法學的討論

一般學者都同意，即使再不精準的生活事件度量表也可以粗略地預測疾病事件。因為持續性的壓力狀況會使人生病，而且通常不超過兩年就會致病（Chalmers, 1982）。但即使是像這樣簡短扼要的結論，也需要綜合不計其數的研究報告，並討論爭辯各家不同的研究結果才能定案。最大的原因是研究人員所使用的方法五花八門，使我們難以解釋該研究結果。以下我們將提出其中一小部份的方法來作討論。

許多早期的研究報告都屬於回溯性（retrospective）研究。因之，研究人員只有在受試者患病之後才開始深入探討他們的生活事件。這其中牽涉到回憶的準確性，包括回溯性研究常見的問題：病患會試圖在他們經歷的事件中「尋找」疾病的源頭。但即使應用前瞻性（prospective）的實驗設計，也無法避免回憶的準確性問題，因爲這類研究也一樣需要經歷汲取過去經驗（通常是實驗開始前的六個月）的步驟。現今大多數的研究人員可能會建議使用前瞻性研究，同時以系統化的面試過程取得生活事件發生的確實時間，這一點十分重要。

以壓力爲病原的觀點來看疾病發生的確切時間，是方法學上潛在的另一個問題。我們早就清楚精神疾病之確診與確實發病時間有多麼難以掌握。我們之前已經討論過壓力存在的證據與罹患精神疾病的證據可能會互相重疊。癌症可以確診，但是我們無法得知確實的發病時間。有幾組研究正在探討生活壓力和一般疾病的關係，如傷風感冒。然而，我們經常無法辨別生活事件的發生究竟是影響了個體對傳染病的感受性，或者只是在程度上導致病症惡化。

調節因子

本章從一開始就強調兩件事：個人，以及他們與客觀事件或壓力經驗斡旋的眞實感受。因此，我們也就不必奇怪，爲何有些人擁有高生活事件評分，卻很少，甚至從不生病。因爲存在於個人本身，或他／她的社會背景中的調節因子，被證實有影響生活事件的能力。而研究人員通常稱此現象爲「緩衝」（buffering）。

廣受重視的其中一項變異因子爲「社會支持」（social support）。Brown與Harris在研究憂鬱症的報告中指出，生活事件中的有害元素會因爲個人融入社會而減輕，融入社會的意思是說個人擁有良好的社區人際支持網路（Brown and Harris, 1978）。Stone等人（1988）以及Evans和Edgerton（1991）發現，缺乏理想的生活事件（興奮性的事件）可以預測感冒，就像生活瑣事可以預測感冒的發生一樣。Kobasa等人則描述「堅強」的特質存在於挑戰事件之普遍性與可控制性的信念中，此特質似乎可以預測個人在面臨生活壓力時對疾病的抵抗力（Kobasa et al., 1982）。

普遍性與特異性理論

截至目前爲止，我們對生活事件所作的討論只不過是對Selye的壓力一般性適應理論作回應。關於壓力對疾病感受性帶來的影響，有些研究人員選擇特殊疾病爲研究主題，另外有些人則討論個人的一般疾病的感受性；這兩種研究的證據都顯示出，以生活事件測量壓力可以預測疾病。這種看法牽扯出模糊的基本假設，就是被稱爲「身體衰弱」（somatic weakness）的假設，也就是爲何總有些人的身體機能就比別人差，就像駕駛過當的汽車，總是那些一開始就比較脆弱的部份會先壞掉。

不過，有提議主張不同疾病有不同的發病規則，我們需要更精確地分析每個人對生活事件之潛在壓力所做出不同的反應。尤其是1996年Fisher將許多不同的證據連結在一起，試圖以個人的調適能力區分出兩種引起疾病的途徑。他認爲在個人付出努力並接受挑戰的情境下，不會產生明顯的痛苦，也不會引起生理性醒覺，個人此時是以一般的自主神經系統規則運作；但這種活動會讓人處於Fisher所謂的「身體症狀」（somatization）之危機，若個人持續地濫用生物系統將導致解剖結構改變，終會增加罹患疾病的風險，如冠狀心臟疾病。第二種途徑則是在調適功能失效的時候出現，同時也會在努力受到打擊的時候出現。這種機制被認爲與腎上腺皮質酮系統活性的增加有關，也與免疫系統功能的下降或疾病（也可能包括癌症）感受性升高有關。在本書的第十一章，對交感神經系統醒覺與冠狀心藏疾病的關係有諸多討論。

在本章的最後將檢驗生活事件和壓力是否能與免疫力的下降和對傳染病、癌症等疾病的感受性增加做連結。在那之前，我們還是要多談些與壓力有關的一般生理學。

壓力生理學

Selye當年的壓力研究最重要的部份是關於兩套生理系統對各種潛在壓力來源的反應。其一牽涉到自主神經系統（ANS），就是腎臟上方的腎上腺髓質（或稱爲內層）所分泌的兒茶酚胺（catecholamine）類荷爾蒙一腎上腺素與正腎上腺素。該系統已經因爲Walter Cannon的緊急動機理論（emergency motivation）而聲名大躁，該理論在世紀初就已經十分完善。內容中提到的交感神經醒覺影響各個內臟器官，使生物體爲所謂的「迎敵一撤退反應」做準備。腎上腺髓質受交感神經支配，分泌腎上腺與正腎上腺素，這些內分泌素的作用模仿交感神經興奮後的效果，同時並加速身體的代謝速率，儲存戰備能源。整個系統現在被稱爲交感腎上腺髓質系統（SAM）。不過，我們不應該將該系統視爲唯一的壓力調節系統。兒茶酚胺含量的波動忠實地反映我們每天面對生活挑戰的調適結果：不論是我們正專心一意地要完成一般性目標時，也不論我們是處於工作或遊戲的情境。當我們眞正面臨壓力時，我們體內的兒茶酚胺濃度就昇高，並且會持續一段很長的時間無法回到正常值。在Evans與Moran的研究報告中指出，當心跳速率無法，或者是很慢才回到基礎值的時候，就表示此人在A型行爲模式的得分很高，也就是說此人爲冠狀心藏疾病的高危險群（Evans and Moran, 1987a）（詳見第十一章）。

第二套系統稱爲HPA，就是下視丘－腦垂腺－腎上腺皮質軸。下視丘分泌促腎上腺皮質釋放激素（CRF），使腦垂腺製造並釋放促腎上腺皮質素（ACTH），經由血液循環到達腎上腺皮質（腎上腺的外層）。然後腎上腺皮質就會分泌各式腎上腺皮質酮以達成生理的調適過程，

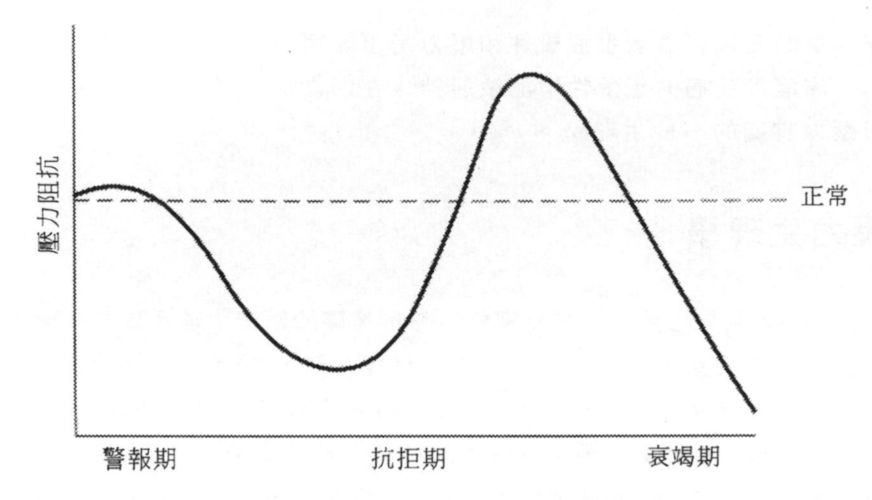

圖 3.2　Selye之一般調適徵候群

譬如使肌肉可以長期利用身體所儲存的能量。壓力反應過程中最重要的腎上腺皮質酮是葡萄糖皮質酮，人類腎上腺所分泌的主要皮質酮爲皮質脂醇（cortisol，又稱爲可體松）。在正常情況下，該系統的功能爲抑制壓力反應，因爲可體松對腦垂腺與下視丘的負回饋作用，使CRF和ACTH的合成量減少，進而抑制整個下視丘－腦垂腺－腎上腺皮質路徑的活性。

Selye調適反應的原始理論可分爲三階段（見圖3.2）。一開始的警報階段會被第二階段「抗拒期」所取代，在第二個階段裡生物體對壓力的抗拒會增加，直到新的壓力源出現爲止。但若生物體付出所有可能的努力後，壓力源仍不停歇的話，調適反應就會繼續發展至第三階段「衰竭期」。於是，高濃度皮質類固醇的傷害作用就會開始顯現，如潰瘍疾病與免疫力下降等，並且個體對壓力的總抗力也會下降。如果情況繼續惡化，不但所造成的傷害無法回復，最終更可能導致個體的死亡。

Selye最初的觀點是以上述的概念總括所有的一般性壓力反應，的確，從他以「一般性適應徵候群」爲該理論命名就可見其心意。但是正如我們之前的建議，此概念需要進一步的認同，因爲並非所有的人都對同一種壓力源作出同一類反應，而同一個人在不同情況的反應也絕不相同。因此，許多近代的壓力研究評論者都強調心理歷程應該扮演著修飾生理反應的角色。

我們也知道調適之心理歷程遠比Selye當初的模式要複雜得多，譬如說心理歷程會參與化學物質的釋放，如神經肽（neuropeptide），進而產生可能的止痛效果，心理歷程同時也經由神經調節的功能影響免疫系統各個器官的運作。在本章的最後一段將討論更多有關神經與免疫系統的課題，但我們此時必須將止痛效果視爲「迎敵－撤退反應」情境下的暫時性調適。舉例來說，當致命的掠食者在後方追殺時，生物體因輕微扭傷引起的疼痛只要稍微按摩休息一下，很快就不覺得痛了。

我們將各個系統分開來討論的時候並不會遮蔽眞相，因爲這些系統實際上均相互影響。在中樞神經系統中，SAM與HPA這兩個系統可以視爲一體的兩面，其重要性有如雙腿支撐身體一樣不可忽視。讀者應該要留意這些中樞神經內重要的神經化學傳導物質，一般通稱爲單胺類。前面我們已經介紹過正腎上腺素，因爲腎上腺髓質也會分泌此物質。不過，單胺類還包括如多巴胺和血清張力素（或5-羥色胺）等物質。單胺類在腦中的傳導路徑和許多情緒與動機的行爲有關，並且能決定何時「啓動」SAM與HPA系統（Chrousos and Gold, 1996；Clow et al., 1997）。圖3.3簡單地描繪了這些系統之間的基本連結。

你可能會注意到正向與負向回饋的循環路徑，這些反應通常讓身體在面臨外在挑戰與威脅時可以更多元地整合和調節，還可以表現出自我抑制的反應。因之，整個系統的不同部份可以因挑戰的性質不同而調整至不同的程度，也可以把握精確的反應時間。然而，該如何強調這些系統可應用於調節機制是心理生理學家心中的痛。他們所面臨的問題是，如果這些系統過度使用會出現什麼結果。如果我們經常且長期地驅動SAM系統，比如說，將日常生活中的每件事都視爲比較小

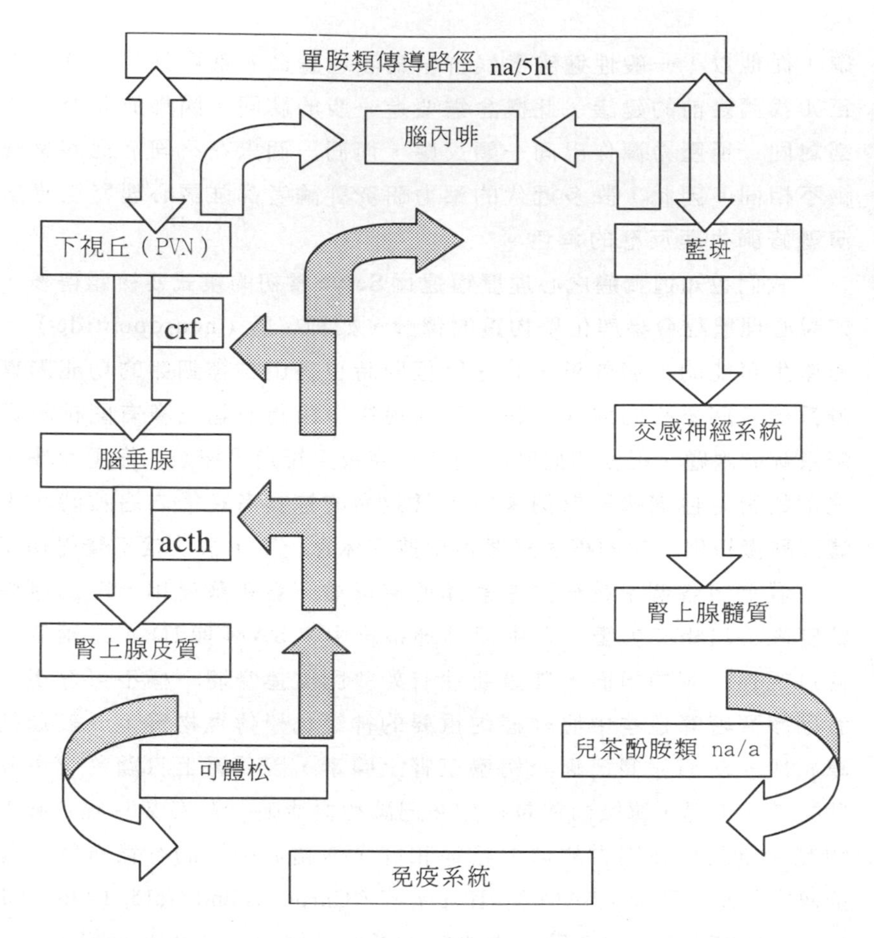

圖 3.3　生理性壓力系統與其交互作用

註解：白色箭頭＝興奮性影響；灰色箭頭＝抑制性影響；半灰半白箭頭＝混合性或不確定型；大寫字母＝組織結構；小寫字母＝被活化的物質

簡寫：a＝腎上腺素；acth＝促腎上腺皮質素；crf＝促腎上腺皮質釋放激素；na＝正腎上腺素；ovn＝室旁核；5ht＝5－羥色胺或稱血清張力素

的緊急事件或挑戰會發生什麼事呢？每個挑戰可能都會被個體主動性地調適，因而不會引起大量的HPA反應，但是長期高度地活化SAM系統，不論是個人性情或環境使然，都會使個體的心血管系統受到沈重的負擔而日益耗損（見第十、十一章）。如果個體承受的壓力很大，持續的時間又長，再加上對個人控制能力的不確定，使無助感更加明顯，於是HPA的調節作用就容易受干擾。由於腎上腺皮質酮對免疫系統的功能影響深遠，而該物質又是HPA的主要產物，所以我們應該將討論重心轉移至新興的跨學科研究─心理神經免疫學。

心理狀態對免疫與疾病之影響

免疫系統是保護我們身體免於有害微生物（像細菌與病毒）感染的重要系統。該系統對於破壞不正常細胞之防癌功能可能也扮演著重要的角色。當我們逐漸瞭解免疫系統對心理與心理社會性因子（特別是心理社會壓力）相當敏感時，我們也就開始相信跨學派的心理神經免疫學（PNI）可以揭示心理壓力影響個體對生理疾病之感受性的機制。

PNI研究的困境在於免疫系統本身在正常運作時就會隨著不同的因子而變動，而理解PNI最簡單的想法就是將免疫系統整體視爲某種抑制或促進功能。儘管困難重重，研究學者已經可以利用某些技術約略地評估免疫系統的戒備程度。心理學背景的讀者可能對免疫學的瞭解有限，在討論這些技術方法之前，我會努力且簡短地介紹這門向來以複雜聞名的學科。若想知道更詳細的讀者，應該閱讀免疫學的專書，如Davey1989年出版的教科書。

有項技術專門研究如何測量暴露於強大壓力下之實驗對象體內的重要免疫細胞數目（稱爲淋巴球）及其效能。淋巴球（lymphocytes）的種類繁多，管轄範圍廣大，其中一項重要的功能就是在身體需要時大量增殖。舉例來說，有一種淋巴球（B－淋巴球）專門製造抗體（antibodies）。抗體就是一種具有免疫球蛋白之特殊結構的蛋白質，這種蛋白質可以和抗原（antigens）結合（binding）。我們通常將入侵身體之微生物的特殊結構簡稱爲抗原。一旦抗體鎖定目標後，就會馬上將微生物破壞。但是，抗體與抗原間的結合通常十分專一，需要精準的抗體才能完成破壞微生物的功能。另外，特定的B－淋巴球具有特殊的表面抗原結構，可以精確地與抗體相結合，一旦結合，就會使淋巴球迅速增生，在短時間內複製出無數個一模一樣的細胞，這些新的B－淋巴球就會繼續產生中和抗體清除微生物抗原。如果入侵者進入了細胞（顯然是病毒），免疫系統則會啓動另一種防禦機制一般稱爲細胞性免疫。該系統的免疫細胞（T－淋巴球）需要經過辨識（recognition）的程序，然後會摧毀被感染的細胞。辨識過程同樣需要抗體一抗原結合的步驟，然後複製有效的特定淋巴球。

若我們從某人身上採集血液樣本，就可以將樣本中的淋巴球曝露於特殊物質中（稱爲分裂原，就是能刺激細胞產生有絲分裂的物質）進行分析。PNI 研究者就以細胞在試管中的增生程度作爲評估免疫系統戒備程度的指標，因爲這代表了免疫系統正在發揮重要的功能。

另一種維持免疫系統對入侵者的警戒性爲血液循環中細胞「流通性」（trafficking）。所以當淋巴球數量減少時也可能表示免疫系統的警覺性降低。有一種淋巴球，其數量遠少於T－淋巴球或B－淋巴球，被稱爲自然殺手細胞（NK）；它不像某些T－細胞需要複雜的指令就可以將細胞殺死，它會自然地瞄準並攻擊目標細胞。研究人員發現，NK 好像特別精於破壞癌細胞。同樣地，NK 之細胞毒性（cytotoxicity）功能也可以在試管中度量。

有關一般性 PNI 功能的測量，我們還可以檢驗各種抗體的數量，但這種方式衍生的問題比較複雜。許多研究採用都一種特殊抗體的測量，是一種針對分泌性免疫球蛋白A（sIgA）抗體含量的測量方法。此抗體的特性正如其名，是身體黏液性分泌中含量最多的一種抗體蛋白，所以研究者從唾液中就可以非侵入性地採集到足夠的檢驗樣本。sIgA 附著在所有的黏膜組織上：口腔、鼻腔、呼吸道、腸胃道、生殖泌尿道等處的表層。sIgA 的總量當然包括了所有非特異性的抗體；但是，黏膜組織裡的一般性 sIgA 分子提供了初級的防衛型保護，使感染原無法附著在黏膜表面。這也是那些天生缺乏 sIgA 的病患特別容易發生呼吸道感染的原因（Evans et al., 1995）。

針對免疫系統功能下降的測量法，包括度量泡疹病毒家族（herpes-type viruses）特異性抗體數量的方式。泡疹病毒的感染病例遍布世界各地，而此病毒的潛伏期可以持續很長的一段時間。當免疫系統減弱時，病毒的破壞性就會浮出檯面，也表示免疫系統的功能需要作進一步的檢查，同時免疫功能也會增加特異性抗體的產量以抵禦病毒。特異性抗體含量的升高暗示著潛在性免疫系統整體功能的衰弱，這樣的情形看起來很弔詭。不過在瞭解了 PNI 研究測量免疫系統功能的原理之後，我們本來就應該考慮每一個度量結果是否與心理壓力和免疫力有關（Herbert and Cohen, 1993）：壓力使免疫細胞增殖力減弱、使許多種類的淋巴球數量減少、造成 sIgA 含量下降、NK 細胞活性減低，同時增加泡疹病毒抗體的含量。最令人矚目的證據來自於當受試者處於巨大的壓力情境，或是曾經處於壓力情境下的研究。兩個早期的研究工作以親友亡故作爲壓力因子（Bartrop et al., 1977；Schleifer et al., 1983）。第一個研究以配對的控制組做比較，同時與親友亡故前的評分作二級前瞻性研究。該報告指出，親友亡故的遭遇明顯地降低了免疫系統的反應。正如 Baker 在一篇回顧性文章中提到過，上述的結果有一部分支持 1884 年大英醫學雜誌發表的觀察記錄結果──經歷亡故事件的個體，對傳染性疾病的感受性特別強（Beker, 1987）。

在心理神經免疫學的其他研究方面，Kiecolt-Glaser 與 Glaser（1986）提出了他們對婚姻挫折的研究結果。在一組包括淋巴球反應的免疫功能測量中，分居或離婚婦女比對照組婦女的免疫力要低得多。在已婚婦女中，婚姻狀況不穩定和情緒低潮兩者都與免疫力比較差相關。Jemmott 與 Magloire 則發現，在考試期間的學生體內，其 sIgA 含量明顯地比考前或考後要低；還有，sIgA 的濃度與所承受的壓力度有關（Jemmott and Magloire, 1988）。Evans 等人在 1993 年發現，聲稱近幾天來遭遇不愉快事件較多而令人滿意事件較少的受試者，他們體內的sIgA含量與對照組在同樣時間內的含量相比較有明顯地減少。在Evans比較早期的報告中也使用與1993年相同的生活事件量表，就sIgA對呼吸道的保護作用而言，該報告顯示生活事件與上呼吸道疾病有關，且該實驗設計爲前瞻性研究，受試者塡寫每日生活事件的時間持續長達數週。有趣的是，在調查期間罹患感冒的，是那些大約在發病前四天遭遇令人滿意之生活事件的受試者。

若我們將焦點從傳染病轉到癌症，這種病程發展時間完全無法確定的疾病上，研究學者至今只能肯定自然殺手細胞的活性降低與壓力有關（Herbert and Cohen, 1993）。自然殺手細胞的活動力，正如先前提過的，是抵抗癌細胞發育的重要因素。雖然大部分的動物實驗報告已經確定這個說法，但是人類癌症與壓力之間的關聯性並未完全建立（參見Justice, 1985的評論）。雖然生活事件所扮演的角色尚未確定，不過未來以人類爲研究對象的工作是沮喪與癌症之間的關係；我們曾提過，沮喪經由無助感與控制理論的架構可能可以和HPA－免疫系統路徑作連結（Fisher, 1996）。喪偶者的高癌症死亡率報告最近出爐（Fox, 1981）；不過，接著發表的長期性研究報告卻指出喪偶可能僅與乳癌有些微的關係（Jones, 1984）。證據最顯著的報告來自於憂鬱症與癌症的相關性研究，有超過兩千名俄亥俄州克里夫蘭之工廠工人參與實驗，追蹤期間長達十七年（Shekelle et al., 1981）。受試者的年齡爲40到50歲，每個人都塡寫過明尼蘇達州人格測驗表（MMPI）。在追蹤期間內，憂鬱分數高較的那組死於癌症的人數是一般人的兩倍。但是該結果無法以共變因子的觀點作解釋，如年齡或吸菸對癌症的影響。Greer及其同事對乳癌病患的研究也顯示，病情的發展與感情因素有關。Greer與Morris指出，組織切片結果爲陽性的婦女在進行檢驗之前就有輕微的易怒傾向（Greer and Morris, 1975）。其後，Greer等人（1979）報告了乳癌病患的病程發展。對疾病狀況表現出絕望態度的病患擁有最高的死亡率，而表現出抗拒精神，或是以否認態度面對乳癌的病患則有最低的死亡率。

長期性的壓力以及個人調適壓力的差異性都與免疫系統戒備的降低情況有關，關於這一點已經在學界獲得相當一致的共識，而免疫力是依照本節開頭提及的測量方法評估的。然而，近年的研究結果卻暗示，個體若處於急性之短期壓力下，對免疫力的影響可能就相當不一樣。在該情境下，免疫系統的戒備不減反增。該實驗所提供的急性壓力源包括公共講演、心算能力、益智型電腦遊戲和競爭性角色扮演的遊戲。在任何一項任務進行的過程中，我們看見自然殺手細胞以及各類淋巴球的數量增加，尤其是CD8+細胞，這些細胞大部分是可以辨識、殺死病毒感染的T－細胞（Herbert et al., 1994；Marsland et al., 1995；Neliboff et al., 1995）。在相同的情境下，也有人發現自然殺手細胞的活性增加(Delahanty et al., 1996；Neliboff et al., 1991)。另外還有sIgA含量在此壓力狀況下升高的報告（Bristow et al., 1997；Carrol et al., 1996；Evans et al., 1994；Tamura et al., 1995；Zeier et al., 1996)。

那麼，我們該如何解釋這些發現呢？目前大部分的推測仍停留在理論階段。但是，什麼樣的狀況才能合理地解釋，爲何這兩種被徹底研究的生理性壓力系統（SAM與HPA）對免疫系統的各項參數有完全不同的影響。在短期壓力下，若個體調適得當，會使得SAM系統暫時地活化。其中一個可能的原因是，該系統確實刺激了淋巴球的運作、sIgA的分泌與自然殺手細胞的細胞毒性，但並不影響淋巴球的增殖力；相反地，SAM似乎還抑制了淋巴球的增生。事實上，許多引起短期免疫反應的急性挑戰都具有交感神經醒覺的特徵。但這種挑戰與相關的HPA反應不一致，也與免疫反應導致可體松含量增加的情形不符。由進化論的觀點來看，我們猜測生物體在面臨緊急狀況時能快速地活化某方面的免疫功能，以因應來自刀傷、擦傷，或經由呼吸道進入的大量空氣導致接觸病原的可能性增加。這樣的解釋似乎比較合理。然而，至目前爲止我們並未提及免疫系統過度活化所引起的巨大傷害。畢竟，免疫反應參與了發炎過程、細胞瓦解，還有許許多多其他的反應。我們可由自體免疫疾病瞭解免疫系統潛在的破壞性，如類風濕性關節炎就是免疫系統攻擊自身正常健康組織的例子。免疫系統確實需要平衡與調節。因此就有人主張，比較晚加入調適戰場之HPA反應的其中一項功能，可能就是限制並調節個體對急性挑戰的免疫系統反應。事實上，如可體松等葡萄糖皮質酮的免疫抑制力就明顯地支持此一觀點。

最後的情況可能過於複雜，但爲了使讀者瞭解PNI的重點，我現在還要再詳細說明，雖然我可能已經說得夠多了。

身體對壓力的生理性反應可能是爲了應付短暫的緊急狀況而發展的。當個體面臨急性壓力時，免疫系統的適應良好，同時也會出現一些靈敏的負回饋循環以調節控制我們現在所知的與未知的免疫功能。我們似乎理所當然地無法適應長期的壓力，比如當挑戰或威脅揮之不去，或是當情況看起來無法控制的時候；在這些情況下，我們就可以預見生理性壓力系統（包括免疫系統）的功能失調，接著就眞的會出現明顯的生理性病理狀況。當然我們不應該誇張PNI研究與健康心理學之間的關聯性，因爲這些研究都還只進行到初期。但我想這些研究成果已經顯現了它們的價值。

生活事件與壓力

許多探討壓力的研究學者已經檢視過生活事件與疾病感受性之間的關係。通常會檢驗何種類型的事件？下面列出了十大潛在的壓力性生活事件，該文件來自於Holmes與Rahe在1967年的社會調適量表。

1. 配偶死亡
2. 離婚
3. 分居
4. 服刑
5. 至親死亡
6. 受傷或患病
7. 結婚

8. 被解雇

9. 婚姻和解

10. 退休

本章所提及的參考文獻應該能夠讓讀者小心謹慎地看待結論：是否可以簡單地將個人最近經歷的重大生活事件數目加總來評估個人所承受的壓力。大眾對於名稱上相同的事件必定會作出不同的反應。從比較輕微但規律的事件記錄來看，許多重大事件的衝擊力應該要以改變生活規律程度的多寡來評估。仔細看看此量表，其中有許多重大事件同時也可歸類於「令人愉快的」，比如說結婚；所以，壓力來自於個人對生活事件的反應，而非來自事件本身。

重點提示

- 壓力本身是一個相當廣義的詞彙，是個人與他／她所處的環境之間交互作用的結果。
- 壓力心理學理論強調，個人會同時評估潛在的壓力狀況以及他們可因應的調適方式。
- 而談到調適就好像談到控制。人類有能力運作絕妙的控制力，包括已知的防衛型式與轉移，以及其他許多尚未明確定義的理論。
- 許多世紀以來，就已經有許多作家描繪了壓力與疾病之間的關係。近年來對生活事件與疾病相關性的研究為此觀點奠定了實驗性的基礎。雖然其中有些研究面臨方法學上的考驗，但已有為數不少的證據支持生活事件與疾病有關。
- 某些特定的生理活動型式與「當時的壓力狀況」有關，但這些活動型式之間的差異相當大。雖然如此，當我們正逐漸瞭解心理壓力是如何運作使我們出現病理狀況的機制時，壓力心理學仍居關鍵性的地位。

⊙ 心理神經免疫學這門新興的綜合學科已經開始為我們呈現心理壓力的運作機制如何影響（或至少有部分影響力）健康狀況。

延伸閱讀

讀者若要進一步探討本章所提出的課題，會發現許多有關壓力的專書。以下列舉一些實用的。

1. Chrousos, G.P. and Gold, P.W.(1992)The Concepts of Stress System Disorders: Overview of Behavioral and Physical Homeostasis. *Journal of the American Medical Association*, 267,1244-1256本書詳細地描述了生理性壓力系統與此系統功能失調之間的關係。

2. Cooper, C.L.(1996)*Handbook of Stress, Medicine and Health.* London:CRC Press; Fisher, S. and Reason, J.(1989)*Handbook of Life Stress, Cognition, and Health.* London: John Wiley & Sons.這兩本手冊蒐集了重要的相關文獻資料。

3. Evans, P., Hucklebridge, F. and Clow, A.(1997)Stress and the Immune System. *The Psychologist, July, 303-307*本書將壓力與免疫系統之間的關係作了重點整理。

第二部

病患行爲與疾病管理

導讀

就像第一部將你引入健康的概念，第二部將綜觀患病的體驗與醫療處置的過程。第四章描述了病患如何從發現一個可能表示不健康或患病的徵狀，到決定找醫師看病或尋求健康專家的意見，乃至於接受診斷與參與治療的整個過程。我們討論爲何有些人總是常常就醫，而有些人幾乎從不看醫生。我們還發現症狀的嚴重性對看醫生的頻率只有間接性的影響。另外也探討爲何病患會決定遵從醫囑，卻也可能決定不遵從醫師的建議。

第五章檢討住院的經驗。我們證實了此經驗是一個可能引起焦慮的生活事件，而醫院的硬體本身就可能會促進或減緩病患面臨的壓力。我們特別檢驗手術這個經歷，證明了適當的預備等醫療的介入不但可以有效地減輕手術經驗所帶來的焦慮，更有助於手術後的恢復，譬如說縮短病患的留院時間，也減少術後併發症的可能性與止痛劑的使用量。兒童住院期間的感受與需要也在該章一併討論。第六章則檢驗疼痛的本質。疼痛有助於我們延續生命，它提供了身體不適，或身體使用過度的訊息。Tara Symonds 檢驗了疼痛理論與量度此種主觀經驗的記錄方式。她同時也討論了如何控制疼痛，特別是長期慢性的疼痛。並以下背疼痛爲例，詳述控制背痛的對策，使那些受苦的人可以應付疼痛的不適感，同時她也簡述了許多管理疼痛的必要日常活動。

綜觀之，這些章節將引導讀者體驗完整的患病經驗，就像第一部引你體驗健康心理學的世界一樣。

第四章 醫療諮詢

Marian Pitts

引言

> 沒有人會只為了一個徵狀去看醫生，他們是基於對病徵的一些想法、擔憂與關心最後才去找醫生。
>
> (*Tate*, *1994*，第6頁)

上面所引用的文字顯示，病患對病徵的體認與尋求醫療諮詢的過程是相當複雜的。本章將討論我們如何決定利用初級健康醫療服務資源的過程，同時也探討當我們進行這些行爲的時候會出現什麼可能的狀況。本章也將報導醫師與病患對於醫療諮詢過程的期望不同，也因此有時候可能會出現溝通不良的情形。

難受的病徵

絕大多數的病徵並未呈報健康專業人士，1963年Last以「疾病冰山」一新詞形容這個現象。我們時常會感受到一些輕微的徵狀；在Morell與Wale(1976)以及Scambler與Scambler(1984)研究健康婦女對症狀的感受顯示，平均每十八個「症狀事件」才會出現一次尋求醫療諮詢的行爲。Hannay隨機訪問了一組實行健康行爲的人，請他們在一張症狀清單上指出必須尋求治療的症狀，無論他們現在是否出現這些症狀。同時請受訪者將這些症狀的嚴重性分等，並指出在何種程度下該症狀不具有威脅性。結果發現有26%的人至少曾有一次讓自己飽受病症的煎熬，卻未尋求醫療(Hannay, 1980)。Cunnungham-Burley與Irvine對52位擁有年幼兒童的母親做訪談，詢問她們對兒童的疾病與治療的處理方式。研究者也同時蒐集媽媽們每天的記錄。他們發現在這些日子當中，有49%的母親說她們的孩子至少出現過一次病症，但絕大多數的症狀並未引起母親採取任何的動作；通常呼吸道的症狀最無法引起母親的行爲(如流鼻水)，再來是噁心或腹瀉，另外是幼童的行爲改變等症狀。其他如割傷、擦傷和咳嗽等症狀顯然能引起母親最多的注意，而且通常都是以購買非處方藥物解決。最常使用的藥物包括止痛劑，如阿斯匹靈（佔所有藥物給與的56%）和咳嗽製劑（佔52%）。當母親注意到幼童出現病症時，只有7%的時候會帶孩子尋求專業健康醫療的幫助（Cunnungham-Burley and Irvine, 1987）。

總之，當母親注意到症狀後的多數反應並非立即尋求專業諮詢，而是自己處理或根本什麼也不做。Pennebaker 對症狀感知與詮釋進行了一項多面向的調查。他發現每個人對徵狀的警覺度差異很大；當我們的日子比較無聊煩悶時，比較會留意身體的變化，而當全身投入某項要務時，警覺性就比較低。他甚至應用此發現來證實大學生咳嗽的發生率越高，表示當時的課程越不吸引人（Pennebaker, 1982）。

Mechanic 指出一個簡單的健康決定模式，他主張我們會留意症狀的數量和持久性。一面考慮症狀是否爲老毛病，或是我們認得的，另一方面則考慮症狀消失的可能性，同時也應用當時文化社會對疾病的定義來評估該疾病（Mechanic, 1978）。還有其他的因素，像是心理憂傷苦悶的人比較常利用健康服務，其目的是爲了得到更多的社會服務（Tessler et al., 1976）。

因此，決定是否去看醫生是要經過一些分析與討論的，幾乎絕大多數的人總是先徵求我們身邊重要親友的意見。Scambler 與 Scambler（1984）的報告指出，每一次的醫療諮詢之前都會先經過十一次的「外行」諮詢，包括配偶或摯友的意見。這些人的意見就被當成個人是否應當尋求醫療幫助的指標。Stimson 與 Webb 就指出，幾乎全世界的人都有「別浪費醫師寶貴時間」的觀念，而其他人的意見就可作爲這次問題不簡單的保證，以促成其就醫的決定（Stimson and Webb, 1975）。其他引起或刺激個人尋求醫療諮詢的事件可能是個人發現，這回小毛病持續的時間太久了。Locker 對這種「看著辦」（wait and see）的策略做了以下評論：任何超過三五天的症狀看起來就比較嚴重（Locker，1981，第146頁）。同時他描述了驅動醫療諮詢的「關鍵性事件」。可能是症狀的性質突然改變、疼痛加劇，或是發現先前的解釋已經不再適用：這些可能全都是啓動行爲的關鍵因素。決定去看醫生的最後一個理由是希望醫生能有所作爲；當他／她接受的治療無效，而症狀卻再次發生時，他／她可能就再也不會做進一步的醫療—「我認爲那眞是浪費時間，我已經照醫師說的做了該做的　所以我覺得再做一次也不會有任何意義」（Locker, 1981）。

Pendleton 等人描述了採取醫療諮詢的前提：注意到健康狀況的改變；我們依據自己對健康的瞭解決定此病症是否該去看醫生，或者最好是不理它、自己處理或選擇其他的處理方式（參見圖 4.1）（Pendleton et al., 1984）。Salmon 等人製做了一份問卷調查表，用以檢驗病患對症狀之起因的看法。他們從前往一般開業診所的病患當中隨機挑選出一百名進行探索性訪談，詢問有關：「是什麼症狀使你到醫院看病的？」與「你認爲是什麼原因使你有這些症狀？」等等。他們根據受訪者的回答規劃了一份包括七十一個項目的量表；然後再進一步地詳細分析製作出一份精緻的量表，用以度量病患前往一般診所的想法，並加以量化。結果出現了似乎可應用於大多數疾病的關鍵性信念，包括生活中各種「壓力」的重要影響。來自工作或家庭生活中的經歷—「焦慮」或「工作過量」的心理性需求，就會衍生出病症（Salmon et al., 1996）。環境是一個重要的面向，包括我們對天氣、溼氣、感染原和污染原會引起不適症狀的信念；Salmon 等人的問卷調查結果就反應了這樣的信念，譬如說「我一定染上什麼了」。另一重要層面是生活模式的管理，包括病患的感覺，就某種程度來說是病患的反應：「一定是我吃了什麼」，「我沒有好好照顧自己」。而包括體質衰弱，或體內特定部位存有疾病素因等個體的疾病易感性（vulnerability）也很重要。病患會時常表現出身體「虛弱」的想法，特別是肌肉骨骼系統的症狀。最後一種信念來自本質結構方面，病因可能潛藏其中且具有一定的影響力，使病患覺得：「有點失常」或「眞的不對勁」。

病因的信念顯然直接影響了病患採取醫療處理的決定。這些信念同時也影響病患是否接受醫師的建議與診治。以一個實際的病例來說，

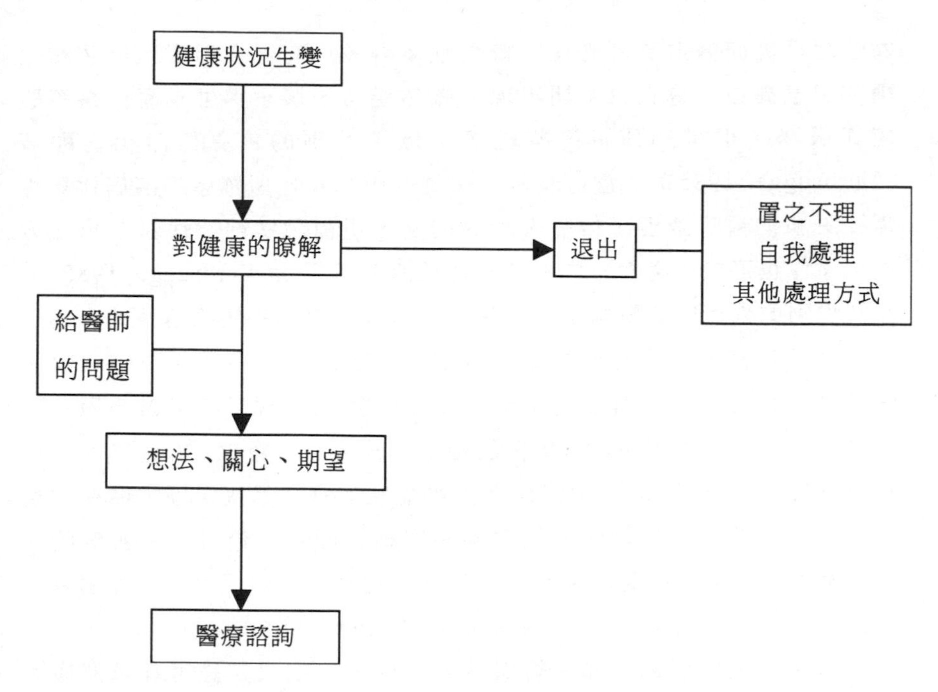

圖 4.1　採取醫療諮詢的過程
資料來源：Pendleton et al (1993)

若病患相信造成嚴重臟器失調的原因在腸胃道，而非特定生活習慣的結果，就可能比較不會乖乖地遵行醫師吩咐的飲食建議。

決定求醫

公共衛生領域的研究人員確立了應用初級醫療服務的各項人口統計變異因子。年齡的影響最為顯著；稚齡與年長者尋求醫療的次數比青少年與青壯年來得高。稚齡兒童因為預防注射或小兒科疾病而尋求醫療服務，但是當兒童的免疫系統開始變得比較強壯時，諮詢的次數就會開始下降，一直要到中年出現慢性病徵以後，諮詢的次數才會再度增加。

另外一個與諮詢頻率有關的人口因素是性別。我們已經十分確定女性應用健康醫療資源的程度較男性多得多。有許多因素可以解釋這種性別差異並不會在兒童期出現。雖然避孕、懷孕與生產需要醫療設備與服務，但是即使將這些因子去除，性別的差異仍然相當顯著（Verbrugge, 1985）。這可能是很單純的因爲女性所罹患的疾病比男性需要更多的醫療護理，但令人訝異的是，這種說法站不住腳；另一方面，女性也可能比男性報告更多的急性病症與症狀(Verbrugge, 1985)。也許性別的刻板印象壓抑了男性報告症狀或尋求內科醫師意見的行爲；女性則因爲需要代表她們的兒童就醫，或者因爲懷孕時必要的診察，使她們比較熟稔健康醫療的服務體系，也就比較願意利用醫療服務。在今天，完善的「男性診所」仍然相當罕見，而所謂的「女性診所」已經十分完備。Ingham與Miller卻主張症狀本身才是決定尋求醫療的重要因子，而非人口學變因。他們的研究結果顯示，最可能去看病的人多半是那些說不出病從何來，以及那些相信他們的病源來自內臟器官，而非外傷或心理因素的人（Ingham and Miller, 1986）。

因之，對徵狀的感知、對症狀的反應，以及決定是否尋求健康專業的意見三者之間就形成複雜的關係。我們在下一節將詳細介紹醫療諮詢。

醫療諮詢

醫療活動的核心在醫療諮詢，因此我們必須瞭解它。

（*Pendleton*等人，*1984*）

一般診所醫療的獨特性在於聯繫性（contact）、整合性（co-ordination）與體貼（comprehensiveness）的醫療服務（Starfield，引用自Buetow, 1995）。首先，醫療護理的聯繫性必須考量醫師本身的可親近性，也就是決定醫師能發揮多少效益的因子，其中包括地理遠近、接納度（如診所的組織、約診的方式），以及任何一種治療方式的供應和取得性。

一位診所醫師可能每年平均要看六千位病人；換個角度來看，「每天光是在英國就有超過一百萬名診所醫師在看診」（Pendleton et al., 1984）。醫療諮詢的過程並不像普通的社交談話或打招呼；Stimson與Webb將醫療諮詢描述成的空間與時間固定、高專一性（不著邊際的話題幾乎很少聊），並且醫師與病患之間代溝很深的一種焦點性互動（focused interaction）（Stimson and Webb, 1975）。醫師與病患對此次諮詢的過程與結果都有許多不同方面的期望，究竟醫師與病患兩者期望之間的差異有多大呢？

當病患第一次向醫師描述某一個或多個症狀時，就期待醫師能對這些症狀做出合理的解釋（即診斷），同時最好能給予一些建議或藥物治療。因此，病患必定會選擇性地描述他／她的症狀，並且決定該如何表達才能影響醫師的反應。正如Blaxter形容的，醫療諮詢表現出互相矛盾的原則：「要簡短有力，補充也要簡明，別浪費時間，但是要在各方面詳詳細細地報告完整的過程」（Blaxter, 1983，第62頁）。Stimson與Webb指出，病患在看診之前就進行了許多準備工作；他們對自己或別人練習陳述他們要對醫師說的內容。這樣病患就可以將他們所關心的部分以最適當的觀點表達出來；預講本身可能就改變了所要傳達的重點。病患會將他們所擔心的事情依序提出：通常都會先提到「身體的」症狀；然而，最嚴重的症狀並不一定會最先出現。病患好像經常需要等些時候才能動身去看醫生，也傾向在確定被傾聽之前「保留」他們最擔心的問題。若是缺乏這種醫病關係的信賴，可能會造成病患隱藏最關切的問題。Korsch等人在一項針對小兒科門診部的調查指出，24%的母親並未能順利地提出她們最關切的問題（Korsch et al., 1968）。在研究人員調查病患的憂慮時可能就會和這種隱藏的問題交手。舉例來說，Stimson與Webb（1975）建議諮詢前問些問題可能會引起病患對某些問題的注意力，進而影響諮詢時的溝通。他們描述一名女性病患在回答研究人員提出之檢查清單時提及：「你提醒了我待會應該問醫生這個問題」—在後來的諮詢時，她真的就問了。

病患在自然狀況下所說的雜項多於對症狀本身的描述；他們通常會暗示或提出猜測的病因。醫師應該無視於這些暗示，只要針對症狀本身所顯示的疾病類型（或許與病患所提的有些出入）作反應。Scott等人研究一般診所大夫（GP）對一位自稱患有肌痛性腦脊髓炎（myalgic ence，phalomyelitis屬於慢性疲勞徵候群的一種）病患的態度。他們隨機選了200名GP，並將下列的病歷送給他們：

M女士28歲，是一家電腦公司的人事部高級職員，先前的健康情況良好。她前往診所就醫時抱怨這六個月以來覺得抑鬱，不舒服。情況越來越嚴重，她開始覺得有間歇性的腹痛、疲勞、失眠，而且會沒來由地哭泣。她否認有嚴重地經濟、社會或婚姻問題。理學檢查、全血球計數、尿素和電解質、肝功能試驗、甲狀腺功能測試等結果全為陰性反應。

有半數GP接獲的病歷將該女子的職業描述爲辦公室清潔工。下面的句子來自另外一半GP收到的病歷：「她曾讀到報紙上有關慢性疲勞徵候群的文章，就相信那也是她的問題」。

研究人員詢問醫師有關此病例的治療處理，以及他們對該名假設性病患的態度。研究發現，醫師比較喜歡人事部高級職員求診；這一點支持了先前的研究結果：病患的社會階級會影響醫師是否將其轉介至心理治療。而自我診斷使醫師認爲該病患可能比較不遵從醫囑，比較可能提出難以治療的問題，更可能會花上大量的時間治療。醫師顯然不希望候診單上出現這樣的病人，而且很可能將病人轉交給第二位醫師。一般說來，病歷中描述的自我診斷意圖會引起醫師以更負面的態度對待病患。

醫師與病患的對話

> 談話是醫療的主成分，是調節醫病關係的基礎，也是達到治療目標的利器。
>
> （*Roter and Hall, 1992*，第 *36* 頁）

Ong 等人提出有關醫師與病患之間的三項溝通目標：建立良好的人際關係、交換訊息與決定治療相關的事宜（Ong et al., 1995）。現在已經有許多研究正檢驗醫病之間，建立良好人際關係的重要性（D' Angelo et al., 1994；Dimatto et al., 1993, 1994）。就醫師方面而言，無論如何也必須在溝通的同時完成另外兩項功能，就是訊息的交換與決定治療相關的事宜。

成功的訊息交換建立在有效的描述、討論與確實瞭解彼此的對話內容。有效的描述可以由小册子、檢查病患是否眞的理解等方式來達成（Barlow et al., 1996；Frederikson and Bull, 1995）。本章稍後會討論這些訊息交換對病患遵從醫囑的影響。

Blanchard 等人發現，在他們所訪談的癌症病患中有92% 的人迫切希望能獲得更多的資訊。他們經常覺得所獲得的訊息不夠（Blanchard et al.，1988）。Chaitchik 等人表示，醫師關心的是如何將癌症狀況客觀地告知病患，但病患卻只希望知道與他們切身相關的資訊（Chaitchik et al., 1992），如「我會痛到什麼程度？」、「我會痊癒嗎？」（引自 Ong 等人，1995）。就像癌症學家經常會提出各種問題，但卻鮮少顧及病患的情緒反應(Siminoff and Fetting, 1991；Siminoff et al., 1989)。

White（1988）則認爲文獻對於醫藥技術面的注意力遠超過對心理治療面的關心。「我們應該非常清楚⋯客觀證據顯示，治療介入的益處很可能只有不到20%確實多於其所帶來的害處」（引自 Bensing 等人，1996）。其中的益處來自醫病之間的良好關係。Bensing 等人研究了 GP 行爲之感情層面對治療的影響。他們指出GP 具有感情的行爲與病患的諮詢滿意度呈正相關，量度這些行爲的指標有眼神接觸、關注、口頭鼓勵與同理心。感情行為程度較高的GP比較少開立處方籤，也會盡量避免技術性高的治療方式（Bensing et al.，1996）。若以多重回歸法分析預測病患滿意度的變異因子，可預測到病患滿意度的只有三項：GP的感情行為、對心理社會性話題的討論，以及將病患轉診至其他專科醫師。最後一項對病患的滿意度具有負面的效果。既然感情行為程度高的GP也較少開處方，醫療花費就比較少；所以，就只有這麼一次，病患的選擇與健康醫療系統的利益相符。

確診

Tate認為，夏洛克・福爾摩斯是醫師們的最佳模範角色。事實上柯南・道爾博士眞的是以一位愛丁堡臨床醫學的領導人物作為此角色的根據。福爾摩斯留心各個小細節，以邏輯推理解決問題，通常他的準確推理都會讓華生醫師吃驚（Tate, 1994）。由此觀點看來，醫師需要解決問題—經由確立診斷，或者對病患身上出現的徵狀提出合理的解釋。不過，請注意一個重點，福爾摩斯鮮少受感情的影響，而且全世界的人都視其為冷血動物。研究人員提出一個問題，諮詢一開始就下診斷是否有造成誤診的可能。據泰特的估計，諮詢開始後的三十秒內就可以做出假設性診斷。但由於病患可能不會一開始就提出他們最嚴重的問題，醫師可能會因此而被最初且較不重要的抱怨引入錯誤的判斷。Wallston指出，醫師會不由自主地曲解諮詢後半段的訊息，以期能和已經構思好的意見或診斷相符（Wallston, 1978）。Tate建議醫師們，「在一開始諮詢時，要盡量不讓病患被打斷，讓他／她能盡情地說話一或二分鐘。」盡量不要打斷談話，對醫師們來說是個全新的觀念。

許多研究報告認為，問題解決者（包括醫師們）通常會為自己所作的假設尋求支持性的證據。Wason與Johnson-Laird（1972），以及之後其他的許多學者，已經圖解分析了這種策略，就是大衆認為尋求正面的支持性證據要比尋求負面證據以去除各個暫時性的假設要有效率。Tversky的工作也顯示，醫師理性推敲可能性的時間並不比我們一般人要多。McNeil等人研究三組不同的人，其中一組由醫師組成。實驗中告訴醫師有個關於癌症治療方法選擇的假設性問題。這三組人都瞭解放射性與手術兩種療程的立即性、長期性風險以及存活率。他們的研究發現，有關治療方式的刻板印象會影響所有實驗對象的選擇，包括醫師，而且所有的人都比較在意短期的治療風險，卻忘記長期存活率的重要性（McNeil et al., 1982）。醫師在下診斷時通常也須評估統計上的風險；Tversky與Kahnemann（1974）的研究顯示大衆很難瞭解各種不同症狀發生率之間的統計關係。

Weimann認爲診斷過程中，假設病因的衍生與診斷的選擇由下列因素主導（Weimann, 1981）：

1. 醫師本身對臨床問題屬性的觀念；就是他／她對某疾病之生理或心理社會性解釋所持的觀念，進而會主導他／她所問的問題；
2. 醫師對已知疾病發生之可能性的評估；正如我們之前所討論的，或然率的評估受多種因素影響；
3. 該疾病的嚴重性與可治療性。在此，Weimann舉了一個兒童急性腹痛的病例：最早的假設當然是急性闌尾炎，理由在於正確診斷此疾病的低成本高效益—闌尾炎的治療相當容易，而若處理不當卻可能導致嚴重的後果；
4. 對病患個人的瞭解；病患過去的醫療病史，以及過去的諮詢談話內容會影響GP的決定。可能會對「經常來看病的」做出比「較少出現的病患」更多不同的假設。

Eddy與Clanton分析了醫師解決複雜之診斷問題的心理歷程。他們認爲以下六個步驟就可決定一次診斷（Eddy and Clanton, 1982）：

- 所發現的症狀表現出某種特定型式的傾向
- 挑出一個決定性或關鍵性的發現

- ⊙ 列出可能的病因清單
- ⊙ 篩選病因
- ⊙ 挑出一項診斷
- ⊙ 確認該診斷

在第一個階段，醫師會將許多初步的發現作比較高層次的綜合處力。接著會專注於一或二個關鍵性的發現：就是挑出一個「決定性」的發現。挑出問題的關鍵之後，該病例所有的其他細節就會被暫時忽略，然後列出可能造成決定性徵狀的病因。下一步就是逐項檢查病因清單上的疾病，與該病例的狀況比對，並注意關鍵性病徵的存在與否。在尋找最可能病因的同時，就已經對此清單做了篩選的動作。不過，這個動作並非以統計的方式決定，而是由醫師自己判斷該病例表現的病徵型式是否爲考慮中的病因所造成，也就是說，決定診斷的依據是出於比較而非計算。在篩選病因清單的過程中，醫師會同時比較兩種可能的疾病。Eddy與Clanton於是說：「這種方法的效力與藝術性就在於它不需要經由任何的統計數字就可以從諸多可能的疾病中挑出診斷。」（1982，第1266頁）最後，臨床診斷的結果就會拿來與該病例所有的發現相比較。這個動作能讓醫師重新反省診斷的過程，然後取得支持或違反此一診斷的證據。圖4.2簡要地說明整個過程。

上述的說明純粹來自臨床病理學的運用，但卻未能清楚地呈現醫師眞正的應用程度。然而，診斷顯然不是絕對性的，相反地，診斷是一種對預後（prognosis）不同程度的預測。就病患的角度而言，診斷層面通常很難令人滿意。當醫師建議病人「如果一兩天後還沒好，就回來找我」，而病患卻期待確定的病因或預後時，這種說法就會被病患視爲哄騙。在Stimson與Webb在1975年的研究報告中，就舉了一個極端的例子，該名醫師忽視病患所提出的問題，一直到諮詢結束，他還強調「喔，那看起來一點也不重要；如果眞的很嚴重的話，他不久以後就會回來。」

對醫師與病患來說，諮詢結束的同時也代表協商斡旋的時刻。醫

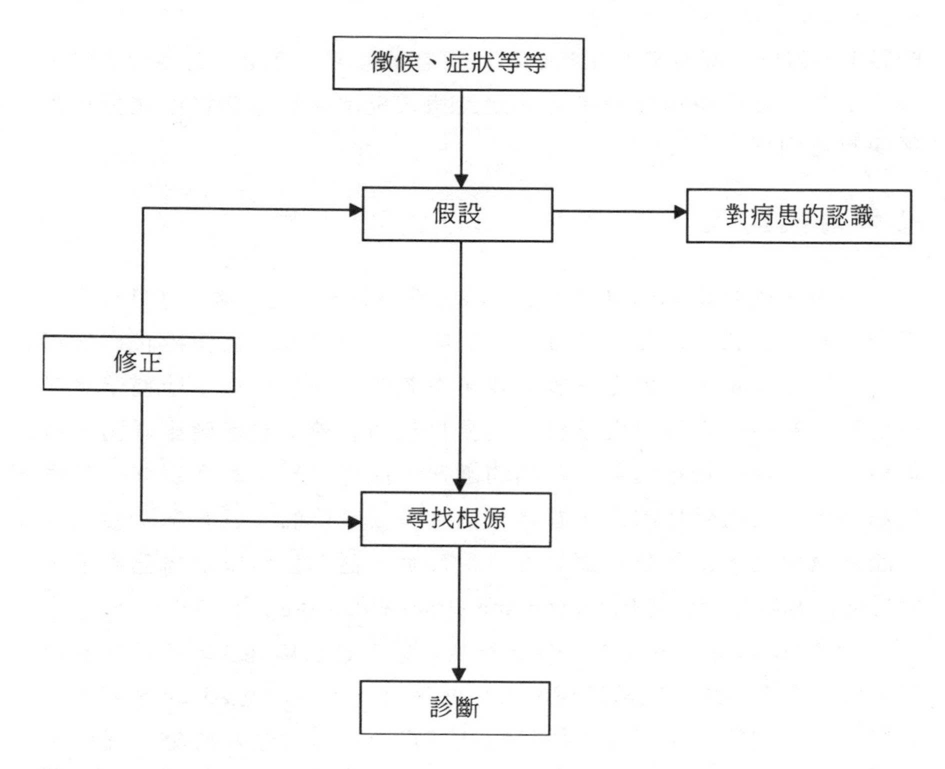

圖 4.2　確立診斷的過程
資料來源：Weinman（1981）

師可能會以總結診察結果、再次確定病患瞭解醫囑，或以重申醫囑來暗示諮詢要結束了，甚至會以拉遠他／她與病患的身體距離來暗示病患—拉回椅子、闔上便條簿、放下鉛筆或站起來。最有力的暗示通常是出具處方。病患可能想藉著多問些問題、提出新問題或慢慢地收拾東西與衣物以延長諮詢時間；但是若醫師已經決定要結束諮詢的話，這些拖延戰術很可能不會有特別的效果，畢竟在此會談中，醫師還是代表「有權力」的一方。

對診所醫師來說，電腦毫無疑問地像是從天而來的禮物，可以幫忙醫師有效地管理診所。不過，在諮詢的過程中電腦也可能帶來負面的影響。醫師可能會無法克制自己注視著螢幕，一邊輸入與讀取資料，卻忘了與病患維持視線的接觸。因此病人經常抱怨他們好像在對一尊雕像敘述病情。

時常看病的人

Robinson與Granfield調查了「時常看病的人」的特徵。他們以「有許多復發的症狀」來描述「時常看病的人」的特徵。這些症狀通常都沒有什麼大問題，事實上一般人多半會忽略這些小毛病。他們還發現這些時常看病的人服用大量自己開給自己的成藥：包括健康食品、維他命、止痛藥、吸劑與各式各樣的調劑。而這些預防動作看來一點也無法緩和他們的慢性病徵，於是他們會再去看醫師。還有另一種人，不論各種檢查、試驗結果都呈現陰性反應，他們仍然堅信自己罹患了嚴重的內臟器官疾病（Robinson and Granfield, 1986）。

Andersson等人則調查了瑞典境內經常前往初級健康醫療診所的病患。與對照組相比，經常看病的人多數是女性，特別是25-64歲年齡層的婦女有很強的就醫傾向；他們因此認爲中年婦女經常就醫的理由來自養家與照料家庭的重擔。而根據他們的調查結果，此研究中絕大多數的婦女都是因爲肌肉骨骼系統、社會或心理問題就醫，於是前述假設獲得支持。另一組經常就醫的病患是超過75歲以上的婦女，其中多半是寡婦（Andersson et al., 1995）。Andersson的研究結果與其他針對經常看病的人的研究報告相符（Schrire, 1986；Westhead, 1985）。

難纏的病人

有一小部分的研究探討被醫師認爲相當難相處的病患的特徵。所有的研究都採用類似的方法學，就是請醫師將他們曾遇過的難纏的病患依等級不同排列，並比較這些難纏的病患與一般病患的不同之處。Hahn等人的研究結果顯示，約有10-20％的醫病關係可稱爲「難相處的」；這類病患通常會表現出情緒或焦慮的症狀。Hahn將這些「難相處的病患」定義爲「具有三到四項身心症狀，患有輕微到中度憂鬱症，都潛藏在惱人的人格特質裡」（Hahn et al., 1994，第655頁）。

針對西雅圖內初級健康醫療診所的研究中發現，憂愁且經常利用健康醫療診所的病患通常都有本事將醫師們徹底擊垮（Lin et al., 1991）。這些病患可能表現出無法解釋的無行爲能力與身心症。Sharpe等人研究牛津地區的病患發現，經常出入專科診所的病患中有20%被醫師形容爲「無計可施」。這些病患的情形就如前面描述的，比較憂愁，比對照組擁有更多無法解釋的身心症（Sharpe wt al., 1994）。

Mayou與Sharpe指出，在諮詢期間，醫病彼此不同的期望是一個潛在的問題。特別是當病患對醫療護理有超乎實際的要求，而醫師卻沒有給予任何醫療上的建議（Mayou and Sharpe, 1995）。「醫療不足的部分通常可以由有效的心理與社會介入供給」（第324頁）。

患有身心症的病患都具有潛在的循環性的問題。身心病患的定義是，那些遭受無法以器官病症解釋之長期憂鬱或失調症狀的病人（Royal College of Psychiatrists and Physicians, 1995）。這種病患又被稱爲「心靈衰弱病患」（O'Dowd, 1988），或者是「長期抱怨者」與「信天翁徵候群」。醫師無法找出病患憂鬱的器官臟器根源，而病患則無法接受折磨他們的症狀居然不是病。有關這些包括慢性骨盤疼痛、過敏性腸胃徵候群與慢性疲勞徵候群等問題的討論已經趨於白熱化。研究慢性疲勞徵候群最新的報告則指出，病患必須同時接受生理與心理症狀的治療，並且建議醫療體系應該考慮「全人」醫療（Royal College of Psychiatrists and Physicians, 1995）—可廣泛應用於任何尋求醫療諮詢的人。

另一個完全不同的層面應該是有關醫師對病患外觀特徵的成見。Najman等人對澳洲與北美洲醫師所作的普查發現，病患在醫療方面的狀況或特質可能會引起最多的負面評價。最容易提到的包括酗酒者、衛生習慣差的、易怒的、肥胖的病患，以及輕微智力不足的。他們發現2421名醫師當中約有一半的會對不同類型的人做出不同的反應，醫師可能認爲這些病患在某種程度上該爲他們自己的行爲所衍生的疾病狀況負責；這類行爲包括濫用酒精與藥物，現在也包括性病、老煙鎗等（Najman et al., 1982）。現今可用以協助個人處理健康失調問題的健康儀器越來越多，但我們卻忽視了與健康有關的社會人口學變因對行爲的影響（參見第十六章）。

傳達好消息與壞消息

目前有許多研究正在探討如何與病患溝通癌症的診斷結果與預後，很可能是因爲癌症最容易引起病患的恐懼(Keesling and Friedman, 1995；McCaul et al., 1996）。不過，醫師若避免使用這個癌症字眼反而會加劇病患的反應。Fallowfield等人引用Smith（1976）的評論說：「癌症的惡名因環繞它的神祕氣氛而加增。」(Fallowfield et al., 1995)

同時有許多研究報告(Cassileth et al., 1980；Fallowfield et al., 1995)顯示，醫師通常不僅低估病患所需要的資訊量，同時也低估了病患尋求的資訊種類。Fallowfield等人針對癌症醫療門診部的101位病患進行調查。病患至少看過一次癌症專科，同時也準備好接受確定他們罹患癌症的不幸消息，或者是他們體內癌細胞復發的噩耗。結果顯示約有半數的病患預後很差，但另外一半的病患預後則相當好。病患作答了一連串的問卷，其中的問題包括病患是否願意接受醫療資訊。絕大多數的病患（94%）表示不論好壞，都希望知道得越多越好。少部份病患則暗示比較希望將一切交由醫師決定，這些都屬於年老且預後極差的病患。病患特別想瞭解治癒的可能性、所有可行的治療方法及其副作用。62%的人表示*絕對需要*知道是否罹患癌症。該研究顯示，不論結果是陰性或陽性，病患對疾病的相關資訊都表現出強烈的需求（Fallowfield et al., 1995）。Cassileth等人也發現病患對醫療資訊有著強烈的需求—在他們的研究結果中，只有2%的人不希望知道是否眞的罹患癌症（Cassileth et al., 1980）。當然，醫師可能會避開相關的訊息，尤其是預後部份，因為那可能會導致病患失去生存希望；但是Fallowfield強調「真誠、正向地對可行的辦法作溝通，將可維繫病患的希望；而避諱、藉口或隱埋病情可能會使病患更加絕望」(第201頁)、「靜默與守口如瓶的習慣只會產生絕望」、「沒提的就是不能說的」(Simpson, 1982)。

還有一個更棘手的情況就是，如何告知病患診斷結果證實他罹患的是阿滋海默氏症（Alzheimer's disease）。和其他的退化性疾病相比，阿滋海默氏症患者與醫師之間的溝通顯得特別難以兩全。一方面，病患可能希望接受這項事實，以早些安排他們的事務，讓人知道他們的長期計畫，也許還可以為將來記憶的退化作準備。而另一方面，醫師又無法低估這種疾病一旦確診後，為病患所帶來的殺傷力與沮喪；直到今天，此病的症狀一旦開始發生，就沒有什麼能延遲或消退症狀的進展。Conor等人指出，有83%的阿滋海默氏症患者家屬並不希望病患得知診斷的結果；但相反地，同一批病患的家屬卻表示他們希望確知自己是否也罹患此症（Conor et al., 1996）。Rice等人研究了這類痴呆症的嚴重度，以及心理治療師是否願意讓病患知道診斷結果兩者之間的關係。結果此樣本中有超過80%的治療師聲稱他們很少將結果告知重度痴呆症的病患；但是他們卻經常與罹患輕微痴呆的病患討論診斷結果（Rice et al., 1997）。若撇開道德與法律的角度來看，醫病間的溝通相當複雜，很難建立一個可以囊括所有優點的絕對標準。

百依百順與不遵醫囑者

遵從醫囑（compliance）可定義為「就服藥、執行飲食或其他生活形式改變的觀點來看，個人行為與醫療或健康專業建議的符合程度」（Haynes et al., 1979）。因而，不遵從醫囑就是不遵守醫療或健康專業的建議。這裡並沒有明確的有或無—因為我們可能遵從某部分醫囑，卻忽視其他的部分。Hussey與Giliand認為不遵從醫囑的情形有兩種：

非故意型，當個人／病患對病情或治療情況有不正確的認識時，或者他們並未充分瞭解醫師的建議：第二種則是故意不遵從醫囑型，病患刻意地選擇其他替代療法，或者只是純粹地決定什麼也不做。「遵從醫囑」一詞帶有權威的光環，就文字上來說越來越有「忠誠服從」，或甚至「醫療同盟」的含意；就是說病患與健康專業兩方協力合作（Hussey and Giliand, 1989）。目前有關該主題的期刊文獻很多，由此也可以瞭解學界對不遵從醫囑這個「問題」的關切。不遵從醫囑的影響輕則增加高價位醫藥的使用量與醫院設備的浪費，對個人健康也有潛在的危險性，嚴重時甚至會有致命的影響。

不遵從醫囑的情況會發生在醫療過程中的任何一個階段。個人可能不出席預約門診；他／她也可能照舊看門診，但是並不聽從醫囑，或是不依處方規定服藥；他／她還可能在治療追蹤期間失蹤，或甚至轉而依賴其他的特效藥。一般來說，我們不太可能百分之百遵守大多數的健康建議—特別是有關預防性健康行為方面。我們耳邊可能整日不停地回響著，「我們有責任維持健康，就從建立健康的行為與遠離危害健康的因子著手」；比方像最近說服我們多吃蔬菜水果和遠離正午陽光的活動。

不遵從度

若要度量某項特定行為的缺乏，就本質上來說是相當棘手的。但是，還是有某些不遵從醫囑的行為比其他的行為容易度量。Sackett在論文中做了如下的結論：「精確度量遵從醫囑不是件易事；而容易進行度量的方式則不夠精確」（引自Haynes, 1987）。我們首先來看比較直接的行為—出席預約門診。Sackett與Snow回顧了幾篇美國門診出席率研究報告，給我們一個印象是，若門診時間是由健康專業者約的，出席率只有50%，而若是由病患自己提出的話，出席率就會提高到75%。這其中有季節性的差異，也會隨診所性質的不同而異，像產科診所的出席率就最高，而老人醫學診所的出席率最差。造成出席率不同的因素五花八門：從病患往返診所交通的自主性、病患的健康狀況、對缺診導致的後果的警覺度，到是爲自己還是爲別人就醫，如爲胎兒或帶兒童看病—這些可能全都是影響出席率的重要因素（Sackett and Snow, 1979）。其他許多研究也致力於如何提升就診率：如Hochstsdt與Trybula在他們的研究中指出，社區中心的一封提醒函或一通電話就能有效地增進就診率（Hochstsdt and Trybula, 1980）。許多牙醫師會在半年一次的例行檢查前一週寄出提醒函，也是希望能提高就診率。

服藥

Ley（1988）將不遵從醫囑服藥定義為

- 未服用足量的藥物
- 服用過量的藥物
- 兩次服藥的時間間隔不正確
- 未維持正確的治療間期
- 服用其他的藥物

這些不遵從醫療建議的行爲具有潛在的危險性。評估病患不按醫囑用藥最常用的方式爲訪談法。但是這種方法有許多問題，比方說，社會壓力就不容許病患坦承忘記或故意不遵從醫囑；另外，病患可能就是不記得他們是否吃過藥。所以訪談時最重要的一點就是，儘可能蒐集正確的資訊。Haynes等人在他們的訪談開始之前，會如此問：「民衆總有一兩個理由無法按時服藥，我們對這些理由很有興趣，同時也希望藉由找出原因而更加瞭解按醫囑服藥的困難」（Haynes, 1980）。這樣的暗示表示大多數人都有這個問題，因此，相較於直接表明未按時服藥的不當作法而請病患「承認他們的失誤」，能更容易引出研究人員想要知道的答案。Morisky等人在一份研究中成功地以連續的簡短問題掩飾遵從醫囑方面的調查，同時也可以有效地預測病患在五年後控制血壓的狀況（Morisky et al., 1986）。

Roth 的研究則檢驗胃潰瘍（peptic ulcer）病患服用制酸劑的狀況。他們以病患聲稱的服藥狀況與回收的制酸劑空瓶相比；發現那些聲稱完全遵照指示用藥的，也就是所謂100%遵守規定的，其空瓶回收率平均約59-61%不等，與病患聲稱的事實並不相符。那些聲稱他們偶爾會忘記服藥的人，即80-90%遵守醫囑的，與回收的空瓶也不相符。只有那些完全不服藥的人，其說法與事實比較相符。Roth 的結論爲（第114頁）：

> 當病患宣稱他們按時服藥時，可能事實並非如此；而當病患宣稱他們偶而會忘記服藥時，這種說詞通常過於保守。但是當病患直接了當地說沒有服藥時，常常說的是實話。（*Roth, 1987*）

而醫師們對於病患是否遵從醫囑則毫無線索可尋。Davis（1966），Caron 與 Roth（1968）發現，醫師無法判斷病患遵從醫囑的程度。Roth（1987）則報告說，醫師估計病患的服藥率有50%，其實是高估了他們；醫師也無法確定哪位病患特別不遵守醫囑。大部份的GP從不質問病患的用藥狀況；也許醫師認爲他們的職責止於開立處方，止於診察結束的那一刻。

其他評估服藥狀況的方法爲計算藥丸、血液尿液等檢查。雖然這些方法具有很強的客觀性，但還是需要小心地檢驗這些檢查結果。藥丸計算並無法顯示病患是何時吃的藥，殘留的藥丸也不代表就是被病患服用的，即使血液尿液的檢查結果也不表示整個用藥期間的藥量都和檢查的那一刻相同。唯有直接觀察法才是可以眞正接近事實的方法，但這種方法在大多數的情況都不是研究者的最佳選擇。

與其他度量不遵守醫囑之變異因子的方法相比，血液尿液檢查可以突顯出較高比例的病患並不如自己所宣稱般地遵守醫囑。Ley 引述了同時使用上述兩種度量法的九篇研究報告，發現病患宣稱未遵守醫囑的平均人數約佔22%，但是同樣的研究中若以「比較客觀的方法」評估後，卻顯示出有54%的病患未遵守醫囑（Ley, 1988）。

研究特殊族群病患的醫囑遵守比例報告也已經出爐。其中最引人注意的是對老年病患的研究。老人家的生理狀況可能有許多問題使他們無法確實遵照醫師的囑咐用藥—他們可能記性不好，或視力很差，也可能少有人圍在他們身邊提醒他們。然而，無論究竟有多少研究將重點放在病患的個性與人口學特徵上，未遵守醫囑的獨特性質到目前爲止仍然不明；值得留心的是，健康專業人員與醫師本身的遵從性也不比一般人好到哪兒去（Leventhal and Cameron, 1987）。

鮮少有文獻調查健康專業人員對遵從藥物治療與建議的影響。但是DiMatteo等人進行了這樣的研究。他們發現醫師所做的事與做事的風格都會影響病患的遵從性；有趣的是，醫師對自己的工作滿意度與病患遵從醫師建議的可能性之間存在著正相關性（DiMatteo et al., 1993）。這項發現也許可以下列的觀點解釋，有快樂的醫師就有快樂的病人；同時我們也知道，醫療諮詢的滿意度可以有效地預測病患未來對醫師建議的忠誠度。

這類研究多半將不遵守醫囑視爲一個「問題」，的確，這種情況經常會爲醫師帶來麻煩。但是我們必需謹記，病患選擇不遵守醫囑有時候是有理由的；病患可能覺得藥物不對，可能是過去使用過這類藥物，但效果不顯著，或者其副作用比疾病本身更加惱人。重要的是，GP在開處方時就應該注意到病患猶豫的神色，而立即更改處方，或多花些時間與病患討論使用這些藥物的理由與必要性，增加病患對醫囑的遵從度。不遵守醫囑絕對不單只是醫療問題。我們所有人都常常收到怎樣怎樣對我們最好等等建議，從該修理屋頂的提醒到被催促許個願；但身爲自由個體的我們有權利爲我們自己的事情作決定，包括我們自己的健康與生活，同樣地，選擇聽從什麼樣的建議也是我們的權利。

影響遵從與否的因素

Homedes指出，至少有超過200項因素會影響病患是否遵從醫囑。他將之分類如下（Homedes, 1991）：

a） 病患的特質
b） 醫療處方的性質
c） 疾病的屬性
d） 健康醫療供給者與病患的關係
e） 診所的環境

病患特質

Davis指出，有六成的醫師與醫學生認定病患的不遵從醫囑是一種「不合作的行爲」（Davis, 1996）。由於改變病患的個性幾乎是不可能的任務，因此，許多研究就針對那些可能改善的因素作分析與討論。

影響遵從醫囑最重要的因素在於病患本身所具有的知識，以及他們對醫囑的瞭解程度。Boyle（1970）和Hawkes（1974）清楚地說明了醫師與病患對同一個解剖學名詞有不同的理解。像「坐骨神經」這樣的名詞可能在經過概略地解剖學解釋後，病患會有全然不同的詮釋。Samora等人挑選了五十個一般性醫學辭彙，如惡性（malignancy）、心臟的（cardiac）、肌腱（tendon）等等，將之放入句子當中；然後請病患解釋這些句子的含意，結果病患正確解釋一句話的機率小於30%（Samora et al., 1961）。

許多人現在都可藉由電視上充斥的醫學相關節目而多少懂得一些醫學名詞，可能會使上述的認知差異變小。但是，這樣的認識可能還不夠深入，病患仍然不夠瞭解某些「關鍵性」的醫學名詞。許多名詞常兼具有醫學性與一般性的意義，若病患混淆了該詞彙的用法，反而更不瞭解醫師在說什麼。就像心理學的用詞，憂鬱（depression）和歇斯底里（hysteria）（Hadlow and Pitts, 1991）。Ley（1988）整理了許多有關病患對自己病情診斷與醫療處方之理解度的研究，他估計約有5%，甚至高達53%的病患未能完全理解他們所接受的藥物治療方式。病患對於正確的用藥劑量與用藥時間的知識尤其不清楚。

即使病患在醫療諮詢當時瞭解醫師的解釋，但是重複試驗的結果指出，病患事後所記得的量相當有限。這些研究是針對「眞實生活」的情境作調查，病患在諮詢後接受訪談，並且評估他們能回想起來的事。還有針對健康之自願者進行的同類研究，測驗受試者對「假想」的、與他們個人無關的醫療資訊的回憶。這兩種研究方法的結果非常相似。Ley與Spelman發現在醫療諮詢時所說的話將近有40%立刻就會被棄之腦後：記得最清楚的是診斷結果，再來是有關疾病的資訊，而最容易忘記的是醫療指示（Ley and Spelman, 1965, 1967）。其他的研究並未出現同樣的順序，不過這很可能是因爲在醫療諮詢過程中所提到事項的順序具有強烈的操作性影響。一般來說，給病患越多資訊也就忘得越多。因此，若回憶有絕對的重要性，Ley則建議醫師應該只對病患強調兩件事項。

Ley發展了一組描述記憶、理解度、滿意度與遵從性之間關係的「認知」模式（圖4.3）。他描述道：

> 理解度直接影響病患的記憶、滿意度與遵守醫囑，而對滿意度的影響，會間接影響對醫囑的遵從性。同樣地，記憶也會直接影響遵守與否，同時間接地又影響了滿意度。最後滿意度會再直接影響遵從性。
>
> （*1988*，第*72*頁）

有幾項臨床工作試圖與病患的忘性抗衡。Meichenbaum與Turk蒐錄了一系列的建議方式，包括提供附有鬧鈴的腕表、用藥提醒圖、備忘錄、可撕的服藥日曆、提供回饋的特別藥師、處方標籤，以及監督者。這些建議應該很實用，但是最好的輔助通常是第二個提醒與檢查的人；可能是病患的家庭成員，或者是健康醫療的提供者

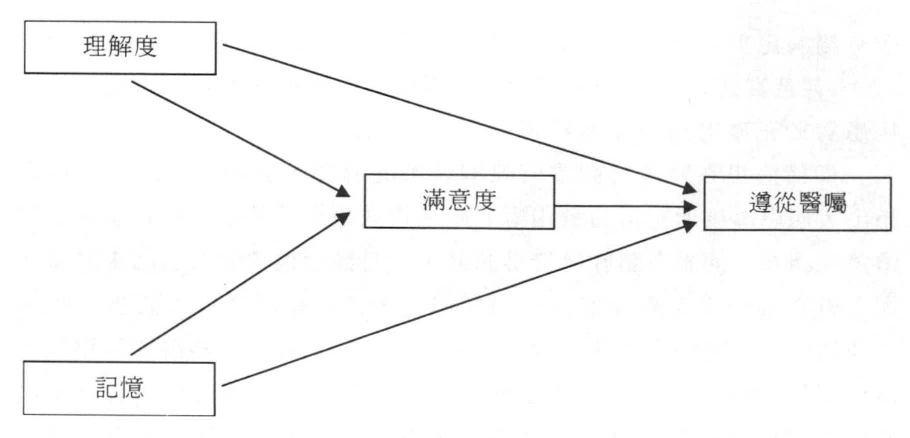

圖4.3　Ley之認知模式
資料來源：After Ley（1989）

（Meichenbaum and Turk, 1987）。我們之中有許多人應該相當清楚，慢性疾病患者服用的各種藥物治療所帶來的困擾：在一天三次、與食物同時服用的藥，和餐後服用的藥物，以及每隔四小時一次等這些煩瑣的用藥方式。難怪病患總是會弄不清楚！

診療過程

Geersten等人（Geersten et al., 1973）認爲候診時間的長短與遵守醫囑間有一定的關係。等候時間小於半小時的病患中，有67%會遵守醫囑；等了三十分鐘到一小時的病患，遵守醫囑的比例有48%；而等待時間超過一小時以上的病患，只有31%會接受其後的醫療建議。這項研究與Stimson與Webb的研究結果相符，他們以掌控病患與醫師接觸的方式爲實驗探討的方向。診所的工作職員，如接待人員，就是在病患與醫師中間的協調者，通常以爲他們擁有很大的權力以決定病患是否能接受醫師的診治。他們引用了一位母親的話：

> 接待人員總是問我，我的孩子怎麼了。可是我實在是忍受很久了，於是我有點狡猾地回答他，「喔，如果我知道是怎麼一回

事，我也不需要打電話請醫師了，對吧？」

（Stimson and Webb, 1975）

Arber與Sawyer調查超過1000位成年人，詢問他們對於接待人員的印象。他們的結論是：「大衆對接待人員的敵意源於接待人員的實際行爲」（第919頁）。他們也發現，越大的診所，其規定越僵硬呆板，對那些帶著稚齡兒童的母親表現的敵意也通常最強，也常將接待人員視爲「守門員」－或者，像Arber與Sawyer比較生動的形容爲「櫃台後的暴龍」（Arber and Sawyer, 1985）。

Korsch等人也有一項重要的發現，就是病患在醫療諮詢時獲得的滿意度深深地影響病患是否好好地遵守該次諮詢的醫療建議（Korsch et al., 1968）。滿意度與下列狀況相關：

- 醫師友善的態度，而非生意人的嘴臉
- 病患認爲醫師瞭解他們的憂慮
- 病患的醫療期望得到滿足
- 醫師很好溝通
- 醫療資訊的提供

他們針對洛杉磯小兒科診所病患做了一系列的研究，同時也建立了日後有關滿意度研究的基礎。總而言之，他們發現對諮詢結果感到滿意的母親，其遵守醫囑的比例是覺得不滿意的母親的三倍。他們同時也發現，診察時間的長短與滿意度並無相關性，不過該結論至今仍爭論不休。

Buller與Buller發現，病患對醫師溝通能力的評估與病患對他們所接受的醫療護理的評估兩者之間有強烈的相關性。他們指出，醫病通力合作的互動模式比控制型的互動來得受歡迎。他們同時也報告了候診時間與醫療護理的滿意度之間的關聯性（Buller and Buller, 1987）。

評估滿意度本身就不是件簡單的事：所提出的問題的用辭遣句就會對滿意度的評估產生重大影響。Wolf等人（1978）建立了一套內科就醫滿意度量表，以期能爲此概念提供一個比較紮實的度量工具。Ley（1972）指出，在醫療結束後，滿意度會隨時間呈現出曲線的關係。什麼意思呢，就是說，那些在出院後立刻進行的滿意度調查結果和那些在出院後八週的滿意度，都很可能比出院後三到四周的滿意度高出許多。不過在比較不同的研究時要謹記一點，我們很少在同一份報告的看見評估不同時間點之滿意度的研究。Wirowsky與Ross將病患滿意度與登門求診視爲「自我調節系統」。他們希望能以這種方法找出造成從前研究結果間的差異的原因（Wirowsky and Ross，1983）。對醫師的滿意度使得病患求診看病的頻率增加，但是看病次數的增加反過來卻降低了滿意度。很可能是因爲求診次數增加，引起「不滿意」的機會也隨著升高。無論如何，病患的滿意度仍然被認爲是影響遵從性的最有力因素。

症狀與醫療諮詢

想想你上一回「不舒服」的經驗。

你採取了什麼行動？有沒有與任何人討論你的症狀？若有，是和誰討論？

想想你上一回去看醫生的情形。

理由為何？你與醫師間的互動是否和本張描述的情形相符？是否給了你任何建議或給藥？你是否遵從該建議，你是否按時服藥，完成該次藥物治療？有沒有「比較好」？

你可能會想將自己的經驗與其他人的相比，看看你們的醫藥經驗是否有相同或相異之處。

重點提示

⊙ 感知到症狀並不是決定一個人去看醫生的唯一理由。還有其他原因會影響此決定，比如說個人對健康與疾病的信念與態度。

- ⊙ 醫療諮詢乃是一種特殊的社會互動，由於其硬體環境、功能和醫病間的緊密關係而與其他互動相異。在男性與女性，或年長與年幼者之間都存在著不同的諮詢模式。
- ⊙ 醫師與病患對於諮詢的目的與結果有不同的期望。某些特定族羣的病患還會引起醫師的負面評價。
- ⊙ 健康心理學家最關切的問題是病患對醫療建議的遵從性。如諮詢滿意度和對醫療建議的理解程度，都是影響遵從度的因子。

延伸閱讀

1. Ley, P.(1988)*Communicating with Patients.* London: Croom Heim. Ley在本書中簡介有關病患遵從度的研究工作，並提出決定遵從度的因子。
2. Ong, L.M., Dehaes, J.C.J.M.,Hoos, A.M. and Lammes, F.B.(1995)Doctor-Patient Communication: A Review of the Literature. *Social Science and Medicine*, 40(7),903-918回顧有關醫療諮詢之醫病溝通的新出版。
3. Tate, P.(1994)*The Doctor's Communication Handbook.* Oxford: Radcliffe Medical Press.為醫師編寫的一本有意思的書。內容提及該如何建立有效的溝通以增進醫療諮詢的結果。

第五章

醫療經歷

Marian Pitts

引言

本章將討論住院、接受手術與醫療的經驗，並檢驗一些影響我們對這些事件的反應之心理性因素，也將討論健康心理學家是否能減輕病患住院其間的憂慮，及其是否有助於病患迅速地恢復健康。

住院反應

在工業社會裡，許多人一輩子可能只會住院一次，卻也有少數人進出醫院的頻率如同家常便飯。不過，幾乎每一個人在第一次住院時都會透露出日常作息發生重大變動的訊息。

伴隨住院而來的社會性改變當中，最明顯的就是失去隱私與獨立性。許多醫院仍會出現這種情形：當一個人成爲病人，就必須接受所有病人應有的特徵。放棄獨立性；一個人不再期望可以選擇何時進食、何種食物、何時睡覺、何時閱讀、洗澡等等。大多數的成年人通常都不會讓外人見到他們衣衫不整的樣子，飲食通常也無規律。個人生活型態的各種面向都成爲病房規則的一部份。另外，一般的社交休閒活動或娛樂機會也被醫院剝奪了。如果你在家中覺得無聊，你可以出門走走、打電話給朋友、看看報紙、上酒吧、聽聽收音機或音樂。而在醫院裡，這些消遣活動只有很少的部分能繼續；因此，最常見的住院反應是，病患漸漸沈溺於醫院的病房規定與個人的臨床徵候與症狀。

這些改變並不會對每一位的病患造成負面影響。假若病患處於莫大的疼痛與憂慮，而將決定權交給權威人士或其他有能力的人當然比較妥當。但是有越來越多在各方面都很健康的個人並不是因爲重大疾病住院，而是爲了例行的療程而入院，比如像生產。此時，健康的個人就不是那麼容易接受自己變爲病人。

有許多篇研究檢驗了住院治療的心理反應。Taylor仔細地檢驗了病患的反應。她認爲住院經歷最普遍的特徵是失去控制力與人格解體

（depersonalization）。她描述醫院員工可能會強化「好病人」的角色。好病人就是被動的、無要求的與合作的病患；不會在上班時間問問題或要求這要求那的。相反的，所謂「壞病人」可能會表現像Taylor形容的「造反的低級行為」，如四處遊蕩、吸菸或喝酒，或是想挑逗醫院員工。這些被視為反抗的行動與要求自主地位的行為其實全是為了吸引員工的時間與注意。「壞」病人通常會詢問或質問有關治療的問題。雖然醫院員工可能會鼓勵「好病人」行為，但Taylor列舉出幾點有關於作為好病人可能對復原有害的理由，因為這樣的病患可能學會了對事情絕望（Taylor, 1979）。Seligman指出，當人們展開行動卻無法得到想要的結果時，他們就有可能變得絕望—也就是說，他們知道其控制意圖無法實現的原因在於行為反應與結果的關係是獨立不相干的（Seligman, 1975）。Taylor認為這種情形常見於長期住院的病患，同時，醫院的病房規則通常會遏止病患對康復過程採取主動行為。病患可能無法報告新的症候或是症候型態的改變；病患的狀況可能會被維持在相當程度的一致性，病患也可能會發現重新恢復健康的過程相當艱辛。以Goffman（1961）的說法就是，「好病人可能成為醫院病房的新移民」。

但是壞病人的情形也不見得比較好；要求受到重視和拒絕與病房規則合作的態度，最後會使得員工忽視他的眞正需要。不過，看起來這些行為確實有讓病人得利的優點。在病患能稍微控制他們的生活與情緒的情形下，能離開醫院總是令人歡欣，而且病患對於出院後的生活可是調適得快又好。Karmel指出，在他認為「不妥協」（挑戰員工與醫院病房規定）的一群病患中，鬥志比較高昂，罹患憂鬱症的病例也比較少（Karmel, 1972）。

改變病患生活的的社會事件之一是醫院的習慣語言。這些語言通常反應出一種長輩對兒童說話的腔調，尤其是資深員工所慣用的語氣。像是請病患「鑽進」或「跳出」被子、「脫下他們的服服」，女性病患則時常接受到溺愛性的稱呼，如「親愛的」、「可愛的」；腹部變爲「肚肚」，臀部變爲「屁屁」等等。年長的病患特別容易聽到這類話語，像是某位老先生變成「不吃點心的淘氣男孩」。這種語言習慣不論怎麼看都很令人安心—溫暖的言語蘊藏著安全感與關心；但是事實上聽起來的感覺常常與字面的意思不符。

醫院引起的焦慮與壓力

醫院裡有許多種情境可能會引起病患的焦慮感與壓力，研究證實這種負面的感覺是非常普遍的。新環境無可避免地會引起情緒反應，而這些情緒反應的強度就成爲許多研究的重點。Volicier與Bohannon設計了一套醫院壓力量表，可以讓病患就住院治療的各種事件作分級與評等。他們的結論爲，直接與醫院員工相關的行爲具有最高等級的影響力；這些事件可能包括疾病的性質與預後，以及院方是否能在病患需要時提供疼痛醫療(Volicier and Bohannon, 1975)。Wilson-Barnett在與住院病患訪談的研究中發現，和家人、朋友或工作分離是引起焦慮與憂愁的最大原因(Wilson-Barnett, 1976)。Johnston的研究是衆多探討病患住院心理狀況的研究之一。他比較了病患憂心的事和醫院員工猜想病患最擔憂的事。整體而言，醫護人員高估了病患對醫療層面的擔憂；病患比較關心的是他們在病房裡的生活(Johnston, 1982)。但是，在他其後的研究裡卻指出，病患最擔心的多半還是手術後的結果。

Van der Ploeg研究醫療壓力源的頻率與強度，結果發現麻醉、手術與住院治療是壓力度最高的醫療事件(Van der Ploeg, 1988)。然而，病患與醫師的溝通不良也會引起同樣強度的壓力，特別是當「醫師並未針對我的問題回答我」、「感覺醫師並未好好地聽我說」或「有關疾病與治療本身的訊息提供不足」都會造成病患的壓力。另外，來自不同民族文化的病患對這些經歷的壓力感受性可能更強，所以在某些時候，健康倡導者就有促進文化交流的效果。

在一般病房內就有許多住院治療的病人罹患不同程度的憂鬱症。

Moffic and Paykel（1975）以貝克憂鬱症量表（Beck Depression Inventory，BDI）度量出憂鬱症在病房內有24%的盛行率；而Fava等人（1982）與Cavanagh（1983）則估計約有33%的住院病患有憂鬱症。許多研究正試圖解開憂鬱與住院治療之間的關聯性。有些研究指出，疾病的嚴重度與憂鬱症有關（Moffic and Paykel, 1975；Schwab et al., 1967），不過這樣的結論並未獲得一致性（Wise and Rosenthal, 1982）。患病時間的長短，或者是疼痛的感受性看起來都與憂鬱症無直接的關連，一般則認為，若檢驗這些經歷的社會面向來解釋憂鬱症的高發生率可能會比較有收穫。我們之前討論過Taylor的報告，他也將憂鬱症與那些學會絕望的病患連在一起。Rosenberg等人的實驗採用多變項設計，並嘗試著找出引起住院病患發生憂鬱症的主要變因。他們將焦點放在社會支持這項變因上。在他們採樣的住院病患中，有38%患有臨床性憂鬱症，其中並無性別、年齡或種族的差異可以解釋病患的憂鬱程度（Rosenberg et al., 1988）。預測住院憂鬱症的最佳指標是住院前憂鬱（pre-hospitalization depression）的自我評等。這一點也不令人感到意外，因為當下的憂鬱狀況可能是個人先前心理狀態的延續，或者是當時情境引起之一連串與情感狀況有關的負面回憶。其他重要的決定因素還有：病患對醫師支持度的感知與對自己疾病嚴重度的感知。真正的疾病嚴重度與憂鬱程度無關；再強調一次，病患對該狀況的感知才是最重要的因素。其他的研究報告，如Dimatteo與DiNicola（1982）也強調醫病關係的重要性。Rosenberg等人（1988）總結道：「醫師是提供社會支持的適當人選，並且能和緩病患在醫院中產生的絕望感」。

無論願不願意，我們都必須承認所有的疾病都包含了生理與心理兩方面的特徵。當環境認同生理層面與社會心理層面的護理同樣重要時，病患就能得到最佳的護理。英國皇家醫學院與皇家心理學院最近的聯合報告中就強調，內科病患也需要心理性的醫療。毫不意外地，他們承認病患經常會因為他們的生理疾病與住院治療的情境而變得憂鬱且心煩意亂，也很難決定什麼時候該採取嚴肅的反應，像是請心理學家介入治療。該報告評估，約有四分之一的住院病患表現出適應不良的問題，另有12-16%患有焦慮與憂鬱症。而在高焦慮與憂鬱風險族群的病患中，罹患憂鬱症的人數比例更是明顯上揚。這些族群包括：腦部受創患者，如中風；罹患急性疼痛且可能危急性命的疾病，如心肌梗塞；長期慢性之功能受損或外形受損的病患，如類風濕性關節炎；接受痛苦性療程的病患，如化學治療；以及老年人（Join Report；Royal College of Physicians and Royal College of Psychiatrists, 1995）。這是份相當實在的報告，內容還包括了許多大衆發現自己爲何經常出入醫院裡的原因。另外，門診病患與住院患者同時都有藥物濫用的問題。據估計約有五分之一的男性住院病患有酒精濫用問題，這樣的比例在城市地區還會更高（Join Report；Royal College of Physicians and Royal College of Psychiatrists, 1995）。

辨認心理性問題

有幾篇文章顯示，一般醫院的病患經常會出現隱性的心理問題（Mayou and Hawton, 1986；Feldman et al., 1987）。醫師與護理人員會高估焦慮症的程度，但卻低估住院病患的憂鬱症狀(Derogatis et al., 1976；Hardman et al., 1986）。之後的一份研究顯示，護理人員比醫院員工要常辨認出憂慮症，但是仍然只有一半的憂鬱症病者會受到醫護人員的注意。就某些觀點來說，這是可以理解的；因爲憂鬱可能會被視爲生理疾病的自然反應，但卻比較少被視爲一種因潛在的無行爲能力而產生的反應。該份報告也一再地強調，醫師低估了困擾著病患的問題（Chick et al., 1985；Rowland et al., 1987）。

爲什麼心理性的問題如此難以偵測？這可能是由幾個原因綜合的結果：除非以直接的問題的問他們現在的狀況，病患通常不喜歡公開他們的心理問題；他們可能會認爲這種心理狀況來自於醫療的緣故，他們怕被職員視爲麻煩人物；同樣地，醫護人員也採取逃避性的策略，讓病患的問題與自己保持安全距離。這份聯合報告指出，許多健康專業人員在面對病患的沮喪或憂慮時，會不顧所接受過的訓練與經驗而採用的逃避策略，容易：

- 「以沮喪為正常現象敷衍病患
- 在完全瞭解問題之前就提供建議
- 提供虛無的保證與
- 改變話題，討論比較安全的話題。」

（Join Report；Royal College of Physicians and Royal College of Psychiatrists, 1995，第21頁）

醫護人員採取這些策略的原因是他們害怕直接的問題會打開病患的情緒閘門，然後出現在他們的工作表或訓練之外的反應，使他們無法應付（Wilkinson, 1991）。

辨認疼痛

要治療疼痛首先就要定義疼痛。有一小部分的文獻檢驗了不同健康專業人士對疼痛的評估。這些研究通常是利用短文作為表現訊息的方式，雖然這與評估病患的眞實經驗有一段距離，但卻能保證每一位受試者都接收到同樣的訊息，再依此作疼痛評估 Davitz 與 Davitz 早期的研究發現，不同種族病患的疼痛評估具有差異性—東方民族、安格魯薩克遜與日耳曼族的病患看起來比猶太裔與西班牙裔的病患還要能忍受痛苦（Davitz and Davitz, 1981）。不論這些差異是否會表現出來，當眞正面對病患時都必須小心謹愼。不同民族的護理人員也可能發生不同的影響力。Davitz 與 Davitz 研究了許多不同國家的護理人員。他們發現護理人員對疼痛的推論截然不同，南韓護理人員推測的心理性憂傷程度最嚴重，而尼泊爾、台灣與比利時的護理人員則作出程度最低的推測；至於疼痛，南韓護理人員又一次地報告了最高度的生理性疼痛，而英國護理人員的最小。報告中也指出，英國護理人員對美國病患的低疼痛耐受力感到訝異。顯然，這些發現可能有各式各樣的解釋；不論如何，在英國的小島上可能還留存著會「咬緊牙關忍痛」的居民。

Pitts與Healey比較了護校學生、物理治療與醫科學生對一些短文所描述之疼痛度的理解。總的來說，護理系學生指出的疼痛度最大，再來是物理治療系，而醫科學生認爲的疼痛度最低。女性醫科學生所認爲的疼痛度比男性醫科學生要高（Pitts and Healey, 1989）。Johnston等人則比較物理治療師、職能治療師與護理人員對眞正的病患的疼痛度評估。他們的發現也同樣顯示出不同之健康專業人員對評估病患的疼痛度是具有差異的（Johnston et al., 1987）。

Seers對進行腹腔手術的病患進行疼痛感受性的評估（Seers, 1987）。他們比較護理人員和病患本身的評估結果，發現護理人員皆低估了病患的疼痛感受。Calvillo與Flaskerud也發現護理人員低估了接受膽囊切除術之女性病患的疼痛度。他們的研究也發現，護理人員認爲中產階級白人男性比教育程度較低之少數民族病患在術後感受到的疼痛要高（Calvillo and Flaskerud, 1993）。他們認爲「護理人員將這些病患感受到之疼痛量與信度歸因於社會價值」（引自Allcock, 1996）。不過，其他的研究報告並未發現這種護理人員與病患之間的差異性（Thompson et al., 1994）。我們的確無法得知別人的痛楚，而該篇文章也認爲我們評估疼痛的精確度很差。我們將在第六章更深入地探討疼痛的議題。

病患控制止痛系統（PCA）近年來已經被廣泛使用。病患可以經由按鈕來注射一劑止痛劑；理論上來說，病患可因此得以迅速地解除疼痛，而無須醫護人員的介入。止痛劑的灌注則由監控器監視以免超過安全劑量。這種醫療程序廣受病患歡迎，據猜測是因爲病患比較喜歡這種程序所提供的自我控制感。然而Taylor等人最近對此假說提出了反證。他們對三十六位術後病患進行半組織化的訪談。他們指出此程序一樣具有負面影響（Taylor et al., 1996）。PCA並非病患藉由消除疼痛取得控制感的唯一方式；事實上它是一種逃避疼痛所帶來的難堪的方式，也是一種逃避護理人員又可安全地抒解疼痛的方式。PCA也可能因爲限制了病患與護理人員的接觸而有損於病患與護理人員之間的關係。再強調一次，健康專業人員對疼痛的評估與認識已經成爲病患達到有效復原的關鍵。

接受手術的心理性反應

即將接受手術的病患所經歷的不安與壓力幾乎比任何一種醫療情境都要大。目前我們尙未完全瞭解爲何手術事件會特別令人倍感壓力，但至少有三個可能因素：第一，麻醉本身就讓人感到害怕；麻醉令人失去意識和控制力，也伴隨著「無法醒過來」或「清醒但卻無法與現實溝通」的憂慮；第二個因素是術後的疼痛程度，以及病患無法接受手術過程中不會感覺到痛的事實；第三個因素關係到手術的本質—眞正的切割、打開體腔以及針與刀的使用。這些因素只要出現一項就已經很具威脅了，更何況全都集中在手術時發生！這就令人更難以想像與適應了。

關於手術的反應已經有許多研究報告出爐，其中有很多將重心放在焦慮、術前準備與復原的關係上。第一篇探討術前焦慮與康復兩者關係的報告出自Janis的研究。他在病患接受手術前進行訪談，並將他們依恐懼程度分爲三組：低度、中度或極度恐懼。然後他評估病患術後的恢復情形。結果發現，極度恐懼與低度恐懼的病患組恢復的情況比中度恐懼組的恢復情形差。Janis對這樣的結果所作的詮釋爲，術前必須進行某種程度的「憂心工作」。換句話說，他認爲中度恐懼是一種對即將來臨之手術程序的眞實反應，不過這種擔憂使得病患可以將自己預備好接受結果。相反地，那些極度恐懼的病患無法將他們的憂慮化爲建設性的預備心理；而低度恐懼的病患則否定了術後恢復期可能出現的問題（Janis, 1958, 1969）。這篇研究深具影響力，促使許多研究致力於如何使人作最佳的準備以接受手術。其中最重要的因素是關於病患在術前焦慮度太低，但卻可以因焦慮度增加而獲益的概念。然而，Janis的發現並不具重複性，而且其原創工作還遭受到批評。批評者認爲他們手術前後兩次的訪談都由同一位訪者進行，在第二次訪談時，同一名訪者已經知道這些病患的焦慮分類。另外，由Johnston與Carpenter（1980）或Wallace（1984）所作的研究並沒有發現與Janis相同的曲線關係。相反地，這些報告指出，術前焦慮與康復之間有一個比較直接的線性關係。極度焦慮帶來的損害效應仍然存在，而否定行爲的缺點卻不復見。事實上，在有關的健康文獻中，否認態度的益處有越來越明顯的趨勢(Gentry et al., 1972；Hackett and Cassem, 1975；Maeland and Havik, 1987）。目前我們仍不清楚術前焦慮對復原產生影響的機制，但事實卻顯示焦慮對病患的生理影響會持續到手術後。

想要針對此領域的研究作比較肯定的結論並不容易，其中一項困難就是這些研究之間缺乏共通性。在Mathews與Ridgway的回顧性文章裡，列出了幾項有關手術反應研究的不同之處（Mathews and Ridgway, 1984）：

- **不同手術療程的研究**：各式各樣的手術都被檢驗過，小從牙科手術乃至大型的手術如心臟或腹腔手術。不同的手術會有不同的結果—術後是否仍保有正常功能、是否能延長生命、減輕疼痛或去除受損組織？這些結果本身可能就會引起不同的心理變化（Kincy and Saltmore, 1990）。因此，不同的手術療程想要相互比較就顯得困難重重。
- **度量焦慮的方法**：在不同的研究報告之間也有相當的差異。有些研究使用自我評等的方式，也有的是研究人員自己評等；像是手汗等生理性指標有時也會列入記錄。我們並不確定是否度量焦慮的每一個單項都和其他項目具有高度相關性，因此，又一次顯示交叉比較各個研究的難度。
- **評估康復的方法**：他們制訂出七種評估復原的重要型式：行爲、臨床評估、手術至離院的時間間隔、用藥量（通常是止

表5.1 評估復原的方法

臨床評估	以健康專業使用之評估系統，如活動力
行為	觀察與復原有關的特殊行為，如不須協助獨立行走
住院期間長短	手術至離院的時間間隔
情緒評估	憂鬱、焦慮等等
疼痛評估	視覺類比量表
物理性指標	術後遵從醫囑的比例、血壓
用藥	用藥量度量，通常為止痛劑

痛劑的使用量）、情緒評估、疼痛評估與物理性指標（如血壓或遵從醫囑用藥）（見表5.1）。再強調一次，無論由何種角度來看這些不同的評估法，都沒有足夠的證據顯示它們彼此間的相關性夠強，因此，採用不同數量與種類的評估法將會有不同的研究結果。

手術前的心理準備

雖然有上述的困難存在，卻有越來越多的文獻報告有助於手術前或其他壓力性醫療程序進行前的心理準備。院方所提供的準備工作形形色色（見表5.2），但最普通的型式是提供某些與手術有關的經驗資訊。主要有兩種型式：

第一種稱為*歷程資訊*（procedural information），描述病患可能經歷的手術過程；比如說，讓病患知道手術當天會發生的事件之時間表。第二種稱為*感覺資訊*（sensory information），讓病患清楚地瞭解他們所預期的經歷的眞正感覺，譬如說術部的疼痛性質如何，疼痛感會持續多久等。與提供資訊相關之預備動作還包括：對病患下達與促進術後恢復有關之行為型態的指示。這種方法有時候被稱為*行為指示*（behavioral instructions）。以此種方式區分不同之資訊型態的一個理由是，每一種促進術後恢復的方法都具有不同的功能。顯然，這些不

表5.2　手術前的心理性介入法

訊息提供	
歷程型	「首先，你會進入準備室，你會在那裡接受麻醉」
感覺型	「當你從麻醉中醒過來時，在正常情形下你會感到非常口渴」
給予行爲指示	「試著咳嗽一兩下，清清喉嚨」
範例	「這裡有捲錄影帶，內容是關於某個人接受了像你一樣的手術後的情形」
訓練	
放鬆訓練	「專心地深呼吸」
壓力預防	「回想你學到的放鬆技巧」
認知型適應訓練	「你說你擔心手術，那麼你該如何作才能使這些念頭具有正面意義？」

同的方法爲的是要誘導出病患的不同反應。一般都認爲歷程資訊與感覺資訊均作用於相同的機制以減緩病患的焦慮。然而，Johnston與Leventhal（1974）或Johnson等人（1978）都對此論點抱持懷疑的態度。他們提出證據顯示，感覺資訊是上述兩種方法中比較有效的；他們並解釋了爲何感覺資訊比較有效。但是，評估這些機制理論有實質上的困難，因爲大多數的研究人員在設計介入法時，就會考量實用性，而經常以混合此三種訊息的型式提供心理準備（O'Halloran and Altmaier, 1995；Burton et al., 1995）。

其他的介入法就更加五花八門。這些不同的方法包括：專注於病患情緒反應的準備、放鬆技術的訓練和教導特殊的認知型調適技巧。這些方法本身幾乎很少被檢驗；通常它們都和其他的訊息提供法合併使用，因此，其效果也與訊息提供法同樣難以評估。認知型調適法則試圖訓練病患與引起焦慮的想法斡旋，使之變得比較可以令人接受。當病患發現自己受困於住院之不愉快經驗時，可能可以引發他們產生別的想法或意象（Pickett and Clum, 1982），或者鼓勵他們重新以比較正面的態度評估威脅性的認知（Ridgeway and Mathew, 1982）。

有幾篇重要的回顧性文章試圖評估不同心理準備工作的效果，其中涵蓋範圍最廣的可能是 Mathews 與 Ridgway（1984）的報告。同時也有不少的共變分析（meta-analyses）研究。這些報告以平均顯著值或有效樣本數的公式計算，結合了不同研究之量的發現。從 Mumford 等人（1982）、Devine與Cook(1983, 1986)，到Hathaway(1986)以及Johnston與 Vgele（1993）的共變分析報告，全都顯示介入方法具有普遍性的效果。然後評論者就試著從各種心理準備技巧中找出最有效的。Dunbar 認爲對術後恢復最有效的兩種準備工作是行爲放鬆訓練與認知型調適訓練（Dunbar, 1989）。而 Mathews 與 Ridgway 也發現認知型調適訓練是唯一最有效的準備技術。Kanto 等人特別關心即將接受帝王切開術的婦女對麻醉過程的恐懼感。術前，實驗組病患由一名護理人員提供歷程與感覺資訊；術後則發現，實驗組比較早表現行爲上的康復（Kanto et al., 1990）。不過，現在已經逐漸減少使用單一的心理準備法，所以，尋找「唯一最好」的準備方法到頭來可能會一無所獲。

我們也漸漸地發現許多可能替潛在性痛苦事件作心理準備的「非正式」方法。大多數的住院病患會花相當多的時間與其他患者討論他們的情況。在一份有趣的報告中，Kulik 與 Mahler 操弄這些互動。將等待心臟手術的病患與另一位也在等待手術的病患安置在同一間病房（術前狀況），或是與已經進行過手術的病患在一起（術後狀況）。另外，室友可能已經經歷過手術、或將要接受同一種手術，或是將接受不同類型的手術。病患與術後室友共處的話，在他們接受手術前就會顯得不那麼焦慮，術後也比較常四處走動，也比那些室友同樣在等待進行手術的病患要早出院。無論室友接受過的手術是否與自己即將接受的相同，病患術後的結果並沒有顯著差異(Kulik and Mahler, 1993)。造成差異的原因並不清楚；是否術後室友扮演了模範角色？若眞如此，我們應該看到病患與室友恢復人數間的相關性；或者，手術類型不同並未帶來結果的差異，那麼，我們不禁要猜測是否看見某個人手術後完好地回來，那種單純的安心就足以成爲減輕焦慮的重要關鍵？無論如何，這項吸引人的發現值得更深入的研究，同時此發現也加強了非正式準備的功能，如同上述之正式的準備工作般具有一定的意義。

個別差異與術前準備

上述的許多效果在不同研究結果之間或各個研究裡均表現了極大的變異性；其中有些變異可能來自患者個性上的差異。這種差異可能在選擇因應威脅的適應型態方面特別重要。有許多研究人員（Evans et al.，1984；Miller and Mangan, 1983）認爲，依據個人尋求強迫性威脅事件之資料內容的迫切程度，可以將不同類型的人做區別。Miller與Mangan研究接受陰道內視鏡（colposcopy，一種輕微的侵入性醫療程序）檢查的病患，以自陳壓力量度與警覺生理性量度兩種方式分析，發現調適類型和給予的資訊量間有交互作用。結果顯示那些選擇忽視此強迫性療程細節的病患（遲鈍者），還有那些獲知每個細節的病患，在檢查過程中的心跳速率與痛苦程度都比那些只大概知道會發生什麼事的病患要高（Miller and Mangan, 1983）。至今，個性與獲知的訊息對手術情境的交互影響仍有待更深入的探究；不過，有關資訊提供法之效果的研究報告之間的變異，有部份極可能來自於個性上的差異。

我們已經廣泛地研究了控制力與預測力（參見Phillips, 1989）。在我們有能力控制一件事之前通常要先能預測它；不過，情形若反過來就不是那麼回事了，因爲，對事件的預測力並不代表我們一定能控制它。對手術過程的精確預測，有時候可以減緩病患的壓力（Johnston and Leventhal, 1974），但是有時卻並非如此（Johnston, 1980）。通常我們不會進行手術病患之控制力的研究，因爲操作病房或手術環境的實驗設計簡直不切實際；縱然如此，還是有一篇報告提出了讓病患自己控制麻醉程序的優點（Atwell et al., 1984）。有些證據支持控制座的重要性，因爲我們的內在眞的需要較多的術後止痛劑（Johnston et al., 1971）。但是我們要強調，並非所有的研究結果都支持此效應（如

Levesque and Charlesbois, 1977）。Mathews與Ridgway檢視了個性差異對手術反應的影響。他們認爲神經敏感度高與習慣性焦慮對術後恢復極爲不利（Mathews and Ridgway, 1981）。Wilson將病患分爲高恐懼度與低恐懼度兩組，並將他們的初級調適型態分爲進取型與否定型。讓這些病患接受三種不同的術前準備：感覺與歷程資訊組、放鬆訓練組與綜合處理組。組與組之間進行互相比較，同時也與接受一般護理的控制組相比。所有操作組病患都比控制組病患早出院；同時他們也發現個別差異與實驗處理之間會產生相互影響。低恐懼度的病患若接受包括放鬆訓練的準備就比較容易早些出院，但是放鬆訓練對高恐懼度病患卻無同樣的效果。進取型調適病患若接受感覺與歷程資訊的準備，其康復情形會有最佳的表現，而那些在同一操作組的否定型病患卻表現得最差（Wilson, 1981）。有一兩個研究曾嘗試找出心理性準備反應的性別差異（Johnston et al., 1971；Viney et al., 1985）。不幸的是，這些報告的方法學有嚴重的缺失，因此我們尚未掌握支持或反對性別差異的證據。以目前所進行的研究來看，我們還不清楚是否眞的有一群病患對手術的反應特別差，或者只是大衆對一般生活壓力的反應就有個別差異，而手術不過是其中一種。在爲手術設計介入法時，這樣的區分是很重要的。第三章討論的是調適類型的個別差異，而個體對壓力的反應差異就更大了。

個性可能不是讓術前資訊提供法無效的唯一理由。Ley（參見第四章）的證據顯示，病患可能無法理解或記得在醫療諮詢時接受的全部資訊（Ley, 1988）。若這項發現適用於術前接受資訊的病患，那麼，無論提供資訊有什麼可能的效果，都無可避免地會因爲病患的理解或記憶而受到限制。有些研究就檢驗術前提供的訊息或指示，看看那方面的資訊會被病患記得，有那些是眞的被瞭解。Byrne等人（1988）發現，在一百位術前獲得資訊的病患中，有廿七位無法指出將接受手術的器官，四十四名病患不瞭解手術的主要程序（引自O’Halloran and Altmaier, 1995）。

若進一步思考心理準備工作能增進復原的機制，目前有兩種主要的理論。大多數人都認爲術前的準備能降低壓力，壓力的減輕應該會伴隨交感系統活動的降低，同時改善病患的免疫功能。Baker檢視外在壓力影響個人免疫狀況的證據，並做出結論認爲，該證據強烈暗示著壓力增進免疫系統反應的效應（Baker, 1987）。而Evans更仔細地探討該證據（詳見第三章）。Mathews與Ridgway（1988）則提出另一種不同的解釋。他們認爲準備工作降低了未準備好病患之不適應行爲反應的頻率與程度。不過，這兩種說法並非完全不相容。有證據顯示心理性介入能促進生理反應的原因在於，病患從事了一連串有益健康的行爲事件（如術後儘快起床活動），即使病患在開始的時候顯得不情願。許多如Kiecolt-Glaser等人（1985）或Linn等人（1988）的研究均暗示，若以手術病患之免疫功能度量心理準備工作的效能，在不久的將來我們就可以直接地檢驗這些機制。

其他的壓力性療程

Weiman與Johnston指出，大多數的心理準備工作研究報告都承襲了一項傳統：就心理衝擊面來說，所有「具壓力的醫療程序」都可以放在一起討論，並視爲相同的壓力源。他們的建議是，任何一種區分這些不同療程的臨床方法應該考慮療程的功能，與其相關壓力的發生時間序和壓力的性質（Weiman and Johnston, 1988）。有些壓力性療程具有診斷或探測性功能，如羊膜穿刺或鋇劑X光檢查；有些則具有治療效果，如扁桃腺切除、裝置心導管。其他的手術療程則兼具了醫療與探測性功能，比方像醫療性手術通常也包括進一步的探測性檢驗。

Weiman與Johnston將壓力區分爲歷程性與結果性壓力兩種。歷程性壓力指的是實際過程中的負面影響，如疼痛與不適感；而長期性的恐懼和擔憂治療或療程本身的後果，則屬於結果性壓力。Johnston探討接受手術病患的憂慮，她發現大多數的壓力都屬於長期的、擔憂後果的；只有極少數病患擔憂療程進行的過程（Johnston, 1982）。Allan

與Amstrong研究了病患對不同放射性療程的反應。他們證實了所有的病患都比較關心結果，除了老年患者以外（超過七十歲），他們比較關心療程本身所帶來的不適感（Allan and Amstrong, 1984）。

這項關於結果與療程的研究可能有助於解釋Johnston在1980年的發現。病患的焦慮在術後並不會馬上消失，因此，手術本身也並非如我們預期的，是病患最大的憂慮來源。該研究也指出術後介入可能與術前介入一樣有效。Weiman與Johnston（1988）認爲合併感覺資訊與認知型調適兩種方式可能有助於探測性療程的進行。他們也建議院方鼓勵病患瞭解特殊的感覺，同時以平常的態度向病患解釋這些感覺，都可能有助於減輕病患的持續性焦慮和內在錯置（misattribution of internal sensation）的感覺。

醫院裡的兒童

大批的研究工作已經在關心住院的兒童。若要討論兒童時期之住院經歷的長期影響，顯然遠超過本章的討論範圍（參見第十五章，有更豐富的討論內容）。本章的焦點在於如何減緩兒童面對手術時的壓力。Melamed和其同事以影片模範作術前準備法，並應用該模式進行許多研究，探查其優缺點(Melamed, 1974；Melamed and Siegal, 1975)。她認爲這些工作可以回答下列的臨床問題（Melamed, 1984）：

- 爲使兒童與醫師合作，要讓他們知道些什麼？
- 以兒童的年齡、經驗和焦慮程度來看，何種心理準備工作最有效？
- 何時該採取這些心理準備工作？
- 是否該讓父母參與準備工作；若答案是肯定的，他們該扮演何種角色？

Melamed的工作承襲社會學習論的傳統，並以早期的一份研究工作爲主軸一檢視短片《伊森要動手術了》的效果（Melamed, 1974；Melamed and Siegal, 1975）。該影片描述一名六歲男孩自住院、檢驗到接受手術這段時間內，與護理人員或其他病童的互動關係。伊森的角色具有正面的示範作用，雖然他一開始也很焦慮，但最後還是適應了醫療環境與醫療程序。影片中也出現有關手術性質和心理準備的內容。四到十二歲的病童若在手術前晚觀賞此影片，和觀賞對照組影片（小男孩去釣魚）的病童相比，不論在術前或術後都顯得比較不焦慮。在針對兒童看牙醫前的準備研究也有類似的結果。一部有關接受局部麻醉劑注射之兒童的影片與不具同儕範例效果的影片相比，能夠比較有效地減低病童的焦慮。影片內容的重點在於展現包括注射在內的整個治療過程。事實上，若只展示注射程序反而會讓兒童在接受牙科療程時更沮喪（Melamed et al., 1978）。

Melamed提醒那些認爲資訊提供法對兒童有利的論點，在她爲四到十四歲的兒童展示幻燈片時發現，七歲以下或是已經有過住院經驗的兒童，對這些幻燈片有負面反應，也表現得更加沮喪。該研究小組質疑娛樂性影片對這些兒童的作用，並強調院方應考慮兒童的年齡及其相關經驗的重要性。Ellerton與Merriam探討手術當天爲兒童與其同在家人的心理準備方式。他們發現在手術的前一刻，就是在通道等待的時刻會出現最多的焦慮發作。這很可能是因爲家長與兒童被遺棄在那兒無所事事（在該研究中，等待時間超過30分鐘以上），不像在等候室或病房的時間，有其他活動可以分散他們的注意力，因此，家長與兒童就有機會陷入恐懼與焦慮（Ellerton and Merriam, 1994）。

我們也不能低估兒童調適類型的個別差異。Field等人將兒童的調適型態分爲警覺型（vigilant style）與壓抑型（repression style）兩種。警覺型的兒童在住院期間比較多話，比較積極地蒐集資訊，也比較具有反抗性。而這類病童也比較少需要加強看護（Field et al., 1988）。

上述這些研究有其一定的影響力；現在幾乎所有的醫院都規定要爲兒童做特別的住院準備，通常包括家長與兄弟姊妹到病房探視、欣賞錄影帶與同樂會等。有時候院方會提供整套的裝扮，兒童就可以穿戴著他們自己的面具與鞋套出現在同樂會場。醫院同時也設有遊戲場與安排娛樂消遣；譬如當病童在等候手術的時間，電腦遊戲就是最佳的排遣方式。雖然我們可能不盡然全部瞭解一切與住院病童心理準備的相關事項；但是經過廿年的長期努力，我們已經從正規的、不人性的兒童病房主流當中走出來。現今最不受院方重視的非青少年族群莫屬。當他們置身於五顏六色、卡通人物裝飾的兒童病房時，必定會感到極度不自在；而要他們待在嚴肅的成人病房，又使得他們無從適應。也許，下一個挑戰性的任務就是為青少年安排合宜的醫療環境和心理準備。

我們由近年研究術後恢復的報告中可以看見，現代的趨勢已經從單一地強調「最好的準備方式」，轉變為依據不同病患的需求來設計準備工作。目前正在討論「修改訊息內容」與「目標資訊」的觀念，同時也試著為這些發現建立理論基礎。但是，對於如何以現有的醫院程序完成個人化的醫療，仍未形成共識。我們又該如何界定這些病患的喜好，而病患、期望與醫療間的互動性質又是什麼樣的情形？目前的情況是，醫師在回答病患的疑問時所作的決定應該是正確的。

你是一位健康心理學家，受聘為區域醫院的新管理小組成員。該小組關心如何增進病患對該醫院之醫療護理的滿意度。

1. 敘述你會採取哪些臨床動作以減低病患住院期間的人格解體感，並增進病患的自我控制感。
2. 你的第二項任務是，為入院接受手術的所有兒童設計心理準備計畫。那麼此計畫的型式為何？

重點提示

- 住院治療與手術是大多數人的壓力來源。形成心理困擾的原因有很多，而心理學家正在尋找減輕這些壓力的方法。另外，醫護人員能辨識出病患的痛苦徵兆也是很重要的一件事。

- ⊙ 在進行侵入性醫療程序前作好有效的心理準備可以減低病患的焦慮與憂鬱感。某種程度的焦慮當然屬於正常狀況，但是，有證據顯示過度的焦慮或憂鬱對病患的康復有害。
- ⊙ 手術前的心理準備可能會影響術後的恢復。而準備工作的形式有好幾種，簡單的從提供手術過程的相關資訊，到提供壓力管理的訓練和調適技巧等。經由共變分析法已經證實了術前準備的效能，但若要比較不同的研究結果則還有許多問題要解決。
- ⊙ 每個人選擇調適壓力的方法都不盡相同；有些人想知道將發生的每一個細節，而有些人則寧願保留他們知的權利，將決定權留給「專業人員」。在設計有效的介入法時，必需考慮這些個別差異。
- ⊙ 兒童在不但住院期間有他們的特殊需要，而且也需要不同的侵入性醫療程序的心理準備。另外，院方在設計醫院環境與介入法時也很少考慮到青少年；我們應該要強調青少年對準備工作的需求。

延伸閱讀

1. Johnston, M.(1988)Impending Surgery. In S. Fisher and Reason (eds), *Handbook of Life Stress, Cognition and Health* (pp. 79-100). Chichester: John Wiley & Sons.本章回顧並評估手術之心理準備的研究，其中包括各種可行的準備工作。
2. Royal College of Physicians and Royal college of Psychiatrists(1995)*The Psychological Care of Psychiatrists.* London: Royal College of Physicians and Royal College of Psychiatrists.這是一份相當重要的報告，內容提及內科病患體認到心理需求的必要性。
3. Wilson-Barnett, J.(1994)Preparing for Invasive Medical Surgical Procedures. Policy Implications for Implementing Specific Psychological Interventions.

Behaviour Medicine, 20(1), 23-26.這是一份將心理學發現應用於醫療環境的最新的回顧性報告。

第六章

疼痛之心理面向

Tara Symonds

引言

本章將討論心理因素如何影響我們對疼痛的感受，並描述一些早期的疼痛理論，以及解釋疼痛歷程最著名的控制閘理論。然後將討論疼痛感受的特異性心理因素，即人格、疼痛行爲與調適類型。本章也將討論心理學理論如何應用於管理慢性或急性疼痛的病患。在討論疼痛理論之前，必須定義「疼痛」這個萬衆矚目的字眼。在「疼痛」這個詞之前，可以冠上成串的形容詞來區分各種不同類型的疼痛。通常一開始會以疼痛發生的部位來定義，比如牙痛、頭痛、上肢疼痛。但有另一種普遍的分類系統，是以急性、亞急性和慢性來區分。此分類系統最初是Spitzer等人（1987）用來區別不同類型之脊髓病變，跟著就廣泛地流傳起來了。但是，研究人員在使用這些辭彙時所賦予的意義並不相同。舉例來說，有人將慢性疼痛定義爲治療超過六週以上的疼痛；而卻也有人主張疼痛若未經歷六個月以上，不能稱爲慢性。因之，在察看有關疼痛的研究報告時，讀者應留意研究人員對於詞彙的定義，如急性與慢性疼痛。

本章的焦點將放在後背疼痛上，此病症不只嚴重影響個人生活，同時對健康衛生機構也有重大的影響。據估計，英國國家衛生部門在1993年一整年爲背痛消耗了約四億八千萬英鎊（CSAG, 1994），同時因背痛損失的工作產量約三點八兆英鎊（Frank, 1993）。由於有關背痛的研究主要都鎖定成人爲對象，因此本章將不作有關兒童疼痛經驗的回顧（有關此方面的細節可參閱Skevington, 1995）。

疼痛理論

疼痛的感覺雖然令人不舒服，但卻是必需的。若我們無法感覺到疼痛，我們可能就會受到永久性傷害，或甚至危及性命而不自知。舉例來說，想像你的腿骨折了，但你卻因爲感覺不到疼痛而繼續使用它，最後那條腿必定會完全喪失功能。因之，疼痛的感覺對我們的正常生理功能與生命的維繫是十分重要的。

一開始的急性疼痛傳達我們身體受傷的訊息，這種感覺使我們不會再繼續使用受傷的部位，直到它康復爲止。早期的疼痛理論專注於解釋急性疼痛發生時的生理歷程，但是純粹的生物學並無法合理地解釋棘手的疼痛現象，如慢性疼痛（持續性的疼痛，通常並無受傷的生理症狀），或幽靈肢疼痛（截肢部位的疼痛感受）。因此，現在我們支持比較複雜但兼顧病患疼痛感受的心理社會性理論。

專一性理論

專一性理論是疼痛感受最早的理論之一。此理論支持神經末梢與所謂的疼痛點（pain spots）之間有一直接關係，而此疼痛點幾乎可在身體任何一個部位找到。Bishop（1946）與Rose和Mountcastle（1959）顯示了受器種類、神經纖維大小與感受經驗之間存在一對一的關係，這暗示著初始疼痛的強度與疼痛感受有直接的等比關係。然而此理論卻因爲主張所有的神經纖維都是痛覺受器而遭受到批評，被人認爲其概念過於簡化；更確切地說，批評者認爲神經纖維應該以分化的角度來討論（Melzack and Wall, 1991）。若所有的神經纖維都具有痛覺受器，那麼疼痛感受應該與刺激強度成正比，但事實並非如此。許多疼痛經驗都可以證明疼痛的程度與刺激強度並不成比例；比如說，通常疼痛並不伴隨明顯的病理變化，就像下背疼痛與頭痛。還有，Beecher發現戰事中受重傷的男性通常不會覺得疼痛難耐；但弔詭的是，男性在日常生活裡經常會爲了一點小傷而抱怨不已（Beecher, 1959）。以上的例子皆暗示我們，若以直接相關性來解釋疼痛感受的程度與受傷嚴重度的關係，就顯得過分簡化了。況且初始傷害與疼痛感之間可能還有其他的調控因素。

模式理論

模式理論的建立取代了專一性理論；該理論與神經衝動的傳導模式有關。此理論由Livingston在1953年提出，他支持中樞加總（central summation）的觀念，認為來自周邊的某種傷害會刺激感覺神經，而後啓動脊髓灰質之反射迴路（神經的自我興奮迴路）。於是這些迴路就開放（open）給任何來自軀體的刺激型式，即使是非傷害性的刺激也可能會被中樞解釋為疼痛。我們因而相信，一旦脊髓中有活動正在進行，想要使下一個刺激不成為疼痛感覺就不是那麼簡單了。現在，我們就可以用中樞加總的觀念來解釋幽靈肢的疼痛（有些截肢者會感覺到截肢部位隱隱作痛）與灼熱感（causalgia，與熱源無關的灼熱感覺）。刺激強度無須與痛覺相當，因為脊髓內反射迴路的興奮就可能因任何微弱的刺激而引起疼痛反應。

Livingston的中樞加總概念影響了後來的疼痛理論，尤其是控制閘理論。不過，該理論中所描述的反射迴路卻一直未在神經系統找到解剖學上的定位，並且該理論並未考量心理因素對疼痛感受的影響力。

控制閘理論

Melzack與Wall繼專一性理論和模式理論之後提出了有關疼痛認知的第三個理論（Melzack and Wall, 1965）；前面兩個理論有助於瞭解疼痛經歷的概念，但是卻無法恰當地解釋所有疼痛經驗的複雜性。他們倆人是關心疼痛經驗之心理因素的先鋒。

控制閘理論認為皮膚的刺激（如受傷、灼傷、擦傷）啓動神經衝動，而後傳入脊髓。脊髓中有個門閘，控制傳入的電位訊號，同時將這些訊息與來自腦部的訊息作整合。大腦提供了有關個體心理狀態的訊息，包括行為和情緒狀態，以及過去的類似經驗。門閘接收並統整這些訊息，並決定門閘的開或關，門閘的開啓即引起疼痛的感受。我們相信，更進一步調控門閘的開關與多種因素有關，比如個人對疼痛來源的注意力，或是情緒、焦慮、調適能力以及個體所遭受的生理傷害。

毫無疑問地，控制閘理論是目前疼痛理論中最具影響力的基本假設（Skevington, 1995），該理論不但提供了一個概念，又合併生理性與心理性因素，以激發我們更深入地瞭解疼痛的感覺。但是，近年來對該理論的批評浪潮逐漸升高。事實是因為Melzack與Wall提出的許多觀點尚未得到證實。比如說，脊髓中並無直接證據支持門閘系統的存在。我們現在將疼痛刺激反應視為感覺與心理成份交互作用的直接效應。若真如此，那麼疼痛的感覺（感覺性的）與逃避引起疼痛的行為（心理性的）之間應該有強烈的正相關。然而，Philips與Jahanshahi的研究卻無法證實這種相關性。他們發現慢性疼痛患者中，與不逃避疼痛性活動的病患相比，選擇逃避疼痛性活動的那些病患的痛覺指數並沒有顯著地高升（Philips and Jahanshahi，1986）。控制閘理論於是只適用於器官性疼痛，隨後又出現心理性訊息的狀況。心理性因素所佔有的主導地位很可能比Melzack與Wall當初所想像的還要重要。

疼痛的心理面向

在處理疼痛問題時若僅提及心理性的問題可能會引起飽受疼痛之苦患者的激烈反應，他們抗議疼痛並非「只是心理」的問題其實是可以理解的。在疼痛感受中的主要心理因素有：人格、不當行為與不正確的認知歷程。

人格

早期精神專家對問題性疼痛現象的解釋是以病患的人格或情緒異常的觀點進行。Breuer與Freud是兩位最早試圖解釋非特異性疼痛（無器質性問題的疼痛）的精神病學家。他們相信問題出在所謂的「轉換型歇斯底里症」（conversion hysteria），就是病患的內在將精神衝突轉換為軀體問題（身體症狀）（Breuer and Freud, 1893）。1959年，Engel延續並擴展Breuer與Freud的工作，他相信臨床上的問題決定於個人對疼痛的感受。同時，有些個體具有「疼痛傾向」(pain prone)，無論是否眞的有周邊刺激存在，心理因素才是引起這些病患感受到疼痛的主要原因。「具有疼痛傾向的病患」正是那些不斷受到不同慢性疼痛症騷擾的人。

Engel認爲罪惡感(不論有意識或無意識)是疼痛行爲的源頭，而有些病患處於長期的抑鬱狀況，他們帶著罪惡感的悲觀態度也十分明顯。Engel認爲，這些病患普遍生活得不算成功，因爲當他們開始嚐到成功的滋味就出現疼痛症狀；他們只有在很糟糕的情境才會感到快樂。Engel堅稱這些病患的潛意識相信自己不值得享受成功或快樂，並且認爲他們必須爲成功付出代價。

大多數具有疼痛傾向的病患被Engel歸類於轉換型歇斯底里症患者。這些病患身上通常會發現其父母(或其他的重要人物)所患的病症。就是說，如果有位病患的母親正遭受嚴重的腿部疼痛疾病，那麼病患就會認爲是自己的過失，並表現出同樣的腿部疼痛症狀以減輕罪惡感。有些病患會出現憂鬱症，一般認爲是疼痛引起的憂鬱，但是Engel則認爲，疼痛可以減輕病患的罪惡感與罹患憂鬱症的羞恥感。疼痛也因此經常有助於預防更嚴重的憂鬱，甚至自殺。然而其他的疼痛病患則被認爲是疑病症患者；這些病患以一種非常特別的態度描述他們的疼痛，通常疼得非常劇烈而且持續很久。還有另外的病患被歸類於精神分裂症者，依據Engel的說法，他們與疑病症者的情形類似。即使病患覺得疼痛來勢洶洶、令人厭煩且無可避免，但是這些疼痛眞的只是病人的幻覺。

Engel的理論基礎在於，這些疼痛雖然不眞實，但卻是某些人格問題的表徵。然而，此觀念並不完全爲其他研究人員所接受；相反地，有人認爲人格的確可能影響我們對疼痛的反應，但是並不能決定我們的行爲。

由於人格可能會影響我們對疼痛概念的的認識，因此我們發展出許多篩檢或診斷用的度量測驗工具。其中包括醫院焦慮與憂鬱量表

（Hospital Anxiety and Depression Scale）（Zigmond and Snaith, 1983）、容格憂鬱測驗表（Zung Depression Inventory）（Zung, 1965）、修正之體感覺問卷表（Modified Somatic Perception Questionnaire, MSPQ）（Main, 1983）以及明尼蘇達人格測驗表（Minnesota Multiphasic Personality Inventory, MMPI）（Dahlstrom and Welsh, 1960）。上述的所有量表都經過精心設計，通常用來辨識那些可能成爲慢性疼痛患者的個體，另外也用於決定患有非特異性疼痛之個體是否擁有其他的共變因素，如憂鬱症或疑病症。以研究背痛病患的工作爲例，有41%的門診病患呈現非特異性的背部疼痛，並且表現出某種程度的精神徵兆（Coste et al.，, 1992）。Polatin等人在他們自己的研究中也證實了這個現象，有59%的慢性背痛病患表現出至少一種可診斷爲精神疾病的症狀。最常見的診斷結果爲重度憂鬱症與焦慮症（Polatin et al., 1993）。但是，目前我們仍然不瞭解精神徵兆與慢性疼痛之間的因果關係，究竟是精神疾病引起慢性疼痛，或是慢性疼痛導致精神病。

行為學取向

Fordyce等人卻以爲疼痛與行爲或環境有關，而非與生俱來的人格異常（Fordyce et al., 1973）。這種慢性或非特異性疼痛來自於環境因素的觀點起源於Skinner的操作型條件制約理論（1971）。一般來說，因疼痛求診的病人必須呈現他們的疼痛情形，因而有疼痛行爲的出現。表現疼痛行爲非常重要，因爲它告訴醫師一個人調適疼痛的最後反應。但是，疼痛行爲是可以被制約的，就是經由社會的增強作用。條件制約可由兩種增強來達成：第一種是「正增強」（positive reinforce-ment），即病患在有正面鼓勵性獎勵的情形下，行爲發生的次數會增加，譬如可得到特別待遇、醫療或休息；第二種增強形式爲「負增強」（negative reinforcement），舉例來說，就是可以擺脫某重要人物所賦予之榮耀或羞辱的情形，病患表現行爲的次數會增加（Fordyce et al., 1982）。

Fordyce等人主張，初始的疼痛應該是由傷害性刺激造成的，病患於是產生疼痛行爲，而這些行爲可能就會隨病情的發展被增強（也許是妻子付出超過平時的注意等），因之，疼痛行爲在傷害性刺激消失後也就會繼續表現。所以，醫師的問題就來了，因爲他／她無法分辨疼痛的原因是來自傷害性刺激，或者是來自增強事件的條件控制（如妻子的注意力）。

引起Fordyce與其同事（1982）注意的是有關休息的部份，一般認爲休息可經由環境增強物而被制約化。個人一旦發現「逃避學習」（avoidance learning）的事實，行爲就成爲逃避不愉快事件的手段。個人可能以爲逃避物理性活動能降低劇烈疼痛的機會，於是個人利用疼痛行爲逃避不愉快的事件，於是逃避行爲便成爲疼痛的條件。舉例來說，一個人可能以跛行來減輕扭傷腳踝的疼痛，但是，即使腳踝痊癒之後，個體仍會持續表現跛行的動作，原因是不希望冒再次疼痛的風險。該研究小組認爲，疼痛行爲的持續可能來自於某些社會性的反應，如逃避工作，或逃避病患不喜歡的社交活動。但是他們的研究也發現有些持續表現疼痛行爲的病患，並非因爲社會性的後果，而純粹是預測到內在的不愉快刺激，進而感覺到疼痛。

我們對疼痛的解釋已經慢慢地由單純的行爲學方法，轉爲比較認知性與社會性的方法。此轉變的起因來自於人們逐漸在乎他們的疼痛，以及他們如何合理地解釋這種疼痛感受的問題。認知行爲學家應用行爲學的理論基礎，強化了個人信念與想法的重要性。認知行爲學取向的基本假設爲，個人的疼痛行爲不單由情境組成，同時也包括個人的解釋以及他們合理化其環境的方法（如Turk and Flor, 1984）

控制座與認知型調適策略

有關個人如何調適疼痛的方式已經有大致的分析結果。其中，控制座的觀念來自社會學習理論（Rotter, 1954），該理論應用了行爲學派的原則，並且對於研究態度、信念與行爲的關係來說是十分重要的（Main and Waddell, 1991）。Rotter設計了一份問卷，用以調查個人對生活中的控制源的期待。他認為有所謂的「內控」與「外控」兩型，「內控者」期待他們自己的行為成為增強物，而「外控者」則期待非他們所能控制的外在控制源（Rotter, 1966）。不過，一直到1976年才有人將健康命題與控制座的關係做特殊分析（Wallston et al., 1976），進而導致多面向健康控制座量表(Multidimensional Health Locus of Control scale)的建立（Wallston et al., 1978）。而幾年前我們才發現感知疼痛對實驗性疼痛或急性疼痛都很重要（Chapman and Turner, 1986）。Crisson與Keefe以「疼痛」取代量表問題中的「健康」字眼，以多面向健康控制座量表評估疼痛病患。在他們的實驗中發現，那些將病況歸咎於機緣的疼痛病患相信自己無論是控制疼痛或減輕疼痛的能力都很差。另外，與那些外控傾向的病患相較，內控傾向的病患無論在生理或心理的症狀上都比較輕微，對治療的反應也比較好（Crisson and Keefe, 1988）。

近幾年來，我們越來越有興趣瞭解大衆調適疼痛感受的特殊策略。Fernandez將不同的調適類型做了廣義的分類，如表象法、自我陳述與分散注意法（Fernandez, 1982）。Rosensteil與Keefe也將慢性病患應用的調適策略做了類似的分類：（1）認知型調適與壓抑（像是重新解釋疼痛的感覺、適應性自我陳述、忽視疼痛感等）；（2）絕望，比如將之視為大災難、幾乎無法控制疼痛；以及（3）分散注意力與祈禱（Rosensteil and Keefe, 1983）。Burton等人則發現，災難論調（像是「疼痛永遠也不會好的觀念」）是預測急性背部疼痛的最重要因素（Burton et al., 1995）。

控制座與認知型調適策略都被視為影響個人調適能力的重要因素。在疼痛經歷中，調適策略的重要性已經為健康專業人士所接受。但是，調適類型或策略的多樣性使我們很難決定該以何種策略激發最快速的康復。我們將在下一節檢視兩種特殊的調適類型，探討其如何影響急性疼痛之緊急階段的恢復速度。

免於恐懼模式

疼痛之免於恐懼模式（FAM）（Letham et al., 1983；Slade et al., 1983）對疼痛歷程作了深入的解釋，該模式同時以生理和心理學的最新理論解釋急性疼痛如何轉變爲慢性疼痛。更特殊的是，免於恐懼模式試著表達「疼痛經歷」（pain experience）與「疼痛行爲」（pain behavior）如何從某些「誇張性疼痛感知」（exaggerated pain perception）個人的「疼痛感覺」（pain sensation）中分離出來的。

FAM的核心是「畏懼疼痛」的觀念及其後續逃避疼痛的動作。恐懼影響個人對急性或慢性疼痛的反應。事實上，Troup（1988）宣稱「就個人心理因素而言，最重要的應屬畏懼疼痛了」。

當個人經歷疼痛時，有四種可能的處理方式（見表6.1）。Letham等人相信，當器質性問題痊癒時，疼痛就會「自然消失」（natural remission），使感覺的成份減少，情緒反應自然也就降低。第二種方式爲「進行性器質性的」（progressive organic），當器官變得更糟時，感覺與情緒反應也跟著變差。第三種是「靜止性器質性」（static organic），就是器官與感覺因素都停止，唯有情緒反應加強。最後是「器官消退」（organic resolving），就是器官與感覺反應都逐漸在消退，但是情緒因素卻持續高漲。

「靜止性器質性」與「器官消退」都是「誇張性疼痛感知」的例子，因爲這兩者都具有感覺與情緒因子不協調的現象。免於恐懼模式就是爲瞭解釋這兩種誇張性疼痛感知而建立的（Letham et al., 1983）。

當個人曾經歷一段嚴重的疼痛時，感覺與情緒都會同時用來詮釋這樣的疼痛。對疼痛的畏懼感讓人只有兩種選擇：「面對」，或「逃避」。前者通常能減輕畏懼感，而後者卻強化或持續畏懼感，有時候還會造成恐懼症（phobic state）。一個能面對畏懼感的人傾向將疼痛視爲短暫的，擁有回復正常工作、社交、休閒活動的動機，並且也準備好要面對屬於他們個人的考驗。「面對現實者」會逐漸地增加社會與工作活動，以感

表6.1　疼痛之免於恐懼模式的誇張性疼痛感知概念

	器官	情緒	
自然消失	↑	↑	疼痛逐漸好轉
進行性器質性	↓	↓	疼痛逐漸變差
靜止性器質性	=	↓	誇張性疼痛感知的例子
器官消退	↑	↓	

註解：↓表示變差；↑表示好轉；=表示維持原樣

覺可分辨的刺激（sensory-discriminative stimulus）測試他們的疼痛感受。「面對現實者」因而能維持疼痛感受與疼痛行爲間的一致性（Letham et al., 1983）。

「逃避者」的內心則充滿恐懼，也正是這種畏懼的心理引起逃避行爲；主要有兩種類型：逃避疼痛的經歷（認知部份）與逃避引起疼痛的行爲（行爲逃避）。行爲逃避會造成許多生理與心理上的問題。比如說在手術後若減少物理性活動，則會導致肌肉彈性與張力減弱。這種逃避最終將產生相當嚴重的疼痛，於是增強整個逃避的惡性循環。逃避行爲對心理層面造成的影響是，個體以疼痛經歷修正疼痛感覺的機會減少，也就是說，逃避使疼痛的感覺與疼痛的經歷或行爲不一致。因之，逃避行爲不但不適於恢復過程，還有害於康復（Letham et al., 1983）。

Letham等人主張，個人在疼痛時所表現的反應類型（面對現實或逃避），決定於幾個重要因素。壓力性生活事件爲其中之一，因爲壓力降低了個人對疼痛的調適能力，因此可能會導致逃避而非面對現實。個人的疼痛病史爲第二個因素，因爲先前的經歷會影響之後的疼痛適應力與恐懼感，那些經歷過比較嚴重的疼痛事件者，會更畏懼後來的疼痛經歷。第三個因素是個人的調適能力與反應策略。有些人就是比別人容易適應疼痛；原因在於個人經歷、調適策略的學習對象以及人格因素。最後，Letham等人認爲，「特徵性行爲模式」也很重要。他們利用人格分析之「神經官能鐵三角」（歇斯底里、疑病症與憂鬱症）來解釋每個人對疼痛反應的差異。

我們可以將FAM視爲之前幾種心理學理論精華的統整版；尤其在我們考量爲何有些人比較容易罹患慢性疼痛時，此理論立即指出逃避行爲的重要性—畏懼、人格與調適策略異常。Rose等人進行了一項研究，以評定FAM是否能夠眞正地辨識急慢性疼痛。他們以影響個人畏懼疼痛的四種主要原始因子，比較三個慢性疼痛病患組（皰疹感染後的神經疼痛、反射性交感病患與下背疼痛病患）與三個復原組（骨折病患、帶狀皰疹病患與下背疼痛病患），以及無疼痛症狀組。詢問所有的病患有關他們的疼痛病史與調適策略，並且評估病患的人格與前幾年的壓力性生活事件（Rose et al., 1992）。

Rose等人採用功能區別分析（discirminant function analysis）測試FAM區分慢性與康復病患間的差異，他們發現，若以FAM作爲分類系統，有82%的病患被正確地分爲慢性或康復病患。然而，Rose等人的研究方法採用回溯性研究，也就是說，病患是在慢性疼痛或康復的狀態下，才被問及他們的壓力、人格與疼痛病史。不過，最近有一份追蹤一年的前瞻性研究報告指出，急性背痛病患的逃避恐懼變因就可以預測出未來66%的病患的病情發展，而無須考慮其他的物理性因素（Klenerman et al., 1995）。

我們需要更多的研究工作以分辨何種特殊的人格特徵、壓力性生活事件，以及從前的疼痛病史會造成慢性病。在這些因素都清楚後，我們才能設計介入法，以緩和病情發展成爲慢性的可能。我們應更進一步考慮免於恐懼模式是否與其他類型的疼痛有關，或者，該模式只適用於背痛的病患。另外，我們也在考慮該模式是否具有文化特異性。

文化與性別

若跳出個人的層次，改以較廣的眼光來看，就會發現文化類別會影響個人的疼痛忍受度。Melzack與Wall主張，疼痛的眞實感受在不同文化間是相似的，但是忍受疼痛的程度卻有差異（Melzack and Wall, 1991）。Zborowski在1952年就提出了一個典型的例子。他發現「以前的美國人」幾乎不在公開場合表現疼痛，只有當他們獨處時，才會表現疼痛的徵兆（哭泣、呻吟）；但是猶太人與義大利人就顯得比較懂得表露感情，會公開地表現他們的不適感。有關疼痛之文化差異的報告通常都有一致的結果。最近的研究工作顯示了不同文化間的差異，如美國與波多黎各人忍受慢性疼痛度的不同（Bates and Rankinhill, 1994），以及美國與亞洲民族間對癌症疼痛忍受度的差異（Kodiath and Kodiath, 1995）。

那麼，性別之間是否也存在不同的疼痛忍受度？男女兩性都相信女性的疼痛適應力較強（根據生物學與繁殖的因素）(Bendelow, 1993)。不過，研究文獻卻認爲此假設不全然正確。在一份早期的研究中，Woodrow 等人發現，若施壓於阿基里斯腱（跟腱），男性的耐壓度比女性高（Woodrow et al., 1972）。Ellermeier 與 Westphal 在手指壓力試驗中發現，女性在高刺激強度下會表達比較強的疼痛度（Ellermeier and Westphal, 1995）。而其他的研究卻認爲兩性之頭痛忍受度並無差別（如 Fillingim and Maixner, 1996；Harkins and Chapman, 1977；Maixner and Humphrey, 1993）。這些疼痛忍受度的差異可能來自於男女兩性經歷的疼痛類型不同，比如手指壓力、生產等。女性的耐痛度也會隨時間而改變。Hapidou與De Catanzaro發現女性在經歷過生產後比較能忍受疼痛；因此，生產經歷就成爲判斷後續疼痛經歷的依據（Hapidou and De Catanzaro, 1992）。

疼痛評估

疼痛經歷不僅限於生理，同時也受心理因素的影響而形成許多種度量疼痛的方法。該應用何種評估法，則取決於你希望度量疼痛的面向，即生理性或心理性層面。

生理學度量

發展生理性度量法的目的是希望能定量疼痛的差異性。舉例來說，肌電圖（EMG）儀器的功能是測量肌肉張力。Blanchard與Andrasik發現疼痛病患在頭痛時與平時的EMG並不相同。但是，EMG呈現的模式並不會時時刻刻都與病患所描述的疼痛程度相符（Blanchard and Andrasik, 1985）。Wolf等人就發現，在每個人以口頭陳述疼痛強度的變化相當大時，其EMG的評估結果也有差異（Wolf et al., 1982）。因此，我們需要更多有關EMG的研究，以釐清它是否眞的能應用於量化疼痛度。

另一種用以區分不同類型之疼痛病患的方法，稱爲自主神經度量，如心跳速率、血壓與體表溫度。此部份的研究結果也同樣不一致。Dowling（1983）發現自主神經反應與疼痛忍受度間的相關性，但是Andrasik等人（1982）卻認爲頭痛與否和體表溫度之間並無關連。也許自主神經的反應比較適合測試情緒，而不適用於其他比較精密的反應（Chapman et al., 1985）。

自我陳述度量

現在我們瞭解，辨識病患如何理解並詮釋他們的疼痛感是十分重要的。因之，種種自我陳述（自陳）的工具於是誕生，包括像疾病衝擊輪廓（sickness impact profile, SIP）（Bergner et al., 1981）、患病行爲問卷表（illness behavior questionnaire, IBQ）（Pilowsky and Spence, 1975）與多面向疼痛調查表（multidimensional pain inventory, MPI）（Kearns et al., 1985）。比較常使用的自我陳述度量法是Melzack（1975）建立的麥克吉爾疼痛問卷表（McGill pain questionnaire, MPQ）。該表用來度量疼痛經歷的感覺、情感與評估性因素。量表中有二十個敘述性的辭彙，要求應答者選出對他們疼痛的最佳描述。MPQ的優點在於它以多面向來度量疼痛，不僅度量了生理因素，也度量了心理因素。不過，該表的缺點是過於複雜的辭彙，使應答者無法確實地完成問卷，而辭彙的使用也有一定的文化特異性。

爲了克服複雜度與文化特異性的難題，就出現了其他比較容易的評量工具，比如視覺同源量表（visual analogue scale）（但是，爲求簡易就只能度量疼痛經驗的單一面向）。通常以一條十公分的線，讓病患指出目前所感受的疼痛程度，從一點都不疼到最痛苦的疼痛分級。此方式又快又簡單，對兒童來說也一樣容易。

行為學評估法

可觀察的疼痛行爲度量法是一種個人主觀感覺的度量。行爲本身的最佳特徵就是可觀察，因此就可以被度量。Chapman 等人認爲臨床醫師能度量取得的行爲可歸納爲下列幾種：（1）活動量、（2）坐與站的量（站立時間與坐下時間）、（3）睡眠型式、（4）性活動、（5）藥物的需求量與服用量、（6）食物攝取、（7）平時家居活動、（8）休閒活動（Chapman et al., 1995）。

既然有如此多樣的行爲等著觀察，有人就提出疼痛之行爲評估比自我陳述法要好。但是，Turk 與 Rudy 主張度量病患行爲的第一步應該是自我陳述，如日誌，詳細地記錄個人的活動量、用藥情形等。再由此出發，以比較組織化的方式觀察病患的行爲，譬如在訪談情境下觀察。Turk 與 Rudy 也相信行爲觀察有其根本的缺陷，比如由誰來觀察，觀察記錄是否可靠等等；更要緊的是，行爲觀察只是評估病患疼痛行爲的一種方式（Turk and Rudy, 1987）。

評估疼痛是個複雜的過程。至今，研究者傾向使用上述幾種方法。Turk 與 Rudy 則認爲所有的疼痛評估法都具有潛在的瑕疵，就是這些評估方法經常只作單一面向的評估。他們相信疼痛應該以多面向的方式評估，如醫學／生理性、心理性和行爲上的評估，以全盤地瞭解病患的疼痛經歷。

疼痛管理

最初的疼痛管理指的是處方、用藥與休息。當我們想到心理學介入法時，很容易就會將之應用於慢性疼痛的管理。不過，我們很晚才瞭解心理學介入對急性疼痛管理的重要性。

慢性疼痛管理

管理慢性疼痛病患牽涉許多種方法，如心理學、醫藥與職業性等。英國的疼痛中心結合了各學科領域的小組，爲滿足慢性疼痛病患的需要而設立。疼痛中心通常要求病患住院，並以二到四周爲一個治療周期。該中心的主旨爲，使個人不論在日常居家生活或工作上都更具功能性，同時也教導病患如何使疼痛的生活過得更有效率。下一節將檢視兩個心理學的理論如何應用於疼痛中心，以增進慢性疼痛病患的官能與調適作用。

行爲學取向

行爲學取向在臨床上已經應用於治療各種類型的疼痛（如頭痛、幽靈肢與背部的疼痛），以減緩「過度不能與痛苦的表現」(Fordyce et al., 1995）。該療法企圖改變疼痛行爲與正／負增強物間的關係。Fordyce 等人則希望釐清行爲取向並非藉由修正不舒適的感覺，或修正疼痛經歷來治療慢性疼痛患者，而是以增強行爲的功能爲治療目的（Fordyce et al., 1985）。

舉例來說，以臥床休息作爲治療背部疼痛的方法；這是臨床醫師最常爲背痛患者所開的處方（Frazier et al., 1991），因爲他們相信活動會加劇疼痛。然而，我們已經發現活動量增加與疼痛加劇之間的假設關係其實並不存在(Doleys et al., 1982；Fordyce et al., 1981；Linton, 1985；Rainvillr et al., 1992）。事實上，在試驗情境下，以自我監控或行爲觀察的方法都無法證實疼痛強度與眞正的活動量間有關聯性（Linton, 1985）；甚至還有些背痛患者會繼續參與體育活動(Burton and Tilloston, 1991）。這些研究工作突顯了在無進一步傷害的情形下，病患進行運動的可能性。因此，行爲評估的重要性就在於訂定出疼痛病患可參與的活動量。事實上，慢性疼痛患者的復健通常以增加他們的「站立時間」，就是增加他們的活動量爲手段。給病患一個活動計畫，期望他們能增加物理性的活動。比較嚴重的病例，在一開始可能會要求病患起身走幾步；下一個階段可能就會要求跨出幾步，乃至於繞著體育場走走，以增加病患的活動量。在試著增加活動量的同時，建議護理人員對病患的「活動」行爲施予正增強（比如說，鼓勵、祝賀），並且對不適當的疼痛行爲給與負增強（如忽視他們的哀求、愁苦的表情）。

而行爲學方法受到的批評是，統一的改變所有病患的活動量與後續效果不如活動量增加後的初期表現來得明顯。Cairns 與 Pasino 指出，爲病患訂定活動量時可增加行走或騎腳踏車的活動量；無論他們是否感到不舒服，依舊得完成此配額。不過，一旦失去了口語增強物，病患在行走活動上的進展就會開始下降，終至消失。他們的研究也注意到，病患其實也進行著其他不屬於復健計畫指定的活動，但卻並未嘗試將復健計畫應用在其他活動上，因此實際的活動增加量並不多。他們擔憂的是，病患一旦離開醫院環境之後，可能就會恢復到從前無法活動的狀況（Cairns and Pasino, 1977）。

認知行為學取向

認知行爲學取向與行爲學取向十分相似，但認知行爲學家也將個人持有的疼痛經歷之信念與觀點納入考慮。

認知行爲學家支持轉移病患不適當的觀念、感覺與行爲，也支持轉移感覺現象的失調，以幫助轉移病患的疼痛經歷（Turk et al., 1983；Turk and Flor, 1984）。Turk 及其同事爲管理疼痛程序建立了一套包含六個步驟的認知行爲學方法：

1. 開始評估，包括內科、心理社會學與行爲學各項因子（Turk et al., 1983；Turk and Meichenbaum, 1989）。
2. 第二階段爲重建過程，治療師試圖改變病患的觀念，希望病患從純粹的疼痛感覺面轉由比較多面向的角度來看待自己的問題，譬如認知、情感與社會等其他因素。Turk 與 Meichenbaum（1989）強調，此程序是用來教育病患回想療程，即使在疼痛感並未完全消失的情況下，也能促使他們增加控制自己生活品質的能力。
3. 第三階段指的是「技巧之獲得與強化」；當病患達到整個計畫的基本目標時，此階段就正式開始。治療師開始教導病患特殊的調適策略以因應他們日常的疼痛狀況。該方法的目標是針對自我陳述與環境因子，因爲這些情境可能引起，或持續個人無行動力的狀況，進而使疼痛的問題更加惡化（Turk and Meichenbaum, 1989）。給與病患新的行爲與認知技巧，可以改變病患的行爲與自我溝通，最後將改變病患的認知結構，譬如信念或價值系統（Turk et al., 1983）。
4. 第四階段包括預演與應用病患學會的新技巧；經由治療師和病患間的角色扮演，可以讓病患明白治療師想要達到的目標（Turk and Meichenbaum, 1989）。
5. 倒數第二個步驟是關於新的調適技巧、行爲的維持與普遍化；治療師會建議病患試著在不同的情境下表現新行爲，並找出可能出現的每一個問題，然後與治療師共同嘗試解決問題。
6. 最後的步驟就是複習所有的訓練步驟。二週後病患應回診，並確定沒有實行上的問題。最後再進行三到六個月的追蹤（Turk and Meichenbaum, 1989）。

Gottlieb 等人應用認知行爲學的方法，開啓一套理解性住院病患之疼痛計畫，其中包括壓力管理、生物回饋、心理諮商、聲明訓練、自我調節之藥物減量、物理治療與口語復健。該研究小組聲稱，有 79%的病患在出院時表現出較好的物理性功能，在一個月的追蹤期間，有95%的病患顯示令人滿意的口語復健結果。六個月之後，接受調查的病患中有82%表現令人滿意的口語復健效果（Gottlieb et al., 1977）。不過，即使將行爲與認知的因素都考慮在內，也無法保證病患的復健情形。Cohen等人比較認知行爲療法與物理治療對慢性背痛病患的門診復健效果。他們發現，無論是物理治療組或認知行爲學治療組，都無法在十週內改善病患的活動量或是疼痛度。認知行爲治療無法有效降低病患的疼痛度與增加活動量，其中的原因之一可能是研究對象爲門診病患之故（Cohen et al., 1980）。

認知行爲學取向的缺點與行爲學取向的類似：（1）病患一旦離開復健機構，就可能喪失他們學得的行爲技巧；（2）改變不當行爲（譬如怠惰不活動）的新技巧並不能普遍應用在那些不是由疼痛中心設計的行爲上。

生物回饋與催眠

有些慢性疼痛來自於壓力。壓力會導致肌肉緊張，當肌肉張力到達臨界點時，就會讓人感覺到疼痛。因此，研究人員試著建立減緩肌肉張力的技巧，進而減輕疼痛的感受。其中一種就是生物回饋技術（詳情參見第二章，討論生物回饋的部份）。病患學習如何自主地控制肌肉而學會自我放鬆、減輕疼痛感。偏頭痛患者與慢性背痛患者已經普遍地應用生物回饋法。肌電圖是最常見的生物回饋工具，它可測量肌肉的電性活動，電性活動的量即代表肌肉的張力。機器傳出一個訊號，就表示電性活動有所改變。病患可經由監視機器的訊號學習放鬆肌肉。但是，改變肌肉張力眞的就能解除疼痛嗎？Feuerstein與Gainer（1982），還有約十年後Chapman（1991）的回顧性文章都提出肯定性的結論。不過，這個結論大多數來自於頭痛病患的研究。也有些證據顯示，生物回饋法對其他類型的疼痛也有效果，如關節疼痛（Bradley et al., 1987）。然而，我們需要更多的研究以確定此效果是否眞的適用於其他的疼痛問題。

催眠法仍屬於爭議中的技術，有些人相信那不過是技巧比較高明的表演，也有些人相信那是另一種意識狀態(Hilgard and Hilgard, 1975)。如果我們接受了轉換狀態的說法，那麼，該如何以此法幫助疼痛管理？Hilgard 相信，這種轉換狀態使個人對暗示比較有反應，並且能控制在他／她「平時」的意識狀態無法控制的生理反應（ Hilgard, 1975 ）。

催眠法已經應用在許多不同類型的疼痛治療上，但是多半為急性疼痛，比如說生產、頭痛、癌症引起的疼痛與下背疼痛。以催眠治療疼痛的效果並非由疼痛的類型決定，而是決定於病患本身的特質。病患必須容易受催眠暗示才會有效，但是並非所有的病患都容易受暗示。Hilgard 就發現，高暗示度的病患可經由催眠完全祛除實驗引起的疼痛（ 1978 ）。催眠法有效的理由仍爭辯不休，我們雖然已經有一些答案，但並不十分確定。Sarafino（ 1994 ）暗示可能是因為人們在催眠狀態下可獲得深度的放鬆。

急性疼痛管理

急性疼痛的處理還是以傳統的內科治療（ 譬如休息、用藥 ）為主，一般並不考慮心理方面的影響。然而，Main 等人認為，疼痛的急性階段也有明顯的沮喪症狀，因此，沮喪並非專屬於慢性疼痛的特徵（ Main et al., 1992 ）。因此，有關疼痛的教育可能有助於降低病患在疼痛發作早期出現的憂心和焦慮狀況，尤其是背部疼痛的發作。

Roland 與 Dixon 兩人是提出以教育性小冊子管理急性背部疼痛的先驅。他們的研究目的主要在於，提供病患更多有關背痛的資訊，然後觀察此舉是否有助於改變病患的醫療諮詢頻率。他們特別為背部疼痛患者設計了教育小冊。該冊中包含有關背部的大體解剖與生物機制的資訊、急性背痛發作的建議處理方式、預防長期性疼痛的建議、運動與尋求醫療幫助的時機。決定「小冊組」與「無小冊組」的方式為交替法，就是在五個診所的疼痛病患中輪流給予小冊。一開始，小冊子所能降低的諮詢次數似乎很少，但是在病患收到小冊二週到一年後，不但諮詢的次數減少了，進出醫院與接受物理治療的頻率也降低了。在研究開始一年後所做的問卷調查結果顯示，84%的應答者認爲小冊相當有用，而且小冊組所獲得的背痛知識也明顯地比那些未收到小冊的人要豐富（Roland and Dixon, 1989）。

最近，有兩份在初級醫療機構進行的研究認爲，教育背痛病患的效果與上述的報告並不相同。Burton等人試驗新的小册子，該小冊是由健康專業人士以臨床急性下背疼痛指導爲基礎寫成的（CSAG, 1994），他們發現該冊子容易理解、接受度良好、傳播了相關訊息，並促進病患對背痛未來狀況信念的正向轉移。然而，小冊子的應用對於實際諮詢頻率、恢復工作率以及復發率都並未達到理想的成績（Burton et al., 1996）。Cherkin等人則進行比較深入的研究，檢視提供背痛資訊的優點，與一般醫療組，或與護理人員對談十五分鐘的小組做比較。他們發現「小冊組」與「護理組」都明顯地比「一般醫療組」接收到更多的知識，但是「護理組」例行運動回報的影響力比「小冊組」或「一般醫療組」都來得大。若比較這些分組對病患之生理功能增進的效果，並無組間的差異，「一般醫療」就像「小冊組」或「護理組」一樣有效。他們於是做出結論，病患顯然比較喜歡教育介入，並且可能在某些方面得到益處，但此介入法本身對症狀、功能、行動力或健康醫療的應用只有很少的，或者根本沒有影響力。這些研究工作的矛盾可能來自於小冊中所提供的訊息不同（Cherkin et al., 1996）。

爲了比較直接地減低背痛初期的焦慮，Symonds等人以疼痛之逃避恐懼模式設計了一本小冊。它支持背痛的正面與積極取向，內含的訊息主張，生產線工作人員應持續他們每日的活動，並且儘快回到工作崗位。該小冊的目標是減輕病患對背痛的恐懼與減少逃避活動，而非提供有關姿勢、專門的運動或脊椎之生物機制。他們爲了測試小冊的效果，即以食物製造廠員工爲對象，進行爲期一年的前瞻性研究。這個簡單的介入結果十分振奮人心。他們發現，小冊能夠正向地轉移病患對背痛的後果與疼痛本身的一般信念；然而，畏懼疼痛的信念卻沒有改變。信念轉變的結果使病患下背疼痛之持續性發作，以及疼痛消失日期延後的情形大量減低；在控制組背痛病患中並沒有觀察到類似的改變（Symonds et al., 1995）。

小冊教育應用於背痛問題已經有了正面的效果。爲了緩和病患初期的焦慮與擔憂，健康專業人士應多加考慮小冊子在各類疼痛問題的應用，讓每個人都擁有一份小冊。

最後一些想法

大家都已經認定疼痛是生理受創的一個必要的警訊。不過，經由本章扼要地說明疼痛經歷之心理角色後，我們應該可以很明顯地看出個人會因爲先前經歷、調適類型、行爲類型與對問題的理解不同而有完全不同的反應方式。這些對疼痛問題的反應歧異，代表著受到類似傷害的兩個體，可能會有完全不同的復原過程。其中一位可能比較快康復，而另一位可能會持續疼痛幾個月，即使傷口已經癒合。

因此，疼痛管理不應該局限於生理症狀，也應同時注意心理因素。再者，心理因素的考量也不應該只限於慢性疼痛患者的復健。健康專業人士應該同時考量急性疼痛的心理因素，以防止病情發展成慢性。

重點提示

- 對於心理因素是疼痛經歷之重要因素的命題，目前雖仍有爭議，但是此觀點已經能爲一般人接受。
- 個人之人格、疼痛行爲、調適策略與社會環境都是決定疼痛感受與疼痛陳述的重要因素。
- 爲了評估疼痛經歷的完整本質，不僅需考量生理性因素，也需考量疼痛之心理與行爲的表現。
- 增加疼痛急性階段之心理介入是絕對必要的，因爲心理因素決不是在疼痛轉爲慢性才開始出現。有些時候我們對急性疼痛的反應，而非疼痛引起之生理症狀，可能真的才是決定復原速度的重要因子。

⊙ 未來的疼痛研究倚賴多學科取向的研究，對所有疼痛病患之瞭解、管理與復健的計畫，不僅需生理反應，也需將心理因素列入考量。

延伸閱讀

1. Melzack, R. and Wall P.D.(1991)*The Challenge of Pain.* London: Penguin. 本書是疼痛教材的經典之作。其中描述了如何解析疼痛的現象，並指出有些疼痛的情形並無法單以生理機制解釋。其中對作者的門閘控制理論也有深度的介紹，並強調心理因素也是病患感知到疼痛的一個重要因子。另外還有一小部分介紹疼痛門診的功能。
2. Skevington, S.M.(1995)*Psychology of Pain.* Chichester, Sussex: John Wiley & Sons.本書的內容包括一些本章所提及的部分，並作更廣泛的討論，同時也提到一些因篇幅限制而未在本章中討論的內容，像是疼痛病患的諮詢程序與兒童的疼痛問題。

我們知道，病患的畏懼疼痛對急性疼痛發作的恢復有決定性的影響。你如何看待疼痛？你是否對背痛發作的後果充滿了恐懼？完成下面的背部信念問卷表（BBQ）（Symonds et al., 1996），看看結果如何。

回答所有的句子，並標示你是否同意各項敘述，圈選出評分處最適當的數字：1＝完全不同意，5＝完全同意

問卷評分

在計算你的分數之前，應將所有的項目顛倒（如5，4，3，2，1）。

將下列項目的得分合併相加：1，2，3，6，8，10，12，13，14。

分數越低，代表個人對可能發生在他們身上之背部疼痛的後果越悲觀。那些在此問卷表得分低的人，應該選擇早期介入法，以嘗試著減輕不必要的恐懼。

完成這份調查表後，對管理急性背痛的發作有何幫助？

		不同意				同意
1	背部的問題目前還沒有眞正的治療法	1	2	3	4	5
2	背部的問題最後將使你無法工作	1	2	3	4	5
3	背部的問題代表著終其一生將有階段性的疼痛	1	2	3	4	5
4	醫師對背痛也無可奈何	1	2	3	4	5
5	背痛應該要運動	1	2	3	4	5
6	背痛讓生命中所有的事都變糟	1	2	3	4	5
7	手術是治療背痛最有效的方法	1	2	3	4	5
8	背部疼痛代表你有一天會坐上輪椅	1	2	3	4	5
9	替代療法是背部問題的解決方案	1	2	3	4	5
10	背部問題代表著長時間無法工作	1	2	3	4	5
11	藥物是解除背部問題的唯一方法	1	2	3	4	5
12	一旦你罹患背疾，你就會永遠虛弱	1	2	3	4	5
13	背痛必須休息	1	2	3	4	5
14	背痛在晚年會愈來愈糟	1	2	3	4	5

第三部

關於健康的議題

導讀

我們將在第三部裡討論一系列健康心理學家關切的重要議題。由於我們不可能深度地說明每一種不適、疾病、生理或心理失調，或是心理學家重視的各種健康議題，所以我們就挑選了幾個不同方向的議題來做討論。這些議題大多數爲英國國家衛生計畫（1992）之健康對策所強調的，其中包括政府既定的預防工作。其他的章節則討論一些日漸受到重視的健康議題，像是營養與運動、糖尿病、避孕與人工流產等等，這些議題也都需要衛生醫療部門訂定特別的政策與介入法。第一部與第二部曾經提過有關特殊主題的概念與研究方法，我們將在第三部中應用這些概念與方法討論相關的議題。因此你將會發現有關預防愛滋病傳染的章節；與生活形態相關的議題，如癌症、冠狀心臟疾病、高血壓，以及吸菸飲酒（與其他社交藥物）的章節。這些內容強調的層面並不屬於內科醫療的範圍，而比較重視心理因素對疾病或功能失調之發生、進程與治療的影響。

第七章

社交藥品：對健康的影響

Andrew Parrott

引言

各民族與文化的人都會使用精神興奮性藥物以轉換他們的心情與行爲。印第安人吸 Dubiosa 葉片燃燒的煙，尋求陶然微醉的感覺；阿茲特克人曾經將一本植物藥典應用於宗教與內科醫療的需求上；現今葉門社會裡仍咀嚼阿拉伯茶葉以獲得刺激感。不過，目前主宰地球的兩種精神興奮性藥物是：酒精與尼古丁。雖然酒精與尼古丁已經造成了大量的死亡與疾病，但使用這類興奮劑的人數仍在不斷上升。世界衛生組織（WHO）估計，菸草每年至少會造成三百萬人的死亡：若以當前的抽煙模式來看，今天的孩子到中年時，每年將有一千萬人因吸菸而死亡（已開發中國家三百萬，發展中國家七百萬）（Peto et al., 1994，第 3 頁）。小量的酒精具有預防心臟病的效用，但是過量可能會對身心健康與人生幸福帶來負面的效果。本章將回顧有關尼古丁與酒精的健康心理，略述攝取這類物質的形式、心理效應、對健康的影響，以及降低攝取量的方法。本章同時也以簡短的章節介紹其他三種廣爲一般民衆使用的精神興奮性藥物，就是：咖啡因、大麻與 MDMA（俗稱快樂丸）。

尼古丁

1604 年詹姆士一世這麼形容吸菸：「一種令鼻子憎惡、對腦有害、使肺臟受威脅的習慣，其骯髒惡臭的煙霧，像極了來自地獄無底深淵的恐怖煙霧」（Mangan and Golding, 1984）。他對尼古丁課徵極重的進口關稅，因爲「我們人民的健康無價，但他們的肉體軟弱」。不過，有人宣稱菸草具有療效：它能醫治頭痛、收斂傷口、祛除潰瘍、治療口臭，同時還有催情的效果。但目前也已經發現它的成癮性。一位西班牙主教曾譴責征服戰士們「飲煙」，但他們卻回答說，無力戒除。咀嚼菸草是美國一項重要的健康問題，約有一千二百萬人有此習慣，並使得口腔癌患者的比例逐漸增加，嚴重者必須以手術切除下顎（Surgeon General,

1988）。不過絕大多數的菸草是以香煙的形式爲人使用。英國男性的吸菸人口已經由1950年代的65%減爲1980年的40%，到1990年的30%；但女性吸菸人口卻沒有下降的情形。Rigotti（1989，第931頁）提到：

> 估計約有五千六百萬的美國人仍在吸菸，而自從*1980*年以來，養成此習慣的年輕人數從未減少。吸菸人口在低教育水平、低收入與弱勢族羣中的比例較高—這些族羣是已經飽受各種疾病之苦的族羣。令人不安的是，吸菸族的性別差異也在漸漸縮小。若情況持續下去，女性的吸菸人口將在*1990*中葉超過男性。

他的預測已經成爲事實，英國的抽煙年輕女性人數已經比男性高。

精神分析論者形容吸菸是一種口腔型的自我滿足行爲，是陰莖或乳房的替代物，或是一種求死的願望。動物行爲學家視吸菸爲一種處於不確定下情境的決斷行動，或是聲明社會優勢地位的行爲。不過，這些觀念都因爲藥草性香煙的不流行而被否決了，而藥草性香煙可以實現上述所有的功能。而吸食菸草的眞正理由是爲了攝取尼古丁，因爲被製成香煙的植物都含有精神興奮物，如大麻或鴉片（Surgeon General, 1988）。尼古丁讓人有愉快、放鬆的感覺，尤其在經過一段禁戒煙期（abstinence）後更爲明顯（Fant et al., 1995）。有些吸菸行爲理論認爲香煙眞的具有心理益處(Warburton, 1992)。有些則針對禁戒煙的負面影響(易怒、壓力、注意力不集中）解釋，認爲吸菸只不過能夠扭轉不愉快的禁戒煙效應。這些互相對立的理論模式已經由東倫敦大學進行了一系列的比較，結果發現大多數的研究支持逆轉剝奪模式（depriv-ation reversal model）（Parrott, 1994, 1995a）。該研究比較被剝奪的吸菸者、未被剝奪的吸菸者，與非吸菸者的情緒發現，被剝奪的吸菸者所報告的情緒反應明顯地比其他組差（Parrott and Garnham，未發表）。給予吸菸者一支煙，並且讓非吸菸者獲得相等的休息時間後，發現三組人的情緒表現時就十分相像（圖7.1）。吸菸看起來只改善了禁戒煙者的情緒，因此，我們猜測吸菸最主要的功能在於緩解禁戒煙效應（Parrott, 1994, 1995a）。

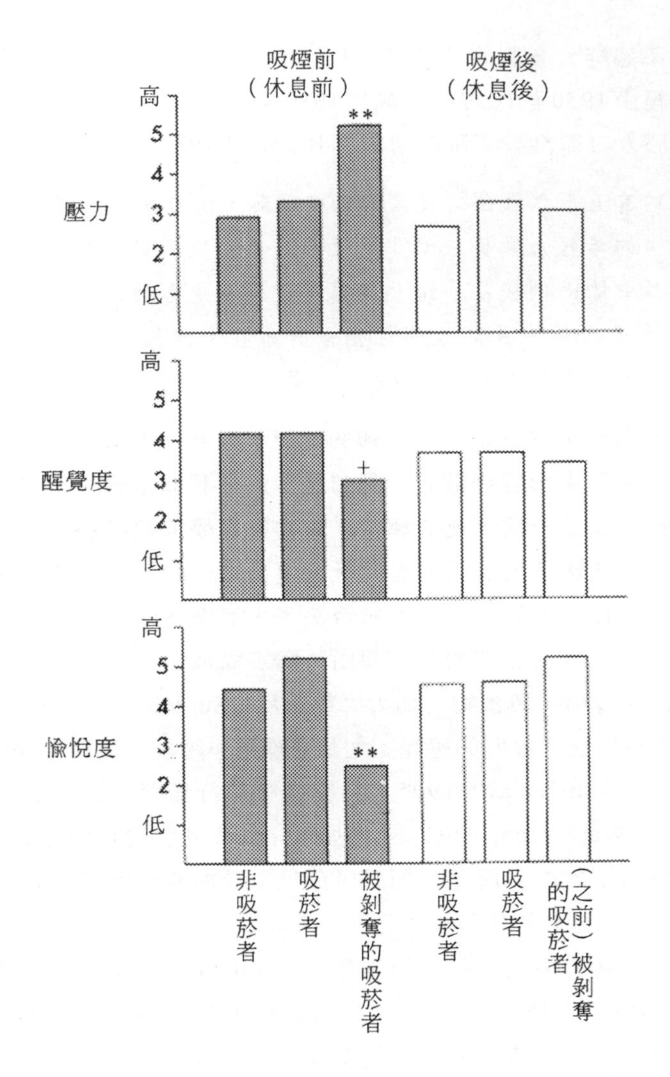

圖 7.1 非吸菸者、未被剝奪的吸菸者與隔夜剝奪吸菸者，在吸菸／休息前後之自我評等之壓力、醒覺度與愉悅度（UEL簡易情緒評分表）

註解： $^{+}P<0.10$

$*P<0.05$ 度納特試驗，比較非吸菸者與吸菸者

$**P\ll 0.01$

資料來源；After Parrot and Garnham（submitted）

在兩支煙中間的重複性易怒經歷，也有助於解釋爲何癮君子有著超乎一般人的日常壓力（Jones and Parrott, 1997）。因而有縱向研究發現，當癮君子戒煙成功後，會報告平日壓力有減低的現象（Cohen and Lichtenstein, 1990；Parrott, 1995b）。因此，尼古丁是個麻煩的成癮性藥物，癮君子需要尼古丁以維持「正常」的心理狀況。

菸草煙霧不僅含有尼古丁，同時還有焦油與一氧化碳。Russell（1989）聲明：「大衆爲了尼古丁而吸菸，但卻死於焦油、一氧化碳和其他成份」。焦油由一群有機化學物質混合而成，燃燒時形成菸草煙的迷濛薄霧。尼古丁就是藉著這些焦油小滴運送至肺臟，因此，香煙的焦油含量與其運送尼古丁的能力有高度的相關性。當焦油的含量減少時，運送至肺臟的尼古丁量就變少了。因此，若吸菸者換了低焦油量的香煙，他們會傾向多吸幾支煙，並且呼吸得比往常吸菸時更深更頻繁。這種代償行爲隱含的意思是，改換另一種低焦油量品牌的香煙對健康一點好處也沒有，相反地，只會造成更多的香煙買賣。

當煙霧呼出後，大部分的焦油粘附在肺臟，成爲棕色的殘餘物。就是這樣的焦油導致唇、口、舌、喉與肺部的癌症。Manganand 與 Golding（1984，第 18 頁）聲稱：「焦油顯然就是致癌物…焦油中的許多成份都是癌症誘導物或加速癌症形成的物質」。香煙的抽取量與肺癌之間有著直接且緊密的關係。Doll 與 Peto 發現，每天抽十五到廿四支煙的癮君子罹患肺癌的機率是非吸菸者的十倍，而一天抽超過廿五支煙的人，肺癌發生率是一般人的廿二倍（Doll and Peto, 1976）。肺癌需要長時間才會形成，但是在初吸菸者身上也發現到其他的肺部病變。因此，肺臟功能打從吸菸起就開始變差，而且會隨著持續吸菸而繼續惡化（Royal College of Physicians, 1983）。然而，病理上的惡化情況卻可以因爲戒煙而停止。也有報告指出，慣常吸菸者的呼吸短促，但此情形也同樣可因爲停止吸菸而回復。慢性鬱積性肺病也是因爲吸菸而引起；症狀爲呼吸到道變窄、肺組織被破壞，同時出現呼吸困難。吸菸者也比一般人更容易罹患氣管炎與其他肺部感染（表 7.1）。抽煙斗與雪茄的人通常將煙留在上呼吸道，因此，比較容易引發口腔與唇部的癌症，而非肺癌。咀嚼菸草者則傾向罹患牙齦或下顎的癌症，因爲菸草渣容易卡在這些部位，使得亞硝胺與其他焦油殘餘物逐漸堆積。

菸草的煙霧中約有4%爲一氧化碳（CO）（與汽車廢氣組成相仿）。一氧化碳會與血液中的紅血球結合，成爲一氧化碳血紅素，因此，抽煙當天就會有15%的紅血球攜帶CO；這使得吸菸者紅血球的攜氧力降低，損害周邊循環。癮君子的下肢容易發生小動脈粥狀硬化，使腿部疼痛、組織壞死、形成壞疽。罹患周邊小動脈疾病的病患中有超過90%爲中度或重度煙癮者。再者，當病患需要接受動脈導管手術時，持續吸菸者的成功率卻低得可憐，終將面臨截肢的命運（表7.1）。英國每年約有五百人因爲這個原因被迫截肢。接著動脈粥狀硬化之後而來的，可能就是出血，所以吸菸者比較容易罹患腦血管中風。流到陰莖的血液也減少了，所以吸菸男子的性無能比例會增加。而吸菸女性若在懷孕期間抽煙，會發生許多問題：出現較高比率的主動性流產、胎盤比較大且不正常、胎兒體重比一般輕約200克。這些有關胎兒發育的傷害全是因爲由胎盤來的血液含氧量降低的緣故（Royal College of Physicians, 1983）。但是，因吸菸引起最嚴重的問題是在心臟。Auerbach等人指出，供應心臟的小動脈血管壁「嚴重增厚」的發生率爲：非吸菸者0%；中度煙癮者48%；重度煙癮者91%。這會導致多種心臟疾病的發生（Auerbach et al., 1976）。Doll與Peto調查了英國醫師罹患心臟病的機率。四十五歲以下的非吸菸者，有7/100,000患有心臟病；而每天抽一到十四支煙的吸菸者，就增加爲41/100,000，若是每天抽煙超過25支的癮君子，此機率爲104/100,000，發生率爲15：1。在其他年齡層也顯示同樣的情況（Doll and Peto, 1976）。總歸來說，心臟病比肺癌更容易造成吸菸者的死亡，同時再強調一次，停止吸菸就可以立時地降低心臟疾病的發生率。

非吸菸者會在充滿煙霧的空氣呼吸到二手煙。在一般大小的房間內吸菸會使得屋內的一氧化碳濃度增加三倍，而在狹小的空間內吸菸，如

表 7.1 煙草成份：尼古丁、焦油與一氧化碳對生理及心理的影響

尼古丁
若習慣吸菸的人禁戒尼古丁，會出現壓力、緊張、憤怒、易怒與警戒度降低的現象。再度吸菸可恢復正常的心理性功能。對尼古丁成癮的吸菸者比非吸菸者每天更易怒、壓力更大。這也解釋了爲何習慣性吸菸者在戒煙後心情會比較好。尼古丁對健康的影響很小，但卻會增加心跳速率。
焦油
煙草煙霧中的焦油會引起多種癌症：
⊙ 抽香煙者的口腔、咽喉與肺癌
⊙ 抽煙斗／雪茄者的唇、牙齦與喉癌
⊙ 咀嚼煙草者的牙齦與下顎癌症。
在吸菸一開始，肺容積就逐漸地退化。
支氣管炎與慢性鬱積性肺病罹患率升高。
時常感冒、咳嗽，也不容易康復。
一氧化碳
紅血球攜氧量降低。
周邊血液循環不良，造成組織壞死壞疽，最後可能必須截肢。
供應心臟的血流量減少，造成心臟疾病，包括心臟病。
動脈血管腔變窄，造成致命性的出血，或腦血管中風。
胎兒血液供應量不足，造成胎兒發育不全，增加死產或低體重初生兒。

車內或潛艇內，CO 濃度會增加爲三十倍。致癌的焦油會進入任何呼吸到煙霧的人的肺裡，同時他們的尿中也可以測到尼古丁。若一位非吸菸者呼吸八小時的煙霧氣體，就相當於抽了一或兩支香煙的量。這解釋了爲什麼與吸菸者一起工作的非吸菸者，或是與吸菸父母同住的兒童，經常也是抽煙相關疾病的受害者。Hirayama 發現，若丈夫吸菸的話，不吸菸妻子罹患肺癌的機率是丈夫不吸菸妻子的兩倍（Hirayama, 1981）。美國國家衛生研究院（NIH）對二手煙的健康影響作了回顧研究（1993）。他們以美國國內研究所得到的結論預測，英國該年罹病或因

病的死亡人數：約有1000名成年的非吸菸者死於肺癌；約50,000到100,000名小於18個月的兒童罹患肺炎與支氣管炎，同時氣喘的發作也逐漸增加，主要都是因爲他們的父母吸菸。二手煙也會稍微降低肺功能，增加呼吸道疾病的發生率（Royal College of Physicians, 1983）。新生兒猝死徵候群（嬰兒床死亡）也與吸菸有關：「世界衛生組織估計美國每年有超過700名嬰兒因爲母親吸菸而死亡」（NIH, 1993，第17頁）。因此，一般都建議父母絕對不要在他們的寶寶身邊抽煙。

有煙癮的人通常是在十一到十五歲時開始抽第一支煙，而在十三歲以前開始抽煙，就可以準確地預測其成年後的煙癮（Fergusson et al., 1995）。同儕影響力極爲重要，年少的以年紀稍長的爲榜樣，模倣其吸菸、使用禁藥等行爲（Newcombe and Bentler, 1989）。然而，這些社會因子可經由許多不同的途徑運作。同儕壓力（鼓勵順應團體）和同儕選擇（選擇心智相仿的友誼團體）對非吸菸者決定開始抽煙具有同樣重要的影響。其他使青少年吸菸人口增加的因素包括：父母吸菸、低社經階層、低自我形象與香煙廣告（製造抽煙的正面形象）。而降低吸菸量的因素則有：較高的菸草稅、法律禁止某年齡以下的人購買、以及學校的反煙計畫（USA department of Health, 1994）。但是，這些教育計畫必須完善地組織，以學生爲中心並使之養成規律的習慣，因爲這些保護作用會隨時間漸漸減弱。該計畫的主要目的爲避免青少年體驗菸草的滋味，因爲少年人若在16歲以前都與香煙絕緣的話，就比較不可能變爲成年吸菸者（USA department of Health, 1994）。

大部分的成年吸菸者都聲稱他們希望自己從未開始抽煙，並且希望能戒除。確實有許多人戒煙，但是很快地就重蹈覆轍，通常需要三或四次的「停止」吸菸後，才能眞正成功地戒煙。這時就出現了如何定義「戒煙」。大多數的科學試驗都由以下敘述作爲標準：追蹤六到十二個月，在此期間內完全沒有吸菸；並且經由生化檢驗確定禁戒煙行爲確實存在。Viswesvaran與Schimdt共變分析檢驗了633份戒煙研究報告，共有超過70,000名研究對象。他們檢驗許多種不同的戒煙計畫：健康教育、放鬆訓練、社會技巧訓練、催眠、針灸療法、尼古丁替代法、厭惡吸菸法、小幅度介入與其他許多合併療法。從633份報告中得到控制組的年成功率爲6%。由醫師建議而戒煙成功的比例較高，7%。基本的諮商加上影響健康的資訊，使戒煙成功率達到約17%。但是，最成功的戒煙來自綜合套裝療程，每年的戒煙成功率可達到35%。一般外科雜誌在1988年簡單地作了以下結論：整合藥理與心理的計畫是最有效的。比如說，尼古丁嚼錠可減緩戒斷症候群，伴隨社會技巧訓練以建立調適技巧，可使得年成功達到30-40%（Viswesvaran and Schimdt, 1992）以。

有三種尼古丁替代商品：尼古丁口嚼錠、皮膚貼片與尼古丁吸劑。West（1992）強調，在戒煙專科診所「尼古丁口嚼錠可使成功率由15%加倍變爲30%。」但是，若在較不密集的計畫中使用口嚼錠，則成功率可能會跌至10%，與使用安慰口嚼錠的成功率相差不多（Jorenvy et al., 1995）。該結果強調，療程中必需教育每一位吸菸者有關尼古丁替代品的知識，並且訓練他們適當地使用口嚼錠。這樣的話，一般非專科健康中心就可以達到高戒煙成功率（Parrott and Craig, 1995）。皮膚貼片爲市場上的第二選擇。因其使用方便，只要每天更換新的尼古丁貼片即可。不像口嚼錠，皮膚貼片更適合那些滿口蛀牙的人。有一項漸進式戒斷的戒煙計畫，計畫一開始就是使用大量的貼片，接下來的二到三個月漸漸以小量的貼片取代。皮膚尼古丁貼片與安慰劑組相比，可使戒煙成功率加倍（Stapleton et al., 1995；同時請參見圖7.2）。但口嚼錠與貼片都有個無法克服的缺陷，就是它們無法提供呑雲吐霧時吸入的大量尼古丁。而尼古丁吸劑就是爲了該目的而設計，吸劑可立即提供由鼻道進入的尼古丁。同樣的，它可以增加戒煙成功率，但是卻會產生如咽喉刺激等副作用，同時我們也擔憂其濫用的可能性（Schneider et al., 1996）。

另一項重要因素爲，吸菸者對戒煙的專心度。Prochaska等人提出行爲轉變的五個階段（參見第一章）：前沈思期、沈思期、準備期、動作期和維持期。處於前沈思期的人毫無戒煙的計畫，其中大多數爲慣於吸菸者，而且強烈反對戒煙。大部分的吸菸者都處於沈思階段。他們承認抽煙是不健康的行爲，並希望他們從未染上煙癮，也希望能戒掉。但他們將戒煙視爲極困難的事，因此暫時還不想戒！處於準備期的吸菸者則會逐漸減少他們每天的吸菸量，告訴他們的同事他想戒煙，計畫了適當的日子開始戒煙。處於動作期的那些人，最近已經戒除吸菸，但是可能飽受禁戒或戒斷徵候之苦。最後，那些禁戒了幾個月以上的人，則進入維持階段；他們對於自己成功地戒煙感到自信，但是，仍然有再度上癮的危險。約有15%的吸菸者，在戒煙兩年後再度吸菸（Parrott, 1996；Prochaska et al., 1992）。Farkas 等人以尼古丁成癮（譬如吸菸量增加）的藥理學面向探究轉換模式各階段的預測準確度（Farkas et al., 1996）。儘管由成癮性的度量結果指出，該理論能準確地預測戒煙行爲，但轉換模式各階段在經過實用性的考驗後，則確立了同時考量心理學與藥理學

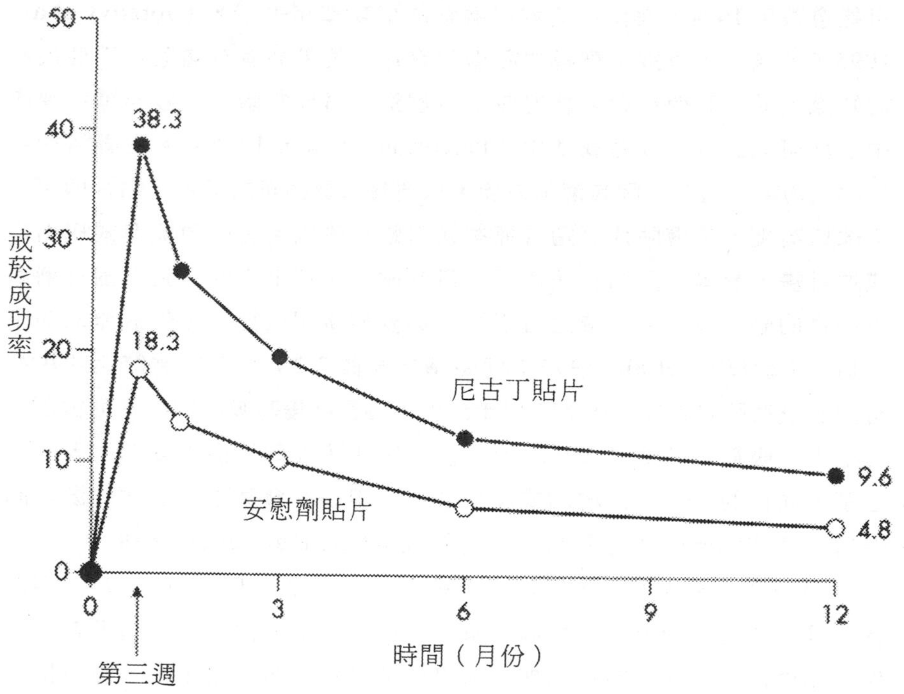

圖7.2　尼古丁皮膚貼片與安慰劑貼片之戒菸成功率

資料來源：Stapleton et al.(1995)

因子的重要性。

吸菸草者的社會文化特徵最近也正在微妙地轉變（Hughes, 1996；Waburton et al., 1991）。吸菸從前被視爲正當的成年行爲。青春期開始吸菸是一種慣例的過渡時期行爲，因爲吸菸是一種成熟的象徵。因之，在第二次世界大戰結束時，西方國家約有70%的成年男子吸菸。但是現在，吸菸對健康有害已經成爲一般常識，只有青少年會渴望吸菸。全英國約有半數曾經吸過煙的成年人已經設法戒除了，另外一半多爲貧窮或低教育程度者：「不僅因爲貧窮與低教育程度者開始吸菸的比例持續高漲，也因爲這些族群戒煙率較低」(Hughes, 1996，第1798頁)。現在，一般人通常將吸菸視爲一種藥物成癮行爲（Surgeon General, 1988）。使用菸草已經漸漸與其他精神興奮性藥物聯想在一起，不論是合法（酒、咖啡），或是非法的（大麻與海洛因）(Hughes, 1996）。吸菸者都比非吸菸者容易出現較高的神經官能分數，每天的情緒也比較差（如壓力較大、憤怒)(Jones and Parrott, 1997；Parrott, 1995b；Warburton, 1992；Warburton et al., 1991）。同時，吸菸與精神疾病之間也有關連（Glassman, 1993）。精神分裂患者與憂鬱症病患的吸菸率非常高，而且多半煙癮都很大。目前我們仍然不清楚他們是否以尼古丁作爲自我醫療（比如說，反轉抗精神病或抗憂鬱症藥物之鎮靜作用），或是他們比較容易且／或嚴重地對尼古丁上癮(Glassman, 1993；Parrott and Grimwood, 1996）。

酒精

許多文明都發現了酒精的樂趣與痛苦，因爲滯留在空氣中的任何一種含糖液體，都可能會在幾天內被空氣中的酵母菌發酵變成酒。目前已知最早的法律就規範了巴比倫的小酒館，並在大多數社交場合限制酒精的攝取。這些都是因爲人們體會了小量酒精所帶來的愉悅感，但若恣意飲用就會有不良後果的緣故。酒精是一種中樞神經抑制劑。低劑量飲用會讓人感到放鬆、多話，同時會輕微地降低靈活性與警覺性。若繼續飲用，則會導致更嚴重地影響自主性（subjective effect），以及更嚴重的行爲失常。因此，車輛意外事故的增加與酒精飲用量之間，呈現指數型的劑量相關性。血液酒精濃度（BAC）若高於 80 mg/100ml，則車輛意外事故發生率便會加倍；若 BAC 達到 150 mg/100ml，則意外發生率會高出十倍，而 200 mg/100ml 的 BAC 則使意外的發生率增加爲廿倍（Royal College of Psychiatrists, 1986）。大量飲酒會造成酒醉，技能行爲嚴重退化，同時說話含糊不清。而後可能伴隨有沈睡或昏迷，呼吸淺而緩慢，嘔吐反射消失。飲酒造成的意外死亡中，最常見的就是吸入嘔吐物。

有多種因素調節著酒精所造成的影響：性別、體種、體脂肪比例、飲酒速度與時間。因此，飲用同量的酒精，在比較瘦，但體脂肪量較高的人會有較高的BAC（這解釋了性別差異）；當空腹、快速飲酒，或午餐時間也會出現同樣的情形（Lowe, 1984）。另外兩個調節因子爲急性與慢性抗酒性。急性抗酒性就是，飲酒後短時間內自主性影響降低。飲酒者一旦開始喝酒就適應，因此，在短期內，飲酒者比較感覺不到酒力的影響（Lowe, 1984）。急性抗酒性解釋了爲何酒精會干擾判斷，因爲飲酒者通常會低估他／她自己的酒力。定期飲酒者會表現出慢性抗酒性，在他們飲用了平時的量之後，仍然覺得一切正常，於是會想要大肆狂飲一番，以換得酒醉的感受（Ashton, 1987）。慢性抗酒性對「酒精依賴性」提供了一個神經化學性的解釋。飲酒者逐漸增加他／她的每日飲用量，以求酩酊大醉，但若沒有了酒，戒斷症狀就會使人更加難受。禁戒酒的症狀包括睡眠中斷、易怒、噁心、焦躁、震顫性譫妄、渴望酒精、幻覺，與顛癇性抽搐（可能有致命性）。

酒精會將所有類型的行爲去抑制化（disinhibition），因此飲酒者在社交場合會比較有自信。Leifman 等人發現，中度飲酒者（每週約三到十二單位）在許多社會孤立測驗中分數最低。相反的，完全與酒絕緣（每週零單位），或是重度飲酒者（每週超過三十單位）之社會孤立分數最高（比如說，從未有過親密對話的經驗、沒有或只有一個朋友、覺得沒有安全感等等。）（Leifman et al., 1995）。因此，適度飲酒便與社會融合的各層面有關。不過，酒精引起的去抑制化也會有負面作用，因爲社會功能建立於個人行爲的抑制（壓抑原始的自私慾望）。因爲這些限制被去除的緣故，飲酒者會造成相當程度的社會破壞：口角、肢體衝突、財產損失、強暴與謀殺。英國皇家精神學院（1986）聲明：「一個人越是關心婦女的偷竊行爲、侵佔盜用的會計、在口角中持刀砍殺妻子的丈夫，他就越能看出一個基本的因素…缺乏控制衝動的能力…，這種能力的缺乏對個人的利益與滿足全無幫助。」家庭或商店火災、溺水死亡、交通意外等，也全都是酒精影響下常發生的事件。酒醉也可能造成一些重大的災害。金錢損失最慘重的要算是艾克森石油公司的 Valdiz 災變，一艘超大型油輪的船員喝醉酒，撞上了阿拉斯加海岸，使得原油傾倒入了海中，造成約八兆美金的環境污染損失。

酒精對健康的影響有正面的，也有負面的。對適度飲酒飲酒者而言，酒精可以降低罹患冠狀心臟疾病（CHD）的風險（British Medical Association, 1995；Skog, 1996）。這種保護心臟作用是經由以下的生化機制而來：酒精可改變脂質代謝而減少粥狀斑的形成；降低血小板集結力，而降低血栓形成；並藉由增加纖維溶解活性，而移除新形成的血栓（Bondy, 1996；Skog, 1996）。但是，保護心臟的效用只發生在那些一兩天才喝杯小酒的人身上。在其他方面，酒精對健康是有害的：「酒精對身體各器官都有毒性，不論是肝臟、心臟、胰臟或神經系統」（Bondy, 1996，第 1665 頁；Edwards et al., 1994）。定期飲酒將導致進行性肝疾。雖然脂肪肝一般並沒有臨床症狀，但卻是肝臟出現早期病變的指標。脂肪肝出現之後就會形成肝炎，或酒精性肝炎，此時可能會出現黃疸或腹痛的症狀。若繼續飲酒，通常會轉爲肝硬化，而當肝臟開始縮小時，就會出現結痂組織小而圓的硬塊。此時，肝功能就會嚴重受損，最後將導致死亡。這種進行性的肝功能衰退可以因爲停止飲酒而中止。肝硬化的國別發生率幾乎與國民飲酒量呈現完美的相關。因爲肝硬化發生率最高的國家，也有最高的酒精消耗量（比如說法國），同時，肝硬化發生率也隨者飲酒量增加而上升（如英國）。

肝癌、喉、咽、口腔癌，以及女性乳癌的發生率與酒精飲用量之間，呈現劑量相關的趨勢。胃與腸道則會因拚酒（快速飲用大量酒精），或者適量但定期飲酒而受損。腸黏膜可能會發炎，腸壁可能受傷，而加速潰瘍發生。胰臟的傷害可能造成致命的胰臟炎。定期飲酒通常伴隨三餐不定時與營養不良，引起全身性衰弱，並且特別容易染上疾病。最嚴重的情形可能是維生素B1（thiamine）缺乏，引起柯式徵候群（Korsakoff's Psychosis），導致腦部出現不可回復的損傷，使意識混亂、記憶喪失。腦部功能失常也可能發生在重度飲酒者身上，他們會毫無症狀地漸漸喪失智力。因此，Leonard（1989）將酒精形容爲一種神經毒。孕婦若酗酒，則可能造成「胎兒酒精徵候群」（foetal alcohol syndrome），使胎兒發育不良，特別是中樞神經系統（Ashton, 1987）。

因爲許多社會文化將適度飲酒視爲「正常」的行爲，使許多飲酒者逐漸地增加飲用量而不自知，後果卻不可收拾(Leifman, 1995)。因之，有9%的美國成年人固定參加酗酒者匿名會（Alcoholics Anonymous meeting）。針對酒癮與酗酒問題，有兩種理論模式可以解釋：醫學模式與社會學習論。醫學模式將酒癮視爲個人在經過多年的慢性抗酒性影響後，無法控制自己對酒精的需要（詳情見上述）。的確，許多報告都描述了酒精對酗酒者腦內化學物質的影響，有些影響甚至會持續至戒酒多年後仍然存在（Ashton, 1987，第176-188頁）。因此，醫學模式理論主張完全地戒禁酒。戒酒初期爲去毒或「脫去酒精」，跟著以團體療法支持繼續戒酒；以曾經同爲酗酒者作爲治療輔助，分享個人經驗。一旦成爲穩定的非飲酒者，就由進一步的定期會談繼續此療程。酗酒者匿名會所採用的自助法，爲許多其他成癮行爲提供了明確的模範。社會學習論的模式則將過量飲酒視爲問題，而非飲酒本身。該理論支持「節制飲酒」（controlled drinking），而飲酒者重新學習如何理智地喝酒，而不至完全失控（Heather and Robertson, 1981）。一般認爲，喝酒喝得兇的與眞正所謂的酗酒者才需要完全戒禁酒類，而那些喝得兇卻尚未達到酗酒階段的人，則適用於節制飲酒。

總而言之，健康與酒精攝取量的關係呈現倒J型曲線。飲酒無節制者的健康狀況遠比微量飲酒者（健康狀況最好的）要差；但飲酒量增加對健康損害的程度卻呈現劑量相關性（Marks, 1995）。這不禁令人質疑英國政府提倡「安全」飲酒的立論根據—建議男性每週飲酒量爲21-28單位，而女性則每週14-21單位。因爲目前沒有任何明確的科學證據能回答這個問題。許多健康團體都強調，越常飲酒對健康的傷害越大（British Medical Association, 1995；Edwards et al., 1994）。但是由酒品工業贊助的波特集團仍極力遊說國會將上述建議的限制提高（Casswell, 1996）。的確，世界各國的酒工業已經對科學界與政府的酒類政策產生莫大的影響；而英國政府與酒工業站在同一邊，完全不理會醫學專家的建議，著實令我們沮喪萬分。

咖啡因

「咖啡因是全世界使用最廣的行爲興奮性藥物」（Griffith and Woodson, 1988，第437頁）。咖啡因存在於茶、咖啡、巧克力、可樂飲料與許多未經核准的成藥當中。約有80%-90%的成人以一或二種形式攝取咖啡因。固定使用咖啡的人，在攝取含咖啡因飲料後，會覺得神清氣爽，但若將他們的飲料換爲一般無咖啡因的產品，就會使他們昏昏欲睡。若給予中等劑量的咖啡因，反而會使平時飲用低量咖啡因者變得焦慮不安。咖啡因對行爲的影響十分微小，也十分微妙；而精密的實驗工作發現，尼古丁能改善咖啡因引起的失眠症狀（Bruce and Lader, 1986）。

談到咖啡因對健康的影響，可分爲三方面來討論：干擾睡眠、增加焦慮與加速心臟疾病。處於低噪音，容易入睡的環境下，咖啡因會延長入睡時間，並縮短睡眠週期（McKim, 1991）。攝取高劑量的咖啡因（每天700-1000mg）會導致高度神經緊張與顫抖，不過，「咖啡鹼中毒」（caffeiniesm）可以減少咖啡因的攝取來治療（Bruce and Lader, 1986）。有些精神科門診病患就是因爲攝取了茶與咖啡中大量的咖啡因所致。這種經常性的飲用咖啡，補償了他們服用抗憂鬱或抗精神病藥物的抗膽鹼副作用（比如說口腔乾燥）。當醫院將一般咖啡的供應換爲無咖啡因咖啡時，病患的行爲就出現改善（De Freitas and Schwartz, 1979）。第三部份則是有關心血管的問題。經過許多大規模的調查研究後，目前已無法確定早期研究的結論：咖啡因會增加罹患心臟病的危險。早期的研究結果可能來自於未控制的變因，比如說膽固醇攝取量的不同、吸菸、社會階級，或是血壓等因素。當我們控制了這些變因之後，先前咖啡因與冠狀心臟疾病間的關連性就明顯地消失了（Roberston and Curatolo, 1984）。偶而也出現咖啡因與其他疾病相關的報告，但同樣地，這些結果並未具有重複性。因此，Bergman與Dews（1987，第199頁）就作了以下結論：「一直以來，有許多盤根錯節的猜測性的副作用，現在已經證明是錯誤的。…有許許多多的證據顯示，一般的飲用量對正常人無害。」

大麻

大麻是最常見的非法精神興奮用藥。古中國與古印度都有使用大麻的記錄，而在維多利亞時期，大麻還屬於醫療藥品。自本世紀中葉起，英國政府開始痛擊大麻，一直到今天（Adams and Martin, 1996；Mckim, 1991）。儘管如此，大麻仍廣受歡迎，美國NIH的調查就發現，約有五千萬的美國人曾抽過大麻煙，但卻有四千九百九十九萬九千九百九十九人承認他們將煙眞正吸進去！大麻可以吸取其煙、可以混入蛋糕或雞蛋捲的材料、或是混入液體中飲用（如印度大麻）。其中主要的活性成份爲δ-9-四氫大麻醇（delta-9-tetrahydrocannabinol，THC），吸大麻煙是攝取THC最有效的方式。它引發的情緒效應通常是愉悅的，低劑量能使心情放鬆，感到滿足；高劑量則導致感知度增高與安樂感。不過，有時候也會使人出現負面情緒：如焦慮、不安或偏執狂等症狀。這些通常發生在初次使用者，或高劑量慣用者身上（Adams and Martin，1996）。THC會造成多種技能的傷害，包括記憶與訊息處理的過程都會受到波及。汽車駕駛很快就能察覺到他們駕控汽車的能力受損，於是會開得比較小心、比較慢（Hansteen et al., 1976）。

大麻對行爲的影響則與個人身處的文化習慣和社會期望有關。在西方國家，大麻通常作爲鬆弛劑，在其他社會則通常用作勞動輔助品。1898年，印度大麻委員會（Indian Hemp Commission）認爲，印度大陸的農夫與勞工並未因使用大麻而降低工作效率。Comitas（1976）以牙買加砍甘蔗的工人爲研究對象，結論也相當類似。有一組工人使用大麻（ganja），另一組則無。但是兩組工人的總工作量卻十分接近。其間的主要差異在於每天的工作模式。大麻使用者通常以吸取大麻煙，聚衆一起享受快感開始他們的一天，然後就長時間且賣力地砍甘蔗，同時保持愉快的心情。

大麻煙內含有與菸草類似的有害物質，就是焦油與一氧化碳；一支新鮮的大麻煙含有約廿支香煙的焦油量。定期吸取大麻煙可能會引起類似菸草造成的呼吸與循環或心臟疾病等問題。不過，大麻使用者的肺癌、心臟病與其他慢性疾病的發生率還不清楚，因爲尙未進行適當的流行病學研究。然而，最近澳洲政府出版的一份回顧性研究指出，呼吸系統疾病「可能」與大麻有關（Hall et al., 1996）。吸大麻煙確實能在短時間內加速氣喘的發作，然後可能轉變爲「爛喉嚨」（慢性喉頭炎），並且由於心血管輸出的增加，加速惡化了原本就存在的心臟疾病。吸大麻的人通常會因爲眼結膜血管擴張而兩眼充血，不過，這看起來並不至於會造成慢性的視力問題（Adams and Martin, 1996）。但是，精神崩潰的機率卻增加，特別是那些有精神病家族史的大麻慣用者（Hall et al., 1996）。

大麻也有一些治療用途。THC可以降低眼內壓，因此可用於緩解青光眼的症狀。1970年就有一位美國青年因爲種植大麻而被起訴，但卻因爲罹患青光眼而打贏了官司（McKim, 1991）。大麻還可以減輕疼痛與噁心，因此作爲化療病患之抗吐劑特別有效。它也可以減輕多發性硬化的症狀。有幾家藥廠發展出合成大麻類醇，可經由醫師處方取得（Adams and Martin, 1996）。但是，那些需要天然大麻的人，就得進行非法行爲了。在英國，每年有42,000筆違禁藥物記錄，其中有40,000筆是因爲持有大麻。過程中的警力消耗、法律訴訟程序、保釋與服刑所造成的金錢損失更是不計其數。然而我們仍不清楚大麻對社會的貢獻，因爲它也極少引起眞正的麻煩。

快樂丸（MDMA）

快樂丸，或稱爲MDMA（3,4-methylenedioxymethampheta-mine），是一種合成的安非他命衍生物。Peroutka在1990年就估計，全世界大概已經消耗了幾百萬顆快樂丸。自那時起，此藥物的侵害性就越發厲害，以致於在1990年代中葉，英國每週就要消耗五十萬顆快樂丸藥片（Saunders, 1995）。MDMA引起的典型情緒效應包括：警覺、高亢、快樂與心情平和（Davison and Parrott, 1997）。澳洲的用藥者則簡單地說明了「快樂丸最常引起的效應可歸類於正面情緒與親密感，跟著會使人有活力與洞察力」（Solowij et al., 1992，第1166頁）。停止使用MDMA後，就會有憂鬱、食慾不振、喜怒無常與失眠。這種心智與物理性的消耗是由於神經傳導物質－血清張力素（5－羥色胺）的儲存耗盡（Solowij et al., 1992）。MDMA有時也可能會引起不愉快或害怕的感受，接著伴隨有思考錯亂、焦躁、覺得失去控制力或出現偏執狂的情形（Davison and Parrott, 1997）。

MDMA具有強烈的擬交感作用，會引起心跳加速、瞳孔放大，使體溫升高、流汗並發生脫水現象。在炎熱且擁擠的夜總會，或情緒高張（狂熱）時，就有可能發生體溫過高的現象。也因此，MDMA曾造成多起中暑死亡的病例。多家夜總會現在都提供警告傳單，敘述使用過量的危險，並為狂熱者準備了「冷靜休息區」。而另一完全相反的生理現象是低血鈉症，起因於攝取過量的水分，造成體液過度稀釋的情形。像是個人因體溫升高引起過度代償，進而飲用過量的液體，這種情形若不妥善處理就可能致命（Maxwell et al., 1994）。現在都建議使用 MDMA 的熱舞者，維持定量的水分攝取，不要過量。但是，維持這種平衡十分不易，特別是在他／她感覺不舒服的時候，早已經弄不清楚身體是缺水，還是水分過多。

至於定期使用 MDMA 對個人造成的長期影響，也有相關的討論。有些報告體重減輕的結果，這與使用安非他命類之食慾抑制劑的結果相符。長期使用 MDMA 也可能引起多種精神崩潰症，這同樣也是一種長期濫用興奮劑的特徵(Series et al., 1994)。也許最令人擔憂的是MDMA 對血清張力素神經傳導的影響。動物試驗發現，只要服用過幾次 MDMA 就會造成長期的血清張力素剝奪（Ricautre and McCann, 1992）。另外也有報告發現，以使用 MDMA 取樂的人會呈現神經心理失常的症狀。目前，感覺認知試驗法研究有四份報告指出，定期使用 MDMA 的人會發生選擇性的記憶受損（Krystal et al., 1992；Parrott et al.，未發表；同時參見 Parrott, 1997 之摘要）。動物實驗則顯示，海馬體與額葉皮質對 MDMA 的傷害性作用特別敏感，所以可能是因為這些腦區神經退化的結果使人類的記憶受損。

討論主題

許多神經興奮性藥物都兼具正面與負面的效用。正面的作用讓人們有理由使用這些藥物，而副作用則提出了拒絕使用這些藥品的原因。請列出本章所提及之藥物的正面與負面作用，總結一下這些藥物對心理與健康的影響。現在回顧這五種藥物。

何種藥物的正面與負面作用比值最高？

何種藥物的正面與負面作用比值最低？

現在，有關某些問題的答案是否出現了決定性的資料？若是，請著手計畫可回答這些問題的研究實驗。

重點提示

⊙ 全世界的菸草消耗量正逐漸增加，但是，因菸草引起的致死疾病也是最可以預防的。在英國，吸菸每年約造成130,000人死亡。

⊙ 菸草煙霧中的一氧化碳使血液的攜氧能力降低，並且會引起心臟疾病、肢端壞疽、性無能與死胎。菸草煙霧中的焦油則會導致口腔、唇、咽喉與肺部的癌症。一旦停止吸菸就可以立刻獲得健康，並且延長生命期望值。

⊙ 尼古丁癮造成一天之內的情緒重複地上下波動，因之，慣常吸菸者通常比非吸菸者感受到更大的壓力。尼古丁或吸菸能「鬆弛神經」的假說，只不過是因為尼古丁能解除禁戒煙引起的易怒情緒。也因此，吸菸者的情緒會在戒煙後逐漸改善。

⊙ 酒精與與健康的關係呈倒J型，只有輕微飲酒者的健康狀況最好。滴酒不沾與適度飲酒者的健康比較差，而重度飲酒者的健康狀況最差。

⊙ 咖啡因是使用最廣的精神興奮性藥物，約有80-90%的英國成人攝取各種食物形態的咖啡因。咖啡因可以輕微地增加警覺度，但也會影響睡眠並惡化神經緊張的情形。不過，似乎它對健康的負面影響並不多。

⊙ 吸大麻煙會導致與抽煙類似的呼吸道或心臟血管疾病。然而卻因尚未進行適當的流行病學研究，所以我們還不清楚這些疾病的發生率。大麻的主要成份，四氫大麻醇，具有多種療效：減輕青光眼的不適與多發性硬化的疼痛，或緩解癌症病患化療的副作用。

⊙ MDMA，俗稱「快樂丸」，是使用最廣的娛樂性藥物。其提升情緒的效果强大，但是也具有幾項潛在的致命性副作用（如體溫升高、低血鈉症）。它也可能引起血清張力素系統的退化，進而導致長期的記憶或認知受損。

延伸閱讀

1. Adams, I.B. and Martin, B.R.(1996)Cannabis: Pharmacology and Toxicology in Animals and Humans. *Addiction*,91,1585-1614.一篇有關大麻的回顧性文章，其中包括此藥物之精神興奮特性的最新神經藥理學基礎。

2. British Medical Association(1995)*Alcohol: Guidelines on Sensible Drinking*. London: British Medical Association Publication.一篇回顧酒精的絕佳文章，內容包含酒精對行為與健康的影響。

3. McKim, W.A.(1991)*Drugs and Human Behavior*(2nd edn). New Jersey: Prentice-Hall.本書討論人體之心理藥理學，內容涵蓋了本章提及的每一種藥物，以及許多其他的社交藥品與精神興奮性藥物。

4. Parrott, A.C.(1995a)Stress Modulation over the Day in Cigarette Smokers. Addiction, 90, 237-244.本文回顧最近的一些研究，討論吸菸者的心理變化，以助於解釋尼古丁的成癮性。

5. Saunders, G.(1995)*Ecstasy and the Dance Culture*. London: Neal's Yard Desk-top Publishing.本書概括地介紹MDMA的另類研究結果，其內容有「支持快樂丸」的傾向。

第八章

愛滋病的初級預防

Keith Phillips

引言

人類免疫不全病毒（HIV）破壞免疫系統中的輔助T－細胞（helper T-cell），這些細胞一般用來提供身體應付疾病的能力。感染愛滋病毒會使得個體對幾種伺機性感染原（opportunistic infection）十分敏感，比如卡氏肺囊蟲肺炎（pneumocystis carinii pneumonia）、原蟲與黴菌感染，以及腫瘤（包括一種十分罕見，稱爲卡波西氏肉瘤的皮膚癌與淋巴瘤）。後天免疫不全症（AIDS）的診斷依據就是，沒有其他已知的病原會造成免疫系統功能不全。愛滋病毒可能會引起全身性的症狀，如發燒、疲倦、喉嚨痛、持續性的林巴結腫大，這些都稱爲愛滋相關症狀（ARC）。許多感染了愛滋病毒的人幾年內都沒有症狀，而流行病學的統計結果指出，從感染病毒到發展爲愛滋病的歷程需要約五到八年。一般人也逐漸接受幾個會加速愛滋病程進展的共同因子，如營養不良和壓力（Siegel，1988）。這些共變因子的存在形成不同國家的不同流行模式與危險因子。但是，我們也不可忽略社會與文化影響的重要性（Ford, 1994）。

1981年，愛滋病的首例報告出現於美國的年輕男同性戀族群（CDC, 1981）。自那時起，愛滋病例就廣布世界各國之同性、雙性戀族群、異性戀者、注射型藥物使用者、上班女郎與接受未經過處理血液的族群，如血友病患者。到1992年，全世界約有一百五十萬個愛滋病例，以及一千一百萬名感染愛滋病毒的病例(WHO, 1992)。估計到了本世紀末，就會有三千萬到四千萬名感染愛滋病毒的病例（WHO, 1995）。由於感染愛滋病毒到發展爲愛滋病的過程十分漫長，所以我們目前還不能完全體會愛滋病帶來的死亡威脅。在英國，1996年的愛滋病例數爲13,720；雖然發生率已經進入高原期，但每百萬人的發生率仍高居歐洲國家的第九名（Communicable Disease Reports, 1995）。

雖然我們已經十分清楚有關愛滋病毒與愛滋病的醫學原理（Hersh and Peterson, 1988），但是，愛滋病的盛行率仍在持續成長，而至今仍無愛滋病毒疫苗。1987年首度出現有效的抗愛滋病毒藥物，AZT，並且發現該藥物能提高愛滋病患的生命期望值。最近有報告指出，雞尾酒療法可以比較有效地清除病患血液中的病毒，但是一但停止藥物治療，病毒的數量將在兩週內回到原先的濃度（Perelson et al., 1997）。據估計，每年每人的藥物治療須花費二萬美元，但這還是扣除醫院護理之鉅額開銷後的花費，因此，這種療程不太可能全球性地供給。

在缺乏醫療性解決方案的情況下，對抗愛滋病的基本預防策略就是，減少傳播愛滋病毒的行爲（Phillips, 1988）。然而愛滋病預防研究報告顯示，到現在爲止，該策略的成功率十分有限。若有人從健康心理學的其他領域來檢驗該文獻，是一點也不足爲奇的；健康心理學以改變行爲的方式避免得病，或者，以流行病學的統計觀點來說，降低現在健康狀況良好者的未來得病風險，如同前面討論之吸菸或飲酒的行爲（參見第七章）。

本章將檢視與傳播愛滋病毒有關的行爲，並討論可能說服大衆的介入法，並使大衆採取限制愛滋病毒傳播的行爲，同時評估這些方法的未來。本章的重點放在北美與歐洲各國的研究，我們應該要瞭解的是，愛滋病毒在其他國家的傳播方式會因「區域與當地的歷史、文化與發展狀況」不同，而使性行爲與藥物使用狀況有所差異。

人類免疫不全病毒的行爲性傳播

只是接觸愛滋病毒並不會造成感染。將病毒由感染者身上傳到非感染者的有效途徑有三：交換血液，或性分泌物，或經由胎盤垂直感染。目前並無證據顯示，接觸包括唾液與淚液等其他含有病毒的體分泌液會感染愛滋病毒（CDC, 1985）。倒是感染愛滋病的母親很可能因爲哺餵母乳而將病毒傳染給嬰兒（Ziegler et al., 1985），最近的評估報告認爲此危險性已經降低，因爲一般都建議愛滋病毒血清反應陽性的母親以奶粉哺餵嬰兒（Mork, 1988）。

目前已經將預防愛滋病的重點放在個體間交換血液或性交液體的行爲上。不同國家間的行爲模式都有其特殊性，差異也相當懸殊。因爲傳播類型的不同，全盤地瞭解這些情況對初級預防計畫來說就十分重要（Piot et al., 1988）。某些國家經血液傳播的最大風險可能是因爲手術使用了未經處理的血液產品，或是醫院中使用未消毒完全的注射器械。比如在蘇聯就報告了這樣一個例子，一名愛滋病毒帶原寶寶污染了針筒，就將病毒傳染給七十名兒童與她們的母親（Guardian, 5 June 1989）。雖然在發現愛滋病的早期有許多血友病患因接受未處理的血液抽出物而感染愛滋病毒，但是在西方國家，將不會再出現這種危險。西方國家經由血液傳染愛滋病毒的高危險群是那些靜脈藥物使用者，因爲他們經常共用未消毒，或消毒不完全的注射器械。

使用靜脈注射藥物

靜脈注射藥物使用者（ivdus）似乎是對抗愛滋病的關鍵人物，因爲他們經由本身的藥物習慣使自己暴露於感染愛滋病毒的危險中，另外，他們的性行爲也可能使得他們的性伴侶與未出生的胎兒處於同樣的危險。

一開始在美國男同性戀族群中快速傳播的愛滋病毒，已經因爲幾個同性戀社區降低高危險的性活動而減緩（Winkelstein et al., 1987）。但是，愛滋病毒的感染率卻在靜脈藥注射物使用者中間持續增加，他們的性伴侶與小孩的感染率也同樣地增加。在美國，有17%的愛滋病例來自於異性戀之ivdus。在西歐，問題一樣很大—異性戀ivdus造成之愛滋病例，從1984年底的1%，到1985年底成爲7%，至1986年已經增加爲15%（Conviser and Rutledge, 1989）。

靜脈注射藥物使用者與支持該行爲的次文化團體，爲愛滋病的預防帶來莫大的挑戰（Mulleady, 1987）。最新的政策是呼籲藥物使用合法化，以利於安全使用藥物的公共健康教育。此方案的潛在性衝擊表現於1980年代，格拉斯哥與愛丁堡之血清盛行率的比較研究（Conviser and Rutledge, 1989）。在這兩個蘇格蘭的城市內，藥劑師販賣針筒與針頭給 ivdus 都是合法的，但是愛丁堡的警察實行逮捕攜有注射器械的政策，而格拉斯哥警方就無此政策。兩個城市中都有共用注射器械的情形，但因爲政策的不同，格拉斯哥只有小部份區域團體會共用器械，而在愛丁堡的藥物使用者就經常在所謂的「注射會館」裡（就是賣藥的地方，在那兒有許多買者共用或將器械租給其他人）共用器械。在 1986 年底，格拉斯哥 ivdus 的愛滋病毒感染率約爲 5%，而愛丁堡的感染率則從 1983 年的 3% 升高爲 1984 年的 50%，同時，愛滋病毒仍在該城市中的 ivdus 間盛行（Robertson et al., 1986）。

降低 ivdus 間愛滋病毒傳播感染的一種方法爲，由國家級的單位展開鼓勵安全之藥物注射習慣的政策，比如說，可以從兌換針頭的方案開始。這種方案自 1984 年阿姆斯特丹開始倡導，然後在英國（Stimson and Donaghue, 1996）與其他歐洲國家也開始設立，該方案與藥房交換方案合併實施。政府讓 ivdus 合法地以使用過的針頭與針筒兌換消毒過的。除此之外，他們也讓 ivdus 接觸諮商、初級健康與建議服務機構，使得健康教育訊息有機會傳達出去。其中包括「將傷害減到最低」的訊息，內容包含專爲 ivdus 設計之漸進式行爲改變法，以降低感染愛滋病毒的風險（Landrey and Smith, 1988）：

- ⊙ 不要使用藥物
- ⊙ 如果你一定要用，千萬別採用注射型的
- ⊙ 如果你一定得注射，別與人共用注射器械
- ⊙ 如果你一定要與人共用，在每次注射前要器械消毒。

雖然有人批評該方案簡直就縱容藥物濫用，但卻沒有證據顯示其鼓勵了藥物的使用，況且此方案的確釐清了 ivdus 生活裡增加個人與民衆感染愛滋病毒的眞正危險因子（Mulleady and Sher, 1989）。該策略的基礎在於 Stimson 與 Donaghue 所謂的知識與手段，就是將 ivdus 視爲有能力爲他們自己的健康做合理決定的個體（Stimson and Donaghue, 1996）。雖然美國拒絕採用針筒兌換方案，但是，社區推廣計畫的證據顯示，ivdus 經由社區學習如何以消毒劑消毒注射器械，這暗示 ivdus 可

以降低當地社區感染愛滋病毒的風險(Watters, 1988, 1989)。專爲ivdus而設計的方法牽涉到政策轉換，從嘗試治療ivdus對藥物的依賴性以完全禁戒藥物，轉變爲以ivdus能夠接受的方式教育他們如何安全地使用藥物，以降低他們或其他人感染病毒的風險。但若要成功達成此目的，國家政策必定要能反應於使用藥物的合法化，以利健康教育計畫的進行。

英國經驗證實了愛滋病毒之公共健康活動可能會有效。研究顯示，對抗共用針筒的活動已經成功地使共用率降低至少20%，並使得共用針筒的行爲變得較爲侷限，也比較容易辨識（Mulleady et al., 1990；Stimson, 1995）。大多數國家（比如荷蘭、英國與澳大利亞）都因爲採用兌換方案或相似的介入法，而使愛滋病毒在ivdus間的傳染情形趨於穩定，其效果有別於那些未實施這些方案的國家（如泰國與巴西）。但這也並不代表此方案就是完全有效的介入法。舉例來說，有些ivdus仍與健康服務機構保持距離，也從未接觸過改善健康的訊息；在英國，這些人存在於少數民族與婦女的藥物使用者當中（Abdulrahin et al., 1996）。還有，ivdus可能只理解部份的健康教育訊息。就像最近Power等人（1994）的研究就發現，儘管某些ivdus已經不再共用針頭與針筒，但他們卻仍共用其他的注射用具，如濾片或混合液體，造成血液的交叉污染，因之，在該族群內，病毒傳染的危險性仍然存在（Koester and Hoffer, 1994）。

與藥物注射相關的危險也同樣威脅到ivdus的性伴侶和他們未出生的小孩。事實上，英國與美國許多被診斷爲愛滋病的婦女多數爲ivdus，或者他們的男性伴侶爲ivdus。現在，我們必須更加重視女性ivdus，以及與ivdus有性關係的女性；她們需要特殊的保護政策，以安全的使用藥物、安全的性和主動地避孕、懷孕或護理兒童，來保護她們自己或小孩免於愛滋病的威脅（Mulleady et al., 1989）。處於這種情境的婦女並非如妓女之於男性或孕婦之於胎兒，那些人本身就屬於愛滋病毒的「傳播者」，重要的是，她們屬於一群特別的族群，需要保護自己免於使用藥物的行爲，或她們性伴侶的用藥行爲所帶來的傷害（White et al.,

1993）。

英國政府的國家衛生報告（Health of the Nation Report, 1992）其中有一項目標爲，在1997年要使ivdus共用器械的百分比至少降低一半，到公元2000年時，要使另外一半的共用行爲消失。爲了達到這項目標，政府將以建立完善理論原則之介入法爲根本，並且以健康心理學家爲制定這些原則的主要成員。

性行為與愛滋病

目前已經發表了許多有關性活動傳染愛滋病毒的風險的報告。有部份的風險與交換各種體液的行爲有關，不過，最危險的還是侵入性性行爲，包括肛交（特別是受者），男性變性爲女性以及少部份女性變性爲男性的陰道性交（Cohen et al., 1989）。這些風險都可以因小心地使用愛滋病毒的傳染剋星－保險套而減低。然而，傳染風險並不會因爲保險套的使用而完全消除，因爲保險套可能有瑕疵，或者因人爲使用不當而失效；同時，若有一對想懷孕的夫妻，並不希望以保險套避孕時，保險套的預防功能就顯得無能爲力了。另外，也有些人可能因爲宗教信仰而反對使用保險套。所以，維持與非感染者的單一性關係，或獨身，都能提供完全的保護，但是，這種行爲所需的代價對許多人來說是不可接受的。以上的討論顯示了健康教育者所面臨的困難：避免性行爲有助於保護個體免於未來的疾病，但同時也必須付出代價。個人決定採納健康行爲與否，有部份的關鍵在於個人對得失利弊的認知。有效的健康教育必須將收益評價放到最大。

既然傳播愛滋病毒最主要的途徑爲性行爲，那麼提供正確與適當的訊息就相當重要，這些訊息應該包括：危險性交，以及和各種不同性傾向之他人進行安全性交的時機。在此脈絡下，安全的性可被解釋爲，將愛滋病毒的傳播風險降到最低的性交，也就是儘量避免個體間的體液交換（Aggleton et al., 1989）。愛滋病毒或愛滋病爲公共討論與科學研究帶來了很大的影響。舉例來說，由英國威爾康信託贊助的最大宗調查案，就不顧政府的反對，對二萬名成年人進行了「性交態度與生活形態」的調查（Jonston et al., 1994）。他們發現，在愛滋病毒感染的相關訊息中，最能被大眾所接受的就是「保險套是進行安全性行爲的有效方法」；那些有關限制性交伴侶人數的訊息反而比較不受重視（見表8.1）。作者的結論是：「在那些異性戀者中，目前並沒有採納其他種安全性交方式的跡象。」

說服人們改變他們的性行爲實在困難重重，但是也並非不可能（Becker and Joseph, 1988）。從某些美國城市所得的統計數字發現，當地的男同性戀已經減少了他們的高危險性活動，並採納較安全的措施（Hart, 1989），據猜測，他們可能因爲體認到危險性而調整他們的行爲模式。但這並不表示所有的人都拒絕高危險行爲，每日報導(Day Report, 1993）就認爲，愛滋病毒在英國男同性戀族群內的傳播仍未停息。有部份的爭議則關切「替代」(replace）行爲的問題—就是那些採取安全性行爲的男子，但最後卻從事不具保護性的肛交等危險行爲（Hart et al., 1992）。

說服異性戀改變行爲之公共教育活動並沒有顯著的效果。其中的可能原因有很多。有個不容懷疑的事實，就是有關愛滋病是少數族群的疾病的迷思，是同性戀與藥物使用者的疾病。但事實上愛滋病卻與特殊的高危險行爲有關，也並沒有所謂的「高危險族群」。這類迷思的存在使大眾誤認爲自己並不屬於這些少數族群，因此也就沒有得病的危險。迷思的另一個傷害性副作用就是，無形中鼓勵大眾責怪這些族群，並使愛滋病患者蒙受污名。大眾對愛滋病的認知是由信念、態度與價值組成的，在與其他人交換意見後形成了愛滋病的社會形象（Phillips, 1989）。另一方面，愛滋病在工業化國家（不像非洲）之異性戀者間的傳播速率並不如先前預測的快速。若個人會以現實狀況決定行爲的話，愛滋病的社會形象就需要有所改變（Wilkie, 1988）。

若要改變個人的行爲，還有另一個障礙，就是個人對於自己的健康持有超乎實際的樂觀，並且認爲自己比相同情境下其他人的罹病機會要

表8.1　因爲愛滋病而改變性生活形態的人數百分比（以年齡分組）

	男性				女性			
	16-24	25-34	35-44	45-59	16-24	25-34	35-44	45-59
擁有比較少的性伴侶	12.0	8.0	4.1	1.8	9.1	4.6	2.0	0.8
性交前瞭解對方	20.1	11.1	5.5	2.0	18.0	7.5	3.9	1.8
使用保險套	26.4	13.7	7.0	2.1	16.8	7.5	4.1	1.5
不進行性行爲	3.6	3.2	1.7	0.9	4.2	2.8	1.6	1.4
只有一名性伴侶	15.6	11.2	6.5	3.1	16.3	9.2	4.7	1.7
拒絕某些性行爲	5.0	3.6	2.4	0.8	3.2	1.3	1.1	0.6
其他改變	1.1	0.8	0.8	0.2	1.0	1.1	0.7	0.2
樣本數	1983	2153	2042	2172	2233	2889	2572	2754
生活形態的改變	36.2	22.9	13.9	6.2	29.7	15.7	9.4	4.5
樣本數	1983	2154	2042	2173	2236	2892	2572	2758

資料來源：Johson et al.（1996，第236頁）

小（Weinstein, 1987）。這種不具感受性的錯覺使大衆無法實際地評估自己的風險，也就更不會考慮接受預防性行爲。這是健康預防計畫的一大根本問題，不單是愛滋病如此，這種問題的影響層面遍及性行爲與避孕計畫（詳見第九章）。針對牛津大學生的研究（Turner et al., 1988）發現，這些大學生比其他同年齡同性別的學生更低估他們自己罹患愛滋病的風險，甚至包括從事高愛滋病風險之性活動（如雙性性伴侶、ivdus與妓女）的個人，也持有同樣的想法。

但是，評估個人風險不是唯一的要件；即使個人體認到風險的存在，也不表示他會採取適當的預防措施以降低風險。針對學生和年輕人的研究發現，較受歡迎的預防愛滋病措施爲：義務性的愛滋病毒篩檢以及調查性伴侶過去的性行爲。但這些資訊豐富的年輕人完全否認這兩種方法的不切實際（如White et al., 1989）。不少研究報告指出，只有微弱的證據支持這些異性戀青年的性行爲會發生改變，他們不願意在進行侵入性性行爲時使用最簡單的預防方法－使用保險套（Baldwin and Baldwin, 1988；Kegeles et al., 1988）。這也許是說服大衆改變態度的難處，因爲他們認爲採取這些方法將付出代價，比如說，喪失樂趣（Chapman and Hodgson, 1988）。

青少年是愛滋病教育活動中特別重要的一群。一份美國的愛滋病報導中指出（NRC, 1989），青少年特別需要有效的健康教育訊息，並建議學校應該傳達性教育的知識給所有的青少年，包括預防愛滋病的感染。該報導也認爲「年輕人不具備管理性生活的技巧」；毫無疑問地，這將使得青少年身處愛滋病毒感染的高危險中，因此，健康教育者在教導青少年時，必須體認這個事實。同時也必須瞭解，他們需要的不僅知識，也需要有機會學習性關係，以及處理這些隨時變動之關係的技巧。性關係牽涉到社會互動的親密感，無須言明也知道，在性伴侶與性妥協的互動之間總是無法平衡（Byers and Lewis, 1988）。舉例來說，強勢或柔順的態度可能使得個人在性交時，輕忽自己的性交意願，或使用保險套的意願。因此，鼓勵安全性交的資訊傳播必須輔以有關堅持自己意願的預防性健康教育。現在我們急切地需要有關青少年性教育的行爲研究。

小兒愛滋

1982 年在美國出現首例兒童愛滋病患者，該名兒童小於十三歲，臨床上呈現細胞性免疫功能不全的症狀，但卻沒有明顯的病因（CDC, 1982）。自那時起，就出現了許多詳盡且範圍廣泛的分類系統區分感染愛滋病毒的兒童（CDC, 1987）。嬰孩可能在出生前感染愛滋病毒，在生產過程，或出生後吸吮母乳（Newell et al., 1996）。從感染愛滋病毒的母親垂直感染的風險，估計約爲 20%（Bertolli et al., 1996）；經垂直感染而得到愛滋病的小孩預後很差。凡愛滋病毒反應陽性的婦女，都應該接受特殊的輔導諮商，討論有關懷孕對她們自身健康的影響，與胎兒及其出生後的健康與護理。當婦女感染愛滋病毒的比率逐漸上升時，兒童罹患愛滋病的危險性也就逐漸升高。目前我們急需體貼的政策來收拾這種慘劇，且妥善安排這些婦女與她們的嬰孩。在非洲，這類問題特別嚴重，由於當地愛滋病來自異性傳播的比例極高，所以愛滋病毒陽性族群中，婦女所佔的百分比也高得多。

改變風險的行爲

愛滋病的流行病學研究已經證實，個人的特殊行爲使自身感染愛滋病毒的危險增加。預防愛滋病的行爲取向若要成功，就必須倚賴我們說服大衆爲他們認爲屬於個人的、不會威脅自己或他人健康的行爲負責。爲了降低未來得病風險，促進個人改善行爲的介入法應該以描述行爲改變之決定因子的理論爲基礎，同時也必須體認社會背景對個人的重要性。不幸地，設計預防性健康行爲模式是一件艱鉅的任務。其中有幾個理論的重點放在預防健康之社會認知的變異因子上。這些理論有：健康信念模式（Becker, 1974；Rosenstock, 1974）、合理行動理論（Ajzen and Fishbein, 1980）及其後的修正版－計畫性行爲論（Ajzen, 1985），以及保護型動機論（Rogers, 1983）；這些理論都強調個人對行爲效益之感知以作決定的重要性（可參見第一章對這些理論的詳細解釋）。

根據健康信念模式的理論，有幾個重要變因會影響個人採納抵抗已知健康威脅的預防性措施：個人覺察到易感性、覺察到嚴重度，以及採取預防行爲的成本效益。若考量這些變因與愛滋病的關連性，立刻就突顯出健康教育者所面臨的困難。儘管有公共教育的活動，證據卻顯示大多數人視他們與感染愛滋病無緣。更有甚者，除了未感知到個人風險外，許多人將安全性行爲（如購買保險套）的花費估量得比收益要高，因而更減低了採納有效之預防策略的機會。

合理行動或計畫性行爲理論則指出，意圖是決定行爲最直接的因子。意圖本身由個人對特定行爲持有的態度與社會決定的主觀規範所決定；社會規範代表個人覺得其他人認爲他／她應該如何如何表現的信念。該模式賦與每個因子一定的意義，但這些因子的特定價值則依個人的信念而定。因此，在許多方面，該模式與健康信念模式可說十分雷同。

該理論面臨的難題在於它認爲意圖與行爲之間有直接的連結，但通常意圖並不一定能轉換成行為。就算個人對某些行為產生意圖，也不一定會發生實際的動作（Abranham and Sheerean, 1993）。若談到性行為與實行安全的性，個人即使瞭解這些行為的益處，也必定還有一或幾個無法實現他們意圖的理由。這些理由可能包括；在某些特定情境或時間無法發生動作，可能有困難，或耗時，或受到壓抑；比如說，發生行為的同時使用麻醉藥或酒類（Stall et al., 1986）。因此，我們必須更加注意影響意圖和預防相關行為間的情境因素。正如其他研究的結論指出（Phillips, 1989），遵行安全性行為的意圖可能特別容易受影響，因為性關係必須牽涉到另外一半。若個人的性意圖與他們的性伴侶不同時，會發生什麼事？毫無疑問地，其間將經過社會歷程的運作，其中一名性伴侶可能會放棄他／她的意圖以迎合另一半的意圖。

保護性動機理論提出四種啓動調適恐懼的因子：感知到恐懼性威脅的嚴重度、感知到事件發生的可能性、感知到調適行為的效能與自我效能。該理論暗示，個人可以藉由介入法，改變不適應（或高風險）行為的不良後果，或者建議個人以取代行為降低罹病的風險，進而改善健康。已經有數個研究探討該理論之組成與性行為的關係。舉例來說，Abraham等人（1994）就發現，保護性動機理論中的自我效能是預測青少年使用保險套的最佳因子。

關於這些模式理論如何預測個人採取預防性的健康行為，還需要更明確的實驗研究才能定論。由於介入法已然接受了這些理論的假設，若是能更清楚地界定決定預防性行為的因子，就能將抵抗愛滋病或其他行為性疾病的活動，向前推進一大步。這些模式的原則其實相去不遠，內容都包括感知危險、感知疾病的嚴重度、感知預防措施的效力，以及成本效益，這些都是預測許多不同預防性健康行為的重要因子（Janz and Becker, 1984）。然而，這些模式有其限制，新興的理論取向就強調出預防性行為的流動性。

預防措施採用歷程

Weinstein 認爲，預防措施的接納歷程牽涉不同的進展階段，而每一個階段都有不同性質的改變。任何特定時間點的影響因子，決定於當時個人達到接納歷程的那一個階段（Weistein, 1988）。此模式的優點就是，它承認當個人處於接納歷程之不同階段時，適用的介入法也應隨之改變。以 Weinstein 的說法，「階段性模式會自然導出與大衆溝通的觀念」（Weistein，第 380 頁）。

雖然該理論有待進一步的檢驗，不過它確實爲預防性行爲的接納提供了較寬廣的視野，其論點可能也與目標行爲並不獨立存在的事實比較接近。試圖改變個人的性行爲或用藥行爲，無疑地將與個人生活中的其他重要面向產生衝突。預防措施的採用歷程將反應這種行爲間的相互影響。

以行爲轉換模式爲基礎而設計的介入法，也必須爲即將改變的行爲提供支援。比如說，鼓勵安全性交的介入法，就需要提供容易取得且價格合理的保險套。同樣地，安全地使用藥物並將傷害降到最低的計畫，就需要讓使用者能夠取得消毒滅菌過之針頭與針筒。因之，推動介入法的心理學家與教育學者必須致力於研究與之相關的社會與政策內涵（Ingham, 1988）。

對抗愛滋病的政策

全世界都已經開始採取不同的政策以預防愛滋病的蔓延，包括國際性的合作計畫與全國性的措施，如合法地限制所有或部份國民，或進行大衆健康教育活動，以及針對特殊個人團體的區域性或社區計畫。每一項政策都牽涉到大衆某些方面的行爲改變：每一項都對個人的行爲、對愛滋病的認知，或愛滋病的社會形象有所影響。其中有些政策也引出一些有意義的問題，包括個人權利與公衆福利的關係，以及實施健康教育的對象和政策。下一節將討論預防愛滋病之檢驗方法的意義。

篩檢人類免疫不全病毒

政府處理愛滋病引起的健康危機對策已經改變了。有些政府採取教育大眾的活動，試圖警告大眾愛滋病毒的存在，並鼓勵大眾改變行為，以降低個人暴露於病毒的危險。有些則以立法威權的方式抵制感染愛滋病的個人與高傳染風險的團體，或抵制可能導致傳染病毒的行為。立法抵制特定個人或團體的方式十分特殊，可能造成濫用個人權利和威脅國民的自由權。這種抵制特定行為的方式無疑地將完全失效，因為這類行為（性交與藥物使用）都屬於私人行為，而且是有關當局無法有效控制的。在這些不同的方法中，最大的爭議在於方法的優劣，因為篩檢／檢驗愛滋病毒或檢驗病毒抗體等方法都被視為感染與否的指標。

包括古巴與保加利亞的許多國家，已經表露出希望全國人民都義務性地接受愛滋病毒篩檢試驗。有些國家希望對歸國國民進行檢驗，如伊拉克；或者對某些觀光客，如蘇聯；或對移民者，如美國。有更多的國家立法規定，特定的個人有接受檢驗的義務，包括妓女（奧地利、以色列、南韓與其他國家）、注射型藥物使用者（匈牙利、巴伐利亞），或者是被懷疑進行這些活動的個人（匈牙利）。有些國家則訂定通報愛滋病毒感染的義務（日本）。在這些例子中，所有的有關當局都不顧這些方式所造成的傷害，因為問題並不會就此解決，反而會轉入地下，造成邊緣團體更遠避健康服務，逃離健康教育計畫的管理範疇。請求與呼籲全體國民接受篩檢的方式也忽略昂貴的財政支出，尤其是為了達到其效度，篩檢計畫必須每隔固定時間就實施一次。不過，長期篩檢或檢驗，是預防愛滋病毒持續傳播的一個方法。

匿名之愛滋病毒檢驗同樣也存在許多爭議。在英國，醫師與政治家之間就一直爭論著，接受其他血液檢查的病患是否可以匿名地進行愛滋病毒篩檢。匿名篩檢的意思是說，病患無從知道檢查的結果，也不能接受任何有關健康的建議。匿名檢驗的確可以蒐集到反應族群愛滋病毒感染的發生率，若以其他方法就很難得到眞正的統計資料。這些資料可以提供愛滋病患者比較精確的健康建議，以及可能須付出的代價。批評者則批判匿名檢驗可能會導致個人權利被濫用；即使此法可以建立愛滋病毒的盛行率，其對規劃預防政策來說，價值仍然有限，因爲統計數據並不包含任何有關病毒如何在一個族群內傳播的資料。而這些資料對於建立有效的預防病毒傳播之計畫相當重要。正如下一節將討論的，我們不能假設病毒傳播的形式在所有族群中都一模一樣；預防方法必須參考不同的傳播形式與愛滋病的生態。

有一些國家的健康服務機構提供志願檢驗的服務，此作法可能被視爲一種憐憫的措施，在個人認爲自己有危險時就可以得到檢驗。不過，即使是這種情況，個人可能也需要付出代價：一名單次檢驗結果爲陰性之個人可能會繼續進行危險性行爲，讓他／她的未來充滿危險。要避免社會抵制個人的隔離行爲，就必須確保檢驗資料的機密性，並且要對所有的自願受檢者進行心理諮商，除了在知道檢驗結果之後進行，檢驗前的諮商更能顯示檢驗的意義，同時也能透露檢驗結果對社會、健康與聘雇關係的可能影響（Acton, 1989）。當然在某些情況下，志願檢驗可能有其意義存在。比如說，若孕婦認爲自己屬於高危險群，可能想瞭解她們的愛滋病毒感染狀況；一旦確定自己感染，可能就會考慮進行治療性墮胎。同樣地，使用注射型藥物的婦女可能也希望瞭解她們血清中的病毒狀況，以考慮避孕或計畫懷孕。

成年人（如 Moatti et al., 1988）與年輕人（White et al., 1989）都將愛滋病毒的篩檢視爲抵禦愛滋病的有效預防方法，卻完全沒有體認到上述檢驗的困難與不確定性。另外，有許多人表現出準備接受檢驗的態度，這可能只是反應了他們對自己的行爲充滿不安。這種情況表示我們無力引起大衆對愛滋病毒的警覺性，也暗示我們需要更多預防愛滋病毒傳播的教育活動。

大眾教育活動

包括英國在內的一些國家採用全國性的愛滋病活動，以提供各種訊息的方式進行大眾教育，包括分發傳單，以電視、廣播與平面傳播媒介將訊息送到每個人家裡。這些活動無論是在英國（DHSS and Welsh Office, 1987）、瑞典（Brosson and Herlitz, 1988）與美國（Singer et al., 1987），顯然都能有效地提高一般民眾對愛滋病的警覺性。當然，注意到某個議題並不表示個人就會採取特定的行動；就像有些人即使瞭解到愛滋病的威脅，也不見得會改變他們的行為，因為那些人並不認為自己可能有感染愛滋病的危險。大眾教育引起有效的預防愛滋病行為並不多見（參見 Philips, 1989）。當我們考慮形成行為改變的心理歷程與上述的預防策略採納歷程時，這樣的研究結果就一點也不奇怪。

大眾教育活動的基本假設為，個人會因為對愛滋病的瞭解而轉變態度，然後引起行為的改變。該假設認為，知識產生合理的決定，以改變行為成為有利於預防愛滋病毒感染的行為，且不顧任何改變所需付出的代價；如此簡單的流程顯然與實際情況不符。該假設並未考量決定個人行為之因子間的複雜交互作用，也並未顧及行為並非獨立存在的事實；行為改變若影響了個人的其他生活面向時，該行為可能就無法被個人接納（Hunt and MacLeod, 1987）。再者，我們並無法證實大眾教育活動能有效地傳達正確的愛滋病或愛滋病毒的相關訊息，也無法增進相關的知識。其中一個原因是，大眾並非被動地接受訊息。他們心中存有的「既定信念」會影響他們對訊息的注意力，也影響他們對「事實」的接受度或排斥性（Aggleton et al., 1989）。個人的既存信念有一部份可能來自他處，包括扭曲事實，或建立有關愛滋病或愛滋病患者的迷思與成見（Wellings, 1988）。另外，大眾對愛滋病的認識程度不盡相同，對某個人來說一點也不新鮮的資訊，卻可能超乎另一個人的理解範圍。這種現象在為年輕人準備教育材料時特別棘手，因為他們的性經驗有限。既存信念還可能影響風險評估，進而阻礙預防行為的採納。大眾教育中所欠缺的個人學習經歷，正是造成行爲改變的必要條件之一。就年輕人而言，傳統的學習方式可能比較有機會成功，譬如學校教育。

如果說增加知識不容易，那麼，改變態度就更加困難。有幾個來自不同國家的調查研究檢驗在給予特殊的大衆教育之前與之後，人們對愛滋病的認識與態度（如 Mills et al., 1986；Sher, 1987），或是持續接受一段時間的愛滋病教育訊息後，態度的轉變（如 Singer et al., 1987）。他們的研究發現，雖然有關愛滋病的一般性知識增加，但是仍然有某些特殊的鴻溝存在。比如說，不確定一般接觸是否會傳染愛滋病毒，或口交傳染病毒的風險。態度的轉變就更少，特別是一般民衆鮮少體認到改變行爲的必要性。更多實驗顯示，個人（尤其是異性戀者）並不會採納有效的預防方式，也不見他們有任何改變性行爲的意圖。因此，我們需要能刺激改變意圖的介入法。

學校教育

在學校組織裡，年輕人有許多不同的學習機會。有效的健康教育很容易就可以融入學校課程之中。應用學校實行健康教育的優點在於，這些年輕人的信念、態度與價值觀可能不像年紀較長的團體一般固執，是具有可塑性的。若眞如此，學校就可以鼓勵學生產生社會責任的正確態度，使之採行預防愛滋病的措施。這類的學習經驗可以充分利用個人中心取向的方式（person-centered approaches），而不單只是將訊息傳達出去而已。這讓年輕人有機會以他們自己的步調與生活經驗，建立他們自己的知識架構。我們都很清楚，青少年眞的需要更多愛滋病毒與愛滋病的相關知識（White et al., 1988, 1989），但是光擁有資訊並不夠；他們還需要有機會利用這些資訊，以評估風險和練習做決定。更重要的是，他們需要取得社會技巧，才能在反對他們所作決定的社會壓力下，堅持自己的決定。學校裡的愛滋病教育應該是預防愛滋病毒感染策略的重要單位（DiClemente, 1993），但不幸地，以學校爲對象的增進健康研究仍十分罕見，所以我們無法較實際地提出有關介入法的建議。

社區方案

正如學校是鼓勵年輕族群採行預防性健康行爲的適當場所，社區團體與當地社會網絡也適用於其他團體。若以適用於所有人的教育資訊作目標，必定不會成功；倒不如以社會行銷取向的方式（social marketing approach）將族群分層，建立適合特定族群或社區之需要、關心、既存知識與信念的教育資訊（Lefebvre and Flora, 1988）。於是在社區內，就有可能以社會擴散（social diffusion）的方式說服大衆接納新的觀念或作法。以溝通研究衍生出來的一個模式預測，社區需要一些時間來接受如「安全的性」等新的觀念（Rogers, 1987）。從引入全新的觀念開始，接納該觀念的方式影響著接納它的時間序列，而傳遞該觀念的方式有：它是否可經由傳播媒體廣告，或者它需要人與人之間的溝通才能傳遞？是否有足夠的時間讓它有效地傳播，並逐漸被接納，或者遭受排斥？同時，新觀念是否可融入當地社區團體內的社會規範？該社區團體的特色、社會結構與社會規範都影響著民衆對新觀念的反應，並決定其是否會被大多數人所接受。在推廣新觀念的同時必須考慮到，每一個社區團體的特性都不盡相同，引介新觀念時須依照各社區的情況進行。特定的社區團體可能需要特殊的開始（比如像監獄），然後社區團體內的各層級就會開始參與教育訊息的推動，如工作場所、交易場所、健康診所與教會組織。

同儕教育

同儕（peer）的定義爲，在人口學特徵上具有相同的年齡、性別與種族，同時也具有與目標團體相同的「特殊長才」，如知識、經驗與管道。最近英國正在發展以同儕力量傳達介入法（如 Broadhead et al., 1995）。比如說，過去曾使用注射藥物者可能會被召集，協助減少使用注射藥物的計畫，因爲他們瞭解當地環境，也熟知藥物使用的技巧，同時也爲目前的藥物使用者接納。一旦召集這些「同儕工作員」後，就可訓練其傳達健康教育的訊息（比如像「將傷害減至最低」），他們可以提供技術性的幫助，如分送消毒過的注射器械，或參與「危險」對象之接觸性訪談研究（如 Abdulrahim et al., 1996）。早期的結果顯示，此種方式比標準介入法更有效，不過，此方法的影響力評估報告尚未完成。

愛滋病生態

我們必須承認，在統計愛滋病時，有某些族群被過分醜化，而且事實上並沒有所謂的高危險族群，只有高危險行為。預防愛滋病的關鍵點在於改變行為。許多研究愛滋病的工作都將重點放在探討個人的態度、知識與信念，雖然這些都是行為改變模式中的重要變因，但是它們並不互相獨立。風險感知，也就是認為自己不具感受性的幻覺，是改變行為的重要關鍵。除此之外，做決定也不是獨立進行的，同時也牽涉到社會影響與社會比較。上述因子全都會影響行為的表現。個人行為來自於所處的社會文化背景，也深受其影響；因此，在設計預防愛滋病的介入法時，就必須反應這些變因（Rhodes and Hartnoll, 1996）。

我們也必須相信，不同國家傳播愛滋病毒的形式也不一樣（Piot et al., 1988），同樣地，限制愛滋病毒傳播的介入法也必須反應這個事實。不幸地，由於大部分的愛滋病毒或愛滋病研究都來自於美國或西歐國家，增進健康的訊息通常也反應這些國家所觀察到的病毒傳播形式。對某些非洲國家來說，這些現象並不適用，甚至可能是不正確的（Hubley, 1988；Pitts and Jackson, 1989）。跨國性的計畫必須對文化間的差異十分敏銳，有效抵抗愛滋病的世界性策略就必須留意不同國家的生態環境。

因為有研究指出高危險性行為真的可以改變，但是，不論是什麼原因讓人覺得情況樂觀，一個成功的介入法仍然必須對目標族群的特徵與其特有的社會條件更加敏感。因為愛滋病毒傳播方式的特性（藉由性交，或注射性藥物），使我們無法期待介入法能完全掃蕩所有的傳播路徑。這些介入法只能儘可能地降低感染風險。

一旦愛滋病毒出現在一個社區，該社區的當地條件（包括社會與環境指標）將決定病毒在該社區內的傳播範圍與盛行率。正如我們先前所討論的，生態因子可以說明英國的情況，像是某些蘇格蘭城市的愛滋病毒血清盛行率就相當高。同樣的因子也可能可以解釋1987年兩個有藥物濫用問題的美國城市，卻有截然不同的愛滋病毒感染模式。紐約市臨床ivdus族群的愛滋病毒盛行率超過50%；但是舊金山市卻只有約15%的盛行率（Watters, 1989）。Watters認為，雖然兩個城市都有共用針頭的情形，但在紐約市的生態環境卻特別鼓勵「注射會館」的使用，該場所代表的正是感染愛滋病毒的高度危險區。而舊金山的社會條件就不鼓勵注射會館的使用，因此，共用針頭的情形就比較集中，也只發生在固定的社會網絡中。

另外，我們在美國的不同種族間看到不同的愛滋病毒盛行率，原因來自於其他的生態因素。研究報告認為，西班牙與黑人的注射藥物使用者比他們的白種同伴容易得到愛滋病（Peterson and Bakeman, 1989）。為什麼會有這種現象呢？有人認為可能是這些民族的基因對病毒較敏感，但有更多理由使我們相信，那是因為這些種族社區被孤立，以及相關之社會與經濟權利被剝奪的緣故，比如說健康醫療資源、教育成就等。除此之外，這些社區內既有的特殊社會形象，包括認為愛滋病是屬於同性戀的疾病，以及伴隨此偏見的恐懼同性戀者，都使黑人與西班牙社區無法接受異性戀的預防措施（Friedman et al., 1987）。

反應文化差異的介入法是必需的，這些計畫承認社區的差異性，並尋求適當的教育策略與訊息，以融入這些社區內既存的社會形象。我們也需要更多的相關研究，以分辨為何有些人總是會遵從降低風險的訊息，而有些人則否。除此之外，降低風險的行為也需要維持一段時間。經常有一些人在接受了安全的行為（藥物使用或性行為）之後，偶而會忘記遵守規定，這會讓他們的處境更加危險。這種再犯的現象在其他類型的健康行為中也很常見，因此，我們就有必要以縱向研究法探究其中的原因。一旦能瞭解箇中原因，必定能夠維持住降低風險的行為，而介入法的目標也會不僅限於修正行為，同時也會針對如何維持與鼓勵已經改變的行為。

但是，當愛滋病的藥物治療愈來愈有效時，潛在的危險就來了；愛滋病就會被視為一種可以醫治的疾病，而忽視預防愛滋病的初級工作與促進健康的教育訊息。藥物或是疫苗都不是愛滋病的解決方法；無論是基本預防工作，或是建立於合理之心理學模式理論的健康行為介入法，這兩者的地位都將持續不墜。

有一間位於市中心之多種族第六型學院的校長，在知曉當地藥物顧問服務部門對該校學生進行的調查後，對結果顯得十分震驚：約有三分之一的學生在過去六個月曾經使用過一種以上的非法藥物。但對於有十分之一的男學生，和幾乎等比例的女學生飲酒量超過建議的安全範圍，她並不感到十分驚訝，只是從未想到要關心。這些學生經常狂飲醉酒。她也知道英國有百分之廿的愛滋病例出現在廿五歲以下的年齡層，她知道學生中間有許多人有性關係。她擔心學生若從事高危險的行為，如使用藥物、飲酒；或者從事不安全的性行為，將危害他們的健康，並且使自己處於感染愛滋病的危險中。她決定進行一項有關藥物使用、安全的性與預防愛滋病感染的教育活動。

- 關於校長對高危險行為與感染愛滋病毒間的連結與關切是否正確？
- 若答案是肯定的，她該做些什麼以確保她的教育活動能成功？
- 她該徵求誰的幫助來進行她的活動？
- 除了教育活動之外，學校還能做些什麼，來幫助學生遠離感染愛滋病毒的危險？

重點提示

- 人類免疫不全病毒或愛滋病毒（HIV）會降低身體免疫系統的能力，使身體對各種感染與腫瘤疾病毫無防備，因之形成後天免疫不全徵候羣（AIDS）。
- 愛滋病毒是經由體液交換傳染給另外一個人的，可經由血液、性交液體、乳汁或在出生前後由母親傳染給胎兒。
- 預防愛滋病的主要努力方向是，針對造成體液與性交液體交換的行為，尤其是不安全地使用注射藥物與不安全的性行為。
- 愛滋病的出現讓健康心理學之預防措施採納歷程的中心命題更加具體化。在缺乏有效的醫療方法下，就必須設計行為對策，以降低高危險行為和維持已經採納的行為。
- 我們對於降低風險的決定因素所知有限，但我們十分明白教育訊息必須反應特定社區團體的生態環境，並反應不同國家傳播愛滋病毒的形式。
- 以同性戀團體或注射藥物使用者為研究對象的結果告訴我們，行為是可以改變的，只是至今尚未確定改變後的長期穩定性。
- 要說服羣眾必須改變行為才能降低感染的風險，就需要創新的計畫，從教育年輕人開始，並建立新的社會責任模式。

延伸閱讀

1. Aggleton, P., Homans, H.,Mojsa, J.,Watson, S. and Watney, S.(1989)*AIDS: Scientific and Social Issues. A Resource for Health Educator.*正如本書的標題，內容涵蓋了有關性行為與用藥行為的介紹與回顧，包括醫藥議題、流行病學、篩檢計畫與社會面向等。
2. Green, J. and McCreaner, A.(1989)*Counseling in HIV Infection and AIDS.* Oxford: Blackwell Scientific Publications.本章的內容著重於愛滋病的初級預防，但是心理學家當然也參與了愛滋病毒陽性反應者、愛滋病患及其親友、看護的心理支持與醫療處置。任何對這些面向有興趣的人，都可由本書中獲得所有相關層面的深度輔導方法，以幫助不同醫療機構中的不同團體。

3. Rhodes, T. and Hartnoll, R(eds)(1996)*AIDS, Drugs and Prevention: Perspectives on Individual and Community Action*. London: Routledge.本書集結了各國當代學者的觀點，以及建立預防愛滋病毒傳播之社區介入法的理論。

4. Wellings K.,Field, J., Johnson, A.M. and Wadsworth, J.(1994)*Sexual Behavior in Britain*: The National Survey of Sexual Attitudes and Lifestyles. London Penguin.此全國性的調查，雖然並非專為愛滋病毒或愛滋病設計的，但其中強調了許多和愛滋病毒傳播有關的議題。本書也為第九章，有關避孕與人工流產的議題提供實用的研讀內容。

第九章

如何決定避孕與人工流產

Mary Boyle

引言

專業人工流產師的營業額大約有四分之三來自於美國都會區的已婚婦女，他們可要感謝人口控制專家以及仍不完美的避孕技術。

（*Pearl, 1939*）

婦女在避孕失敗後，求助於人工流產（無論合法或非法）看來是一件再尋常也不過的事。

（*Potts, 1977*）

若上述言論傳達了避孕與意外懷孕之間的眞實關係，那麼，心理學家對這個領域的貢獻就十分有限了。因爲，這些敘述暗示，倘若眞的發生意外懷孕，就應該將注意力集中於如何避孕，而非操作使用的方法。然而，有數不清的證據顯示，上述這些現象並非事實的全部。儘管有效的避孕用品隨處可得且通常不需要任何開銷，或只需要一點點的花費，但英格蘭與威爾斯從1971到1990年間的合法終止懷孕比率每年都在增加，只在1991與1994年間略微下降（Office for National Statistics, 1996a）。而1996年初的數據是近五年來最高的（Office for National Statistics, 1996b）。Ryan與Sweeney的報告指出，一組懷孕青少女的樣本中，有63%的人宣稱她們是刻意不採取避孕措施的，不過事實上只有不到三分之一的受訪者是眞的想懷孕（Ryan and Sweeney, 1980）。同樣地，Braken等人發現接受人工流產的年輕未婚女性中，有68%在受孕期前後並未採取任何避孕措施（Braken et al., 1978）。Allen在調查年齡範圍較大的婦女時發現，同意終止懷孕的婦女中，有39%宣稱她們從未使用避孕法，或者在受孕期間並未採取避孕措施（Allen, 1981）；而Duncan等人的報告指出，要求人工流產的婦女有43%在受孕期並未採取任何避孕措施（Duncan et al., 1990）。不過，有幾個理由支持這些數據可能高估了拒絕懷孕的期望與採取有效避孕措施之間的關連。第一，有些數據來自於那些尋求，或同意接受人工流產婦女的自我陳述。

若人工流產並非有求必應，那麼如果有婦女眞的未實施避孕，卻未報告她們採行避孕措施的話，就眞的令人感到訝異，因爲若報告曾採取避孕，就可能增加獲得終止受孕許可的機會。她們可能也會對之後研究者提出的問題，做出同樣的回答。舉例來說，Griffith的調查就發現，許多婦女起初報告曾實施避孕，在經過「仔細的詢問」，或她們的流產請求獲得許可之後，她們就聲稱在受孕期間可能並未進行避孕（Griffith, 1990）。有趣的是，尋求人工流產的婦女中，報告未實施避孕百分比最高的（70%）應該是斯堪地那維亞，在那兒，人工流產可能比較不受爭議（Holmgren, 1994）。而我們懷疑現有數據高估拒絕懷孕的期望與採取有效避孕措施之關係的第二個理由是，無論是採用，或不採用避孕措施的數據，都少有訊息告訴我們所採行的避孕模式：是否每天按時服用避孕藥丸？子宮帽是否配合殺精劑使用？是否每一次性接觸前都戴上保險套？還有，第三個理由，Ryan與Sweeney報告約有30%的懷孕青少女聲稱她們希望懷孕，這項數據顯然比全國性活動旺盛之青少年族群聲稱的10%要高得多（Zelnick and Kantner, 1977）。Ryan與Sweeney研究中的某些對象，當初很可能眞的並未使用保險套，然後在發現自己懷孕時，便認定自己是有意受孕的，也同時替她們未使用避孕措施找到瞭解釋。

從這些數據可以清楚地看到，避孕措施的採取與期望懷孕或避免懷孕之間，並無明確的關係。本章將討論一些與決定採取避孕措施有關的因子；同時也將檢驗與決定終止懷孕有關的心理歷程。最後再檢討終止懷孕後的避孕模式。

在這之前，有個值得一提的特徵就是，本文中絕大多數的研究對象都是女性。的確，若外星人閱讀了其中一些研究報告，可能會做出結論，認爲男性與避孕或受孕完全無關。造成這種偏誤的一個理由可能是女性比較容易形成「受訪對象」，不論是在家庭計畫診所、妊娠建議服務部、人工流產診所或親子之家皆然。就如Chilman指出：在我們的（英國）社會中，採取避孕與拒絕懷孕都被視爲女性的責任，而調查結果只不過反應了這種刻板的觀念。她認爲這種選擇性地將研究焦點放在女性身上，不但加重了女性的負擔，也使男性即使非常想幫忙，卻難以分擔避孕的責任（Chilman, 1985）。同樣地，Schinke 也認爲，由於男性比較不會成爲懷孕的受害者，所以在設計意外懷孕的研究時，就常被遺忘（Schinke, 1984）。其實，情況也許並不那麼糟，但是Beck與Davies回顧十四份鼓勵青少年採取避孕措施的研究報告後發現，其中有七篇報告完全針對女性，而只有一份報告是針對男性設計的（Beck and Davies, 1987）。

做決定與避孕

許多針對避孕決定的研究都沒有任何理論基礎。這倒也不盡然是件壞事，因爲蒐集有意義的敘述性資料也可能成爲理論模式的基礎。有一些理論至今尚未接受嚴格的評估，事實上，這些理論也存在著許多度量上的問題。像HBM等從其他健康領域發展出來的理論模式（Becker, 1974；Rosenstock, 1974），是否適用於避孕的決定仍備受爭議（Fisher, 1977；Herold, 1983）。這些模式的內容廣泛，從強調個人因素的，比如情緒狀態或個人特質的；到強調情境與社會性變因的（參見圖9.1）都有（可參考Beck與Davies, 1987；和Morrison, 1985簡短的評論文章）。在此我們不打算重述這些觀念。其中由Luker（1975, 1977）提出的主觀性效用期望模式（subjective expected utility model），將作爲呈現這些研究結果的主要架構。

Luker的模式認爲，大衆是否會表現某種特殊的行爲，決定於他們對結果的評估，以及對任何可能之特殊結果的期待。那些主觀效用期望最高的行爲就會被接納。若要將該理論應用於避孕的決定，有四項條件：（1）採用避孕法的利弊得失；（2）懷孕的利弊得失；（3）懷孕的可能性；以及（4）終止懷孕的可能性。該模式並且強調社會與環境因子可能會影響是否採取避孕措施的決定。這與「避孕是自我調節」的概念不

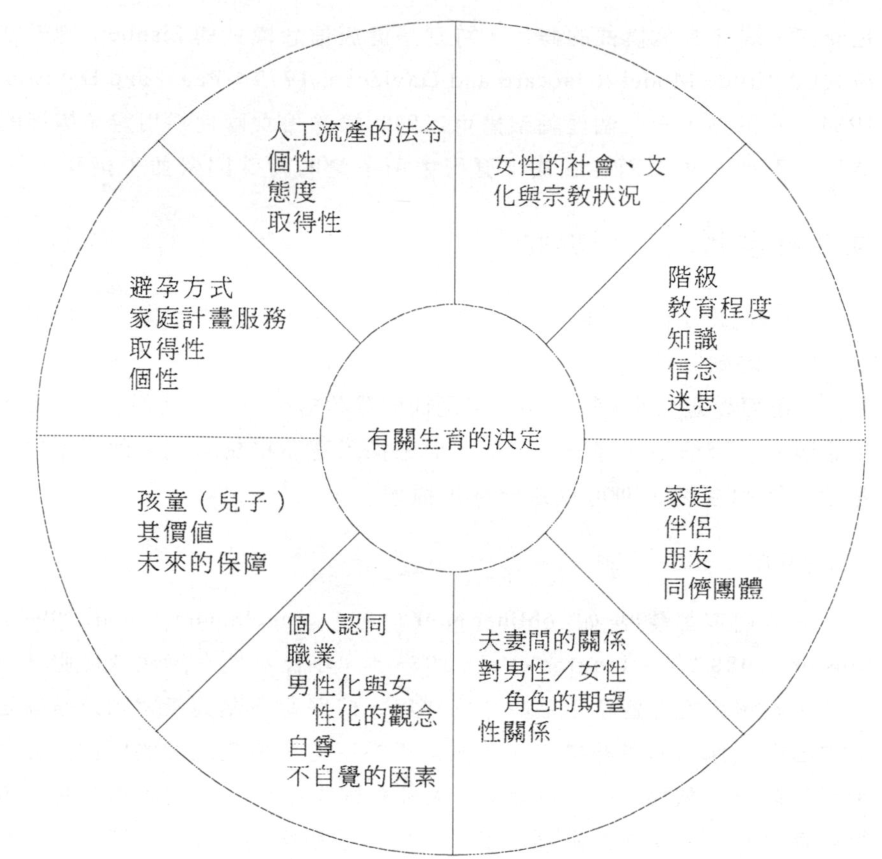

圖9.1　家庭計畫之影響因子盤狀圖
資料來源：Christopher（1991）

謀而合，這也是一種爲了長期利益作短期犧牲的行爲。如同Mischel提出的，許多證據都支持情境因子會嚴重地影響自我調節的行爲（Mischel, 1974）。這與Luker的觀念相符，他堅決反對那些認爲某些人會持續地避孕或不避孕的觀點；他所提出的模式認爲，任何人在不同的情境下，或不同的人生階段，對採取避孕與否的決定都會隨之改變。Luker認爲有意義的因子，確實重複出現在大衆做決定的考慮因素中，同時，操控某些因子也眞的會改變採用避孕措施的可能性。Luker的理論範疇夠廣，也涵蓋了許多其他模式的條件，特別是健康信念模式與Fishbein的態度模式（Attitude Model）（Jaccard and Davidson, 1972；Pagel and Davison, 1984）。另外，同一個理論架構可以同時檢驗男女兩性採用避孕措施的情形，不過，男女兩性在決定歷程中所考量的特殊因素並不相同。

使用避孕措施的利與弊

Luker認為，許多研究學者都假設採取避孕措施的益處大於害處；而不採用的缺點則大於優點。避孕的益處顯而易見：避免意外懷孕，某些方式還可以避免性病的感染。但是採取避孕措施的害處就不那麼明顯，也會因人、因情境、因方法而異。而不採用避孕措施，或者使用不當的避孕措施的缺點，則可以區分為幾種類型。

副作用

許多研究都發現（如Cobliner et al., 1975；Ingelhammer et al.,1994；Meston, 1988；Washington et al., 1983），年輕女性在無法遵從避孕方針時，經常會抱怨避孕用品具有副作用。口服避孕劑與子宮內避孕器是最常出現副作用的避孕措施。多慮與不採用避孕措施之間的明顯關係特別受到矚目；依據Allen的發現，大多數婦女都由一般門診醫師那兒取得節育服務，但這些診所通常都只提供口服避孕劑（Allen, 1981）。他也注意到，許多尋求終止懷孕的年輕女性都聲稱，她們並不希望使用可能危害健康的口服劑。她們也認為其他的避孕方式不可靠，因此，就什麼方法也不用。

這些研究並無法告訴我們，這些婦女是從何處得知有關副作用的訊息，或是這些訊息的正確性如何。但是，有關健康危險的訊息可能是以一種個人無法解釋的形式傳遞的。比如像一份聲稱「避孕藥將增加百分之五十的乳癌罹患率」，可能就完全誤傳了個人特定的危險性。因此，女性同胞們只能依據自己的經驗、朋友的經驗或大眾傳播媒體報導之個案病例的結果來揣測。大眾傳播媒體對採用避孕措施的影響，顯示在

1996年初的人工流產實行數量比1995年同時期增加6.2%上（Office for National Statistics, 1996b）。雖然這些數據需要小心地解釋，但是，似乎有些女性早在大眾傳播媒體報導避孕丸與血栓形成可能有關的幾個月之前，就已經停止服用避孕藥，並且也沒有採取其他任何的避孕措施。然而，並沒有證據顯示這些停止服用避孕丸的女性真的屬於高危險群，也沒有證據顯示這些女性擁有充足的資訊以作定奪，比方像是比較她們避孕或懷孕情況下罹患疾病的風險。

另外也有人認為女性採取避孕措施會比男性避孕承受更多的副作用。Reading等人就批評，當初發展女性口服避孕劑時，完全不顧其對女性性慾的影響，而圍繞著男性避孕藥物的焦點，性功能所受到的重視程度絕對是女性避孕劑無法望其項背的（Reading et al., 1982）。

取得避孕用品的困難

今天我們可以很輕易地就獲得保險套與殺精劑。但是，女性要取得其他形式的避孕用品可能就需要耗費相當的時間、精力與心裡負擔。Allen以出現在家庭計畫診所的女性為研究對象，在他的報告中提及，有很大多數的女性第一次進入診所時都很緊張，甚至感到恐懼。有些人在發現職員都很親切、體貼時感到驚喜；也有些人對於漫長的等待、複雜的預約系統、檢查與缺乏隱私性感到十分沮喪。有些人就因為這些負面的經歷，從此不再踏進診所；不過，不曉得這會不會是她們完全放棄避孕，或是採用比較不可靠的避孕法的原因。也許年輕的單身女性比較容易感受到負面經歷，但是，那些孩子還小的母親卻對漫長的等待最有意見。看到這些結果，想到只有這些診所是女性（以及男性）可以取得每一種避孕用品的地方，也是唯一可以討論使用上的困難的地方，就特別令人感到沮喪（Allen, 1981）。

社會強制力

Morrison認爲，年輕人對避孕措施的負面態度，包括了罪惡感與擔心別人知道他們在避孕，特別是擔心家人知道(Morrison, 1985)。Allen的發現強烈支持該論點。報告中提到，年齡在廿歲以下的單身女性最容易在第一次去診所前感到焦慮，也最常提到匿名性是她們轉向家庭計畫診所，而非一般診所尋求支援的理由之一。那些小於廿歲的女性，基於類似的理由，向家庭計畫診所尋求終止懷孕的人數就遠低於比較年長的女性；那些年輕女性聲稱，她們因爲害羞、因爲擔心會被拒絕、被訓斥，或是無法保有隱私，而不願意利用這些服務（Allen, 1981）。其他的研究也支持隱私權對年輕女性進出避孕診所的重要性（如APA, 1987；Zabin and Clarke, 1983）。採取避孕措施的社會約束也可能來自於同儕同體或性伴侶。在Freeman等人的青少年研究對象中，有三分之二同意下面的說法：若女孩讓她的性伴侶知道她在避孕的話，女孩就會覺得「被利用」了（Freeman et al., 1980）。也許我們一時很難瞭解其中的含意，不過，也有同樣比例的受訪對象認爲：「男孩會尊重採取節育措施的女孩」。不同的民族文化之社會約束力的強度與廣度就會不同。舉例來說，羅馬天主教就完全禁止避孕，至少會將避孕視爲罪惡的行爲，不過，計算週期的方法倒是被允許的。有些文化，由於嬰孩與兒童的死亡率極高，就會視「多產」爲經濟力的來源，或者視爲男性生殖力的象徵。

採取避孕措施的社會約束可能是因爲，意外懷孕通常與突發的性活動有關。比如說，Zelnick與Shan就發現，有計畫發生第一次性關係的青少年，無論男女，都比較可能採取可靠的避孕措施（Zelnick and Shan, 1983）。不過，看起來許多青少年比較不傾向計畫好的性關係，因爲避孕的動作帶有負面印象，讓人覺得性關係好像是預先計畫的，比較刻意、不自然（Morrision, 1985；Schinke, 1984）。可能還有些人會從突發的性活動得到較多的樂趣，也因此不會安排避孕措施。但是，其中的原因可能並不單純。事實上，這些理由與那些經常給人建議的專欄內容就不相符；那些擁有痛苦傷心之性生活的人若還機會重頭的話，會在性交前做好準備與計畫！那些不屬於定期性活動、受社會約束的族群，可能不願意被伴侶發現他們攜帶或使用避孕用品，似乎早就爲性關係作好準備。換句話說，對許多人來說，社會約束並不影響避孕，而是影響那些採取避孕的性活動。

人際焦慮

Schinke 認爲，與採取避孕措施有關的付出是，必須與性伴侶、健康專業人士，或至少與店員討論這件事（Schinke, 1984）。與性伴侶討論使用方法的問題特別困難，比方說保險套的使用、中斷法，可能還有子宮帽的使用，至少都要在性交的過程中與伴侶交換意見。也許，異性關係間的緊張與第一次性交時採取有效的避孕措施之間，會呈現負相關，這並不令人感到意外（Bruch and Haynes, 1987），簡單地說，生育控制的尷尬應該是和採取效果較差的避孕法有關（Herold, 1981）。的確，Morrison 就提到，研究人員「一致的結論」是，「較高的性罪惡感」才是導致避孕率減少的眞正原因（Morrison, 1985）。

爲瞭解決這種問題，Schinke 設計了多種活動，教導年輕人討論避孕的人際關係技巧。他要求參與者提出他們曾經遇過的特殊問題，以及相關的訊息；然後就教他們有關的人際關係技巧。根據追蹤調查的結果，這些人使用避孕措施的期間比對照組要持久，在最近一次的性關係中，使用比較有效的避孕方式的機會也比較高。

預防愛滋病活動的利與弊

在最近的理論中，有一種避孕形式因爲有感染愛滋病毒的危險，其效益就有相當大的改變。有一份分析大衆對危險之反應的報告，可能有助於釐清使用避孕措施的心理歷程。

Kegeles 等人針對居住在舊金山地區的青少年所做的研究顯示，在 234 名男性與 91 名女性樣本中，大多數都同意使用一種可以避孕，也同時可避免感染性病的方法。此結果具有極大的價值與重要性。但是，無論這些可預見的益處爲何，只有2.1%的女性與8.2%的男性在調查進行的這一年中，每一次性交都使用保險套。除此之外，男性使用保險套的意願在這一年中有下降的情形，而女性的意願則同樣維持在很低的百分比（Kegeles et al., 1988）。不幸的是，該報告並未蒐集其他避孕形式的資料，所以，並無法得知這些人在使用保險套時所得到的益處爲何。然而，可能的情形是，這些人認爲自己感染愛滋病毒的危險性很低，而使用保險套需要金錢支出，因此，使用保險套的缺點就勝於可預見的優點了。另外一個缺點當然是人際焦慮，而保險套可能是在未經過討論的情況下，最不可能使用的一種避孕方式。的確，Holland等人發現，「使用保險套的每一個步驟」都令人覺得尷尬（Holland et al., 1990）。有關保險套使用情形的研究內容中，提出一個在避孕心理研究中常被忽視的議題：男女兩性間的權力關係限制了避孕的決定與選擇。傳統上，性活動都是從男性的角度來評量的，而女性的歡快向來是從屬於男性的。我們已經由使用保險套的研究證實這個偏誤；這些研究發現，造成研究偏誤最主要的原因在於，男性因爲歡快感的降低而不喜歡保險套（Pleck et al., 1990；Wilton and Aggleton, 1991）。Holland等人（1990, 1991），以及Maxwell與Boyle（1995）指出，在某些情況下，女性很難保證能使用保險套來避孕：因爲，大多數的時候可能會優先考慮男性的歡快，而女性可能擔心會被迫發生性行爲。當然，也有些男性因爲不確定保險套的使用方法，爲了避免尷尬也會拒絕使用保險套。然而，他們卻以男性的愉悅度作爲他們不喜歡保險套的藉口，或以此避免討論到他們擔心自己在房事上表現不佳的問題。

上述的研究報告都強調，我們並不能將避孕視爲那些想避免懷孕的人最直接、最合適的方法。這些研究顯示，許多社會因子都會影響性的親密感，包括磋商、協議、強迫與順服。每一項都將影響個人或雙方是否會接受有效的避孕方式。

從事避孕的代價可能是直接的，但好處卻在遙不可見的未來（直到確定懷孕爲止），避孕的益處卻不一定會出現，因爲即使不避孕也可能不會懷孕，但是避了孕卻仍有可能會懷孕。自我調節理論就強調了立即的付出與未來利益之間需取得平衡的重要性；在目前這種立即代價高、未來獲益不確定的情況下，我們幾乎可以確定自我調節不會持久。由於避孕的代價高昂，影響此平衡的其他因子就顯得相當重要了。

懷孕的利與弊

有幾篇研究對懷孕的認知與決定避孕之間的關係做了詳細的調查，就如我們預期的，年輕女性的教育和職業抱負、對懷孕的渴望，以及持續避孕之間有正相關（Herold, 1983；Morrison, 1985）。Smith 等人在兩組懷孕的青少女間做比較，一組宣稱她們原本就希望懷孕，另一組卻不希望懷孕。前一組比較願意在產後增進與家人朋友間的關係。然而，該份報告卻顯示，懷孕認知與採取避孕措施之間的關係不明顯，因爲兩組青少女不採取避孕的模式相似（Smith et al., 1984）。我們想問的問題是，第一組青少女無法成功地避孕，是否有其他「想要懷孕」之外的原因；還有，她們是否在發現某些益處後，就會讓懷孕成爲事實。Ryan 與 Sweeney 研究懷孕青少女的心態後發現，她們大多數並沒有採取避孕措施。其中有 47% 聲稱她們「很高興」或覺得懷孕「不錯」。只有 10% 宣稱她們的父母爲此感到「遺憾」或「不高興」。另外，有 86% 的準媽媽希望完成高中學業，但同時也有 38% 宣稱她們會經濟獨立，或與孩子的父親合力照顧小孩（Ryan and Sweeney, 1980）。但是，如同前一份研究報告的結果，要瞭解避孕與懷孕之正面價值兩者之間的關係，確實有實際上的困難。

上述兩個研究中，所有的受訪者都還未生產，因此，她們都還沒有機會體驗生活的現實。而預期的代價與獲益在決定避孕的當時就有了假設性的答案，我們也不難看出，這些答案與實際的代價與獲益之間有多大的不同。但即使預期到不避孕的代價很大，在某些情形下也還是不會採取避孕措施。舉例來說，取得與使用避孕措施的花費可能比預期的更高，或是得到不正確的訊息說，不安全的性關係也許不會出現任何不良的後果。懷孕的期預代價與獲益，也同時受到Luker提過的兩項因素影響。

懷孕的可能性

許多研究都提到，不可能懷孕的信念是導致不採取避孕常見的原因（Goldsmith et al., 1972；Morrison, 1985；Washington et al., 1983）。事實上，雖然任何一種性交行爲產生的總懷孕機率估計大約爲0.04（Bongaarts, 1976），但是一年中因爲不安全的性交而導致婦女懷孕的機率約爲0.8（Potter, 1963）。Morrison就提到，青少年通常會高估單次性交造成懷孕的機率，估計值約從0.17到0.50（Morrison, 1985）。Cvetkovich與Grote認爲，任何小於1的估計值都可能被青少年視爲機會很低、或者不一定會發生，若女性並沒有懷孕的話，還會誤導女性將自己視爲不易受孕的族群（Cvetkovich and Grote, 1981）。任何一對性伴侶評估懷孕之可能性的依據，可能是依據他們之前未避孕性交的經驗，也可能是他們對發生性關係的時機與當時情況的信念。

Morrison研究青少年對懷孕危險期的認識，發現只有不到一半的青少年能夠正確地回答這類問題。調查參加性教育研習者的知識與年齡、社會階級、種族或性經驗的關係發現，這些因素的預測力都很微弱（Morrison, 1985）。除此之外，許多年輕人相信，不可能輕易就懷孕。如Kentner與Zelnick就報告過，全國15-19歲的青少年約有40%相信，初潮並不是具有生育能力的開始(Kentner and Zelnick, 1972)。Sorensen的調查對象中就有約三分之一同意下面的說法：「若一個女孩眞的不希望懷孕的話，她就眞的不會懷孕；即使她沒有採取任何預防措施就與人發生性關係」(Sorensen, 1973)。Cvetkovich與Grote的研究對象中就有10%相信，女性在第一次發生性關係時不可能懷孕（Cvetkovich and Grote, 1983），而Allen的研究報告中也提到，許多尋求終止懷孕的女性都聲稱，她們沒想到才開始性生活沒多久就會懷孕（Allen, 1981）。

從這些研究結果，我們可以很容易地做出結論：進行不安全性交的年輕人都是因爲不瞭解其危險性。但是，我們卻也沒有任何理由可以說明，爲什麼缺乏性知識會導致青少年低估危險性，並從事未避孕的性交；但同樣缺乏知識卻不會高估危險，也不會產生過度防護的性活動。事實上，他們的信念，尤其是自身適用（self-serving），讓他們選擇了最不需要立即付出代價的活動。目前，我們沒有任何理由質疑這些信念是否能接受考驗，也不會有另一套理論會取代自身適用，因爲只要還有人認爲採取避孕措施的代價相當高，這些信念就會存在。

終止懷孕的可能性

目前爲止，還沒有研究調查女性，或男性對終止意外懷孕之可能性的認知；或是，該認知對於將來採取避孕措施的影響力。國家衛生服務部所提供的終止懷孕成功率，在不同的健康行政區差異看起來相當大（Office for National Statistics, 1996a），因此我們難以評估女性如何預估終止懷孕的成功率。Allen在報告中提及，婦女完全無法判斷她們的醫師或諮詢對象是否會回應她們的請求，而她們在這之前所知道的人工流產服務也非常有限（Allen, 1981）。Hamill與Ingram（Hamill and Ingram, 1974）卻做出以下的結論，大多數尋求人工流產的婦女最後都能達成目的，若這家不行，就去另一家；若無法在國家衛生服務部，就去找私人機構（Hamill and Ingram, 1974）。

結論

我們都很清楚，無論從哪一個族群蒐集與性行爲有關的資料都十分艱難，而在詮釋處理採取避孕措施的資料時必須更加小心謹慎。舉例來說，許多資料都來自於避孕或未避孕後的自我陳述；在這當中，我們很難知道數據的眞實性，或者，「使用」一詞對不同人就可能有不同的解釋。而未採取避孕者的某些理由，也可能屬於事後合理化，與當初決定不避孕的理由可能無關；或者，他們認為那些理由比較能為社會所接受。

這些結果都認為，對某些人來說，採取避孕促措施需要付出極大的代價，而他們所能獲得的有效避孕法，或他們對避孕之益處的認識並不足以降低他們的意外懷孕率。

做決定與終止懷孕

就如Adler所提出的，人工流產並非一般的醫療程序，其中不僅牽涉到病人與健康專業人士之間的關係，還有法律、政策、經濟、理論與道德的問題，這些都將對接受此程序的婦女造成衝擊（Adler, 1982）。在經過人工流產決定過程之分析研究後，證實這些因素的確會對決定進行人工流產與否造成影響。本節將簡要地從社會政策面、從尋求終止懷孕婦女的角度、從決定婦女是否應該終止懷孕的專業面來討論這些因素。之後，才回到避孕的主題，探討接受人工流產後的生育控制措施。

人工流產與社會政策

在英國，人工流產受到1967年人工流產法案（Abortion Act）與1990年生殖與胚胎法案（Fertilisation and Embryology Act）的規範（但不適用於北愛爾蘭，1861年制定的人身侵害法案（Offences against the Person Act）在那兒仍然有效）。在這些法令下，婦女可能會獲得施行人工流產的許可，假若有兩位執業的醫師認可，且懷孕期未超過廿四周，同時出現下列情況：（1）繼續懷孕將對孕婦造成生命威脅，或造成孕婦心理或生理的傷害，或者對已有的孩子造成傷害時；或者（2）若孩子出生後，可能會有心理或生理性的異常，或嚴重殘障時。1967年的法案同時也規定，在決定是否繼續懷孕時，應該加入孕婦現在生活環境，或未來可能環境的健康危險因子作為考量。

許多學者檢驗了這種形式的法令，以及這些法令的基本假設。舉例來說，這些法令對婦女持有負面的信念，將她們描述爲無法爲是否要接受人工流產的決定負責（Boyle, 1992, 1997）。另外，Watters 也指出，初期或中期流產的死亡率與致病率比一般生產過程還要低。他同時也提出一些報告，研究內容爲追蹤請求人工流產被拒絕的婦女；報告的結論都認爲，這些婦女無論在心理或生理健康上，皆不如那些人工流產獲准的婦女（Watters, 1980）。根據以上兩組證據，他認爲：統計顯示，任何人若阻止一名婦女擁有安全、合法的人工流產，將使得希望墮胎的婦女無論在生理或心理上都承受莫大的健康威脅。而婦女所要求有效的人工流產，想必不屬於立法的原意，更不是經由立法來運作的。

一般認爲，雖然請求懷孕終止被拒的機率大於獲准的機率，但每一名女性面臨的機率可能並非如此。然而，這種論點卻無法應用於人工流產的法令上，因爲我們並沒有一套標準可以在懷孕前幾週就準確地預測生產時會有什麼併發症，或預測每一位處於這種情境的婦女幾年後可能快樂，還是不快樂；也無法預知是否如該名婦女所說，終止懷孕的決定會讓情況不同。

Radcliffe Richards 強調這種形式的法令的後遺症：該法令融合了兩型應該區分開來的決定。第一種是*描述性* 的聲明，可能會以某些情形決定人工流產的許可或拒絕。第二種是*規定性* 的聲明，就是有關裁定是否應該犧牲小孩的規定。因此，Radcliffe Richards 認爲，即使我們假設第一種類型的決定權在於執業醫師，也不能因此而推測第二類的決定也是如此（Radcliffe Richards, 1982）。

目前我們仍然不清楚，不利於人工流產的信念對法令形成的影響究竟有多深。Adler 認爲，有關人工流產的研究結論，至少會反應當代群衆的態度與法令的社會性與歷史趨勢（Adler, 1982）。從 1940 年代到 1960 年代，正是法令限制人工流產的時期，因此，研究報告的結論通常會認爲人工流產是一種具有傷害性的經歷，可能會導致心理失調；然而，至今卻沒有數據證實人工流產可能是一種傷害性的經歷（Adler et al., 1992；Clare and Tyrrell, 1994；Lazarus, 1985；WHO, 1978）。當然，也有一些婦女因為這類的結論而受苦。不過，現在我們已經知道，在許多影響因素中，負面的醫療效果通常與缺乏社會支持、家人的負面評價有關，也與因醫學理由而必須終止懷孕有關。然而，這些負面的效果，必定與終止懷孕被拒絕引起的負面影響有關。

女性的決定權

Allen（1981）在報告中指出，有73%接受人工流產的女性在懷孕八週之前，就去看了門診，而超過有90%的女性在懷孕十一週前去看門診。這些懷孕婦女大部份在接受醫療諮詢前就已經作好決定。Holmgren也發現，在她的研究對象中，有70%在確定懷孕前就決定要接受人工流產（Holmgren, 1994）。研究報告都強調與朋友、親戚或性伴侶討論決定接受人工流產的重要性，而不是與醫學專業人士討論。Braken等人認為，婦女做了暫時性的決定後，就會與可能贊成她的人討論，以尋求支持（Braken et al., 1978）。其中最重要的應該是模範角色（role model），比如說，與曾經接受墮胎，也沒有出現健康失調的女性討論。雖然女性可能在懷孕早期就做好了決定，但可能會反覆不定。Braken等人發現，在終止懷孕與繼續懷孕的年輕女性中，各有40%的人在決定初期至少改變過一次主意。Allen在報告中指出，雖然她的研究對象有超過半數對終止懷孕從沒有任何的懷疑，但是，非常年輕的女性、離婚或分居婦女卻時常反覆不定。年輕女性似乎對於擁有一個小孩，持有一種Allen稱為「浪漫的情懷」（romantic notions）。而Allen也注意到，這兩組女性（年輕組與離婚組）的反覆不定都反映出她們採取較危險避孕措施的事實；而，不採取避孕措施應該和未事先計畫的性行為有關。

Smetana與Adler以Fishbein的行為意圖模式（Fishbein, 1972）探究做決定的歷程（Smetana and Adler, 1979）。該模式預測，發生動作的意圖與眞正的行動，是特殊情境下對表現行為所持有的態度、其他人希望她表現行動的信念，以及順從這些期待之個人動機的相乘結果。Smetana與Adler發現，在得知懷孕結果前若已經確定要接受人工流產

（或不接受）的意圖，與將來表現的實際行動具有高度的相關性。和該模式所預測的一致，打算接受墮胎的意圖與重要他人（母親、性伴侶或聖職人員）之期待的信念，和對擁有小孩之後果的信念都有關連。因之，女性寧願聲稱是其他人希望她們採行她們所選擇的方式。而做出這兩種不同選擇的女性，對擁有孩子有不同的解釋：選擇進行人工流產的那組，強調扶養孩子的重擔與長期的承諾；而選擇繼續懷孕的那些女性，就強調情緒狀況良好與成就感。有趣的是，這兩組婦女對人工流產的道德觀並無不同。

這些結果都支持Allen的發現—接受人工流產的決定作得非常迅速；確實，我們在Smetana與Adler，還有Holmgren的研究中都看到，婦女在尚未確定懷孕結果之前，就作好決定了。這些研究結果也凸顯了性伴侶、家人與朋友諒解性的角色。不過，這些結果並未提出有關這些角色的直接證據，也沒有研究這些角色的相關數據。

專業人士的決定權

在英格蘭與威爾斯進行的大多數人工流產，都是基於如下的理由：繼續懷孕對孕婦生理或心智健康造成的傷害將比終止懷孕的傷害要大。看起來這些人工流產的案例，絕大多數是因爲考慮到母親的心智健康，因爲獲准終止懷孕的的理由通常是精神失常（neurotic disorder），或人格異常（personality disorder）（Office for National Statistics, 1996a）。這個事實顯示，獲准的大多數人工流產病例（可能大多數被拒絕的病例也是）牽涉到醫師考量「現實或將來可預見之環境」，而對女性可能之心理狀態所作的評斷。早就已經有人指出，醫師作這些判斷並沒有一套標準，也沒有代表性的數據可提供這些評斷的可靠性。這使得必須做出決定的專業人士陷入窘境。Radcliffe Richards（1982）也指出，這種情況促成了個人信念的運作空間。

Allen（1981）的質化研究就凸顯了此問題。她發現，雖然有許多GP會將所有尋求終止懷孕的婦女轉診至心理諮商，但有些卻不。其中有人這樣說到：

「她們有權利得到法律的好處。不過我已經放棄了道德判斷。若她們要求墮胎的理由是犧牲太大之類的，有時候就會故意忘記寫下來。我就會說：『親愛的，太遲了。很抱歉，這是因為醫院體系的關係。你必須將孩子生下來』。」

所訪談的大部分諮詢師都聲稱他們鮮少回絕人工流產的請求，但是在Allen與GP的訪談研究中，我們清楚地看到，一旦轉診後就會有諮詢師拒絕婦女的請求，這可能是因爲他們比較不贊成進行人工流產。自從1967年立法開放人工流產後，就出現許多研究探討醫師對人工流產的決定權。比如說，Hamill與Ingram（Hamill and Ingram, 1974）檢驗了132份轉診尋求精神科意見，以決定是否核准終止懷孕的病例。每一位諮詢師都在檢驗時完成一份問卷，內容包括病人的一般資料、臨床與社會發現、避孕史，以及是否得到終止懷孕的許可。有64%的婦女獲得終止許可，有36%被回絕。比較兩組的問卷結果，發現獲得許可的婦女明顯地年齡較大、已婚、已經有小孩、聲稱有定期避孕，並且被認爲有精神症狀。兩組婦女可能引起的社會問題，經評定後並無顯著差異，但是那些終止懷孕被回絕的女性很可能會被她們的性伴侶拋棄。該研究發現，那些宣稱定期避孕的婦女比較可能獲得終止懷孕的許可，與Allen的報告相符，她指出，那些不幸因避孕失敗而懷孕的女性，通常都可以獲得准許，醫師也比較同情她們。

Hamill與Ingram在他們的序言部份提到，「作評斷的醫師傾向將精神失調的症狀加附在他們所推薦的婦女身上，反之亦然（1974，第119頁）。我們希望能避免以調查表的資料作診斷，而要求特定症狀的出現與否作爲診斷的依據。」然而，我們並無任何理由假設，精神症狀的診斷偏誤不會平均地分佈在評定調查表中特殊症狀的項目，而調查表本身的確也包括了「情緒不成熟」與「人格異常」的項目。Hamill與Ingram的研究結果凸顯出一個問題，那些獲准終止懷孕的婦女是否因爲她們看起來「值得」，是否前述的評斷或多或少地影響了對症狀的評估？但是，我們很難一探究竟，因為醫師作決定的細節，與大多數Hamill與Ingram所蒐集的資料都屬於非官方記錄，無論是終止懷孕申請被拒絕的數目，或申請人的特徵。不過，有其他研究強調了醫學對人工流產決定的不一致性（詳見Boyle, 1997）。

流產後的避孕措施

一般人似乎都認為，在懷孕終止後，女性會以不同的角度重新評估決定避孕的因素，但是我們卻無法推測這種觀點能夠使更多人採取避孕措施，或採取更有效的避孕方式。雖然我們並無相關的直接證據，卻有不少研究檢驗了婦女接受人工流產之後的避孕措施採用情形。Bread等人發現，有81%的受訪對象在終止懷孕後一到二年，會採取某些形式的避孕方法，而其他的人則希望再次懷孕。這些數據可以和先前有41%聲稱採取避孕的數字相比（Bread et al., 1974）。Abram以十到十八歲的青少年為對象，追蹤調查在終止懷孕後兩年的避孕情形，報告指出，有71%都在此期間內採取可靠的避孕措施（Abram, 1985）。Lask的數值就少的多：四十一名婦女在人工流產後六個月內，只有六位定期使用避孕措施，其中五位眞的因此不孕（Lask, 1975）。不過，該研究中並未清楚地指出，有多少比例的婦女性活動頻繁，又有多少嘗試著懷孕。

這些數據也同樣有解釋的問題，如同前面提到的：這些數據來自於婦女的自我陳述，並且無從瞭解婦女採用的避孕方式。不過，有些研究指出了下一次請求人工流產的特徵。Abram的報告中就提到，有7%的人在一年內申請第二次人工流產，第二年就有11%。Rovinsky就指出，即使在強烈建議避孕的情況下，每年仍有5%的重複申請率；不過，其中有些數字應該屬於避孕的失敗率（Rovinsky, 1972）。

Allen（1981）提到，給予避孕的相關建議顯然是標準追蹤程序，有時候甚至在進行人工避孕之前就開始進行。不過，就如Allen所說的，承諾採取避孕措施可能是為了使終止懷孕順利進行的妥協策略。也少有證據顯示，有關單位在提出這些建議之前，確實都系統性地分析了可能影響（該名女性，或其性伴侶）避孕之決定的個人因子與情境因子。另外，她訪問的一些專業人士顯然無法體會女性可能無法順利取得並使用避孕措施。其中有一名婦科醫師就宣稱，必須在婦女接受終止懷孕前「對她們施加壓力」，因爲手術之後，她們就對避孕「不屑一顧」。另一位GP則提到「堅果」都「喜歡在危險中度日」，同時有另一位GP表示，女性決不會再度讓自己意外受孕，除非她「無行爲能力」。本章最後的結論是Allen總結了多名受訪者的感覺後所寫的。

結論

即使有人已經試圖證明所謂「精神性後遺症」（psychiatric complications）的現象十分罕見，有關人工流產的研究仍有開始探討術後情緒反應的傾向。當然，瞭解人工流產的術後情緒反應，與影響該反應的因子都相當重要，這類研究提供的數據可與懷孕終止被拒之後果研究相比較。但是，這些潛在的病理偏見，使得其他重要層面相對地受到忽視，尤其是社會態度與人工流產法令間的關係、專業人士的決定，以及有關人工流產後之避孕諮商研究的應用。人工流產研究對男性角色的忽視更甚於採取避孕措施的研究；極少有研究探討他們對性伴侶之經歷的態度和反應，社會價值似乎也從不期望他們需要對終止懷孕後的立即避孕負責。未來的研究需要重新矯正兩性關係的平衡，將人工流產安置在應得的社會地位。

> 在英國，因為考慮到母親的生理或心理健康，或者其家人的健康，已經可以合法地進行選擇性人工流產。人工流產法案（1967）訂定的終止懷孕醫學標準，必須經由兩位以上醫學專家的認可：
>
> 1. 懷孕未超過廿四周，若繼續懷孕將危及母親，或其他小孩、家人之生理或心理健康；或者，
> 2. 必須立即終止懷孕以避免孕婦生理或心理健康遭受永久性的傷

害；或者，

3. 繼續懷孕將對孕婦的生命造成威脅；或者，

4. 孩子出生後有可能因生理或心理異常而導致嚴重殘障。

當孕婦決定申請人工流產時，情況要達到這些法定標準的何種程度，才會讓孕婦做出決定？是否還有的其他重要因素？

重點提示

⊙ 為瞭解釋意外懷孕，我們花了許多心力在討論避孕措施的可靠性、取得性與相關知識上；雖然這些因素很重要，但這些因子對決定避孕歷程的描述有限，因為它們忽視了採取避孕措施過程中重要的社會與人際歷程。

⊙ 心理分析使我們更瞭解那些看起來似乎相互矛盾的行為：為何不希望懷孕的人卻進行未避孕的性交？然而，心理學家通常很少注意到其他重要的因子，像是性關係中男女權力的不平等，以及社會文化對女性的偏見，將避孕的責任歸屬於女性，而對男性的要求卻少之又少。心理學家在從事有關避孕的研究時，無形中就強化了對女性的偏見。

⊙ 人工流產的法令需要經由醫師來決定，許多被核准的人工流產病例，都是以心理健康為理由，考慮婦女是否應該繼續懷著不被期待的胎兒；這中間就產生了醫師判斷之可信度的問題，還有關於個人信念對判斷人工流產之影響的問題。

⊙ 由於避孕措施的採用牽涉複雜的社會與心理歷程，因此我們很難預測接受人工流產後的避孕情形。要增加墮胎後的避孕率，就必須將社會與人際層面也納入考慮，同時也要留心使男性參與有關避孕的決定。

延伸閱讀

1. Boyle, M.(1997)*Re-thinking Abortion: Psychology, Gender, Power and the Law.* London: Routledge.有關人工流產之心理學，本書提供了詳細的分析。討論人工流產的立法過程、男女雙方的人工流產經歷，並以心理學的角度分析人工流產一直是社會議題的原因。書中有一整章討論避孕，以及有關人工流產之傳統的批判性心理學研究。
2. Morrison, D.M.(1985)Adolescent contraceptive Behavior: A Review. *Psychological Bulletin*, 98,538-568.一份實用的研究報告回顧，內容強調了為何許多年輕人不採取避孕的原因。
3. Schinke, S.P.(1984)Preventing Teenage Pregnancy In: M. Hersen, R.M. Eisler and R.M. Miller(eds) *Progress in Behavior Modification 16*. New York: Academic Press.討論如何使年輕人採取避孕措施的心理學意見，有趣且實用。

第十章

原發性高血壓

Keith Phillips

引言

高血壓是一種血壓測量值（BPL）持續表現在高值的慢性疾病。此症狀可能來自特殊的生理性原因，比如腎衰竭、腎臟腫瘤、或大動脈疾病，稱爲次發性高血壓（secondary hypertension）。其治療完全以內科介入法進行。另外有一些藥物，或是懷孕本身，也都可能引起暫時性血壓測量值的升高現象。然而，慢性的血壓升高的現象通常並非由來自特定的生理性原因，這種狀況稱爲初級或原發性高血壓（就是原因不明的意思）。本章將重點放在原發性高血壓的討論，其治療方式包括了藥物或行爲治療，或者兩種方法合併。（以下提到的「高血壓」一詞，應該理解成原發性高血壓。）

高血壓一般是無症狀的，雖然有許多高血壓病人都抱怨頭疼、暈眩、疲勞與呼吸困難，但是這些症狀的表現並不一致，也並非高血壓的特殊症狀。許多國家都發現，成年人口中約有20%爲高血壓所苦（WHO, 1996）；並且，高血壓雖然平時沒有症狀，但卻是健康的一大威脅，因爲它是許多疾病的危險因子，比如說腎衰竭與心血管疾病（如心肌梗塞、鬱血性心衰竭與腦血管中風）（詳見第十一章）。因而，治療高血壓的目的就在於，降低與腎臟或心血管有關疾病的發生率和致死率。

高血壓之定義

高血壓的診斷基礎在測量動脈血管系統的血壓。血液被壓力驅使，在一個密閉的循環系統中流動。血液在系統中的流動性可由幾種血液動力因子偵測而得，動脈血壓乃是心臟的心輸出（cardiac output）與周邊血管對血流的阻抗力（resistance）的綜合結果。血壓會隨著心臟的活動週期而改變：高峰血壓，就是伴隨著心臟收縮時的血壓，稱爲收縮壓（systolic pressure）；而血壓在下一次收縮前的舒張會達到最低值，此測量值就稱爲舒張壓（diastolic pressure）。在人口分布中，血壓呈現常態分布，並隨著人口學因子，如年齡、性別、種族而異（WHO, 1996）。在許多族群中，血壓隨著年齡有系統地增加，但並非所有的族群都有這個現象；因之，一般認爲血壓隨年齡增加的現象並非直接與老化有關，可能是反應了其他因素的差異，如心理社會因子（Steptoe, 1981）。

臨床性高血壓病患可依據病狀的嚴重度，經由收縮壓或舒張壓分類（測量值以物理學的壓力單位－毫米汞柱，mmHg 表示）。精確的分界點相當含糊，而且在不同的分類系統中都不一樣；但是一般認爲，個人的收縮壓若超過 140 mmHg，或舒張壓超過 90 mmHg 就應該診斷爲輕微的高血壓。若收縮壓超過 160 mmHg，或舒張壓超過 115 mmHg 就算是嚴重的高血壓。

美國以多危險因子介入試驗法（multiple risk factor intervention trial，MPFIT）進行了一次大規模的研究，結果顯示收縮壓或舒張壓的升高，也增加了罹患心血管和腎臟疾病的危險性(Stamler et al., 1993)。此外，血壓與危險性之間的關係緊密，也就是說，血壓越高就越危險（Kaplan, 1982）；所以，只要降低血壓，就降低了罹病的危險性。

雖然血壓本身是個獨立的因子，但它也可以其他因素結合，使得罹患心血管疾病的危險性更高；如 Strasser 的研究發現，有另外兩種與心血管疾病相關的危險因子—血膽固醇與吸菸（參見圖 10.1）（Strasser, 1992）。

與高血壓有關的因子

目前已經發現幾種與高血壓病原有關的因子，包括如基因（父母若皆爲高血壓患者，其危險性就大增）；飲食，像是所攝取的總卡路里、攝取特別物質，如食鹽和酒精；行爲，如運動；情境因素，整體性來說，就是壓力源，可能也與個人風格或特性有關；最後是社會因子，包括社會經濟地位。這些因子之間當然有著複雜的交互作用（參

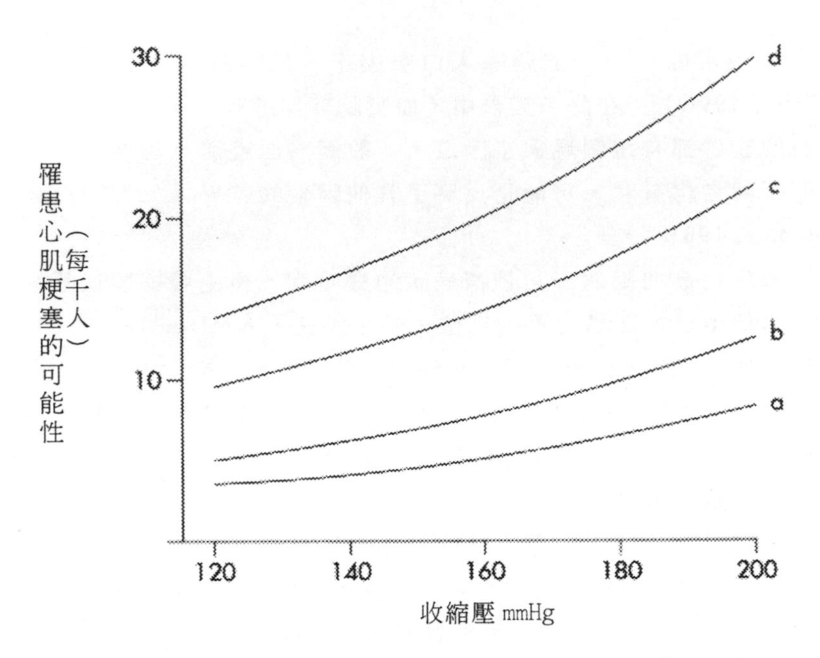

圖 10.1　不同心收縮壓組別在六年後每一千名男性罹患心肌梗塞的可能性

註解：a　不吸菸、且血膽固醇值不高的危險性

b　吸菸者的危險性

c　血膽固醇量偏高男性的危險性

d　又吸菸、血膽固醇又高的危險性

資料來源：After Strasser（1992）

見 Steptoe, 1981）。

基因

有相當多來自人口族群與家族病史研究的證據，支持基因與高血壓的病症發展有關（WHO, 1983）。家族病史的研究發現，直系血親成人間的血壓有顯著的相似性，同樣的情形也出現在母親與她們的嬰孩之間。雙生子的研究則顯示，同卵雙生子之間血壓的相關度遠高於異卵雙生子。更進一步的研究發現，雖然被領養的孩子與養父母或養

兄弟姊妹的生活環境、飲食等因子相同，但是他們的血壓之間並無顯著的相關性。在人口族群中，血壓表現連續性的分布，也就是說，血壓可能是由多種因子所決定的。一般也漸漸接受，血壓並不會經由單一基因遺傳，而可能是經由某種形式的多基因遺傳，不過，確實的遺傳形式仍有待確定。

雖然基因可能與某些影響動脈壓的因子有關，但並非所有因素都與基因有關，其他變因必定是由環境中的其他因子決定。

飲食

肥胖已經被確定為高血壓的獨立危險因子，同時，肥胖者罹患高血壓的機會可能是非肥胖者的二到六倍（MacMahon et al., 1987）。一般認為，使危險性升高的生理機制與交感神經活動增加，或是胰島素分泌增加，以及其他內分泌系統受干擾有關（Modan and Kalkin, 1991）。

治療體重過重型高血壓最直接的介入法就是，改變飲食、減少卡路里的攝取、並增加運動量，以減輕體重；當體重降低，就會伴隨著血壓降低（Rosenfeld and Shohat, 1983）。不幸地，要成功地讓人遵從減重計畫並非易事，要維持體重持續下降就更加困難了。顯然，我們需要研究該領域促進遵從醫囑的行為策略。

體內的鈉離子濃度與飲食中的鹽分含量有關，而高鹽分攝取量可能與血壓的增加有關。以大白鼠所做的實驗研究發現，餵食高鹽分的飼料確實會導致血壓升高（Dahl, 1961）。我們經由育種的方式，培育出遺傳上對食鹽因子敏感的大白鼠種，發現影響血壓的可能關鍵因素在於對食鹽的耐受度，而非食鹽的攝取量。

人口族群的研究，像是INTERSALT，從三十二個國家中10,000名25到55歲男女性的研究發現，每天減少100 nmol的鹽分攝取，就可以使得血壓的上升減少9 mmHg，也就表示，這樣的食鹽攝取量可降低該年齡層約13%的死亡率（Stamler, 1991）。不過，該研究並未提出有關鈉離子與高血壓致病機制之關連。舉例來說，各個族群間的食鹽攝取量都不相同，而在跨文化的研究報告中指出，食鹽攝取量與高血壓的發生率呈正相關（Dahl and Love, 1957）。但是，其他的研究卻無法在特定族群中找到血壓正常者與高血壓患者之攝取食鹽量的差異性（Laragh and Pecker, 1983）。雖然這些研究結果並不一致，但在高血壓治療的建議項目中，仍包括減少食鹽的攝取量。自從Kempner發現，嚴格地執行低鈉飲食，如米飯和水果能降低血壓後，就出現了有關限制食鹽攝取量之效果的信念（Kempner, 1948）。不幸地是，該報告的結論可能過於簡化，因爲這種飲食法也會造成體重的下降，而體重減輕本身就具有降低血壓的效果；同時，這類飲食也影響了其他營養素與礦物質的攝取，比如鈣磷的攝取量。Laragh與Pecker在一份有關限制鹽分攝取的回顧報告中，對限制鹽分攝取有助於所有高血壓病症的假設提出質疑，雖然限制食鹽攝取量的作法似乎對某些高血壓患者有益，但是在其他比較嚴重的高血壓就可能導致血壓的上升（Laragh and Pecker, 1983）。這個問題至目前仍未獲得解決。

人口族群研究顯示，酒精的攝取量與血壓間有線性相關，而大量飲酒也與高血壓有關（Pearce and Fuberg, 1994）。重度飲酒也可能增加冠狀心臟疾病的發生率。幸運地是，酒精對血壓造成的影響是可以回復的；也就是說，當飲酒量降低時，血壓就會降低（Potter and Beevers, 1984）。

顯然，飲食會影響血壓，也可能是引起高血壓病程發展的原因。若眞如此，個人罹患高血壓的風險就可以經由行爲介入法，使個人學習自我管理飲食因子。

運動

雖然規律的運動對於成年人的血壓有些許助益，但是，運動所造成的改變相當微小。然而，定期作運動還有其他附加的好處，如減輕體重、減少吸菸量與降低血膽固醇含量（Epstein and Oster, 1984）。

有關運動對於血壓的好處可能來自於上述的改變，也或許是因爲心理作用，因爲規律的運動可以增進自我效能與正面的情緒，同時也提供了一種逃避每日壓力源的方式。動物實驗顯示，運動可視爲一種調適機制，用以平衡身體對壓力的反應（Mills and Ward, 1986）。這種反應獨立於運動所帶來的健康效果，因爲只需要中等的運動量就足以降低人類血壓（Jennings et al., 1986）。經實驗證實，有氧運動除了能改變平均血壓外，還可以有效地降低高血壓患者之心血管系統對外界壓力的反應，像是心算測驗與玩電視遊樂器的情境(Perkins et al., 1986)。由於高血壓的病因（容待後敘）可能來自於心血管活動過量的影響，因此，有氧運動可能有助於預防高血壓的發生。

人格特徵

許多研究都曾致力於尋找個體的人格特徵與高血壓的關係，因爲Alexander的假說認爲，壓抑具有敵意的感受將導致血壓升高。其中一個取向就是探討高血壓患者的性格輪廓（Alexander, 1939）。不幸地，該取向的方法學存在著致命缺陷，就是任何高血壓患者所表現的因子可能都是診斷的依據，並反應在診斷上，因而這些因子無法成爲引起高血壓的性格特徵。比如說，Robinson就發現，門診高血壓病患的神經敏感指數（neuroticism score）高於那些只是參加血壓測量的群衆，但是這些病患的指數也不會高於精神科的門診病患（Robinson, 1964）。於是，前往診所看病似乎才是關鍵因素，而「任何過度的精神疾病…與高血壓並無關係，但卻被診斷爲形成高血壓的部份因素」（Mann, 1986，第534頁）。

有個較具水準的方法檢驗了某個族群，並且發現那些有成爲高血壓患者潛力的個體，都具有可辨識的特徵。這種方法已經成功地得到人格特徵與高血壓間關係的一致結論。舉例來說，Waal-Manning等人發現，在紐西蘭某個城鎮中的1173位居民，其神經敏感性因子或情感因子都與高血壓無關（Waal-Manning et al., 1986）。其他這種類型的研究，如Mann的報告發現，敵意並非爲高舒張壓患者的人格特徵（Mann, 1977）。這一點就令人不禁想到，敵意與憤怒都是A型人格的特徵，而該人格型又是心血管疾病的危險因子之一（參見第十一章）。有幾份報告顯示，憤怒在都市環境的高壓力下，可能是引起血壓升高的因子（Gentry et al., 1981；Harburg et al., 1979），但是這項發現並未得到一致的結論，在鄉村地區也沒有這種現象（Waal-Manning et al., 1986）。因此，A型人格與高血壓的直接關係並不完全（Shapiro and Goldstein, 1982）。

若要呈現人格與高血壓之間的因果關係，必須建立前瞻性與長期縱向的研究，同時，若能進一步檢驗這些構成高血壓的因子必定很有意思；比如說，血壓與表現憤怒或敵意之間的關連性。不幸地，這種類型的研究資料仍未建立。因之，在缺乏清楚的高血壓與人格特徵關連性的情況下，也就沒有證據支持「高血壓人格」（hypertensive personality）的存在（Mann, 1986）。

心理性危險因子：壓力

一般都假設外界與環境因子是經由心理歷程的作用，進而影響使血壓升高等之生理反應。這些可能性的因子包括移居、快速現代化與經歷重大生活事件。探討這些因子之衝擊性的流行病學與實驗室研究已經建立。

流行病學的研究已經檢視了包括移居到新環境的改變，或是當地穩定族群的快速轉變。一般來說，這些研究顯示了快速的文化改變，或是從鄉村環境轉變爲都市，皆與血壓的升高有關（Cassel, 1975）。但是至少有一組實驗證據顯示，從日本移居到美國，並未出現預期的血壓升高的現象，但這些新移民卻出現了冠狀心臟疾病盛行率增加的現象（Marmot, 1984）；這些現象可能反應了飲食與運動形態的改變，而不是都市化過程的影響。當然情況也可能是，來自任何族群的移民，本身就屬於自我選擇（self-selecting）的群體，他們原本就同時具備了移民和發展爲高血壓的潛力。

也有其他的研究關心非移民社區中的環境因子，他們也真的發現與血壓升高顯著相關的因子。比如說，動物實驗就顯示，擁擠的環境會導致大白鼠群體的血壓升高（Henry and Stephens, 1967）。同樣地，D'Atri與Ostfield（1975）也發現，監獄中擁擠的人群也會使血壓升高。職業因子也可能對血壓有顯著的影響。這很可能與工作環境有直接的關係，或者是與工作性質對個人造成的負擔有關。舉例來說，比較早以前，就有研究發現長期暴露於噪音的工作環境，會引起血壓的升高（Johnston and Hanssen, 1977）。環境，包括工作場所，具有強大的潛力能影響個人健康，因而，環境因子對工作人員的影響，尤其是高血壓的部份，更應該受到重視。有許多研究已經注意到工作內容的性質對疾病發生率和死亡率的影響，並且體認到許多因子會影響健康，包括工作過量或不足、職業變更、責任、社會支持等等（Fletcher，1988）。這些種類的因子很可能與特定工作人員的內在特徵產生交互作用，結果就會導致個體血壓發生變化（Theorell, 1976）。

實驗室研究曾探討正常、處於危險邊緣和高血壓個體，對壓力源之心理生理反應。結果顯示，在許多不同的情境，特別是具有挑戰性，或激發主動調適反應需求的情形下，高血壓病患的血壓反應比正常組要高（Obrist, 1981；Steptoe, 1981）。面臨挑戰性工作時，誇大的心血管反應可能來自於交感神經的過度反應，該系統原本就被視爲高血壓病程發展的調節者。這個議題在下面會有更多的討論。

社會經濟地位

社會經濟地位是一種不太精準的概念，是以收入（通常以職業爲參考）作爲社會階級分類的標準。社經地位是個評量社會物質收益的方式。而在工業國家，較低的社經地位族群，其成員之血壓較高（Anderson, 1989；Wilkinson, 1996）。血壓與教育成就、收入和職業各項成反比關係。在其他發展較慢的社會中，上層社經地位族群的血壓可能比較高。社經地位影響健康的機制仍未明朗，不過，我們將在第十六章作更豐富的討論。

心血管活動力與高血壓的病原

動物和人類在遇到各種壓力源時，都會引起生理的改變。其中一種改變是心血管活動，也就是心跳增加和血壓上升。活動改變的程度與作用時間的長短因人而異；有個假說認爲，誇張的心臟活動潛藏在高血壓的病程發展之中（Obrist, 1981）。

血壓升高是一種徵狀。它本身所代表的意義是，維持心血管系統平衡的正常、規律的機制運作失調。心理生理學研究已經在尋找、辨識主控血壓調節作用，並且受行爲因子影響的機制。在健康的個體內，若出現血壓升高的情形，心臟血管系統就會以代償作用降低血壓，使之維持在正常值。而高血壓患者通常有其他生理性併發症，如腎、自主神經系統和心血管系統的病變，會讓體內反應以爲原發的狀況就是高心輸出的狀態。代償結果反而使血壓居高不下(Guyton et al., 1970)。已經確定的高血壓患者，其心輸出可以回復到正常值，但是，因爲病程伴隨著周邊血管阻抗力的增加，就會再次引起循環系統內的壓力升高。因此，雖然症狀仍舊是高血壓，但其中生理機制的運作方式已經和剛開始的不同了。

要瞭解此病的關鍵，就要先瞭解行爲因子如何影響不同的調節機制。

調控血壓多變性的其中一項機制，是經由壓力受器反射弧（baroreceptor reflex arc）的作用。在高血壓患者體內，該反射的敏感度受到抑制。該反射弧同時也會影響中樞神經系統與個人的疼痛閾值。有人假設，若個體處於長期疼痛狀況的壓力，或是期待疼痛的發生，都會使壓力受器的敏感度重新設定，而一但這種學習反應建立後，就會導致血壓的升高，最後發展成高血壓（Dworkin, 1988）。有人發現，血壓正常者之壓力受器反應的敏感度，在個體放鬆時增加，而在進行需要集中注意力的壓力性任務（如心算）時則降低；不過，當個體處於被動型壓力源（如冷覺試驗）時，卻沒有降低的現象（Steptoe and Sawada, 1989）。因此，如主動性的調適等特殊的行爲需求，與血液循環調節的改變之間的連結就明朗了；同時，血液循環的調節是經由壓力受器反射弧達成，壓力受器又與高血壓有關。最後要解決的問題，就是釐清那些具有罹患高血壓危險的個體，其體內壓力受器反射的敏感度是否受到抑制。

每個人在每天的生活當中，血壓略有起伏變化是很普通的事。但爲什麼有些人就會罹患高血壓，而有些人卻不會？可能是因爲那些有罹患高血壓傾向的人，在某些情境下容易啓動交感神經系統對心臟的作用，而使得心臟產生過度反應。心臟活動力旺盛的年輕成人，心輸出量很高，這種狀態就導致高血壓的形成。雖然確實的歷程尚未完全釐清，但是，我們相信，除了中樞與自主神經系統的機制外，腎臟與內分泌系統也有作用（Guyton, 1977）。至少我們確定一件事，過量的交感神經影響是高血壓病原的因子之一。

許多研究都證實，高血壓病患的心臟活動反應量在各種任務試驗的過程中，都比正常人要大得多，比如說分類試驗、心算、競爭性遊戲與電擊趨避之反應時間試驗。這些試驗以及其他會引起過度反應效果的事件，都與個人的主動行爲有關。被動試驗並無法有效地區分正常人與高血壓患者的心臟活動反應（Steptoe, 1983），如冷覺試驗（就是將其中一隻手伸入冰與水的混合液中，並且被動性地忍受疼痛）。因此我們認爲，參與一項試驗的主動性可能才是過度反應的決定因素。因爲高血壓患者並不會在所有的情境下出現過度的反應，只有在某些能引起過度交感神經刺激之挑戰性情境下，心臟才會出現上述的過度反應（Johnston et al., 1990）。

總而言之，似乎只有那些面臨挑戰性任務時，會表現出過度的心跳加速和血壓升高反應的個體，其正常血壓的調節狀態才會發展成生理上的調適不當，並發生血壓持續升高的危險。有個發現與該假說一致，就是血壓正常，但父母皆爲高血壓患者的兒童，成年之後有極高的機率會成爲高血壓患者，他們即使在血壓正常的狀況下，若經歷需要主動性調適的心理挑戰，仍會表現過度的心臟活動反應（Carroll et al., 1985；Manuck and Proietti, 1982）。因此，童年時期的誇大性心臟活動可能在經過轉譯後，使得往後的血壓比正常值高（Malpass et al., 1997）。

原發性高血壓的行爲治療

藥物治療是各種可行的抗高血壓療法中最主要的一種，但是，藥物的效果如何，卻仍然是個謎。有些接受抗高血壓藥物處方的病患，並沒有出現血壓下降的情形（MRC, 1985），同時，病患遵從醫囑的情況也很差，特別是當許多藥物都有令人痛苦或引起不舒服的的副作用。服用抗高血壓藥物之病患舉出的副作用，舉例來說，有不眠症、疲勞、食慾不振、陽萎，與血糖耐受度降低（MRC Working Party, 1981）。近年來，醫學界對於非藥物性之高血壓治療的興趣正在逐漸增加，像是經由行爲方法以自我管理血壓。這些非藥物性的方式特別適用於輕微的高血壓患者，但是，嚴重的高血壓病患則仍然需要藉由藥物以控制病情。縱然如此，行爲介入法對藥物治療仍有輔助性的效果。

由前面章節所描述的高血壓成因，就可以明白此疾病的行爲管理有相當大的機會。治療建議多半會從改善生活形態的因子下手，如定期做有氧運動、減輕體重、限制鹽分的攝取，以及減少酒精飲用量。除了這些直接的介入法之外，研究人員也花了許多心思建立以降低壓力爲基礎的高血壓自我管理法，就像是各種形式的放鬆訓練與生物回饋訓練。

生物回饋

如同第二章所描述的，生物回饋訓練用於使個體獲得控制某些特殊生理反應的能力。可以爲修正某些特定症狀（對症控制法）做訓練，或是訓練全身性的放鬆。既然高血壓的定義是以某個特殊、簡易的、可辨識症狀爲參考（就是血壓測量值），那麼，理想上使用對症控制法的生物回饋治療似乎非常恰當。以血壓正常的志願者所做的實驗研究顯示，生物回饋法能有效地使志願者學會控制血壓的升高或降低（Shapior et al., 1972）。但是，臨床上的研究卻發現，生物回饋法控制血壓的效果令人失望透頂；雖然有些生物回饋訓練能成功地降低高血壓（如 Kristt and Engel, 1975），但是一般說來，高血壓病患的血壓降低效果並不太大，也並不具有顯著的臨床意義。同樣地，以生物回饋法訓練全身性放鬆時，若以血壓之外的其他生理反應作回饋，臨床成功率也有限；不過，有一份操作型的比較實驗結果發現，若要降低高血壓病患的血壓，體溫回饋法比放鬆訓練更好(Blanchard et al., 1986)。Johnston 在回顧了許多文獻報告後所作的結論爲，證據並無顯示心血管之生物回饋法對高血壓病患有特殊的效用（Johnston, 1984）。

壓力管理

正如前面已經討論過的，流行病學研究和實驗室研究都暗示著，個體對急性或慢性壓力源的過度反應會引起高血壓。因此，有幾篇研究就在探討壓力管理計畫治療高血壓的效果。各種方式的實行細節都不相同，但是大多數都包含了某些形式的放鬆訓練，如冥想、瑜珈、肌肉鬆弛和生物回饋。關於此部份，D. W. Johnston 所做的一篇絕佳的回顧性文章中，提到了從 1975 年以來的廿份研究報告，有關於一般診所進行的壓力管理方法之應用。他在文中提到：「大部分的研究都指出，減輕壓力的技巧與血壓的降低有關，該效果也將持續四年之久。」他主張那是壓力管理的特殊效果，而且那些效果都明顯地比對照組要好。他爲了衍伸該分析的結果，整合了廿五份放鬆型降低壓力的隨機操作試驗。總共集合了834名接受各種壓力管理療程的病患，最後發現他們的舒張壓與收縮壓比其他561名病情相同，但接受控制組療程病患的降低量都明顯地比較多（DW Johnston, 1987）。另一份類似的分析結果也顯示，病患在家中或工作環境中測量血壓，那些接受壓力管理的患者，其血壓降低量都明顯地比接受控制組療程的病患要多（參見表10.1）。

雖然我們不明瞭壓力管理的機制，但似乎壓力管理能有效地、長期地降低血壓。但是有些研究卻認爲，放鬆的效果是因爲病患「期望」該方法奏效，血壓降低的現象完全來自於非特異性的效果（Agras et al., 1982；Wadden, 1984）。Irvine等人直接測試了該假說，他們比較放鬆型壓力管理和做運動組（控制組）的病患之血壓降低情況，先說明一點，做運動也有同樣的期望作用。兩組病患在治療前，以期望問卷調查的反應並沒有差異。經過十週的治療後，他們發現放鬆訓練的效果顯然優於控制組；無論是在剛治療後，或是三個月的追蹤結果，都顯示放鬆訓練具有某種程度的特異性療效（Irvine et al., 1986）。無論是因爲特異性，或是非特異性，或兩者綜合的效果，都讓放鬆訓練顯得與衆不同，在診所達到的血壓降低效果，也確實可以普及至病患的居家與工作環境；並且，該效果在追蹤十五個月後仍然存在（Agras et al., 1983；Southam et al., 1982）。以放鬆治療法降低病患血壓的診所醫師，通常都會以家庭放鬆訓練錄影帶來輔助診所的訓練。然而，操作型比較實驗卻沒有找到證據支持錄影帶的使用對已經在診所訓練達到的血壓降低量有任何助益（Hoelscher et al., 1987）。我們認爲還需要更多的研究，以釐清放鬆訓練爲高血壓病患帶來之良好的降血壓效果，其形成因素與出現的原理究竟如何。

表10.1　接受壓力管理的血壓降低量與接受控制組療程的降低量，診所與非診

	診所			非診所		
	病患數目			病患數目		
		收縮壓	舒張壓		收縮壓	舒張壓
壓力管理	834	-8.4	-6.1	313	-6.3	-4.5
控制組	561	-2.7	-2.1	142	-2.1	-1.9

註解：數據引用自 Johnston 整合廿五份不同研究的報告的結果，表示收縮壓與舒張壓的降低量，單位是 mmHg。

資料來源：Johnston（1989）

目前，研究高血壓放鬆治療之意義最出名、最有系統的兩組研究人員爲 Patel、Agras 和 Taylor。Agras 及其同事以漸進式的診所肌肉鬆弛訓練，發展出一套自我管理計畫，配合在家運動與醫師指示進行，比如說，告訴病患，在日常生活就可以應用放鬆法減輕壓力。他們在操作型比較實驗中發現，這種放鬆計畫對降低血壓最有效，而對照組的療程有「不接受任何治療」、「心理治療」與「血壓自我監控法」等；追蹤研究顯示，放鬆計畫的降血壓效果，在訓練完成後，至少可以持續一年（Agras et al., 1983）。同一研究小組的其他研究也顯示，放鬆訓練可應用於新診斷的、未經過治療的高血壓患者（Chesney et al., 1987），也適用於對抗高血壓藥物反應極差的穩定型高血壓患者（Agras et al., 1987）。

Patel 與她在倫敦的同事則發展出一套治療高血壓十分成功的方法一折衷式的壓力管理計畫，內容包括放鬆訓練、呼吸運動、藥物治療，以及同時採用 EMG 和皮膚阻抗的生物回饋法。病患同時也接受日常生活之壓力情境管理的相關應用教育（Patel and North, 1975）。比較接受這種治療的 89 名病患，以及 82 名配對之控制組病患的結果發現，處於放鬆狀況的病患，其收縮壓與舒張壓都在治療後八週出現明顯地下降。在八個月後以及四年後所作的追蹤調查發現，眞正下降了的血壓經過時間的考驗也不會回升。因此，放鬆訓練的重要性被肯定；那些

聲稱定期以放鬆法自我管理自身健康的病患，其血壓降低量（收縮壓10.9，舒張壓7.0 mmHg）比那些都不遵從醫囑的病患（收縮壓6.3，舒張壓1.7 mmHg）要多。甚至比那些改變標準危險因子的病患（如吸菸、血膽固醇量、血壓）還降得多。另外，那些接受放鬆訓練的病患，其罹患冠狀心臟疾病的機率也降低了約12%（Patel et al., 1981, 1985）。同時，研究人員也調查那些追蹤四年後的病患，以問卷詢問有關該治療方式對他們生活各方面的影響，包括社交、性生活、工作關係、健康狀況與生活的樂趣。結果顯示，與對照組相比，治療組在生活的各方面都因為治療的緣故獲得許多益處，比如整體健康、生活愉悅、人際與家庭關係，以及工作關係等。這些非特異性的生活層面的改善，可能是放鬆訓練附加的健康收穫，或者，這些生活上的改善也可能促使血壓降低（Steptoe et al., 1987）。

階段性管理法

治療高血壓的立即目標為，儘可能地使血壓降低，最好能降至正常範圍內；然而，長期性的目標則在於，降低高血壓病患的腎臟與心血管疾病發生率。Appel（1986）認為，若要成功地達成自我管理治療計畫的目標，就必須將高血壓患者視為需要套組療程的特殊族群，應該接受「階段性治療法」（stepped-care approach），並以開銷最少、最適合個別病患的治療作為開始；比如說，過重的病患減重、飲酒量過高的減少酒精攝取，而只在必要的時候引入開銷比較大，或比較耗力的療程。Glasgow 等人以這種方式進行了階段性管理法的操作型研究，比較了五十一名接受階段性療法的病患與五十一名對照組病患的治療效果。最初以血壓監控法治療，接著是血壓之生物回饋法訓練，若真的需要才進行放鬆訓練。兩組同時都接受藥物治療，將血壓維持在正常範圍；但是，那些接受階段性制約行為治療的病患，可以將血壓維持在正常範圍內，但所需要的降血壓藥量卻減少了。對照組與階段性治療組的比較進行了十九個月，最後發現，接受階段性治療的病患控制血壓所需要的藥量比對照組少，而他們的醫療開銷也明顯地減低。該研究顯示，中度高血壓病患可以藉由行爲治療替代藥物治療，以減少抗高血壓藥物的使用量（Glasgow et al., 1989）。因此，階段性治療法採取行爲和藥物合併的方式，爲高血壓病患提供了最佳成本效益的療程。

高血壓的初級預防

到現在爲止，我們知道確診的高血壓患者可以進行行爲療法治療。不過，該療法也可能適用於具有罹患高血壓之危險的個人，比如說，有家族性高血壓病史者的自我管理，以預防高血壓的形成。而我們也不應該忘記，雖然高血壓只危及成人，但是造成高血壓的因子可能在個人的嬰兒期或青少年期就已經形成。雖然兒童期的血壓低於成年期，但是臨床與流行病學的研究證據指出，高血壓在個體生命的早期就已經開始形成了（Berenson, 1986）。一份關於成人血壓的縱向研究（Tecumseh Study）指出，四十歲時血壓就高的人，在他們七歲的時候血壓就已經比一般人高了（Julius et al., 1990）。所以，未來的研究應檢驗，在兒童時期或青少年期進行行爲介入法，以預防成年高血壓的可能性（Coates, 1982）。這些介入法除了應該以改變生理性因子爲基礎外，也應該將壓力管理計畫列入。因爲，如Patel的壓力管理治療套組成本效益就相當高，據估計，每位病患只需要接受一小時的療程，效果至少就可以持續四年。當然，難就難在如何辨識出哪些人有患病的危險，需要召來接受預防性的治療；這只有大規模的社區血壓篩檢計畫才辦得到。然而，由於成年人口族群中高血壓的盛行率和伴隨而來的腎臟與心血管疾病死亡率，初級預防的效果應該比治療這些疾病的效果要好（Hart, 1987）。

遵從治療的困難

我們在第四章已經討論過，病患在醫療環境中遵從醫囑的問題。對於行為治療來說，也和藥物治療的情形一樣，有不遵從醫囑的問題，尤其是高血壓的治療。其中一項困難就是，高血壓是一種無症狀的疾病，病患可能會忽視或否認他們的健康狀況，並且完全不遵從醫療建議。我們早已經知道，許多高血壓患者並不按時服藥，可能是因為他們並未感受到任何可以說服他們「生病了」的症狀。還有一個問題是，診斷的過程本身就是一種壓力源，可能會引起一些只有在進行診斷時才會出現的行為或心理的問題。而輕微的高血壓患者若遵從醫囑接受藥物治療，可能得到的副作用（包括性無能與糖尿病）比療效還大。因此，藥物治療若眞的引起不舒服的症狀，就更無人遵從醫囑了。Sackett與Snow（1979）就指出，有50%的高血壓病患不遵從醫療指示。而行為治療本身可能也有令病患無法忍受的事，舉例來說，病患可能不願意減少飲酒量，或改變飲食習慣以治療他們的疾病。若病患的生活形態與吸菸、過量飲酒、壓力大、高血膽固醇有關，就必須同時接受抗高血壓的藥物治療；不過，若有人出現輕微的高血壓，並且無其他致病危險因子存在，（這種情形可能只佔人口血壓分布的1%不到）他們最好維持在未確診為高血壓患者，也無須醫療的狀況。

也許，行為治療法不僅被當做直接介入法使用，這種改變個人行為的療程也可能間接地有助於病患遵從藥物或非藥物性的治療。目前已經有幾種策略可用於改善高血壓病患的遵從度，如血壓自我監控與疾病教育。自我監控血壓通常會被推薦成為自我管理計畫的一部份，不過，證據顯示它的效果並不一致，也有研究發現，自我監控血壓的病患並不能成功地使血壓降低（如Goldstein et al., 1982）。

同樣地，有人認為高血壓的疾病教育及自我管理，能增進病患對治療的遵從度，但是，情況可能並非如此。Kirscht等人（1981）建立了一套高血壓病患的教育計畫，不過，該計畫雖然增加了病患對疾病的認識，卻無法改善病患對治療的遵從度。同樣地，Haynes（1979）也發現，教育增加病患的知識，但卻未能改善不遵從藥物指示的情形。

其他用於改善遵從度的策略包括：病患與醫師間的口頭或書面約定、社會支持，以及個人化的治療計畫，讓病患在管理自己的健康狀況時，有最大的彈性空間。Haynes（1979）發現，爲了增進遵從度，必須同時合併幾種策略才行，若只單獨使用一種策略必定會失敗。

雖然目前沒有什麼證據顯示血壓高時，會出現特殊的情緒狀態或徵狀，但是高血壓患者通常都堅信他們知道血壓何時會升高，也知道何時該服用藥物（Meyer et al., 1985）。不幸地，這只有在高血壓患者的疾病信念正確時才有效，但是這樣的情況並非常態（Pennebaker and Watson, 1988）。要強化病患的正確信念並非不可能，我們甚至可以血壓回饋訓練病患更準確地偵測自己的血壓改變（Greenstadt et al., 1986）。若眞能使病患準確地感知血壓變化，我們就可能幫助病患遵從治療，並接受行爲與藥物治療，以便更有效地管理自己的血壓狀況。

派托女士造訪了她的GP，抱怨頭痛與呼吸不順。GP量了派托女士的血壓，收縮壓150 mmHg，舒張壓105 mmHg。在診療過程中，GP發現派托女士年齡36歲，育有二子，分別為15歲和12歲。她受雇為當地政府的高級主管，工作上需要擔負相當的責任，在她的部門裡有十一名次級主管。工作時經常保持坐姿，工作排得滿滿的。除了兼顧家庭與事業之外，派托女士還參加當地醫院的志願工作，同時也是學校的監事。

明顯地，派托女士的血壓有上升的現象：

- 還有什麼關於派托女士生活型態的問題是GP需要問的？
- GP是某可以診斷派托女士病情為「輕微高血壓」？
- 有什麼治療建議？
- 檢驗派托女士兒子的健康，並測量血壓有任何意義嗎？

重點提示

- 原發性高血壓是指個人血壓長期慢性地升高，但原因不明。此疾病是心血管疾病的危險因子。
- 與高血壓有關的危險因子包括遺傳、肥胖、飲酒過量、攝取過量的鈉、對環境壓力源的反應，以及社會經濟地位。
- 實驗室研究致力於尋找使血壓持續升高的機制。有強烈的證據顯示，這些機制與交感神經的過度活動反應有關，而這些生理反應來自於環境挑戰且個體啓動主動性調適反應的時候。
- 治療高血壓可以抗血壓藥物或行為管理為之，或者兩者並行。介入法建立在可使血壓降低的各種生活型態因子上，如降低食鹽與酒精的攝取量、多做運動、減重，或者是以放鬆訓練法學習壓力的自我管理。
- 高血壓的初級預防比治療更重要，因為有證據顯示，成人的高血壓危險因子在童年時期就已經建立了。
- 我們應該鼓勵高危險族羣做檢驗，並提供這些人有關危險因子的訊息和有效的介入法。

延伸閱讀

1. Carroll, D.(1992)*Health Psychology: Stress, Behavior and Health.* London: Falmer Press.本書由一流的研究人員執筆，內容包含各種健康心理學的議題，其中有一些和本章所討論的議題相關，像是「高血壓與心血管系統對壓力的反應」、「運動與健康」和「壓力管理」。
2. Obrist, p.(1981)*Cardiovascular Psychophysiology: A Perspective.* New York: Plenum Press.本書的出版年雖然比較早，但是書中描述了一套持續性研究計畫的價值；而該計畫的主持人對心血管心理生理學的建構有不凡的貢獻，他也發現了外在環境因子與疾病之間的機制。
3. World Health Organization(1996)*Hypertension Control.* WHO Technical Report Series 862. Geneva: WHO.這份報告是由世界衛生組織的專家委員會彙

整而成，內容回顧了高血壓之流行病學與病理生理學，以及如何管理高血壓。其中還有對個人或族羣之血壓控制的建議。

第十一章

冠狀心臟疾病

Phillp Evans

引言

冠狀心臟疾病（CHD，簡稱冠心病）是現代工業化社會的主要死亡原因之一。此疾病經常突然地來到，致人於死，或者導致中年患者後半輩子的生活品質變差。因此，我們也就毋需感到意外，竟有如此多的研究關心並探討冠心病的危險因子。

冠心病本身是個整體性的疾病概念，包含兩種主要類型的冠狀動脈疾病。心絞痛（angina pectoris）與心肌梗塞（myocardial infarction）。爲了瞭解這兩種疾病，必須先瞭解動脈粥狀硬化（atherosclerosis）這個名詞。這是個描述動脈管壁變窄的專業術語，由於脂肪物質沈澱在動脈管壁的結果，使動脈管徑變窄。有些人的冠狀動脈就會因爲過於狹窄，使得血液無法流至心肌，造成暫時性的缺氧，而出現局部缺血性疼痛的症狀。通常在這種情況出現之後，身體會經過一段時間的能量蓄積，然後再形成一次心絞痛發作。然而，動脈粥狀硬化也可能導致更嚴重的後果，比如說，冠狀動脈閉塞（coronary occlusion），造成某一部份心肌（myocardium）的氧氣供給不足而使細胞死亡。這種急性的狀況就稱爲心肌梗塞，或者比較通俗的說法，稱爲心臟病發。嚴重的心臟病發作通常是致命的，除非立即給予適當的急救。

傳統的危險因子

我們每個人當然都會因爲某些疾病或其他的意外而走向死亡，但是冠心病令人感到憂心的理由是，經常有許多罹患冠心病的人才剛步入中年，正處於事業與家庭生活的全盛時期。是什麼原因讓這些人對這類疾病具有感受性？就突發性的冠心病而言，我們已經知道幾種危險因子：如吸菸、高血壓、心臟疾病家族病史、高血膽固醇與糖尿病。性別也是一個重要的因素。女性，至少在更年期以前，罹患冠心病的風險比男性低，不過，有個無法忽視的統計數據是，冠心病仍然是女性死亡病因的主要元兇。看起來，內分泌系統可能會以抑制動脈粥狀硬化的方式，爲更年期之前的女性提供相當的心血管保護作用（Kaplan et al., 1996）。另外，對某些飲酒者來說可能是個好消息，就是適度地飲酒可能具有保護心血管的作用，不過，造成此效應的詳細機制仍然不明（Roberts et al., 1995）。

儘管有這麼多的危險因子，我們還是必須要說，這些因子在許多變因中只能提供很小部份的解釋，爲何有些人會罹患冠心病，有些人就是不會。流行病學的數據經常將危險因子發生作用的過程解釋得相當複雜。舉例來說，吸菸量很高的國家可能會「逆向運作」，顯示很低的冠心病統計數字；同樣地，一個食用高量飽和脂肪的社區族群，冠心病的發生率也可能很低。當我們以多危險因子的角度來看問題時，就會出現一些反常的現象。危險因子的作用並非以簡單地加法相加，而是彼此交互影響，使得某個擁有超過一項危險因子的人總風險度增加。然而，即使以傳統的危險因子加上最好的預測系統，還是無法解釋大多數冠心病的病因，因此，研究人員就開始思索，是否還有其他可能的心理性因素存在。

冠心病與壓力

社會壓力顯然是一個危險因子，但是我們卻很難給予其嚴謹的定義。確實，早期的研究就已經證實，某些生活事件可以概略地預測冠心病。特別是那些具有實質性或潛在性的壓力源，那些與個人生活步調的改變有關，並且需要良好調適方法去適應的生活事件。Theorell（1982）指出，在缺血性心臟疾病發生的前三個月，生活事件改變的影響力就已經開始加倍了。Rahe 與 Lind（1971）也有類似的研究報告。最近，研究學者已經可以描繪出生活事件可能的作用機制。因爲 Theorell 與 Emlund 在一份縱向研究報告中提到，個人在經歷負面的生活事件一年之後，顯然會引起舒張壓與血液中三甘酸油酯（脂肪性物質，包括所謂的飽和脂肪酸等物質，會造成血膽固醇含量的增加）的上升（Theorell and Emlund, 1993）。長期失業則屬於一種負面的生活事件。有報告指出，這種特殊的壓力源會造成血液中高密度脂蛋白（high-density lipoprtein，HDL）的含量減少（Arnetz et al., 1991）。而高密度脂蛋白的功能是將血液中的膽固醇從動脈運送至肝臟，這個動作被認爲具有預防心臟疾病的作用。

像是工作過量或處於長期鬥爭衝突情境下等壓力源，也被認爲是心臟疾病的危險因子（Jenkins, 1971, 1976）。最近的研究重點在於個人的職業，探討所謂的「自由決定權限」(decision latitude)，就是與工作情境中之控制權有關的事件。毫無疑問地，控制力是當代壓力理論中的關鍵因素之一。個人的低自由決定度與冠心病的發生有關（Alterman et al., 1994），較低的決定權同時也會使個人罹患冠心病的危險性增高，因爲舒張壓和血膽固醇含量都有升高的現象（Sorensent et al., 1996）。在英國有兩份主要的職業層級研究報告（白廳研究一、二），蒐集了許多年有關公務人員職別與健康之關係的數據。這些數據不但顯示了職別與總患病率或致死率（包括冠心病）呈負相關，還提出證據描述工作職別較低的特徵，如對工作環境的控制力較低、工作滿意度較低，以及工作步調相當緊湊（Patel, 1994）。由白廳研究，以及其他社會階級不平等對健康之影響的研究可以看出，研究人員似乎日漸相信在低社會階級裡，壓力性因素對重大疾病的影響力（包括冠心病）比那些純粹因爲健康行爲不同的影響力（如吸菸與飲食習慣等）都重要得多（參見第十六章與圖 11.1）。

Fisher（1986）以美國心臟病致死率的分布圖，爲壓力所扮演的角色提出直接的證據。該致死率的分布與自殺率平行，而與新生兒的出生率無關。就自殺率可作爲壓力程度大小的參考，以及新生兒出生率作爲對照標準的情形看來，任何人都可以合理地推論，心臟病致死率的分布情形是因爲不同族群所受到的壓力不同，進而影響了心臟疾病

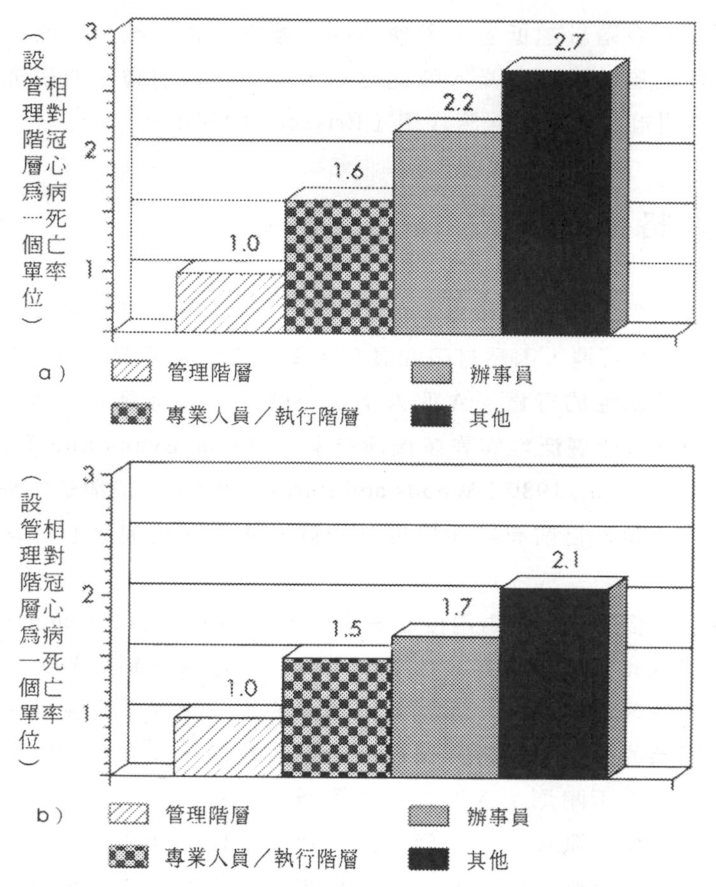

圖11.1 公務人員之冠新並相對風險，（a）控制年齡，（b）控制年齡、吸菸、血壓、削清膽固醇含量與肥胖

資料來源：Carroll et al.（1994，第124頁）

分布情況的不同，並非因為各族群間物質剝奪程度的差異所致。

若壓力是冠心病的一個影響因子，我們可能會期待某個能降低或提供「緩和」效果的保護性變因，讓我們能應付壓力經驗的衝擊。其中一種方式就是社會支持，還有同事、朋友與家人對個人提供的情感或實質援助的程度。確實，社會支持相當重要。在之前的白廳研究中曾提到，社會階級越低者，所獲得的社會支持也比較少，而這些人罹患冠心病的風險也相當高。除此之外，還有一些前瞻性的研究指出，社會支持對冠心病具有保護作用（Eriksen, 1994）。

A型人格行爲模式

一般認爲，壓力與多種疾病有關。心理性因子可能與冠心病之間有某種程度的關連，因爲有研究發現，某些特別容易罹患冠心病的人，具有某些特徵性的行爲。A型人格論的概念也因而開始發展。雖然A型人格本身可能廣泛地與許多疾病有關（參見如Evans and Edgerton, 1992；Rime et al., 1989；Woods and Burns, 1984），但卻是一種尙未研究完全的理論。目前有許多研究都很關心A型人格與冠心病之間的關係。

A型人格的概念是由兩位心臟學家，Friedman與Rosenman所提出的，他們以此概念描述某一類型的人，並相信這一類型的人具有成爲診所代表性病患的傾向。A型人格描述的是一類渴望高度競爭性成就感與認同感的人，也很容易表現敵意與攻擊性，大多數的時候都讓人覺得很急躁或不耐煩。A型人格者到處尋找目標與挑戰，渴望贏得生命中的每一場「戰役」。他們說話的速度很快、動作迅速、常打斷別人的談話、遇上動作較慢的人時，會表現出不耐煩的身體語言、無法忍受大排長龍、對於生活美學只有很膚淺的興趣，並傾向物質性的收穫，或是以達成目標的數量（而非質量）來衡量成功的價值。

A型人格概念所面臨的一個困難是，它屬於一種廣泛性、概括性的輪廓，包括或推測了許多不同類型，但彼此間卻有交互作用的人格特質。許多心理學家花費多年的時間修飾並度量該人格輪廓，他們會因爲該領域的研究並未努力發展，也未嘗試檢驗此人格概念而感到痛惜。因爲這些檢驗可以在將群縱概括分類時，免去可能的人爲變異。但所顧慮的是，若將群衆作概括性的人格型分類，無可避免地會忽略人格的多面向本質（參見Eysenck, 1985）。不過，近年來A型人格已經用於評估一般的行為模式，而很少真的用於評估人格，這種評估法對冠心病發生率的預測還蠻成功的。然而，究竟該如何評估A型人格？這些評估方式是否真的實在可靠？

A型人格的測量法

Friedman與Rosenman一開始是以結構性訪談的方式（structured interview，SI）評估A型人格。這種訪談的過程不但詢問與研究對象本身行為有關的問題，也在訪談過程中觀察並蒐集其行為模式。因此，研究對象的說話方式：速度多快、內容多爆炸性、若訪談者中斷談話時，研究對象的反應如何。還有其他訪談者注意到的行為特徵，都會被一一紀錄下來，當做評估的一部份。此訪談被稱為「結構性」的理由是，訪談是由兩位具有適當經驗，且不會相互影響的評估者進行，如此可以達到相當可靠的分類結果。評估者習慣使用四種分類標準：A 1與A 2是直接從A型中分出來的，通常也會混為同一型。B型指的是完全沒有A型人格特徵的。而X型則表示不確定該歸屬於哪一型，因為其A型特徵不足以歸為A型人格，但卻又不是完全沒有A型特徵，所以也不能算作B型。

雖然以SI法評估A型人格仍然是目前的「黃金標準版」，但是也有許多研究人員使用自我陳述作為評估的方法。不但是因為自我陳述的方式比較省時、比較方便，而且大部分的時候都還算可靠，至少在研究方法上容易許多。不過，以下我們將看到，這種方式的正確性在某些時候會出現問題。最常用的幾種自我陳述法有任金斯活動調查表（Jenkins Activity Survey，JAS）、弗萊明罕A型人格表（Framingham Type A Scale，FTAS）以及波特納評估表（Bortner Rating Scale，BRS）。

A型人格的預測正確性

研究A型人格概念的報告多得讓人不禁以為，此概念的預測性非常準確，似乎令人懷疑它就是冠心病天生的危險因子。的確，美國傑出科學家在1981年之國家心臟肺臟與血液學研究所贊助的集會中，就提出了權威性的結論。A型人格也的確被列入上述傳統之冠心病危險因子一覽表內。不過，從那以後，竟有許多研究發現A型人格與冠心病之間並無關聯。就整體而言，解釋任何一份研究報告的過程是相當複雜的，而且不能完全以其結論作為最後的定奪。如果我們僅針對前瞻性研究對象作檢驗—就是一旦某研究對象做了A型人格的評估後，就追蹤幾年—將會有什麼新發現呢？

第一份較大範圍的前瞻性研究是西方共同合作小組的研究（Western Collaborative Group Study，WCGS），該研究共蒐集了超過三千名加州無冠心病的男性，年齡在39到59歲之間，一共追蹤研究了八年半。該研究發現，A型人格（以SI評估）罹患冠心病的機會是B型人格的兩倍（Rosenman et al., 1975）。若以其他前瞻性研究報告來評估這種相對機會，我們發現一般人罹患冠心病的機會是7%，而其中有三分之二為A型人格者。這個機率與傳統之生理學因子引起的發生率相差不多。另外，統計分析的結果指出，A型人格其實是非獨立性的因子，也就是說，研究人員不僅發現了某個可以預測傳統因子的素因，也認為其與冠心病可能有關（比如說，研究報告中的A型人格者可能同時也是重度吸菸者）。似乎，A型人格的某種行為模式使個體對冠心病特別敏感。但我們應該瞭解，A型人格最終會以某種生理反應表現其身為危險因子的特性。因之，某些早期的研究就認為，A型人格對冠心病的預測度與血膽固醇量無關，但是比較新的研究結果認為，在控制高密度脂蛋白的情況下，A型人格與冠心病之間的關連性就會降低（O’Connor et al., 1995）。我們應該記得，高密度脂蛋白被認為具有保護心臟免於冠心病的作用，因為它能將膽固醇從動脈血管中攜帶至肝臟。

其後不久，來自麻薩諸塞州的弗萊明罕，就提出報告支持A型人格是冠心病的危險因子，研究人員在那兒進行了大規模的冠心病調查研究。他們請受試者在研究一開始時填寫幾份心理評估調查表，並以幾個主要項目將受試者依弗萊明罕A型人格評估法分類。經過一段時間後，研究的結果認為這種評估法的預測度與WCGS在加州的研究類似（Haynes et al., 1980）。弗萊明罕研究還有另外兩個值得一提之處。其一，其研究對象包括男性與女性，因之，該研究成為第一份調查女性A型人格危險因子的報告。其二，關於冠心病的預測度，預測心絞痛比預測心肌梗塞要準確。

自從第一份大規模的研究出爐之後，陸續就出現一些前瞻性調查報告與回顧性研究（Booth-Kewley and Friedman, 1987；Matthews, 1988）。由於有幾份報告並不支持A型人格與冠心病有關，甚至還提出反對的論點，我們就必須試著找出這些研究報告的特徵。我們發現兩個看起來格外引人注意的特徵。

首先，以SI法評估A型人格很容易將A型人格視為正統的危險因子，而以JAS評估A型人格的研究反而特別容易得到相反的結論。既然JAS與SI兩種分類法得到的結果只有不到60%的相似性（若以機率來看，兩種研究法相似性的期望值為50%），我們理應懷疑這兩種評估方法。若評估JAS與SI的共同變數，很少會超過10%，於是許多研究人員會清楚地彼此警告，這兩種評估不可以相互替代使用（Mayes et al., 1984）。至少有一篇研究發現，以JAS評估的結果根本無法與SI的結果作相關比對（Byrne et al., 1985）。而FTAS與BRS兩種方法與SI的共通性就比較大。因而，我們就不難想像為何Friedman與Booth-Kewley（1988）會呼籲學界放棄JAS作為研究工具。

那些無法顯示A型人格為冠心病之危險因子的研究，具有另一種所謂的「高風險」研究特徵。這些研究工作基本上都選擇已知具有冠心病危險的個人作為研究對象。這樣的好處是，研究樣本比較小，也可以預知有足夠的冠心病發生率可供統計分析。這類研究大部分都會挑選已經遭受過一次冠心病發作的患者為對象，並持續追蹤一段時間，記錄致死率和心肌梗塞的復發率。其他研究調查也會因為所研究的是另一種危險因子，而選擇處於高冠心病風險者為研究對象。英國有一份這樣的報告，其研究對象已經開始表現輕微的高血壓徵狀，但他們得到的結論卻是負面的（Mann and Brennan, 1987）。

高風險研究面臨如何詮釋結果的困難。從最初的冠心病發作中存活下來的A型人格受試者，事實上可能代表著A型人格中的另一種亞型。他們本身可能具有一些特質，是那些無法存活的病患所欠缺的。可能在早期的警告症狀出現時，他們就會尋求支援；也許他們本來就比較注意健康，時常會抱怨自己的健康狀況。若以致死率作為關鍵變因的話，可能需要特別考慮這一點：存活下來的A型人格者可能恰好就是那些動脈州狀硬化比較不嚴重者，而在未來評估冠心病指標時，無法與B型人格區分開來，也因此可能會被歸類在低危險群。

基於此觀點，就值得提一提一份特別的高風險研究報告，因為該報告的發現顯然與其他報告產生矛盾。他們的結論是，B型人格是冠心病的高危險因子。該研究報告的特別之處在於，其研究追蹤的對象是原來WCGS的倖存者。雖然研究對象因為第一份報告之故，A型人格者的數量較多，然而經過一段時間的追蹤後卻發現，曾發生過冠心病且存活下來的B型人格者的死亡率確實比較高（Ragland and Brand, 1988）。我們該如何看待這個結果呢？至少應該考慮兩個非互相獨立的可能性。

第一種可能就是，倖存的A型人格者與首次發作就致命的A型人格者屬於完全不同類型的人。我們假設A型人格具有兩種危險作用會促成冠心病的發生：其一，有利於長期的動脈粥狀硬化效應；其二，容易造成血管阻塞或血栓形成。第二種效應可能只有在動脈粥狀硬化的形成加速時，才具有顯著意義。如果我們假設，那些經歷過首次發作倖存下來的A型人格者之動脈粥狀硬化的形況比較輕微，並且基於多種原因，也比較不容易形成動脈粥狀硬化，那我們就可以建立出一套說法使Ragland和Brand的研究結果比較容易理解。

第二種合理的解釋認為，引起A型人格者或B型人格者心臟病發的心理機制並不相同。A型人格者可能比較容易重新評估他們的生活形態、調整他們的價值觀與行為等等。至少，他們的這類企圖比起B型人格者要強烈，而那些懶得動的B型人格者似乎讓他們飽受心臟病之苦。這個說法看起來似乎過於理論化，但是當我們更仔細地檢視Ragland和Brand的數據時，就發現他們所報告的效應似乎只適用於那些原本心肌梗塞就「十分明確」的病例，也就是當時經過門診醫師確診的病例。而那些所謂「隱性」的心肌梗塞，就是比較後期才會造成傷害的情形，我們若以心電圖（electrocardiography，ECG）的觀察記錄來看，就會發現其實在A型人格或B型人格身上並無差異。即使個人曾經經歷一次有意識的心臟病發作—通常這暗示著個人生命曾遭受過極大的威脅感，也不見得會使A型人格者拋棄原本的信念，決心重新評估他們的生活形態，以降低再度發作的風險。

整體而言，我們是否應該將所提到的A型人格特徵列為冠心病的危險因子？我們若以人口族群研究（相對於高風險研究）的角度，同時最好以SI的方式評估A型人格（當然其他的方式也行，就是最好能不採用JAS法），我們會發現答案仍然是肯定的。但是，在決定一個證據的說服力時，會牽涉到個人主觀的問題。在Friedman與Booth-Kewley回顧了基礎相同的證據之後，他們的結論是：「根據我們的看法，若將這些有力的證據放在一起，我們就要問：A型人格行為是如何且為何會成為心臟疾病的重要因素，又會在誰身上形成心臟疾病，而非A型人格行為究竟是不是重要因子的問題」。「如何」與「為何」的問題使我們更加考慮到A型人格概念的準確性。這種方法看起來不但與冠心病有關，可能也和解釋其相關的機制有關。換句話說，A型人格一詞突顯了一個命題：行為如何影響物理性的病理變化？

A型人格、心理生理社會性反應與冠心病

有時候我們會認爲，壓力之心理生理社會性反應，特別是過量的神經內分泌活動，可能與早發性冠心病的啓動機制有關（Williams, 1978）。動物實驗的確也逐漸證實，行爲性的壓力不但會影響神經內分泌系統，同時也會影響動脈粥狀硬化的形成（Kaplan et al., 1996）。早期的研究就認爲，心理生理性反應的確是一個重要因素，而另一方面，那些研究也提醒我們，對於任何太過單純的理論概念不要賦予太大的意義，比如像「抵抗壓力的反應」這類論點（如Krantz and Manuck, 1984）。自從生理反應方面的研究開始進行以來，就已經累積了大量的心理生理社會學的數據，而即使在任何更具保證性的情形下，上述的警告也仍然適用。因爲生理反應有各種不同的樣式，也時常隨任務、挑戰或情境的特質而改變，使得研究的個別差異成爲棘手的工作。在做出任何過於簡單的結論時，就特別需要想到這個警告，千萬別因爲A型人格者對壓力常有過度的生理性反應，就斷言他們屬於冠心病的危險族群。

也就是說，我們有理由懷疑神經內分泌系統的反應。當我們對分子層面也有充分的認知後（比如像兒茶酚胺對血小板凝集作用的影響），就可以描繪神經內分泌系統與病理發展過程（如動脈粥狀硬化）之間的關連性。目前無論是分別或綜合討論三種概念：A型人格、生理反應與冠狀心臟疾病（它們在各方面都會互相影響），在這類研究策略的幫助下，我們對該領域已經有某種程度的瞭解。但是，若這些分解動作以系統性的方式進行會更有益處。總體而言，這些概念雖然有缺陷，但卻也呈現了事實。這些想法雖然需要再經過一番修飾，但至少是可以暫時接受的理論。秉持著這種精神，我們現在來討論實驗室的研究證據，內容爲A型人格者接受一些生理性的測量，並且在某些情境下確實表現出誇張的反應。

現在有許多研究都以SI或JAS來評估A型人格，而這些研究就成

爲早期回顧性文章的焦點（Houston, 1983；Mattews, 1982）。大部分的研究報告，當然並非每一份，都習慣預先將A型人格從B型人格中分別出來。實驗測量的方法則包括心跳速率、血壓、皮膚傳導性與兒茶酚胺的反應。其中最具有一致性的測量項目是收縮壓。以FTAS評估也出現同樣的結果：A型人格者與B型人格者的收縮壓（Smith et al., 1985）和心跳速率（Evans and Fearn, 1985；Evans and Moran, 1987a）具有明顯的差異。

由於這種正向的發現並非全球性，於是我們就想問一個重要的問題：是否有某種特殊的實驗室情境會造成A型與B型人格的差異容易浮現？廣義地說，檢視並回顧這些研究的學者已經強調過，受試者所需要的任務、挑戰或情境都是足夠的。最近有個有趣的研究，Frankish與Linden以流行病學的研究方法在實驗室內追蹤A型人格男性的反應，而這些受試者的妻子都受過良好的教育。結果顯示，這些男性罹患冠心病的危險性相當高。這些男性受試者的血壓反應度高，顯然來自特殊的壓力源。研究結果顯示，壓力源就是在受試者與配偶互動時引起的。若以實驗室標準的壓力源來測試，就不會出現這種差異（Frankish and Linden, 1996）。近年的研究工作都在尋找檢視A型人格現象的標準模式，而上述的實驗就成爲這類研究的典範。因爲只有當我們知道A型人格者的配偶是誰，並且目睹了一定的社會性互動之後，我們才能說，個人可能會出現潛在的病理發展！目前，我們需要面向更廣的理論，像是何種素因挑戰了A型人格者。而現在的確是考慮構成A型人格因子的理論的時候了。

A型人格與掌控權的需求

A型人格行爲模式的核心是個人控制需求的過度發展。這個理論與Glass有關。他認爲當A型人格者面臨缺乏控制性，或情況不明的挑戰時，會持續不懈地努力，直到力氣耗盡、飽受挫折，最後才能瞭解到是因爲控制力不足而導致失敗。於是A型人格就會比B型人格者掉進更深的「絕望」中。所以，他預測A型人格容易陷入反應過度（hyper-responsiveness）與反應不足（hypo-responsiveness）的惡性循環中。這兩種態度都與生理性反應的模式有關，而這些模式與發展冠心病的進程相關（Glass, 1977）。

Glass（1977）以實驗室的研究方法提出證據，認爲「絕望」是可以被激發的，該結果也使得他的理論更加完備。Brunson與Mattews（1981）也報告了類似的結果，A型人格者遭遇重複性的挫折時，具有表現顯著「絕望」的傾向。在我們自己（Evans）的實驗室也發現，A型人格受試者會選擇監控電擊的刺激訊號，而事實上這些電擊出現的機會非常低，而受試者對這些電擊只有些許的控制力，甚至完全無法控制。光是這些監控訊息就會增加受試者的心血管醒覺（Evans and Fearn, 1985；Evans and Moran, 1987a）。有趣的是，在同樣的研究模式下，我們發現A型人格者在實驗結束時，會出現一個明顯的特徵，他們的心跳會緩緩地下降（代表心情慢慢放鬆）。另外，在高內控者身上也出現同樣的情形，也就是說，高內控者相當容易認爲自己有能力可以控制事件（Evans and Moran, 1987b）。

雖然A型人格的控制理論似乎還在尋找行爲模式的基本組成，但實際上，我們也無法確定究竟「控制」的成份爲何（參見Phillips, 1989b；Thompson, 1981）。在我們自己實驗中也發現，有些男性的行爲很明顯地不按排理出牌：當提供的控制越多時，他們越可能會拒絕施行控制權。也就是說，在我們的研究對象中，我們對A型人格，或是控制力的預測只在女性身上有效。從前的實驗也出現過類似的情形，男性受試者在相仿的實驗情境下同樣會表現出不合理性預期的行爲（Averill et al., 1977）。我們該如何解釋這個現象呢？我們認爲其中一個原因是，這些受試者可能想要表現能夠掌控情況的控制力，於是就刻意不表現出研究人員所期待的行爲（Evans et al., 1984）。在當時，我們以Brehm（1966）的心理性「抗拒」（reactance）理論解釋這種行爲，就是當人們感受到自由受威脅時，就會表現出另一種可預測的行爲。這個理論暗示我們，論及A型人格的假說時，要想到受試者最關心的控制力是在於他們所表現的「形象」。同時，A型人格者「尋求控制力」的理論，可能來自於強調自我概念之重要性的理論。事實上，這樣的理論已經在發展了。

A型人格及其自尊

Price(1982)提出的A型人格認知理論，看起來好像與Ellis(1984)解釋大部分精神性疾病之理智與情緒的觀點相仿。該理論認爲，A型人格者充滿競爭性與努力不懈的特性，比如像敵意等情緒表現，都是因爲相信個人的自尊完全來自於外在成就。由於A型人格者認爲他人的認同不但罕見，而且會時常變動，因此必須不斷地爭取認同。以此觀點來看，在表面的成就競爭之下，埋藏著不切實際的，也或許是低度的自尊。不過，有關這些概念的預測性，卻必須和A型人格者可能會表現高度動機並隱藏自己弱點的事實互相較勁。

確實有證據支持Price提出的這一類認知理論，無論是直接或間接的證據都有。Pittner與Houston(1980)在一次眞正威脅到個人自尊的實驗中指出，A型人格者確實比B型人格者容易表現出較多的否定態度。Furnham與Linfoot(1987)則報告說，A型人格者比B型人格者更強烈地需要「證明自己」。Henley與Furnham(1989)也指出，若要求受試者自我評分，A型人格者的現實與理想之自我區別得分，遠比B型人格者高。另外，當研究人員要求列出他們理想中的自己時，所舉出的項目共有40個有關外型的形容詞。有趣的是，該研究結果並不認爲低自尊必定與負面的自我評價同時存在。比如說，他們發現A型人格者常比B型人格者容易將理想中的自己描繪成「獨裁的」、「命令的」與「自負的」。

除了A型人格的概念之外

目前爲止，我們只認爲A型人格是一種廣泛性的人格概念。也因此，我們對A型人格與冠心病之間的決定性關係仍然所知不多。我們之前討論的A型人格組成理論，可能可以更進一步地提醒我們，某些比較精細的人格評估分類可能隱含在廣義的A型人格分類之中，而這些較精密的分類可能才是眞正能預測冠心病的重要分類法。文獻資料中有沒有支持這種說法的報告呢？

H. J. Eysenck在他著名的人格理論中就假設，人格有三項原則與基本面向，其中可能隱含著生物遺傳的基礎。這三個面向是神經質（neuroticism）（焦慮症傾向）、外向性（extroversion）與精神病質（psychoticism）（想法頑固）。他與Fulkner將A型人格定義爲高度的神經質與外向性（Eysenck and Fulkner, 1983），同時他也認爲高度的精神病質可能與某些A型人格行爲模式中的「敵意」層面有關（Eysenck, 1985）。不過，即使經由這個觀點，我們對冠心病危險因子的瞭解還有許多問題尙待解決。

若說A型人格比較容易焦慮，就這方面來看，與心肌梗塞並無任何的關連。但是焦慮評估法的確有預測心絞痛的功能（參見Eysenck，1985對相關性文獻所作的回顧）。有趣的是，之前提過的大規模弗萊明罕調查報告，應該可以支持H. J. Eysenck的說法，但是他並沒有引用這份報告。FTAS可用來預測冠心病的最主要依據是心絞痛的發生率。另外，FTAS與焦慮症評估法之間的相關性與一致性，和其他任何一種A型人格調查表相比，顯得更加顯著（Byrne et al., 1985；Evans and Moran, 1987a）。但是，心絞痛的診斷不像心肌梗塞那麼客觀，而且可能還會受到病患抱怨說詞的影響。由於焦慮傾向評估法，就如H. J. Eysenck的神經質量表同樣都是以病患抱怨的症狀作評估，因此，要解釋這方面的數據就顯得相當困難。H. J. Eysenck（1985）甚至引用了一份負面的研究報告，內容是焦慮和動脈血管狹窄（arterial stenosis）

的程度無關。該研究客觀地以血管造影術（angiography）評估血管狹窄的程度，雖然此方法屬於一種侵入性的技術，但是卻能直接探知血管壁的狀況（Elias et al., 1982）。血管造影術的研究固然可以客觀地判斷冠狀動脈粥狀硬化的程度，但是卻也凸顯了A型人格行爲模式中其他組成因素的重要性。這種研究方法的背景與冠心病相關性研究類似，都是將冠心病的發生作爲評估的結束點。在血管造影術的研究當中，約有半數的結果認爲廣義型A型人格特徵的確與動脈粥狀硬化的程度有關，而也有半數的研究結果並沒有發現顯著的相關性。Dembroski等人在一份重要的血管造影術報告中指出，配合錄音帶之SI評估法，他們以廣義型A型人格輪廓的十二種明顯不同的特徵來評估研究對象。當然，最後只有兩項特徵因子可以明顯地預測動脈粥狀硬化，就是：「潛在的敵意」和「生悶氣」。除此之外，此兩項評分都很高的個體之動脈粥狀硬化情況，在這兩個因子的相互作用下顯得特別嚴重，因爲他們心中充滿敵意，但卻無法暢快地公然披露憤怒情緒（Dembroski et al., 1985）。

有兩個原因使該研究的重要性大爲增加。其一，該研究似乎爲血管造影術研究的曖昧情況提出了一種解決方案；其二，該研究合併WCGS之A型人格與冠心病數據的再分析結果大致上是相同的。Matthews等人的報告說明了，原始的WCGS冠心病例基本上是以控制敵意、發怒、激怒、競爭性與活躍地表達意見等行爲典型區分人格類型（Matthews et al., 1977）。有一部份的前瞻性研究也隱含了一種與A型人格無關的冠心病者敵意評估法（MMPI）（barefoot et al., 1983；Shekelle et al., 1983）。所以，當大多數研究A型人格的學者將「敵意」視爲廣義A型人格行爲模式中最具影響力的「有效成份」時，我們也無須感到訝異，尤其是那些被稱爲「憤世嫉俗型」的敵意（Williams, 1989）。近來，有更多的研究不斷地暗示冠心病者的A型人格特徵，就是憤怒與敵意。Bitti等人在一份病例控制研究（case-control study）報告中指出，冠心病同時與憤怒和敵意這兩項因子有關（Bitti et al.,

1995）。不過，並非所有的研究結果都支持這個論點。O’Connor等人就發現，A型人格確實與冠心病相關，另一方面，壓抑性的憤怒與冠心病之間卻有著十分微弱但無顯著之統計意義的關係（O’Connor et al., 1995）。白廳研究報告則認爲，低社經階級者的憤怒與敵意會導致冠心病，而非A型人格的特徵。我們曾經提過，低社經階級者容易發生冠心病，然而，憤怒、敵意卻與心絞痛或心電圖呈現的心肌缺血症狀無明顯的相關性。

事實上，整體研究所表現的不明朗現象暗示我們，若完全以分子生物學的方法將A型人格分解成很細微的組成，可能會掩蓋事實的眞象。目前的結果並不明確，若我們只專注研究敵意這項因素，可能會貶低了維持模糊但比較完整之概念的價值，因爲惟有在完整的概念裡，我們才能有條理地看到A型人格不同的行爲面向，況且其中通常隱藏著A型人格的運作機制。我們已經提到過二種可能的情況，就是必須優先考慮有關個人自尊（Price, 1982）或控制力的需求（Glass, 1977）。這兩種A型人格「理論」經過多年的研究，已經累積了不少支持性的證據。而這兩項因素之間也並非互相獨立的，理論上，我們也可以將該兩項因素由A型人格是否爲冠心病之危險因子的議題中分離出來。廣義的A型人格理論，特別是有關控制力或自尊受威脅的部份，與心理學家對目前心理性壓力觀點的解釋（參見第三章）相符。正如我們討論過的，壓力本身就強烈地暗示了其爲冠心病原因子的可能性。壓力是個人與環境協調往來的仲介，而A型人格行爲的情形也應該相同。正如同壓力一樣，A型人格不會平白無故地出現，當然，這些行爲是隱藏在社會結構當中的。一般也的確認爲A型人格原始而不幸的作風—以負面之認知與情緒的方式，使生物性壓力的進程加速惡化。我們將會看到，這種認知與情緒已經成爲建構冠心病行爲介入法的核心。

行爲介入法

就算A型人格不在冠心病危險因子的考慮之內，顯而易見地，健康心理學家應該會在心臟病的護理與預防工作上佔有一席之地。有幾種所謂的健康相關行爲，同時也是重要的冠心病因子：吸菸情形、飲食習慣和肢體活動。站在這個立場，能引起個人改變行爲的動機就顯得相當重要。關於A型人格的爭論現況，可以從最近發表的文章標題上看出端倪，該標題以問句的形式出現：我們是否應該介入修正心臟疾病患者之A型人格行爲模式？（Bennett, 1994）。

我們可以想出三種理由，爲A型人格介入法研究的本源提出證據，這些研究是基於（1）對既存之冠心病危險因子研究的解釋；（2）A型人格行爲模式不僅只與冠心病有關，可能也與其他健康情況有負相關性；並且（3）介入法的研究本身，就足以成爲強有力的危險因子相關假說之實驗性測試。最後一點應該是不證自明的：惟有介入法研究才眞正具有操控關鍵性獨立變異因子的意圖。下面我們會強調另外兩項理由。

廣義地說，我們應該以前瞻性人口族群的研究來看A型人格身爲一種危險因子的正確性。就如我們先前看到的，人口族群的研究結果最振奮人心，各研究報告之間的一致性也最高。其他的研究方法也許可以突顯A型人格可能的運作機制，或許，除此之外還可能影響我們修改、或拋棄起初認爲最合理的藥物療法假說。於是，根據Bennett（1994）所提出的爭議性問題，我們在這裡的回答是，A型人格行爲模式很可能是一個危險因子，試圖治療A型人格行爲也是非常合理的。話雖如此，研究人員仍然必須努力做更進一步的實證工作，若情況需要，也需要再度修改冠心病的行爲危險因子概念。

同樣地，我們看好介入法的第二項原因也是如此。先前已經提過，若非A型人格行爲模式顯示其爲冠心病的危險因子之一，任何人都沒有理由將A型人格行爲模式視爲一種「失調症」。但若以廣義的眼光來看，前述雖然是事實，卻存在著危險因子專一性的問題。我們曾經提過，有些研究人員質疑A型人格行爲模式是否爲冠心病專屬的危險因子（Evans and Edgerton, 1992；Rime et al., 1989；Woods and Burn, 1984）。目前已經確定A型人格行爲模式應該屬於一般性的疾病危險因子，而這也可能是一個出發點，是一個可以讓行爲介入法更加完善的過程。A型人格的傷害作用可能（往壞的方面）修飾了潛在性壓力經歷對個人的衝擊，或者根本就使個人對一般人不以爲意的環境，作出具有壓力性的評估。這些假說都將被證實。這些觀念事實上包含了兩個危險因子，壓力與A型人格，不過，由於壓力通常被認爲會增加許多疾病的易感性，也就可能使非特異性的危險因子會伴隨著長期的A型人格行爲出現。

預防冠心病復發計畫

毫無疑問地，預防冠心病復發計畫（The Recurrent Coronary Prevention Project）是介入法有利於矯正A型人格行爲最令人振奮的例子。該研究的廣度絕對足以提供客觀的實驗數據，就是有關心肌梗塞再度發作與死亡率的累計數字。該研究前一次的評估時間是實驗開始後的四年半。

實驗主要由兩組對照比較的方法進行：認知與行爲治療組（介入法治療組）和控制治療組。控制組的參與者接受標準的心臟病諮商療程，大部分時間是小組討論，目的在於增進病患對傳統醫療建議的遵從（就是有關飲食、運動等，都包含在心臟復建計畫內）。

在介入法治療組中，治療師會另外設法以各種技巧直接矯正A型人格行爲，基本上都是行爲或認知方面的技巧。認知重建法直接挑戰A型人格行爲模式的核心（過度發展的控制需求，詳見前述）。因之，研究人員會檢驗並詢問參與者與該核心概念有關的信念，如挑戰、成功與野心。行爲介入法的目標如，改變對話習慣：以較慢的速度說話、多聽少打斷等等。因爲在評估A型人格的原始SI中，活躍表達自我意見的典型是診斷時最明顯的依據。當研究人員檢驗特殊的廣義A型人格組成因素時，該特徵同時也是WCGS數據再分析後，用來預測冠心病特別準確的因子（Matthews et al., 1977）。直接給予病患放鬆訓練也是整個治療組套的一部份。

預防冠心病復發計畫在開始四年半之後，也就是最後一次的評估結果顯示，心肌梗塞的復發率在行爲介入治療組的確有相當程度地減少（合併諮商的介入法治療組爲13%，相較於控制組的21%）。介入法治療組的心肌梗塞累計死亡率也顯著地比控制組要低（介入法治療組的5%比控制組的7%）（Friedman et al., 1986）。

不過，我們還是要問：介入法是否有效？主要的操控變因－A型人格行爲模式是否成功地被矯正了？Mendes De Leon等人（1991）的報告指出，預防冠心病復發計畫的結果顯示，兩組病患在心理社會、行爲與情感評估等各方面都有顯著的改變，不但包含了一般認爲的冠心病傾向之核心行爲，還有其他許多方面的行爲改變。

介入法治療組的參與者在敵意、趕時間和不耐煩等A型人格特徵上，與控制組相比的確有明顯減少的現象。在情感方面，憂鬱和憤怒等負面情緒也有顯著降低的情形。明顯地，介入法治療組的參與者也同時獲得了自我效能，這表示其社會支持度與心理的安樂也比控制組獲得更多的改善。研究人員也指出，心理社會性的變化與治療接觸頻率之間呈現劑量－反應型的關係，意思就是說，治療接觸的次數越多，心理社會反應改變得越多。

預防冠心病復發計畫的結果確實令人感到信心十足。這些也是目前最令人興奮的結果，因爲他們提出了認知與行爲介入法之效力的專門議題，以專一性地矯正冠心病危險因子－A型人格行爲模式的方式探討該病症。而該計畫也是目前惟一站得住腳的研究，無論以何種統計法檢驗其研究廣度，都可以得到冠心病與行爲改變確實有關的結論。然而，其中還是有一些限制，使我們無法從該研究結論中得到定論。有些是方法學上的問題，在將介入法治療組之危險性降低的效果一般化之前，要謹愼地考量研究方法。另外有一些限制是關於如何解釋那些讓介入法看起來很成功的眞正因素。

首先來看有關方法學的問題。理想的介入法研究，最重要的就是隨機分配病患的治療組別。然而，預防冠心病復發計畫中的參與者都是志願者，他們也有選擇加入治療組或控制組的權利。因此，報告中就會留下與自我選擇行爲，或與臨床預後有關的未知變因。也有報告指出，各個參與者的心臟狀況，或危險因子的基礎値雖然並無不同，但是，在研究進行的最初三個月就發現，兩組之心肌梗塞復發率具有未達到統計顯著水準的差異，同時，介入法治療組的復發率還比較高。這種情形居然發生在所有實際行爲的改變之前，著實令人懷疑。就長期的眼光來看，我們質疑介入法治療組的預後比控制組略微改善的效果。但若提及該研究的結論，介入法的效果似乎可以解釋不平等分組造成的決定性影響。

其他可能的限制是有關如何解釋結果，而不是爭論其精確度。若以發病率與致死率相差懸殊的結果來看，這些參與者之行爲與認知的改變幅度就値得留心。但是參與介入法治療組患者的行爲出現一般性的改善，並且獲得自我效能，這樣的結果也令人印象深刻。還有，這些結果也顯示介入法治療組的社會支持與心理安樂改善情形，都比控制組的效果要好。但是，相對於控制組所獲得的一般性改善，是否爲健康情形獲得改善的眞正原因？而專一性地改變，如趕時間或敵意等特定變因（直接與A型人格概念有關的因子），是否也可能導致同樣的效果？

若以這種狹隘的角度來看，就會出現該如何解釋研究結果的問題，而這個問題似乎不可能以更精確的分析方式來解決。不過，若我們可以接受下面列舉的理由，那麼上述的論點可能是被誤導了。

我們看到了一種檢視A型人格概念各種因素的方式，是將各種成因以現有的證據，加上比較保守與多變的態度，並著眼於自我概念而建構出來的。雖然Price與Glass兩人的理論不盡相似，卻不影響我們應用這兩個理論的基本假設。我們認爲表現出強烈A型人格特質的人，可能是因爲擔憂個人的自尊，並將這種情緒表現在「他／她總是可以控制情況」的極端需求上。這種潛在的運作方式無論發生在任何人身上，基本上都會誘發出某些A型人格行爲模式的特徵因子，但是不見得會表現出所有的因子。A型人格行爲模式也很可能像其他任何的行爲一樣，產生某種社會性與個人性的後果，這種情形就好像疾病的徵兆一般，反應了個人之社會支持、心理安樂與自我效能三方面的結果。

在假設A型人格行爲模式會導致某些社會與個人的情緒反應後，我們就可依此推論：改變行爲模式就足以引起明顯的社會與個人雙方面的改變。另一個觀點則是將A型人格的行爲模式置於社會結構之外，主張A型人格行爲模式是個毫無意義的概念。若回到我們之前討論過的，評估冠心病之危險因子最好的心理學方法，應該是持續採用一套廣義性的概念，如A型人格行爲模式（可能的話，以結構性訪談的方式進行最理想），而不要爲了尋找如「憤世嫉俗的敵意」等某個特定的毒害性成因，而將各種因素分開討論。如果我們贊成這個作法，那麼，認知與行爲介入法就應該以同樣廣義的概念作目標，然後也應該以同樣廣義的標準來衡量正面行爲改變的效果。

最後的研究結果可能會使「一堆」變因成爲預測行爲改善的最佳因子。但無論在何種情況，我們都應該小心謹慎，避免掉入簡化論的謬誤中，尤其是當我們從廣義的概念繼續深入分析較精密的概念時，或者是從主要因素進入次要因素時，研究設計都必需更加嚴謹。因爲無論是整體或／與分子層面的研究取向完全不同，但卻都一樣重要。

同時，我們也需要愼重考慮倫理問題與可行性。以目前廣義型行爲介入法的有效性及其擁有合理的初步論證來看，除非有更具說服力的證據能清楚地指出，確實有絕對性的單一變因存在，或者指出目前介入法實施策略當中任何一個不適切的目標因子，否則行爲介入法應爲優先考慮的治療方式。不過，我們還是需要進行一些平行研究，以簡化介入法，使其保留一定的效度又能減少醫療開銷，讓更多人有能力負擔這類療程。

其他的介入法研究

到目前爲止，我們有充分的理由刻意將焦點放在預防冠心病復發計畫的結果上。只有該計畫能夠在單一研究中提出衆所關切的研究終點（endpoint），像是矯正A型人格的行爲模式是否能降低發生冠心病的風險。有些研究以改變A型人格行爲模式的介入法作爲認知與行爲諮商、壓力管理等計畫的一部份，若顧及這些介入法的優點，那就是它們一定能或多或少減低罹患冠心病的風險。無論如何，已經有證據顯示這些綜合型介入法治療組套，具有降低冠心病風險的療效（如Oldenburg et al., 1985）。

同樣的，也有許多研究提出改變A型人格的可行性，但卻無法解釋特定危險因子對冠心病指數的影響。有一份樣本數相當大的研究報告顯示，行爲介入法的確有效，而該研究是以預防冠心病復發計畫爲研究取向進行的。研究對象是年老的軍官，以隨機分配的方式安排病患參加治療組或控制組。不過，該研究主要的缺陷在於其沒有持續追蹤的數據，因此我們無法得知介入法的顯著效果究竟可以持續多久（Gill et al., 1985）。Thurman的研究就包括了爲期一年的追蹤。他發現，認知與行爲介入法進行八週後，的確能成功地矯正患者的A型人格行爲模式。一年後的評估結果顯示，其療效仍然比控制組要好（Thurman, 1985a, 1985b）。若以上述研究和其他類型的研究報告作綜合性的討論，我們可以肯定地總結：A型人格行爲模式確實可以矯正。

以這樣的結論看來，我們急切地想知道，那些沒有冠心病徵狀的研究對象，若接受行爲介入法治療，是否眞的能降低未來罹患心肌梗塞或其他冠心病的風險。現有的人口族群研究只告訴我們A型人格行爲可以改變；但即使縮小研究重心到檢驗A型人格行爲的可變性上，我們仍驚訝地發現這些報告缺乏有意義的追蹤數據。因此，未來的研究必須要滿足這方面的缺陷。

我們千萬不能忘記，壓力本身就是冠心病的危險因子。雖然A型人格模式可能與壓力調適過程進行有意義的相互作用，但是，當個人處於惡劣的環境時，若對環境的控制力不強，那麼無論其個性或行爲特徵如何，似乎就會出現比較高的罹病風險。因之，社會壓力可能是造成冠心病並不平均分布於各社會階層的主因，甚至是影響致病率與致死率的因素，而個人心理特徵的影響力遠不如社會壓力來得重要。

評估A型人格行爲模式

在大規模之富萊明罕冠狀心臟疾病研究計畫的問卷中，以下列的問題來鑑別A型人格（Haynes et al., 1978）。

下面文字敘述所形容的你，用數字表示：

（1）非常正確，（2）大致上這樣沒錯，（3）有一點像，（4）完全不是這樣

- 跋扈或獨斷
- 經常感受到時間緊迫
- 有極度需要在大多數的事情上獲勝
- 進食速度太快
- 野心勃勃並且競爭性强

等待令你不愉快？（是／否）

當你結束一天普通的工作之後，你的感覺是？

以是或否回答下列問題：

- 經常覺得時間不夠用？
- 你的工作如影隨形，讓你在下班後還掛記著工作？
- 工作時常讓你的體力與能力透支
- 經常對現在所作的事感到不確定、討厭或不滿意。

其中最困擾研究人員的就是，不同種類的A型人格評估法，其間的一致性相當有限。你覺得為什麼會這樣呢？舉例來說，這個富萊明罕的評量表與精神病之基本人格面向的相關性相當高。這種

以自我陳述量表評估A型人格行為模式的方式，是否向你透露了什麼訊息？

重點提示

⊙ 冠心病是現代社會的一種致命性疾病。心理學與心理社會學的因素，包括壓力與A型人格行為模式被認為是危險因子。

⊙ A型人格概念雖然在近年來飽受攻擊，但我們認為目前要完全摒棄它還太早。雖然有研究檢驗其組成因子（如敵意指標），但也有研究繼續以比較鬆散、廣泛的角度探討A型人格的概念。某些「毒性」心理運作成份在典型的A型人格行為中會呈現不同的表象，因此會在不同的個體身上出現不同的徵兆。

⊙ 以矯正廣義型A型人格行為為基礎的治療取向，似乎獲得了正面的效果，因此，我們可以從實用性、臨床與倫理的層面來面對未來的治療方式，支持行為介入法不應該只針對某個單一焦點，除非有研究提出單一因子治療法的理由。

⊙ 在此，我們認為壓力與A型人格行為模式可能會相互作用，增加個人罹患冠心病的風險。就像壓力對生理狀況的影響一樣，A型人格行為模式不單單只與冠心病有關，也和其他許多疾病有關。

延伸閱讀

以下的出版物可能有助於你更深更廣地瞭解本章內的議題。

1. Bennett, P. and Carroll, D.(1994)Cognitive-Behavioral Interventions in Cardiac Rehabilitation. *Journal of Psychosomatic Research*, 38, 3, 169-182.本文討論認知與行為之介入法。
2. Rosenman, R.H.(1996)Personality, Behavior Patterns, and Heart Disease. In: C.L. Cooper(ed.)*Handbook of Stress, Medicine, and Health*. London: CRC Press.本章討論冠心病患者的人格與行為模式。

3. Theorell, T.(1996)Critical Life Changes and Cardiovascular disease. In: C.L. Cooper(ed.)*Handbook of Stress, Medicine, and Health*. London: CRC Press.
本章為社會性壓力與冠心病提供更豐富的取向。

第十二章

糖尿病

Paula Hixenbaugh與Laura Warren

引言

糖尿病是一種病患必須學會自我管理的慢性疾病。如果未妥善管理，後果會相當嚴重：病患可能會面臨失明、截肢、腎衰竭與英年早逝的命運。有證據指出，妥善的管理與護理可以讓病患免於糖尿病併發症的威脅。不良的管理狀況通常不只是因爲欠缺醫療教育，更因爲病患缺乏心理社會性的支持，以監督自我護理的日常工作。健康心理學家的角色就是要瞭解影響糖尿病患者心理狀態的因子，以及與有效自我管理相關的因素。

糖尿病的特性

糖尿病（Diabetes mellitus）是一種慢性的多器官系統疾病，所指的是不正常的高血糖含量。「Diabetes」這個字源於希臘文，意思是進出水管或噴泉，而「mellitus」指的是蜂蜜或甜的東西。雖然早在西元前十六世紀，Ebers Papyrus 就已經發現糖尿病的現象，但是，直到 1898 年 Paul Langerhan 才發現胰臟內的某種特殊細胞壞死，與糖尿病有關。

而糖尿病的有效療法，則一直要等到 Banting 與 Best 分離出胰島素後，於 1922 年才首度應用於治療糖尿病。胰島素的功能是調節血糖濃度，同時也是葡萄糖轉換爲能量的必須媒介物。當體內胰島素分泌不足，或是身體無法有效地運用胰島素時，體內的葡萄糖濃度就會累積並升高，直到尿中也充滿了葡萄糖。糖尿病的症狀通常包括了口渴、頻尿、虛弱與體重減輕。

英國糖尿病學會（British Diabetic Association，BDA）指出，1996 年全英國共有一千四百萬名糖尿病患。此疾病名列已開發國家的第四大死亡原因（Kings Fund, 1996）；兒童期就罹患糖尿病的患者，其生命期望值只有非糖尿病患的 50%，即使是在兒童期之後才罹患糖尿病，病患的生命期也會減少 30%（Hill, 1987）。糖尿病導致殘疾的總機率是非糖尿病的二到三倍，同時，造成英國生產力人口失明最常見的單一病因就是糖尿病（Kings Fund, 1996）。約有50%的第一型糖尿病（IDDM）可能會併發腎臟病（nephropathy）。而在美國，糖尿病已經是四十五歲以上人口發生殘疾的主要原因（Rubin and Peyrot, 1992）。

罹患糖尿病的代價不僅要以病患所受的痛苦來衡量，也要將國家衛生服務（National Health Service，NHS）的龐大經濟壓力一併計算。英國糖尿病學會發表的最新報告指出，NHS每年有8%的支出用在糖尿病患的住院費用上，也就是說，每年至少有二億英鎊的住院開銷。

糖尿病可分爲兩種類型：第一型糖尿病（insulin-dependent diabetes mellitus，IDDM）是因爲胰臟停止製造胰島素，使得病患必需倚賴每天注射胰島素才能活命。此型糖尿病好發於任何年齡層，不過，通常會在三十歲之前出現，發生率高峰出現在青少年期。由於血糖劇烈地上升（高血糖症，hyperglycemia），因此通常都發作得很快，症狀也屬於急性的。第一型糖尿病約佔總糖尿病患的15%（Kings Fund，1996），並且無論男女，患病的人數相當。在過去十年來，五歲以下的兒童型糖尿病發生率有明顯增加的趨勢（Gale，personal communic-ation）。引起第一型糖尿病的原因不明，遺傳、自體免疫與感染因子可能都有關係（Cox et al., 1991）。

第二型糖尿病（non- insulin-dependent diabetes mellitus，NIDDM）則是因爲胰島素分泌不足，而導致抗胰島素的效應增強。儘管估計約有90%的第二型糖尿病患者可以經由飲食與運動來治療，絕大部份的患者還是選擇服用藥片（50%）或注射胰島素（20%）來控制。最近，BDA估計約有85%的糖尿病例屬於第二型（Kings Fund, 1996）。通常發生於中年，盛行率會隨著年齡而增加。此型糖尿病通常都是慢慢地發作，一般也無症狀；因故，幾乎所有的病例都是因爲定期健康檢查，或是在檢驗其他徵狀的過程中發現的。結果，約有50%的病患在診斷時都已經出現其他的併發症。第二型糖尿病具有強烈的遺傳性，而肥胖與缺乏運動也都容易造成糖尿病。

治療這二型糖尿病的目標都在於，使血糖盡量維持在正常範圍內。糖尿病控制與併發症試驗（Diabetes Control and Complications Trial，DCCT）是一個跨時代的研究計劃，它確認了大多數健康專業人士所相信的：嚴格的控制血糖可以避免或延遲併發症的發生。然而，這種血糖控制法必須經由第一型糖尿病之密集治療計畫才能達成，療程包括每天至少注射三次胰島素、每天至少作四次血糖測試、經常接受飲食指導，以及每月定期回診。雖然該研究並未包括第二型的糖尿病患，但是，我們有理由相信，這類病患若要妥善地控制血糖，也必定需要類似的療程。然而，該治療計畫雖然理想，但對於一般診所的設備而言，可能不切實際。不過話又說回來，我們是不可以低估完善之血糖控制的效果。

糖尿病是一種慢性病，同時還需要病患負起照顧自己的責任，而自我管理的目標一盡可能地將血糖維持在正常範圍的性質又十分獨特。爲了達成穩定血糖的目標，病患不但必需每天定時服用藥片，或注射胰島素，同時還必須定期運動，遵從特殊的飲食指示，矯正進食時間，或以活動量決定進食量。糖尿病管理的「成功」與否，是由定時驗血或驗尿決定的：舉例來說，若病患的檢驗數值落在許可範圍之外，病患就必須先釐清造成血糖波動（正確的或錯誤的）的原因（如過食、弄錯服藥時間等），接著就必須訂出適當的修正辦法（如增加用藥量）。爲了能夠做出適當的修正，病患必須每天持續記錄與血糖濃度變化有關的事件（表12.1）。

表 12.1　有關胰島素及其給藥方式的教育短訊

病患必須要能夠：

1. 瞭解不同的胰島素有不同的作用時間
2. 辨認短效型的胰島素是澄清液體，而中、長效型則爲混濁型
3. 知道自己所使用的胰島素名稱、作用力與劑量
4. 說出每一次的注射時間
5. 瞭解定期注射的必要性
6. 正確地辨認所使用的針筒：型號與容量大小
7. 瞭解任意更換針筒可能引起的問題
8. 示範正確的胰島素注射準備
9. 示範正確的注射技巧
10. 指出建議之注射部位的解剖名稱
11. 瞭解更換注射部位的必要性
12. 正確地說出太常注射同一部位的結果
13. 說出爲何在餐前注射胰島素
14. 知道若注射後誤餐的解決辦法
15. 確實瞭解自己所使用之胰島素
    (a) 何時開始作用
    (b) 作用力何時會達到高峰
16. 說出胰島素增量／減量的指標
17. 瞭解變更的單位數
18. 正確地指出若增加胰島素注射量之後，血糖試驗結果仍然很高時該採取的行動
19. 說出儲存胰島素的正確步驟
20. 體認到決不能在任何情況下停止注射胰島素，即使：
    (a) 身體不適
    (b) 無法依照要求進食
21. 瞭解在生病時可能需要增加胰島素的注射量
22. 正確地指出緊急時需要增加使用量（短效型）
23. 瞭解保存期限的重要性
24. 瞭解拋棄型針筒的可重複使用性

個人之控制模式

健康信念模式

糖尿病患存活的關鍵在於對內科治療的遵從度。健康信念模式（HBM）（Becker and Maiman, 1975）一直是病患遵從度的研究模式之一（Becker and Rosenstock, 1984，同時參見第一章）。該模式假設，影響自我護理的程度是結合幾種前置變因而成的，包括個人感知到自己對疾病的易感性、感知到疾病的嚴重度，以及採取行動後的利弊。這些前置變因會受到內在或外在之行動暗示的影響。以糖尿病患而言，採取行動的內在暗示可能是，因爲血糖上升而感覺不舒服；而外在暗示可能包括了有關糖尿病的建議與資訊。健康信念模式的重要假設爲，病患的主觀性決定了個人對與自我護理相關之組成因素的評估。

以健康信念模式爲基礎所作的各研究結果並不一致。有些報告指出，個別因素或合併因素都與自我護理呈正相關性（Alogna, 1980；Bloom-Cerkoney and Hart, 1980），但是其他的研究報告卻找不到支持該模式的理由（如 Harris and Linn, 1985）。該模式有一個重大的缺點，就是模式本身並無法顯示成因及其效應（de Weerdt et al., 1989）。May（1991）就認爲，遵從醫療處方的程度決定了健康信念。既然有證據顯示，信念、行爲與後果之間的關係會隨時間改變，健康信念模式就不可能再應用於預測個人的行爲（Shillitoe and Miles, 1989）。

Lewis 與 Bradley 研究了糖尿病專門評量表的有效性，並與一般性健康信念量表作比較。若應用於病患選擇療程之差異性的研究，或是應用於治療效果之評估時，這些評量表可以發揮一些功能。但是，Lewis 與 Bradley 的觀察結果卻發現，健康信念與自我護理行爲之間的相關性，會因爲病患缺乏知識，也因爲缺乏競爭性而減弱。除此之外，當我們以第二型糖尿病特有之疾病嚴重度評估時，卻發現病患控制疾病的能力與健康信念模式所預測的結果恰恰相反（Lewis and Bradley, 1994）。決定該模式可預測糖尿病患行爲的重要因子，可能包括一個理由：健康信念可能會隨著時間或療程的進行而改變其預測力。換句話說，有關糖尿病的健康信念可能並無改變，但是這些信念與行爲的關係可能會隨時間發生有系統的改變。比方說，對易感性的信念在併發症出現之前能夠引起較好的自我護理；然而，隨著併發症的發生，同樣的信念可能就無法對自我護理產生同樣的效果。如果病患遵照醫囑建議，但卻仍然出現了併發症，自我護理的動機可能會因而降低（Warren and Hixenbaugh, 1996）。

社會學習模式

近年來，自我效能—就是個人相信自己有能力表現出可取的行爲（Bandura, 1984），已經逐漸成爲預測遵從治療度的焦點。一般都假設，自我效能信念的強度可以決定個人的努力程度，就是願意花多少力氣，持續多久。若論及慢性病，社會學習模式(social learning model，SLM）已經被應用延伸，納入生理學因子，而這些因子本身可能成爲行爲或認知的暗示，也可能暗示個體對環境事件的反應（Thoresen and Kirmil, 1983）。

自我效能是否爲預測遵從度的因子，各家說法也不一。Kavanagh等人在一項大規模的研究調查中發現，老年退休族群中的第一型與第二型糖尿病患，以自我效能並無法預測其對飲食、運動與每八週接受一次血糖測試的遵從度（Kavanagh et al., 1993）。同樣地，一份針對市中心非洲裔美籍女性的第二型糖尿病患的研究發現，自我效能與遵從醫療處方無關，這份研究調查總共進行了五個月。不過，該報告的結論卻認爲，單一時間點的關係並不能視爲整段治療時期的穩定關係，因爲最初的關係可能會隨時間而減弱，或消失（Skelly et al., 1995）。最近有一份實驗設計精良的研究報告指出，九十三名男女性第二型糖尿病成年患者，每一名病患都參與控制治療計畫，結果發現自我效能與體重減輕並無關連。而他們認爲研究結果不支持自我效能信念的理由，應該是評估方法的緣故。Drapkin 等人就以生動的場景描述高難度的情境狀況，而不是以簡單的自我效能問卷詢問研究對象；這些問題描述了與過食有關的情境，並要求病患評估自己拒絕這些美味的信心。每一種情況都包括了動機與食物線索，舉例來說，「你們正在舉行家族性的慶祝活動。你與客人們相談甚歡，也沈浸在歡樂的氣氛中。每一個人都準備了他們的拿手好菜，從開胃菜到甜點俱全，而你眞的很喜歡這些菜餚」。固然研究結果並不支持自我效能，但我們知道，能預測體重減輕的，是那些能夠引起一般性調適反應，而非某種或特定幾種調適反應的因子（Drapkin et al., 1995）。該研究的分析結果也顯示，調適策略顯然會隨情境而變化，而行爲策略在工作環境中特別容易被壓抑，因爲大家都認爲顯而易見的調適動作可能會引起心理社會性的代價（Warren and Hixenbaugh, 1996；Wills and Shiffman, 1985）。統整以上的結果，將有助於發掘出令病患感到爲難的情境，而後可以依照不同的情境設計特別的調適技巧，這對遵從度可能會很有幫助。

其他支持自我效能信念能夠預測治療遵從度的報告，來自於Glasgow及其同儕的研究（McCaul et al., 1987）。他們進行的研究目標是，爲每一位病患量身打造合適的行爲介入法（Glasgow, 1991），因之，他們不斷地爲該模式加入新的變因，也不停地設計新的介入法策略。其中，新增列的變因有：社區影響力（比如說，群衆意見）與應用解決問題的技巧。雖然大多數的新式介入法策略都尙未接受廣泛的評估，但是該研究小組的初步結論是正面的（Glasgow et al., 1995）。儘管社會學習模式的廣度與焦點已經改變了，但該理論模式的原則仍居於基礎地位：以非病理性的眼光檢視不遵從醫囑的病患，並且重視「相互決定論與認知、行爲並環境因子之間的相互關係」（Glasgow et al., 1995 ，第 34 頁）。要以實驗評估如此複雜的模式並確立其因果關係，其實是相當不容易的。不過，以病患的角度所建構的模式確實能提供臨床的實用性，因此，我們應當超然於實驗性的可控制變因，以相關性比較高，也比較完整的方法去瞭解遵從度，進而促進病患的復原速度。

心理社會性的後果

壓力

我們已經廣泛地探討並研究了壓力及其管理在糖尿病患所扮演的角色。我們發現壓力可以直接或間接地影響成人的代謝控制：直接的作用來自於負向調節性之壓力內分泌量的增加，進而導致血糖濃度升高（Surwit and Feinglos, 1988；Aitkens et al., 1992）；而間接的作用則影響病患之自我護理行為，然後影響血糖的控制(Bradley, 1979)。然而，大多數的壓力研究都屬於實驗性質，是在實驗室內以人工誘發壓力情境的方式進行（Helz and Templeton, 1990）。而這類的實驗結果差異性相當大。相反地，田野研究所得的結果卻比較一致，這些研究的結論是，壓力的確會直接（Halford et al., 1990）或間接地（Peyrot and McMurry, 1985）影響代謝控制。這樣的結果無疑地具有相當的決定性，至今仍沒有一份報告如此精密地篩選第二型糖尿病患族群作為研究對象（Cox and Gonder-Frederick, 1992）。

最近的研究報告清楚地指出，高度壓力並不一定會造成我們所相信的，使代謝控制惡化的現象（如Griffith et al., 1990）。在個人處於壓力時，其所擁有的社會支持等等，顯然可以成為重要的緩衝因子。而這些發現在某些方面似乎決定於評估壓力的方式。比如說，當Cox等人以「日常生活的瑣事」定義壓力時，社會支持就不像是可以介入行為的變因（Cox et al., 1984）。有一個說法可以解釋這些矛盾的說法：這些與糖尿病患之社會支持有關的壓力，可能是共變因子。舉例來說，Warren與Hixenbaugh的調查顯示，來自重要他人（通常都是由專業人士，或者研究人員界定其支持性）對自我護理的定期提醒，不但有18%的病患視之為壓力，而且也漸漸地使病患不願意表現被要求的行為。重要的是，有另外14%的病患報告說，他們並不確定重要他人的提醒是否會漸漸地讓他們忽略自我護理。然而，同一研究中的病患也指稱，在發生重大生活事件的同時，也是他們的「重要他人」幫助他們應付糖尿病（Warren and Hixenbaugh, 1996）。

以上的結果可能證實，自我護理之提醒者所造成的壓力其實相當小，在發生重大生活事件時，「重要他人」就能扮演緩解的角色；然而，若這些提醒者對病患造成相當大的壓力，那麼，發生重大事件時的支持緩解能力就會相對地減弱。因為，並非所有的糖尿病患都承受了同樣的壓力，那些報告與他們的「重要他人」發生與病情有關之衝突的，正是那些覺得自己處於壓力情境的病患。

顯然，我們需要更多的研究以評定在何種情境下，患有糖尿病的人比較容易感受到壓力效應。這樣的研究需要納入人口統計學的變因（比如年齡與罹患的糖尿病種類），以及有關壓力之定義與評估方式。舉例來說。Aitkens 等人就發現，第一型糖尿病患者一天當中的壓力波動（最高與最低值）與糖尿病情有關，而與平均壓力度無關（Aitkens et al., 1992）。在早期的報告，就經常以平均壓力度作為研究目標。未來的研究應該考慮下列事實：在病患A認為是壓力媒介（如社會支持）的，可能在病患B看來是壓力源。這些議題對於壓力管理介入法的成本效益有重大的影響。Bradley 在回顧了許多有關壓力的文獻後主張，儘管現在美國有許多診所都將壓力管理納入糖尿病的正規療程，他卻建議只有在病患無法控制病情，同時正經歷相當大的壓力時，才需要採用壓力介入法（Bradley, 1994）。

生活品質

近年來，各方都越來越重視病患的生活品質（QOL）（Gross et al., 1995；Rodin et al., 1993），並且體認到生活品質與傳統生物醫學的評估結果同樣重要（Spilker, 1990），對糖尿病患者來說，生活品質又顯得特別重要。所以健康專業人士現今必須更加注意病患的代謝控制，以降低出現長期併發症的風險。Rodin 認為，健康專業人士將病患的生活品質低落看作是爲降低併發症風險所做的犧牲，但是病患卻不這麼認爲（Rodin, 1990）。

與壓力概念的情況相似（參見第三章），生活品質有時候也很難定義，更不用說評估了。主要的困難來自於，生活品質可以是一般的生活品質、特殊疾病狀況的生活品質，或是特殊生活情境的品質，比如像心理狀態、心靈安樂與社會互動等。生活品質是一個主觀的現象，情況也因此變得複雜，於是就出現各式各樣的定義（如 Calman, 1984；Diener, 1984；Goodinson and Singleton, 1989）與評估法（如杜克健康輪廓（DUKE）：Parkerson et al., 1990；一般性健康感知量表（GHP）：Ware et al., 1978；糖尿病患生活品質量表（DQOL）：DCCT, 1988）。這些評估法以廣泛的定義評估生活品質，但卻遭受到批評，認爲它們無法區分個人重要的特殊目標或行爲（McGee et al., 1991）。不過，卻也有證據認爲上述的缺點需要依不同的研究目標而論（Patrick and Deyo, 1989）。Parkerson 等人（1993）仔細檢視了這個議題。若評估法可靠的話，一般性的量表比各種疾病特異性量表的優點還多。一份生活品質的一般性量表可以讓我們比較病患與非病患組的差異，也可以與其他各類疾病的患者作比較。正如 Parkerson 等人所主張的，如果最理想的健康生活品質指標，是建立在完全沒有健康問題的個體，那麼上述觀點就顯得特別重要。他們以 131 名高加索種族第一型糖尿病成年患者爲樣本，橫向評估三種生活品質自我陳述量表：二種一般性的，分別是 DUKE 與 GHP，以及一種疾病特異性的，DQOL。他們考慮了許多變因，包括糖尿病因素（如患病歷時多久）、共發病（comorbidity）因素（像是其他器官的疾病），與人口學因素（比如說，年齡，以及心理社會因子，包括重要關係的品質）。儘管這些變因之間的互動關係十分複雜，大體上說來，一般性評估法可以提供比較多有關生活品質的訊息，也比疾病特異性評估法可提供更多糖尿病與非糖尿病因子之間的關連。還有，與糖尿病無關的變因通常比糖尿病因子更能預測健康相關之生活品質。不幸地，由於上述研究是以橫向研究得知，所以我們無法瞭解這些結果的時間穩定性究竟如何。就如McGee等人主張的，隨著時間與疾病的發展，這些項目的重要性可能不會維持不變（McGee et al., 1991）。而也的確有證據支持，DQOL的各項指標確實對疾病的變化十分敏感（Nathan et al., 1991；Selam et al., 1992）。McGee與其同儕更進一步提出這些變因對個人的重要性。若我們所關心的個人本身就不太重視社交生活，那麼即使由個人輪廓中知道他們的社交生活十分狹隘，也不具有太大的臨床意義。以目前參差的研究結果看來，我們應該整合一般性與疾病特異性兩種評估法，才能深入瞭解個人之需要與經歷的全貌。這些發現也確實暗示我們，在做任何臨床上的健康相關決定前，與病患個別諮商的重要性。

焦慮與憂鬱症

已經有研究報告顯示，罹患糖尿病所帶來的心理衝擊對患者自我護理具有相當顯著的影響（Hampson et al., 1990）。研究證實，若患者本身對糖尿病患的社會適應結果有負面的認知，就會導致糖尿病致死率的增加（Davis et al., 1988）。由於糖尿病衝擊著病患生活的各個層面，所以心理社會的安樂就成爲成功管理疾病的必要條件。已經有許多研究探討了糖尿病患的情緒與社會適應的結果；然而，大多數的研究都專注於較重大的病症，如臨床性憂鬱症（Von Dras and Lichty, 1990）、進食失調（Rodin et al., 1986；Steele et al., 1989）與醫藥副作用，如性功能失常（Lustman and Clouse，1990）。儘管糖尿病患確實會出現精神方面的問題，但是我們已經知道，糖尿病患之憂鬱症等臨床精神疾病的發生率，與一般人並無顯著的差異（Wise, 1994）。這種高估精神疾病發生率的原因很可能是因爲方法學上的限制，比如說，採樣偏誤（如住院病患）與不可靠的診斷依據（Lustman et al., 1983）。

根據Tattersall與Jackson的報告，糖尿病患比較「典型」的社會適應或情緒反應，反而時常被忽視，像是焦慮、無臨床症狀的憂鬱症、自尊度低，和糖尿病相關的恐懼與憂心等。他們認爲，可能是因爲這些問題經常是潛在性的，也難以處理或評估，又因為一般人經常誤認為這些問題會在一般的健康治療過程中自然痊癒（Tattersall and Jackson, 1982）。所以我們要強調，即使這些情緒問題可能並未嚴重到可以藉由臨床診斷檢查出來，但是這些問題卻可能嚴重地困擾著病患及其家屬（Shillitoe, 1988）。的確，Surridge 等人對五十名，十六歲到六十歲第一型糖尿病患所做的調查結果就發現，病患本身（其精神狀況以臨床的辭彙形容，可稱之為「無憂鬱症」）或他們的家屬經常會報告糖尿病患有憂鬱情緒表徵、疲倦，以及脾氣暴躁，深深地影響其家人與正常的社交生活（Surridge et al., 1984）。

有許多評估糖尿病患心理適應結果的研究現在都將焦點放在兒童與青少年身上。以成人族群為研究對象勉強所做的研究，所採用的臨床評估法有時候並不恰當：最著名的就是貝克憂鬱症量表（BDI）（Beck et al., 1961）與容格憂鬱量表（Zung Depression Scale）（Zung, 1965）。雖然這些量表的正確性無虞，但是應用在糖尿病患身上，就會導致得分出現人為性地膨脹，因為其中有一些項目是糖尿病患一般的生理症狀，如食慾減退和疲倦等。用以評估心理功能的糖尿病特異性量表（Bradley and Lewis, 1990；Bradley, 1994）在最近建立並獲得了認可，使得糖尿病患心理層面的研究向前邁進了重要的一步；不僅因為Bradly所說的，他們提供了一種直接評估患者之正面心理安樂的方法，不像從前是以評估負面心理安樂的低評分，來反證病患的心理安樂。這份量表並非為診斷而設計，而是用來評估新的治療或介入法的效度。

儘管我們體認到，憂鬱和焦慮會讓普通的生活事件變得麻煩，也會弄亂糖尿病患自我護理的需求，進而造成不遵從療程的行為（Warren and Hixenbaugh, 1996）與不良的代謝控制（Von Dras and Lichty, 1990），但我們卻對糖尿病一般性的心理調適反應所造成的長期影響一無所知。評估這些後果通常不太容易。在確診之前並沒有評估病患心理作用的情況下，很難說明糖尿病在病患的心理狀態所扮演的角色。而第一型與第二型糖尿病發作時間的不同，又使情況更加複雜。由於第二型糖尿病患者的年齡偏高，他們可能已經經歷過心理上的困擾，如疾病發生之前的憂鬱症（Lustman et al., 1988）。另外還有其他需要考慮的背景因素，如家庭成員的緊張關係等，因爲在青少年的研究中已經證實，這些因素對青少年的情緒反應具有莫大的影響力（Hauser et al., 1985）。病患的文化背景也會嚴重地影響病患對疾病的認知與管理（Warren and Hixenbaugh，出版中）。有個相當重要的因素是，若家庭成員中已經出現過糖尿病患，將嚴重地影響病患在得知診斷結果後的心理反應。若患者已經瞭解到糖尿病對其家庭成員的困擾，我們就可預測到該病患的負面心理反應，因而可預知病患的長期心理問題（Hixenbaugh and Warren, 1996）。

在未來，我們需要更多的縱向研究以瞭解心理問題與出現併發症是如何與社會性因子相互作用；這些因子相互作用的結果，又是如何回頭來影響病患的遵從度與控制度。我們對這些重要因子的瞭解偏偏又相當有限，它們究竟是如何影響那些支持著病患的人際關係、來源與支持的程度？而職業方面的因素可能也與心理問題有關。儘管有證據顯示，糖尿病患在工作場合所表現的能力和付出的程度，與非糖尿病患並無差別（Lloyd et al., 1992），但是工作上的差別待遇，或病患對同事隱瞞病情，都可能造成他們長期性的心理壓力、忽視自我護理與不良的代謝控制，因而增加併發症的發生率。

嬰兒、兒童與青少年

罹患糖尿病的年輕人只佔了糖尿病族群相當小的一部份。不過，幼兒型糖尿病的發生率有明顯上升的趨勢，某些歐洲國家近廿年來的發生率就增加了兩倍（Bingley and Gale, 1989）。令人不安的是，發生率增加最多的，是小於五歲的兒童，其盛行率從千分之一上升到了千分之八（Gale，個人通訊）。

有關糖尿病的心理學研究，一直都將重點放在兒童型糖尿病患對家人的影響。儘管最初的診斷結果可能對嬰孩或兒童家長的衝擊不大；但是研究人員認爲，當父母必須管理自己的嬰孩或兒童的糖尿病治療時，這些加諸於父母的要求與壓力就具有殺傷力了（Banion et al., 1983；Betschart, 1988）。患有第一型糖尿病的兒童，在診斷後的第一年比較容易出現低血糖（hypoglycemia）併發的痙攣。因爲血糖濃度的調節相當困難，而嬰孩或兒童不定性的進食形態與活動量，又使血糖控制更加不易。這些問題全是因爲兒童在這個時期的快速成長。儘管我們都無須懷疑，在幼兒時期罹患糖尿病會對其生理、認知與社會發展造成長期的影響（Shillitoe, 1988），但至今卻仍然沒有任何報告處理這個年齡族群的特殊需要。最近有一份質化研究報告指出，對兒童的父母而言，診斷結果代表著生活上的危機，他們需要花上很長的時間才能適應，同時也需要大量的心理社會支持與來自健康專業的指導(Hatton et al., 1995)。由父母描述的經驗得知，有效的護理支援與行爲介入會讓一個家庭走向完全不同的結局；比如說，幫助因爲診斷結果造成的婚姻關係緊張。有趣的是，擁有幼兒的家庭通常比較缺乏社會支持。參加 Hatton 等人之研究的父母就報告說，家人、朋友，與該家庭之社會環境中的其他人（譬如像保姆／臨時保姆）都陷入憂傷與恐懼中，然後多數人會撤回他們的支持（Hatton et al., 1995）。

雖然我們對五歲左右的糖尿病患所知不多，但還是有一些因子可能有助於預測那些五歲以上兒童的心理社會性適應反應。那些家庭結構穩定、擁有支持性關係，以及那些調適能力在糖尿病出現前就能處理不幸的家庭，最有可能獲得良好的適應（Johnson, 1980；Simonds et al., 1981）。相反地，那些婚姻發生衝突、結構不穩定、社會孤立與經濟能力拮据的家庭，最常出現不幸的結局（Koski and Kumento, 1977；Orr et al., 1983）。

青少年期是糖尿病文獻記錄中，遵從度與代謝控制力最差的時期（Anderson et al., 1996；La Greca et al., 1990；Mann and Johnston, 1982）。Hirsch 等人在一份針對糖尿病年輕族群的調查報告中指出，經過一年自我監控後，約有一半的青少年檢驗血糖濃度的頻率每週不到一次，而只有少數青少年能應用回饋法來調節胰島素的分泌（Hirsch et al., 1983）。臨床的文獻報告認爲，青少年渴望與同儕一樣，希望能脫離父母介入他們的自我護理而獨立（Tattersal and Lowe, 1981）。這些需求可能使他們降低遵從醫療建議的意願，尤其是當這些約束被視爲干擾他們的自主權時，情況就會更糟（Prazar and Felice, 1975）。

研究報告也指出，家庭環境對青少年的健康影響甚鉅。Anderson 等人比較了青少年代謝控制良好與極差兩組的家庭環境。他們認爲，衝突性高的家庭很可能造就控制能力差的青年；相反的，控制良好的病患多半出身於支持性高、獨立且衝突較少的家庭環境（Anderson et al., 1981）。

家庭與社會支持的角色

家庭對成年糖尿病患的重要性向來鮮少受到注意。但是家庭成員中的成年人被診斷爲糖尿病，影響層面卻是以家庭爲單位，而家庭功能對糖尿病的自我護理也具有影響力。

已經有明確的證據顯示，非支持性的家庭行爲與成年人之遵從度不佳和血糖控制不良有關。Edelstein 與 Linn 發現，病情控制良好的成年男性糖尿病患者認爲，他們的家庭氣氛衝突少，並且有一致的目標。家庭的努力目標是公認的最佳預測控制力因子，同時研究人員也推測，這個努力方向激勵了家庭成員的高度自尊，而自尊度高的糖尿病患重視他們的健康，也對自己控制疾病的能力有信心（Edelstein and Linn, 1985）。相反地，Lyons 等人所作的研究則發現，糖尿病患不像慢性的精神病患，或大學生一般，需要家人的支持，反而是來自朋友的支持能讓他們維持健康（Lyons et al., 1988）。這些反應可能可以解釋爲何我們無法找到糖尿病的特異性支持因子。Schafer 等人利用糖尿病家庭行爲檢查表（diabetes family behavior checklist，DFBC）進行的研究發現，越是覺得家庭互動關係不良的病患，就越無法好好遵從血糖試驗、飲食與胰島素注射等醫療指示（Schafer et al., 1986）。DFBC的優點是，它專門評估照顧糖尿病患所需要的家庭行爲，而不是評估一般性的家庭行爲。該檢查表的重要性經由Gottlieb的研究證實，糖尿病特異的家庭行爲比一般性的家庭行爲更能預測病患自我護理的遵從度（Gottlieb, 1992）。

Bailey與Kahn將來自糖尿病患配偶的不同支持形態作分類。他們將這些支持分類爲評估性、情感性、訊息性與工具性。其中評估性的支持是以自我評估（self-evaluation）的方式進行的，比如說，詢問糖尿病患的決定（Bailey and Kahn, 1993）。

護理人員的角色

糖尿病患本身要爲疾病的有效管理負大部分的責任。護理人員需要接受訓練，以協助病患改善他們的自我護理與自我控制(Coles, 1990)。這些來自高階心理學理論的技巧，可以有效地幫助病患改變態度並增進健康，也有助於增加病患的動機，建立病患的調適技能，調解病患的掛慮，也可以滿足病患的需求，並且可以使病患克服遵從治療的障礙。正是這些心理社會因素決定性地影響著病患的行爲（Glasgow et al., 1995），同時也是這些因子能預測代謝控制的結果（Tattersal and Jackson, 1982）。

爲何看護工作會成爲一項具有壓力的職業，可能是因爲許多護理人員，尤其是看護慢性疾病患者的，發現他們必須應付上述的心理社會問題，但是他們所獲得的支援與訓練卻少得可憐。儘管訓練單位已經開始提供護理人員有關溝通與人際關係技巧的訓練，但是這些正規訓練的益處卻不太可能使病患獲得最好的照護，因爲，目前仍然缺乏小組團隊性的工作（Llewelyn, 1989）。大部分的醫師仍然接受內科模式取向的養成訓練（Whitehouse, 1991），他們通常不願意，也無法適應以生物心理社會學的取向來護理病患（Llewelyn, 1989；Nichols, 1981）。

儘管時間緊迫，爲病患提供心理性護理的技能或支持還是得進行，而護理人員是提供這些護理最理想的人選（Nichols, 1984），並且他們也*希望*能提供同時兼顧生物醫學與心理社會學功能的護理（Bennett, 1996）。要想逐漸改變治療態度，教育是一個可行的方法。不過，此時此刻可能無法以「正式」教育達成此目標，替代的方案是閱讀那些實驗證明生物心理社會學取向能提供有效治療的研究報告。護理人員是提供全備護理的理想人選，同時也是研究並報告這些護理流程與結果的最佳人選，不僅因爲他們對病患有獨特的瞭解，也知道病患所接受的治療程序，更因爲他們能夠與醫師自然地溝通對話。雖然護理人員也經常發表研究結果，但是大多數都發表在護理期刊，而那些都是其他健康專業人士可能不會閱讀的文獻。

治療上之心理學角色

在英國，病患惟有經過轉診才能獲得心理醫療，而且通常只限於那些問題很嚴重的病患。造成這種現象的原因可能很多。首先，並沒有足夠的資源能夠定期地提供特殊的心理性支持。第二，也沒有證據以一般的基礎討論心理性支持的效果；還有第三，縱使這樣的支持不虞匱乏，有些病患可能會認爲轉診到心理健康專業那兒是一種侮辱。

糖尿病患之健康護理逐漸受到重視的原因，是因爲大部分的糖尿病患與其他慢性病患都有長期慢性的心理問題（Royal College of Physicians and Royal College of Psychiatrists, 1995）。其中，憂鬱症與焦慮的盛行率特別高（Nichols, 1984；Royal College of Physicians and Royal College of Psychiatrists, 1995；Warren and Hixenbaugh, 1995, 1996）。有壓倒性多數的病患渴求心理性的照料，也體認到其益處（Warren and Hixenbaugh, 1995, 1996）。甚至有研究報告認爲，只強調醫療護理與資訊傳達的治療取向，與同時考慮病患的信念並採納心理社會介入法的療程相比，效果可能比較差，同時還可能會降低治療的遵從度（Royal College of Physicians and Royal College of Psychiatrists, 1995）、導致門診次數減少，進而使併發症的機會升高(Jacobson and Leibovitch, 1984；Jacobson et al., 1991）。

因這個問題而日漸受到重視的解決方案，就是每一個護理人員與醫師小組都接受諮商技能訓練。該方法目前正開始接受評估（Dohery and Hall, 1996；James et al., 1996；Woodcock, 1996）。不過，也有人主張，心理性護理不但需要健康專業者的基本溝通技能，也需要深入地瞭解特殊族群病患的心理社會需求（Hixenbaugh and Warren, 1994）。良好的心理性護理就是，認知到每一個病患都因爲他們的心理需求而有不同的需要。這完全視病患之物理性治療處方的需要而定。同樣地，就如良好的治療處方也包括預防物理性的併發症一樣，心理性支持的目標也應該在於預防，或至少減低心理性「併發症」及其相關病症的發生，而不是應付更加複雜、耗時、花錢的介入法療程（Hixenbaugh and Warren, 1996）。試驗性研究的結果顯示，臨床人員（如醫師與護理人員）可以有效地進行這種「第一線」治療（Royal College of Physicians and Royal College of Psychiatrists, 1995）。其中有一點值得注意的是，護理人員在許多方面都認爲諮商法能爲他們帶來更大的專業滿足感（Davis and Fallowfield, 1996）。

在欠缺正式支援的情況下，形形色色的諮商機構因而成立，其中有許多是以自助團體的形式成立的。然而，這些機構的效能顯少經過專業的研究評估。有人認爲，參加自助團體能讓病患不再覺得自己像是蹺家逃避治療的頑童，反而替病患的心理建築了安全無憂的感覺，因而能夠自己控制病情（Kelleher, 1994）。無論這種方法是否有效，對大多數的病患（那些可能並未體認，或拒絕承認他們心理障礙的）而言，心理性護理必須成爲全人醫療的一部份，因爲這種護理態度將糖尿病患的生理與情緒性表現視爲一體的兩面。糖尿病治療缺乏適當的心理性護理基礎，因而Nichols就極力主張，健康護理「最好也不過是次級服務，最差的情況就是招來怠忽職守的指控」（Nichols, 1993，第200頁）。

爲探求一般健康護理的另類模式，我們回歸根本地以病患爲主角，而不再以專業人士爲中心。特別是年輕患者，會在剛得知診斷結果時尋求同儕的支持，或者在離開醫院後與病友會面。這些方式指出了心理社會介入法的潛在性益處，尤其是診斷結果剛出爐的時候（Galatzer et al., 1982；Laron et al., 1979）。然而，對成年病患的研究與臨床關切度並未有系統地向前推展；這不但與成年患者有關，也與兒童有關，因爲這些孩子在成長過程中，也許會因爲脫離某些重要的社會支持系統而受折磨。

最近一份研究發現，大部分的糖尿病患者不但無法適應診斷結果（31%），並且容易因該時期的不能適應，而導致慢性的心理問題與不遵從醫療處方。糟糕的是，只有24%的病患在得知診斷結果時，會得到有關診斷結果的訊息及其意義（Warren and Hixenbaugh, 1996）。糖尿病的確診不僅需要心理、社會的調適，通常還有工作上的調適，也包括自我護理程序的教導。在確診的同時與關鍵性第一年的適應期間，病患的健康護理手則中應該引入系統化的心理性護理。訓練護理專家傳達這套心理性護理法，對於預防長期之生理與心理健康併發症，可能是一種投資報酬率很高的方式。

糖尿病護理的里程碑－糖尿病控制與併發症試驗（DCCT）1993

該實驗的結果肯定了許多健康專業人士的想法：維持血糖接近正常值可以降低併發症的危險。

樣本 1441名北美第一型糖尿病病患者，分別以初級預防（726）或次級介入治療（715）分為兩組。初級預防組內的病患並未顯示任何視網膜病變（retinopathy），而次級介入治療組內的病患全部罹患至少第二級的視網膜病變。各組的研究對象是以隨機分配的方式加入密集治療組或者是傳統治療組。

問題 密集治療是否能避免初級預防組病患之視網膜病變的形成？而密集治療是否也能預防次級介入治療組之視網膜病變的形成？

治療 傳統治療組接受標準版的護理，包括每天一或二次的胰島素注射、每天監控血糖濃度、標準飲食與運動量。這些病患每年至門診檢查四次。密集治療組內的病患，每天至少注射三次胰島素，接受四次以上的色紙型血糖試驗，並住院接受治療一段時間。這些病患的飲食行為經常受到支持鼓勵，每週電話提醒一次，每月出席門診一次。*結果* 其中有90%的病患接受追蹤調查，平均約6.5年。密集治療組之併發症減少的情形如下：視網膜病變76%，神經病變60%，腎臟病35-56%，同時，嚴重低血糖的病例數減少了三倍。

意含 這些令人驚訝的結果非常明白地告訴我們，將血糖值維持在正常濃度範圍內，是治療的重要目標。然而，這種治療所需付出的代價相當高昂。病患接受密集治療的限制，與低血糖發生率的增加，都是與生活品質有關的問題。

問題 你認為對各個糖尿病患來說，密集治療的代價與益處是什麼？國家衛生服務是否應該提供更多有關糖尿病的服務？健康心理學家可以為治療計畫做些什麼？

重點提示

- 糖尿病是一種多系統器官的慢性疾病，以高血糖濃度爲其特徵。病患必須學習自我管理疾病。
- 管理不當的結果會縮短存活期，同時會伴隨失明與腎臟疾病等併發症。
- 糖尿病患之健康信念與醫藥遵從度的研究結果正反皆有。也許是因爲信念、行爲與結果會隨時間而改變的緣故。
- 有證據顯示，自我效能就是相信自己有表現某種行爲的能力，是一種方便我們瞭解糖尿病患控制力的概念。理論模式必須將各個病患的觀點列入考量。
- 壓力並不是造成控制不佳的惟一理由。日間的壓力變化可能比平均壓力更具影響力。
- 專爲糖尿病患設計的生活品質量表能靈敏地測出與疾病有關的改變，而一般性的生活品質量表則顯示了哪些變因與糖尿病無關，因此可能比糖尿病因子更能準確地預測有關健康的生活品質。
- 心理因素對病患控制糖尿病來說十分重要。有很高比例的糖尿病患都面臨著心理上的問題。
- 兒童與青少年患者的不良反應，與衝突、孤立於社會、和貧窮等家庭特徵有關。
- 護理人員被安置在健康護理小組內，以協助病患適應糖尿病的生活。不過，若要成爲有效能的護理人員，就必須接受特殊的病患心理性護理訓練。
- 心理性護理需求是糖尿病患完善之健康護理的一部份。

延伸閱讀

1. Bradley, C.(1994)*Handbook of Psychology and Diabetes*. Chur: Harwood Academic.本書提供了糖尿病患專屬之評估法。
2. Kelleher, D.(1988)*Diabetes*. London: Routledge.本書是描述糖尿病經驗的一般性讀物.。
3. Shillitoe, R.(1994)*Counselling People with Diabetes*. Leicester: British Psychological Society Books.本書深入討論如何與糖尿病患進行諮商，並列舉一些不錯的例子。
4. 若需要更多的資訊，請聯絡：British Diabetic Association 10 Queen Anne Street London, WIM0BD.

第十三章

營養、運動與健康

David White

前言

典型的飲食

飲食習慣的養成

飲食與健康

懷孕前與妊娠期

新生兒與嬰孩的營養

飲食與疾病

飲食與動脈粥狀硬化

飲食與高血壓

飲食與癌症

飲食與糖尿病

飲食與骨質疏鬆

肥胖與體重控制

營養不良症

進食失調

增進健康的介入法

減重與運動

改善營養健康

重點提示

延伸閱讀

前言

在我們的一生當中，我們身體的有效運作，包括免疫系統以及對疾病的感受性都深受營養習慣的影響。健康的營養習慣從出生前就已經開始養成，甚至在母親準備懷孕的過程就開始了。本章將採用生命年表的方式概括性地介紹營養與健康，然後討論包括肥胖、進食失調、心臟疾病、癌症與增進健康的主題。

典型的飲食

在西方社會裡，成人每日要消耗約2500大卡的熱量，不過呢，實際的消耗量依個人的活動量與代謝速率會有不同。隨著年齡與活動量的減少，老年人對能量的需求降低，但是對維生素與礦物質的需求量則維持不變。但是由於老年人飲食量的減少，許多人因此有維生素與礦物質攝取不足的情形，導致對疾病的抵抗力降低，認知功能變得更差（Blumberg, 1994）。大多數已開發國家的人們都攝取了過量的糖類、動物性脂肪與動物性蛋白質，對纖維素的攝取卻減少了，這種情況終生可見。超過六十五歲以上的男性所需的卡路里較年輕男性低，但是飲食中的蛋白質、脂肪與碳水化合物的比例需求仍然是相同的（Arnet and Zahler, 1993）。針對兒童的營養調查結果顯示，兒童和成人的飲食習慣相似，其中還特別指出，鼓勵兒童攝取足夠之食用性纖維的困難，有許多兒童只攝取了建議量的四分之一。即使在高知識水準、具有健康意識的家庭，也只有一半的兒童攝取了足量的食用性纖維(McClung et al.，1995）。而各個國家的飲食不盡相同，這些習慣與收入、教育、性別、種族與文化都有關係（Otero-Sabogal et al., 1995）。

飲食習慣的養成

近幾年的研究清楚地指出，兒童期早期是飲食與生活習慣養成的關鍵時期。因此，學齡前的一、二年，就成爲養成良好飲食習慣的最佳時機。嬰兒與幼兒在學齡前，會企圖以拒絕或要求不同的食物來決定他們的飲食。不過，在這個階段，家庭幾乎會提供、準備、端上所有學齡前兒童要消耗的食物與飲料，除非他們受到特別的護理。一旦他們開始了學校生活，家庭對兒童的飲食控制力就減弱了。當兒童的年齡漸長，同儕壓力與模範也開始影響他們的進食行爲。在生命史早期就養成的習慣與口味會一直持續到兒童期晚期，甚至成年期。父母爲孩子選擇食物時，會因爲孩子的喜好、便利性與他們自己對食品健康之信念而受到不同程度的影響。有些父母比別人更注意營養，但是，縱然他們意識到了，也並不表示他們會爲他們的孩子選擇健康食品。不過，一般而言，當父母意識到營養的重要性，並以健康取向爲孩子挑選食品時，兒童的飲食均衡度的確比較完整。那些以自己的喜好決定飲食的兒童，攝取的卡路里較高、脂肪量較多、纖維素較少、維生素的量就更少了（Contento et al., 1993）。

兒童的飲食習慣基本上受到父母的影響（Prout, 1996），因爲父母所提供的食品、飲料與糖果點心，以及父母對兒童飲食的監控能力都影響著兒童。父母同時也是幼齡兒童的模範。父母表現了攝食與營養行爲，以及運動形態的模範。在幼齡兒童觀看電視時，就接觸大量的垃圾食品廣告，並且讓他們目擊了其他人消費這些垃圾食品。大部分的廣告食品都是高脂肪、高糖與／或高鹽的食物。而電視廣告垃圾食品的時間佔去了兒童觀看電視的大部分時間（Taras and Gage, 1995）。在許多兒童久坐的生活形態之際，能量消耗減少，同時肥胖人數也增加了。營養學家指出了幾種父母可以幫助預防兒童肥胖的方式。這些方法包括了：鼓勵定期運動、限制看電視的時間、限制高膽固醇與高糖分的食品、多採用核果或水果作爲點心、確保兒童享用了營養早餐、限制高卡路里的點心，尤其在深夜時要特別禁止、避免以垃圾食品作為獎賞（比如說「如果你將蔬菜都吃完，就可以吃巧克力」），並且定期追蹤兒童的體重。

在青少年期，年輕人要漸漸地為自己的飲食負責，而隨著自主性的增加，他們可能會以攝食方式來體驗這種自主性。對某些人來說，這種實驗的歷程十分短暫；可是，就有一些人可能會將這種不良的飲食習慣帶入成年期，因而導致長期的不良後果（Kelder et al., 1994）。青少年的營養知識時常不夠用（Gracey et al., 1996），不過，健康飲食的知識雖然必要，但對於習慣一種健康飲食行為來說，徒有知識並不夠。採納健康飲食習慣的動機，以及高度的自我效能是養成健康飲食習慣的附加決定因素（Glanz et al., 1993）。另外，青少年飲食習慣不良與飲酒或吸菸都有關，這兩種行為都會伴隨著脂肪攝取量的增加，與纖維攝取量的漸少。觀看電視則與青少年的不良飲食狀況、高膽固醇與肥胖有關，這是因為電視節目傳遞了不健康的營養訊息，同時也造成青少年活動量降低的緣故（Gracey et al., 1996）。

飲食與健康

懷孕前與妊娠期

懷孕前的營養調理被視為一種可降低先天性不正常胎兒發生率，也可同時增進母子健康的方法。在懷孕前期，胎兒的健康會受到各種營養性或非營養性因素影響。懷孕前的體重與妊娠期體重的增加對於胎兒的體重影響是獨立，但卻是累積的。妊娠期體重增加較少的婦女所懷的胎兒較小。婦女在懷孕期一開始體重就在平均值內的，比較可能生出健康的寶寶。體重低於標準的婦女生出體重過輕的胎兒之可能性較高，同時也比較可能發生妊娠期併發症；而那些過於肥胖的婦女則有妊娠期糖尿病、妊娠期高血壓的危險。懷孕前期的維生素不足似乎與胎兒的神經管缺陷發育有關，尤其是葉酸的缺乏。有越來越多的證據顯示，即使只是些微的維生素不足，就可能會對胎兒造成傷害（Pickard, 1986）。還有幾項與懷孕結果有關的營養性或非營養性變因，包括如酗酒與吸菸的傷害性。營養之行爲介入法有助於新生兒的體重增加。目前的研究結果已經證實，母親在懷孕前的營養狀況的確會影響懷孕的結果（Vobecky, 1986）。再者，有人認爲懷孕前的營養狀況會影響母乳品質，而改善的方式只能藉由懷孕幾年以前的飲食習慣，降低血液中化學物質的含量（尤其是戴奧辛）對母乳的污染等，如此才能避免影響發育中嬰兒之健康（Koppe, 1995）。

懷孕前的一些重要營養因素，在妊娠期同樣具有影響力。懷孕期的營養狀況不良，會導致胎兒生長遲緩，並且會增加新生兒體重不足的發生率。一般認爲，胎兒發育不良會影響其成年後對疾病的感受性，同時也特別容易引起高血壓、糖尿病、高脂血症、纖維素原濃度升高，並導致慢性阻滯性呼吸道疾病（Goldberg and Prentice, 1994）。該研究學者認爲，胎兒生長不良將導致發育缺陷、組織與功能不健全，並在將來與飲食或環境壓力的交互作用下，增加疾病的發生率。

新生兒與嬰孩的營養

改善嬰兒飲食就能減低因下痢或肺炎引起的疾病。吸吮母乳的嬰兒比較不容易發生下痢及其併發症，如嚴重的脫水等，同時也降低新生兒死亡的可能性。吸吮母乳也與呼吸道感染機會的降低有關。隨著哺乳量的減少，嬰兒得病的機率會逐漸增加，因此，哺育母乳只有好處而無害。若延長吸吮母乳的時間至六月齡以上，同時補充副食品，就能夠促進嬰孩的生長並降低感染與死亡率。吸吮母乳的好處顯然來自於減少被污染或未消毒奶瓶傳染疾病，也因爲母乳中的抗體量較豐富。但是，儘管許多國家已經知道延長哺乳期至嬰兒六月齡的優點，但是各國的哺乳期仍然相當短暫，通常不會超過幾週（Huffman and Martin, 1994）。

兒童期是養成飲食習慣的年紀，也是未來罹病的發展時期。缺血性心臟病、惡性疾病、腦血管中風、高血壓與肥胖都會受到兒童期營養習慣的影響，而介入兒童期的習慣可能可以延長這些疾病的發作時間（Kemm, 1987）。舉例來說，最近的研究已經證實，出生第一年的營養狀況與未來冠心病之死亡率有關（Barker, 1995）。

飲食與疾病

心血管疾病的危險因子，如高血壓與動脈冠狀硬化，可以經由改變飲食習慣等生活形態來矯正。流行病學的證據顯示，只要血膽固醇濃度改變1%，就能夠降低約3%發展爲冠心病的機會。除此之外，若舒張壓能長期（五年）地降低5或6 mmHg，就能減少35%－40%的中風發生率，以及20%－25%的冠心病發生率。雖然簡單的飲食改變就能夠降低冠心病的發生率，但致死率卻可能不會因此而改變。降低血膽固醇含量可能對生理或心理健康比較有助益，延長壽命的效果反倒比較不顯著（Hadley and Saarmann, 1991）。

飲食與動脈粥狀硬化

動脈粥狀硬化指的就是沈澱於血管壁上的脂肪斑。此病理現象會增加心臟病與中風的發生率。膽固醇即是與動脈粥狀硬化發生有關的脂肪物質，而這種物質原本就存在於血液當中，只不過所攝取的飲食會增加其在血液中的含量。不同個體對血栓形成的感受性不同，這與體內不同的攜帶膽固醇蛋白—脂蛋白有關。人體內有三種脂蛋白：低密度、非常低密度與高密度脂蛋白。低密度與非常低密度脂蛋白與膽固醇沈澱有關，而高密度脂蛋白則是降低血栓形成的物質。低密度與非常低密度脂蛋白將膽固醇攜帶進入細胞內，而高密度脂蛋白則將膽固醇從細胞中攜帶至肝臟進行分解。因之，血膽固醇含量愈高，罹患心臟疾病與中風的危險性也就愈大。而所謂的危險性，端看高密度脂蛋白與低密度脂蛋白間的平衡而定。高密度膽固醇的含量愈高，個體罹患心血管疾病的危險性就愈低（Gordon et al., 1989）。高密度脂蛋白的含量會因為運動而升高，但是需要長時間、相當量的運動才有此效應。適度的飲酒與飲食性減重都能升高血液中的高密度膽固醇量（Leighton, 1990）。

動脈粥狀硬化從兒童時期就開始了，而遺傳因素也會影響其發展。吸菸，影響著高密度與低密度脂蛋白的平衡（Muscat et al., 1991）。其他的因素還包括飲食習慣等。血液中膽固醇的含量來自於食物，像是全脂乳製品、蛋類與紅肉等。確保膽固醇含量在健康範圍是很重要的，從學齡兒童到成年時期都必須非常注意。降低食物中的膽固醇可以降低血膽固醇含量，進而影響心臟血管疾病的發生，同時延遲動脈粥狀硬化的過程。而也有證據指出，降低血膽固醇含量具有未知的副作用。有些研究已經發現，血膽固醇含量顯著減少的人變得鹵莽、具有攻擊性（Blankenhorn et al., 1987）。

其他與動脈粥狀硬化及心臟疾病有關的止血因子是纖維素原（fibrinogen）。纖維素原參與凝血作用，是一種血中的可溶性蛋白，當身體受傷時，就轉變為可溶性纖維（fibrin）。不過，血中的纖維素原濃度與冠心病息息相關，因為高纖維素原濃度容易導致血栓形成（thrombosis），而纖維素則是動脈粥狀硬化斑的重要組成。因之，纖維素原與心臟疾病的關連性就比膽固醇要強。但是，飲食與纖維素原的關係就不如油脂類食品與血膽固醇濃度的關係明顯。同時，改變飲食中的脂肪量，或是其他營養成份對於纖維素原的濃度並無影響。雖然如此，肥胖倒是與纖維素原的含量有關（Meade, 1988）。吸菸也會直接地影響纖維素原的濃度。

飲食與高血壓

高血壓（收縮壓超過140，舒張壓超過90）是一種十分常見的病症。而我們可以輕易地經由改變生活形態，包括改變飲食來改變血壓（Stamler et al., 1989）。減輕體重也與血壓的降低有關。共變分析的研究發現，體重減輕可以同時降低高血壓患者與正常人的血壓值。他們報告說，減輕一公斤體重相當於降低血壓值1.2／1.0 mmHg（Staessen et al., 1988）。這種體重與血壓之間的關連性顯然與食鹽的攝取無關（Prineas, 1991）。所以，在兒童期與青少年期體重超過身高一體重標準的，就要小心未來的血壓。兒童期的肥胖與他們血壓較高有關，而體重與血壓的關連性在年輕時就已經建立了（Lauer et al., 1991）。

鈉的攝取，無論是來自於食鹽、或食品加工時的添加物（像是麵包），是高血壓與心血管疾病相關之常見飲食性危險因子。而鈉的攝取對血壓的影響與體重並無關連，但是我們也知道有些人對食鹽的耐受度較一般人高，降低食鹽的攝取量還是會降低高血壓患者與正常人的血壓（Sullivan, 1991）。比較波里尼西亞人與西方人的生活形態，可以更進一步地指出食鹽與高血壓有關。波里尼西亞人很少飲酒，他們的外型都很精瘦、勤奮工作，除此之外，他們的飲食中也很少使用食鹽。而生活類型相似的西方人，卻攝入高量的食鹽，同時也比較容易罹患高血壓（Beard, 1990）。此部份在第十章有比較完整的討論。

飲食與癌症

調查結果發現，成年人食用的纖維性食物量（比如像蔬菜水果與穀類）太低，而食用過多的紅肉與加工食品（Arnet and Zahler, 1993）。低纖維素、高脂肪的食物與結腸癌的發生有關（Bristol et al., 1985）。

適當的體重控制能確保健康，尤其是在成年期早期。實驗證據指出，乳房組織在成年期早期對於致癌物質的感受性最強，而多因子研究顯示，西方婦女成年期早期的體重增加與乳癌危險性的增加有關。營養狀況與乳癌的發生有關，尤其是體重因子。一般也認爲，懷孕前的營養與體重控制，以及妊娠期的體重控制對於預防乳癌來說特別重要。舉例來說，Colditz最近發表了一份乳癌病原學的數學模式，指出婦女生產頭胎的前幾年是乳癌發生的危險期（Colditz, 1993）。

維生素A可能可以預防肺癌。若比較肺癌病患與健康者的飲食，發現健康者由食物中攝取豐富的β－胡蘿蔔素（beta-carotene），而身體可將之轉換成維生素A（Byers et al., 1987）。富含β－胡蘿蔔素的食物包括菠菜、硬花甘藍、萵苣、番茄、杏、紅蘿蔔與羅馬甜瓜。而維生素E身爲抗氧化劑與自由基清除者，可能也具有抗癌的作用。有一些動物實驗支持這個說法，不過目前的研究結果仍各執一詞。然而，病例控制研究顯示，罹患癌症的病患血液中所含有的維生素E確實比較低。回溯性研究也顯示，血清中維生素E的含量低，會略微增加罹患癌症的危險，不過，此關連性在不同的癌症有不同的表現（Knekt, 1991）。流性病學研究則顯示，若飲食中有一種或多種的抗氧化類營養素，可能會降低罹患肺癌、子宮癌、子宮頸癌、口腔癌與消化道癌症的危險（Singh and Gaby, 1991）。在第十四章將有更詳盡的討論。

飲食與糖尿病

肥胖與糖尿病之間的關係相當明確，特別是第二型（非胰島素依賴型）糖尿病（通常在中年出現的病症）以及妊娠型糖尿病（懷孕期發生的糖尿病）；同時，肥胖程度愈嚴重者，罹患糖尿病的危險性就愈高（Bondansky, 1994）。話雖如此，這些糖尿病還是有可能波及非肥胖者。我們目前仍不明瞭肥胖引起糖尿病的機制。第二型的糖尿病患顯然具有遺傳性，因爲同卵雙生的研究顯示，其罹病的一致性相當高（Bondansky, 1994）。通常，這類型的糖尿病只要接受飲食控制，以降低體重並回復血糖濃度即可；只有不遵從飲食指示，或是代謝功能已經受損的情況下，這種治療方式才會失效。

飲食控制是治療所有糖尿病類型的基本方法，並非只針對肥胖的糖尿病患。建議非肥胖型的第二型患者攝取低量的精緻型碳水化合物，並逐漸增加非精緻型的碳水化合物（Bondansky, 1994）。第二型糖尿病患的飲食治療爲，控制攝入卡路里與消耗卡路里的平衡，並且將所需要的碳水化合物平分在一整天的飲食中，以調節血糖的濃度。我們會建議所有的糖尿病患以非精緻型的碳水化合物取代精緻型的碳水化合物食品，以增加食用性纖維量，並降低飽和性脂肪的攝取，以多碳的不飽和脂肪取代，同時建議適量的飲酒。複合性非精緻型的碳水化合物比較不容易被吸收，因此，對於血糖濃度的衝擊就比較小。而建議減少飽和性脂肪的攝取，是因爲糖尿病患特別容易罹患血管疾病。而過量飲酒也應禁止，因爲會攝取過量的卡路里。雖然糖尿病的併發症很多，但是只要好好地控制飲食，並持續下去，就能將危險性降至最低。可參見第十二章有關糖尿病的討論。

飲食與骨質疏鬆

隨著年齡漸長，無論男性或女性通常都會出現鈣質不平衡的問題，流失的鈣質比攝入的量還大。女性的問題又比男性嚴重，因爲她們的骨質密度會比較早開始降低。兒童期到成年期早期是骨質密度仍在生長的階段。所以，過了這個階段之後，停止骨質流失的方法會比重建完整的骨質有效。藉由營養、運動與改變生活形態的介入法促進骨質生長，有助於預防晚年的骨質疏鬆症（Licata, 1994）。增加青春期女孩飲食中的鈣質，也可以增加骨質的密度（Teagarden and Weaver, 1994）。雖然介入預防骨質疏鬆的最佳時機是在骨質密度開始快速增加的時候，不過，在以後以食品補充的方式減緩骨質流失也很有效。停經期之後的婦女，雖然腸道吸收鈣質的效果已經大不如前，但是還是可以從攝取高鈣飲食，或服用鈣片補充流失的鈣質（Galsworthy, 1994）。運動也可以減患骨質流失的速度。不過，長期過量的運動若影響生理週期，經過一段時間後反而會加速骨質的流失。預防性運動的優點在於，增進肌肉強度以降低跌倒與骨折的危險。

肥胖與體重控制

肥胖的定義通常是，已知身高與性別後，超過建議體種的20%以上者，或是超過身體質量指標（Body Mass Index）（公斤體重除以公尺身高的平方，參見表13.1）數值30以上。評估肥胖的標準各異，但是歐洲國家約有 5% — 15% 的嬰孩與學齡前兒童超重，約有 10% — 35% 的青少年超重（Alexsander and Sherman, 1991）。在美國，則有四分之一的成年人口超重（American Public Health Association, 1991）。肥胖症在女性的盛行率又比男性高，並且有日漸增加的趨勢（Cowell et al., 1989）。肥胖會帶來許多健康問題。通常自兒童期開始的肥胖症與健康危險有關；若兒童期與青春期的肥胖未獲得治療，將對兒童期或成年之後的健康造成嚴重的危害。像是下呼吸道感染的危險性增加、免疫系統功能降低、血壓升高以及心血管疾病的危險（Knowler et al., 1991）。

「小時候胖不是胖」的觀念並不正確，小時候若肥胖，長大之後也胖的機會也十分大。成年肥胖者比較不容易減重，也無法維持減輕後的體重；因此，我們急切地需要建立兒童與青少年的體重控制策略（Sherman et al., 1992）。理想的狀況是，不應該讓兒童的體重過重，並且，愈快減去超重的部份就愈能避免成年後的肥胖。因爲很少有體重正常的兒童，在成年後成爲肥胖者；但是有 14% 的過重嬰兒，以及 70% 超重的 10-13 歲青少年會變爲成年肥胖者（Alexander and Sherman, 1991）。肥胖的兒童多半來自肥胖的家族。父母皆肥胖的兒童成爲肥胖的機會非常高，若家中有一名兒童肥胖，他／她的兄弟姊妹肥胖的機率是 40%（Garn and Clark, 1976）。目前仍有相當多的人主張肥胖的病原來自生理、心理與社會文化因素。也有許多研究都顯示了遺傳的影響力(Sorensen et al., 1992)；但是，無論基因是否或如何導致肥胖表徵，

表 13.1　身體質量指標（BMI）的計算法

BMI 是以體重（公斤）除以身高的平方（平方公尺）。

$$BMI = W / H^2$$

舉例來說，有一名女性的平均身高是 168 公分，體重 62 公斤，她的 BMI 值爲：

$$BMI = 62 / 1.68^2 = 62 / 2.82 = 22$$

女性的正常値爲 21-23，男性則爲 22-24。

肥胖本身仍受到家庭環境與進食行爲的影響（Poskitt, 1993）。現代社會有許多生活形態的改變對營養攝取與體重控制帶來了影響。父母離異的家庭數量增加、婦女外出工作的人數上升，導致具有溝通性質的家庭用餐時間減少，也使速食與點心的食用量增加（White, 1997）。這些因素，再加上家庭收入較少、父母自己的體重以及對食物的觀點，都影響著兒童的體重以及他們罹患肥胖症的危險（Klesges et al., 1991）。

成年之後，肥胖症與高血膽固醇、高血壓的形成、冠狀心臟疾病與糖尿病都有關連（Jeffert, 1992）。愈是肥胖，對健康的危害愈大；更有甚者，因爲肥胖所引起的健康問題可能會加速其危險性。因之，由於肥胖所導致的糖尿病與高血壓，更會增加罹患心臟疾病的可能性（Light and Girdler, 1993）。體脂肪的分布也與發病率和致死率有關。若多餘的體重是因爲臀部與大腿的脂肪堆積，可能會比那些體重相等，但脂肪卻堆積在腰部的人健康些。在一項研究超重婦女的報告中指出，中廣型、且腰臀比大的，其高血壓與糖尿病的發生率，遠比梨型身材的婦女要高。另外也有研究重複了該結論，並且還發現無論男女，腰臀比例大者，罹患冠狀心臟疾病、高血壓與糖尿病的機率都比較高（Folsom et al., 1993）。

營養不良症

本章從一開始，就將重點全放在已開發國家的營養習慣，以及那些有機會選擇吃什麼，和那些有辦法獲得足夠營養補充者的習慣。然而，有許多居住在已開發國家，或未開發國家的人並沒有這樣的選擇權。據估計，全世界五十四億七千萬的人口中，約有七億八千六百萬並無法攝取足夠的食物以維持體重，或維持白天的活動量，這個數據包括一億八千四百萬小於五歲的兒童（Uvin, 1994）。兒童若長期營養不良，將導致生長遲滯、智能衰退，還會造成56%的死亡率。即使是輕微或中度的營養不良（只有標準體重的65%以下），就會增加兒童的死亡率。營養不良會影養身體抵抗感染原的能力，並減弱免疫反應，另一方面，感染原還會影響身體運用能源與養分的能力（Pelletier，1994）。不均衡的飲食不但無法提供充足的能量，也時常造成微量營養素的不足。缺乏維生素A就與各種眼疾有關，包括失明等；同時還會降低個體對痲疹和其他疾病的抵抗力，因之，維生素A與疾病的發生率和致死率有關。據估計，約有一億九千萬人，包括四千萬名學齡前兒童，都因維生素缺乏而受苦。其他常見的營養素缺乏包括缺鐵，導致貧血、學習能力受損，並使得更年期以前的婦女容易得病，也容易發生妊娠併發症（Uvin, 1994）。初學步的兒童罹患貧血的盛行率相當高，即使在歐洲國家也是一樣（一歲半至二歲半的兒童，有12%罹患貧血）。

歐洲國家裡，無家可歸的族群經常處於營養不足與營養不良的狀態。而街友的人數仍持續增加，帶著嬰幼童的母親則佔了65%，她們是街友族群中擴展最快的人口；造成她們無家可歸最常見的原因通常是國家動亂（Vostains et al., 1996）。帶著幼童的母親特別會抱怨食物的來源斷絕（DiBlasio and Belcher, 1995）。至於那些住在收容所的無家可歸者，其家庭的食物供應可能比較不受重視，因為收容所通常都會提供食物。但是，收容所在有限的經費下準備食物，通常會造成脂肪含量過高（Killion, 1995）。無家婦女的懷孕率是一般婦女的兩倍，而且這些婦女有許多都經歷過妊娠併發症，包括營養不良（Killion, 1995）。導致營養不良的其中一項因素是，無家可歸者的交通不便，也就是說，他們通常都在當地的商店裡採購食物，不但比較貴，也少有新鮮食品。由於缺乏一般的烹調、儲存與冰凍設備，他們傾向比較容易填飽肚子的速食品，卻無法獲得所需要的營養素。有時候，他們甚至必須行竊才有得吃。最糟糕的營養不足與營養不良症都與食用大量飽足物質有關（Killion, 1995）。

進食失調

雖然進食習慣從「良好」到「差」是連續的，大多數人的進食習慣屬於「差」。最糟的情況就稱為進食失調（eating disorder）。事實上是有許多可稱為進食失調的情形，但是該如何定義此病症卻尚未達成共識。雖然大家都公認神經性厭食症（anorexia nervosa）與暴食症（bulimia）屬於進食失調的病例，不過，最常見的症狀是強迫性進食（compulsive eating）。有關進食失調盛行率的估計有相當大的差異，但是一般認為，在西方社會約有1%的女性會在她們的生命當中經歷厭食症，而有5%的女性會經歷到暴食症。三十年來，此症的盛行率看來有逐漸增加的趨勢。

神經性厭食症的特徵是，嚴重的體重減輕、擔心變胖，以及在進食的時候時常覺得有罪惡感。絕大多數罹患此症的都是女孩與年輕女性。厭食，會對健康造成永久性的傷害。不均衡的飲食還會造成維生素與礦物質攝取不足，包括鈉與鉀等電解質的缺乏。因之，會使血壓極度降低、心臟損傷，或是心律不整。也有人懷疑，厭食的女性對於身體形象的概念扭曲，即使她們一點也不胖，也深信自己過胖。儘管美國心理學會的診斷標準如此（表13.2），仍有證據顯示厭食的女性認為自己很胖，但是對於評斷身材與體型的標準與其他女性無異；無論如何，進食失調的與進食正常的女性都多多少少會扭曲自己的身體形象。

最新的研究檢視了與身體形象有關的各個面向，包括擔心發胖、對削瘦有偏好、對身材的概念扭曲、對身體不滿意，與實際的身材，並且檢視限制她們進食的人際關係。擔心變胖、對削瘦的偏好與身材概念的扭曲等，這些對身體不滿意的影響遠超過於實際身材的影響力（Gleaves et al., 1995）。神經性暴食症與暴飲暴食有關，同時感覺到進食行為已經失控（參見表13.3）。暴飲暴食常併發憂鬱症和自我否定。大多數的病例都會自我催吐。暴食症也會造成許多內科問題，包括消化道發炎，以及像厭食症一樣由於電解質不足而引起心臟疾病。

表 13.2　神經性厭食症的診斷標準

1.對於將體重維持在正常值的最底線並不滿意。體重低於年齡與身高標準的 85%。
2.十分擔心變胖或變重。
3.對於體重與體型的感知紊亂。將身體形象與自尊化爲等號。
4.並非因爲使用藥物，卻至少連續三次未出現正常的月經週期。

資料來源：American Psychiatric Association (1994)

有許多理論假說可以說明進食失調的成因，尤其是厭食症與暴食症。肥胖的素因可能是進食失調病原的一部份，因爲這些原因使女孩與成年女性開始節食。有些女性可能是因爲內分泌功能失調，影響了下視丘的進食中樞，或者導致閉經。由於罕見男性罹患進食失調，因而顯得這是女性才會發生的病症。有些人因此認爲，有必要分析女性結構與女性由女孩轉變爲女人的經歷。其他的因素則包括了當代社會偏愛修長苗條，尤其是對女性的要求，並且無論是學校或工作場合，都迫使女性必須達成此要求（Kern and Hastings，1995）。當女性自覺無法達到完美女性的標準時，就會感到內疚或自暴自棄而開始暴食，或者否定自我，並且覺得無法控制進食量。最近的一份報告指出，十五到十六歲的女孩中，有 54% 認爲自己過重，其中包括最瘦的 20% 的女孩。男孩也一樣認爲自己過胖，只不過人數比例小一點：21% 的男孩這麼認爲，同時最瘦的男孩中也有 8% 這麼覺得（Gracey et al., 1996）。

表 13.3　神經性暴食症的診斷標準

1. 感覺像失控般地大量進食，重複發生過幾回。
2. 重複地出現代償性行爲，譬如自行誘發嘔吐、使用緩瀉劑或灌腸。
3. 暴飲暴食的行爲與代償性行爲每週約出現兩次，連續三個月。
4. 自我評估時，相當重視體型與體重。
5. 這些經歷不只出現在發生神經性厭食的期間。

資料來源：American Psychiatric Association (1994)

比較暴食症者與正常進食者的家庭功能發現，無論是家庭衝突、家庭凝聚力、家庭休閒活動與情緒表達，都顯示了暴食者經歷較多的家庭失和（Kern and Hastings, 1995）。這種家庭功能失調與暴食症之間的關係通常都會被隨意地解釋爲一家庭關係不和諧導致暴食症。然而，我們也注意到，童年遭受性虐待的受害者與接受心理治療的年輕人都有同樣的家庭失和經歷。因此，家庭失和很可能是起因於與某個敏感的家庭成員應對發生問題。如果能確定是家庭失和而引起情緒與行爲的問題，或者是這些問題導致家庭功能變爲某種特別的狀況，那將會很有幫助。暴食者的家庭生活還有一項特徵，就是其家庭成員超乎尋常地強調生活成就的重要性，包括社會、金錢、學歷與工作成就（Kern and Hastings, 1995）。直觀來看，似乎這種對生活成就的強調並不是來自於暴食者的生活經驗，而比較像是對個人的過度要求，最後成爲心理上的負擔，才讓這些人變得敏感。當患有暴食症的年輕女性接受治療，並開始減少暴食行爲、改善體重狀況後，她們通常會覺得家庭功能也有所進步（Woodside et al., 1995）。

兒童期遭受性虐待的經歷，有時候與暴食症有關。不過，有許多經驗都包含在「童年的性虐待」，這個大標題之下，而且，不同個體所遇到的性虐待方式都不相同。與性虐待相關的中度負面經歷似乎與暴食症無關。然而，嚴重的兒童性虐待確實與暴食症之間有關連（Hastings and Kern, 1994）。

雖然神經性的厭食症與暴食症是常危害青少年與年輕女性的病症，但是，有愈來愈多的成年婦女蒙受其害。一般相信，這些年齡較大的女性發生進食失調症狀的原因是親密關係；進食失調婦女缺乏親密感與依附感，因此就引發了進食失調症，並會持續一段時間。比較特殊的是，一般認爲進食失調者夫妻間的溝通淺薄，也無法充分地表達彼此的感覺。在比較進食失調者與非進食失調患者配偶間的關係後，發現有一部份證據支持上述觀點（Van den Broucke et al., 1995a）。進食失調婦女比她們的配偶還缺乏建設性的溝通技巧，但是開誠布公的程度卻比較高。

觀察發現，與非進食失調夫妻相較，已婚或同居之進食失調婦女和她們的性伴侶之間的話題比較具有潛在的衝突性。更有甚者，這些話題通常都滿載情緒，比如說性關係。當進食失調症的夫妻發生衝突時，比較常出現的情況爲，一方尋求化解衝突，但另一方則不斷地將衝突擴大。相反地，非進食失調症的夫妻雙方，都比較可能會努力減低衝突（Van den Broucke et al.，1995b）。有人認爲引發進食失調症的導火線爲親密關係的衝突；由於伴侶雙方或單方拒絕針對自己厭惡的議題作公開的討論，使問題並未獲得解決，反而導致更多的衝突。進食失調就被視爲一種避免衝突的手段，並且還能保護親密關係免於衝突的威脅。然而，由於缺乏縱向研究的數據，我們無法分辨避免衝突與進食失調之間的關係。

增進健康的介入法

減重與運動

處理兒童與青少年肥胖症的介入法，傳統上包括營養教育、增加肢體活動量，以及行爲技巧的訓練（像是認知重建、自我監控、建立控制進食的技巧與對期望行爲施以正增強）。這些計畫都很有效。相較於未接受治療的肥胖兒童，實行這些計畫的兒童在一年的追蹤期間內，減少了四到九公斤的體重（Breainka, 1992）。但是，這些計畫並非對所有的兒童都有效。和那些父母也一起學習減重的肥胖兒童相比，若接受個別減重計畫的兒童，其父母也同樣無法控制體重，就比較不容易成功地減重（Israel et al., 1990）。對於兒童的肥胖與減重，母親性格的影響力比父親性格的影響要大（Favaro and Santonastaso, 1995）。在該研究中，幼童或兒童的母親若是肥胖的話，他們在一年中減輕的體重最少；並且，兒童的肥胖程度與母親所表現的心理憂傷有關。

若父母也參與減重計畫，會使效果更好。有一部份的原因是因爲肥胖本來就在家庭中產生，因此，當全家都改變進食行爲時，減重就容易成功；正如前面所提過的，父母會影響兒童的進食量與活動量。父母參與減重計畫的一個特色就是，兒童比較不會半途而廢。父母若一同參與減重計畫，並學習行爲技巧，如訓練行爲矯正的技巧與解決問題的策略等，將會使計畫的效果達到最佳化（Brezinka, 1992）。父母若一同參與行爲矯正計畫，將使這些兒童所減去的體重比那些家人未參與計畫的兒童還多。並且，這些參與計畫的父母體重也變輕了（Brownell and Cohen, 1995）。有關體能運動對減重計畫的幫助，研究發現在成年族群的效果比較好，至於兒童與青少年，運動對減重幾乎沒有影響。不論是否在計畫中包括運動相目，兒童所減去與維持的體重量是相等的。結論是，運動能改變體型，但是卻非兒童與青少年減重計畫中的必備項目（Brezinka, 1992）。

成年之後，若要以飲食達成減重的目的通常會失敗。減去20磅的女性，約有60%-70%，或許更多人，在二年的追蹤期間就無法維持體重（Light and Girdler, 1993）。雖然有人可以經由飲食控制減重，並且維持減輕後的重量；但是絕大多數在減重後都會迅速地回升。不斷地減重、增胖，這樣的循環可能會增加健康的危險性（Jeffery, 1992）。更有甚者，維持體重失敗後，可能會導致個體採用其他控制體重的策略，而另外引起營養不良的後果。舉例來說，有人可能會以吸菸作爲控制體重的策略。若家人都能具體地支持節食，而個人也能持久地改變生活形態，並與家人一同維持這樣的改變，節食這個方法會比較成功（Edell et al., 1987）。以長遠的眼光來看，行爲矯正計畫的成功率最高。減重的速度不快，但六個月之後可以減去十到十五公斤；若配合比較積極的治療，如卡路里限制等，減重的速度可能會更快。行爲矯正計畫對特殊病患特別有益，像是老年肥胖、兒童或青春期肥胖，以及失能病患。對於大多數的肥胖者，治療的方針爲節食計畫配合運動與行爲矯正(Caterson, 1990）。

增加運動量對各方面都有益處：運動消耗卡路里；加速代謝，使每天的運動消耗更多的卡路里；運動可以抑制食慾；運動會使得減去的重量都集中在體脂肪上；運動還能增加肌肉的張力（Hill et al., 1987）。因之，運動不但有助於減重，還能修飾體型，所以，即使體重並未減少，但是一般人會看見外型的改變。同時運動的節食者比較能夠維持減輕後的體重，可能是因爲健康獲得改善，讓他們願意多做些肢體運動（Epstein et al., 1988）。增加體活動量也有其他健康方面的優點，特別是有關心臟血管的健康，而且還能預防癌症。

定期運動也有危險，也是要付出代價的。運動要花時間，對那些有要務纏身的人來說，實在是一大阻礙。安排運動的時間可能需要家人的配合，比如說，重新協調家務的工作，或者是照顧兒童的安排。再來，參與運動需要某些特殊的服裝、儀器或設備，因此需要金錢上的開銷。即使是定期散步，也會增加鞋子的花費。除此之外，運動也會增加受傷，或甚至死亡的危險。競爭型的運動風險最大，不過，其他形式的激烈運動也同樣危險。最需要注意的是，重複性的過度傷害、運動時的心血管疾病意外、運動造成的免疫抑制效果與生育健康的影響。當肌肉骨骼持續累積細微的創傷，就會造成過度使用的傷害。最常出現這種傷害的部位是膝蓋。有流行病學的研究結果顯示，競爭型運動的傷害（並未包括非競爭型運動）包括游泳、跑步、打羽毛球與有氧舞蹈。這些研究指出了這種傷害的高發生率，以及這些傷害與運動量的關連。舉例來說，以跑步爲運動的人顯然比不運動的人還常弄傷膝蓋。而受傷的機會隨著每週跑步的哩程數而增加。年齡、性別、肥胖、跑步的速度與運動前的肌肉伸展度，似乎都相互獨立地與形成受傷的風險有關。因此，約有50%，甚或更多的馬拉松跑者會在準備比賽時將自己弄傷（Siscovick, 1990）。但是，激烈的競走與非競爭型游泳造成運動傷害的可能性就相當小。

有關運動對心臟的傷害也相當受到重視。有幾篇報告指出了激烈運動造成猝死的發生率。激烈運動中的猝死佔所有猝死病例的5%

（Siscovick, 1990）。那些定期做劇烈運動者在運動時候的死亡率是不運動時的五到七倍；而那些平時不運動者，在激烈運動時，他們的死亡率會升高至平時的五倍以上。不過，若與那些從不運動的人相比，即使每週只做廿分鐘的劇烈運動，就能降低40%的心臟衰竭風險（Siscovick, 1990）。持續運動所帶來的益處——增進心血管健康與避免肥胖，在人們心中的地位已經勝過短期的猝死風險。

目前的證據尚未能釐清運動對免疫系統所造成的影響。定期運動的人，發生各種癌症的機會都減少了（Paffenbarger et al., 1986），不過，這也可能是因為運動者與不運動者之間，生活形態不同的緣故，像是飲食習慣與體重控制。另一方面，某些證據也指出，從事高度運動量的人對於傳染性疾病比較敏感。運動選手也比不運動者較常抱怨病症，也覺得症狀比較嚴重，特別是上呼吸道的感染症狀（Calabrese, 1990）。高度的運動量可能會成為一種壓力源，並會開始破壞免疫系統的功能。然而，有關這個說法的證據目前還不夠完全。有關壓力對免疫系統的影響，在第三章有詳盡的討論。

無論男女，從事密集性的運動都有個額外的風險：危害生育力。在女性，密集性的運動會干擾月經週期的功能，可能進而會影響骨質密度與年輕女性的骨骼生成（Sutton et al., 1990）。雖然我們尚未瞭解運動如何干擾月經週期，但是，從事密集性運動的女性似乎比較常見月經閉鎖。一旦運動量減少，體質量恢復了，月經週期的功能通常就會復原。但是若女性在閉經的狀況下，仍維持同樣的運動量長達三年以上，那麼就可能發生不可回復性的骨質流失。極度的肢體活動量看來也影響男性的生育力，但是我們仍不確定這種影響是否具有長期性的意義。若男性的主動性活動量相當大，加上精蟲數量很低，那麼，與相同精蟲數的男性相比，其AID計畫（人工授精）的成功率就比較低。男性在體能密集訓練期間，也報告有性慾減退的現象（Cumming, 1990）。但，性慾降低可能是長期疲勞的結果，也非持續性的現象。

以運動輔助節食來達成減重目的，有利也有弊。一般說來，利大於弊；但是，某些形式的運動，像是劇烈散步，似乎利弊平衡得比其他形式的運動要好得多。

改善營養健康

營養習慣對維持健康與預防多種疾病都有密切的關係。能改善健康生活形態的介入法，可以降低未來得病的機會。愈年輕開始採納健康的生活形態，就愈容易維持。已經有人嘗試在懷孕前就開始介入改善母親與她們未來的寶寶的健康。目標是改善飲食習慣，並增加營養不足女性的體重（Alexander and Korenbrot, 1995）。雖然目前仍不清楚這些計畫對於行為與健康是否有長期的影響力；但是在婦科醫院傳達的授乳知識，即能有效地使哺乳期持續至六個月，並且十分符合經濟效益。其中一種介入法就包含了以特殊誘因（價格）來鼓勵女性及其伴侶加入授乳課程，該課程是為準父母和生產設計的教育計畫。支持授乳的計畫內，包括以同儕為角色模範。這些誘因可以促使低社經階層的初產婦女，偕同她們的配偶，一起參加促進授乳的教育介入課程。夫妻共同參加授乳課程能使哺乳人數比率和間期出現戲劇性地增加(Sciacca et al., 1995)。

由促進心臟血管健康的經驗裡，我們已經知道利用學校作為介入法實施的地點會有不錯的成果。基本上，介入法包括定期教授營養學、增加體能活動課程數，並且愈早在兒童的學校生活開始愈好。實施這些計畫有益於降低血壓、血膽固醇濃度，並增加營養學與健康的知識（Gore et al., 1996）；研究報告也指出，這些計畫能降低體脂肪、增加有氧健康（Stone et al., 1989）。雖然這些計畫本身就能帶來益處，但其影響力會隨著家人的參與度而增加。一個學校與家庭的教育計畫，就包括學校作業、家庭作業與父母活動。由報告中可看出，家庭參與度高的兒童受益最大；而家庭參與度較低的，則有食用膽固醇食物的報告，並且強烈希望將來能養成良好的營養習慣（Edmundson et al., 1996）。

在其他的介入法中也可以看見家人共同參與的優勢。英國心臟血管介入法就曾經針對12,000對中年夫妻施行，結果在一年後發現，大部分內容是飲食控制的介入法，就能改善心臟血管的健康。這些夫妻與護理人員商討有關飲食健康、吸菸與其為心臟疾病所帶來的危險。受試者接受心臟危險度的評估（譬如吸菸、肥胖、血壓升高），而其家人就依照不同的危險程度接受不同的追蹤。結果，這些夫婦都顯示血壓降低、血膽固醇含度降低（Family Heart Study Group, 1994）。高血膽固醇的男性，他們的家人若同時參與治療過程，效果就相當不錯。在一份研究中指出，家人若接受有關飲食、運動與吸菸的諮商，參與實驗的男性和他們的妻子都會表現出健康行為的改善，並且能夠在為期七年的追蹤調查中持續不墜。不過，他們的子女就未表現出相同的獲益（Knutsen and Knutsen, 1991）。要改善兒童具有心臟血管疾病危險的行為，可能需要更密集的介入法，同時再加上幾次補強的課程，才能獲得長期的成功。矯正全家行為的介入法能改造家庭環境，比較能夠支持個人維持矯正的行為，比起直接針對個人的介入法還要有效。無論如何，雖然矯正全家行為的介入法不太可行，針對其中一名家庭成員的介入法可能會在家中擴散其影響力，也增進家人的健康。舉例來說，促進美國MR FITT男性心血管健康的介入法，也間接地改善了他們妻子的飲食（Sexton et al., 1987）。同樣的情形也發生在學校，有證據指出，學校實施的營養計畫也可以改善父母的飲食習慣（Perry et al., 1987）。

進食失調症的家庭治療法也相當常見。不過，研究評估這種方法與個別治療有效性的報告卻很少見。一項隨機控制試驗發現，對於比較年輕的焦慮症病患，且罹患進食失調的期間不長，採用家庭治療確實比個別治療還有效。年紀稍長的病患，或是那些罹患進食失調已經很久的，對兩種治療方式的反應並無不同（Russell et al., 1987）。Robin等人已經證實，青少年由家庭治療中所獲得的益處比個別治療還大（Robin et al.. 1994）。焦慮症患者在接受家庭治療後，體重增加的幅度最大。然而，有另一份研究發現，個別治療與家庭治療的效果相當（Gowers et al.. 1994）。

⊙ 「我的外婆今年九十歲了，而且神智還很清楚。她總是吃她喜歡的食物，許多都是高脂肪食品。她以前體型龐大，但是她靠吸菸幫助她減輕了體重。而我朋友的父親卻時常擔憂他的健康，總是吃那些專家建議的食品，而且總吃瘦得像皮包骨的瘦肉。他得了心臟病，去年過世：那年他只有四十二歲。我想，我知道我希望像誰！」

⊙ 「我聽說，無論你最後是胖是瘦，也無論你是否會得癌症或心臟病，全在你六個月大的時候就決定了。現在，你想嘗試或付出任何努力讓自己更健康，都為時已晚囉。」

⊙ 「我不可能會死：我必須烤餅乾、烤蛋糕給孩子吃；但我沒時間為自己準備食物。」

⊙ 「我無法藉由飲食減重，而我似乎沒有時間或體力做運動。」

⊙ 「你不斷地聽到那些向來健康的人，在開始運動後，卻死於運動中。當你到了我這年齡時，運動就太危險了。」

上述的言論隱含了何種健康心理學的訊息？

重點提示

⊙ 出生前、嬰兒期與兒童期的衛生習慣奠定了未來健康狀況的基礎。高血壓、心臟病、癌症、糖尿病、中風、骨質疏鬆症都受到早期營養習慣的影響。

⊙ 營養習慣不易改變，年紀愈小開始建立良好的營養習慣，就愈容易維持。

⊙ 肥胖與健康危險有關。青少年與成年的肥胖症很難矯正，不過，藉由運動來控制體重倒是蠻有效的策略。

⊙ 無論是迫於無奈或是因為進食失調症的緣故導致營養不足，不但會使身體衰弱，同時還會因缺乏維生素與礦物質而影響身體的正常功能。

⊙ 改善營養習慣的介入法若能將目標鎖定患者全家，則效果最好。但是，通常只要針對家中某一名成員施行介入法，就能改變家中其他成員的營養習慣。

延伸閱讀

1. Bouchard, C., Shephard, R.J., Stephens, T., Sutton, J.R. and McPherson, B.D. (1990)*Exercise Fitness and Health: A Consensus of Current Knowledge.* Champaign, Ill: Human Kinetics Books.本書深入檢驗運動對身體健康與預防疾病潛力的影響。
2. Brownell, K.D. and Cohen, L.R.(1995)Adherence to Dietary Regimens l: An Overview of Research. *Behavioral Medicine*, 20(4), 149-154.本篇回顧飲食與健康的關係，並探討改變飲食如何降低罹患慢性疾病的風險，如癌症與心臟血管疾病。同時還考量了文化、環境與心理學因素與飲食管理的關係。
3. Epstein, L.H., Coleman, K.J. and Meyers, M.D.(1996)Exercise in Treating Obesity in Children and Adolescents. *Medicine and Science in Sports and Exercise*, 28(4), 428-435.本篇回顧了運動計畫在預防與治療兒童與青少年肥胖症的應用。不過，內容當中也指出這種計畫的限制。
4. Favaro, A. and Santonastaso, P.(1995)Effects of Parents' Psychological Characteristics and Eating Behavior on Childhood Obesity and Dietary Compliance. *Journal of Psychosomatic Research*, 39(2), 145-151.本篇認為，兒童以飲食療法控制體重的能力可能與其父母的特質有關。他們認為母親的特質對肥胖症與減重的影響力，比父親還重要得多。
5. Hodes, M. and Legrange, D.(1993)Expressed Emotion in the Investigation of Eating Disorders-A Review. *International Journal of Eating Disorders*, 13(3), 279-288.本篇檢驗了家庭互動模式與不同的進食失調症之間的關係，及其對治療的反應與治療的效果。
6. Kemm, J.R.(1987)Eating Patterns in Childhood and Adult Health. *Nutrition*, 4(4), 205-215.本篇檢視了兒童期的營養習慣如何影響成年期的健康，並認為兒童期的介入能有效地延緩或避免疾病的發生，如心臟疾病、癌症與腦血管中風。

第十四章

癌症

Marian Pitts

引言

傳染性疾病對西方國家帶來的死亡威脅已經逐漸消失，而人們壽命的延長卻讓癌症成爲不健康與死亡的源頭。據估計，每三個人中就有一位在他們生命中遭遇癌症。總括來說，癌症的發生率會隨著年齡加增，因此，我們活的愈久，罹患癌症的機會也就愈高，甚至可能死於癌症。英國每年就有超過300,000人罹患癌症，而每年也有165,000人死於癌症（約佔英國總死亡率的四分之一）；每年增加的新病例中，約有70%以上超過六十歲。正如我們將提到的，並非所有癌症的致死率都相同——比如說，肺癌致死率就佔了所有癌症死亡率的四分之一。本章將討論心理性變因在疾病之致病與病程發展中所扮演的角色，以及這些變因如何影響身體對疾病的反應與醫療。

何謂癌症？

癌症（cancer）是一組超過一百種不同疾病的總稱，這些疾病的共同點在於它們的形成。當細胞變得不正常，並且不依常理發育和分裂時，就形成了癌。正常細胞只在身體需要的時候才進行分裂，而且分裂的速度十分緩慢；但是，癌細胞分裂的速度卻相當快。當這些細胞因爲分裂過速，而成爲一團多餘的組織時，這種團塊就稱爲腫瘤。腫瘤可能是良性（benign）或惡性（malignant）。惡性腫瘤細胞通常會侵入並破壞鄰近的組織，或者它們會從腫塊中游離出來，隨著血液循環或淋巴系統在體內四處遊走，然後在不同部位形成新的腫瘤。這種癌細胞擴散的方式被稱爲轉移（metastasis）。

癌症可概略地分爲兩大類：血液型（heamotological）與固著型（solid）腫瘤。癌症的名稱就是依據發生的部位，或長成的組織類型來命名。肉瘤（sarcoma）就是形容來自骨骼、肌肉或結締組織者；腺瘤（carcinoma）則形容發生在腺體細胞、器官或其他類似部位的腫瘤。兒童型癌症一般相當罕見。十六歲以下，約每600人會有一名發生癌症；最常見的是血癌（leukaemia），這種疾病佔了兒童型癌症約三分之一。血癌指的是血液與骨髓中出現過多的白血球。

癌症的種類

圖14.1與14.2顯示了英國1998年死於癌症的人數百分率。正如我們所見，造成男性死亡第一名的就是肺癌，在女性，則僅次於乳癌，排名第二。圖14.3顯示了五年內不同癌症的存活率。再一次地，我們又看到了肺癌悲慘的存活率。除了胃癌以外，存活率在過去三十年來並沒有重大的轉變。在我們探討預防癌症的策略時，會再回頭探討這些數據。首先，我們應該考慮大眾對癌症的瞭解與信念。（譯者注：台灣地區1997年主要癌症死亡原因，男性：肝癌33.84%、肺癌22.11%、結腸直腸癌8.89%、胃癌8.45%、口腔癌5.59%、食道癌4.23%、鼻煙癌3.51%、非何杰金淋巴癌3.16%、攝護腺癌2.85%、胰臟癌2.69%、其他14.67%；女性：肺癌16.74%、肝癌13.5%、結腸直腸癌11.55%、女性乳癌10.32%、子宮頸癌9.88%、胃癌7.46%、非何杰金淋巴癌3.24%、胰臟癌3.17%、膽囊癌2.99%、白血病2.92%、其他18.23%。）

有關癌症之信念

正如我們在第一章所提過的，人們的信念與對疾病的印象將直接影響他們所採取的預防措施。有越來越多的文章開始重視「非專業的疾病印象」(Lau and Hartman, 1983；Leventhal et al., 1980）。這些研究認為，形成個人對疾病印象的理由有四或五個：辨識、後果、時間序與病因，同時還可能包括治癒或痊癒。

有關該領域的研究工作都將重點放在乳癌的非專業印象與瞭解。Payne訪談了286名健康女性，分析她們對乳癌的認識與信念。她發現，目前已知乳癌形成最重要的因素是壓力—包括一連串的成因，如親戚死

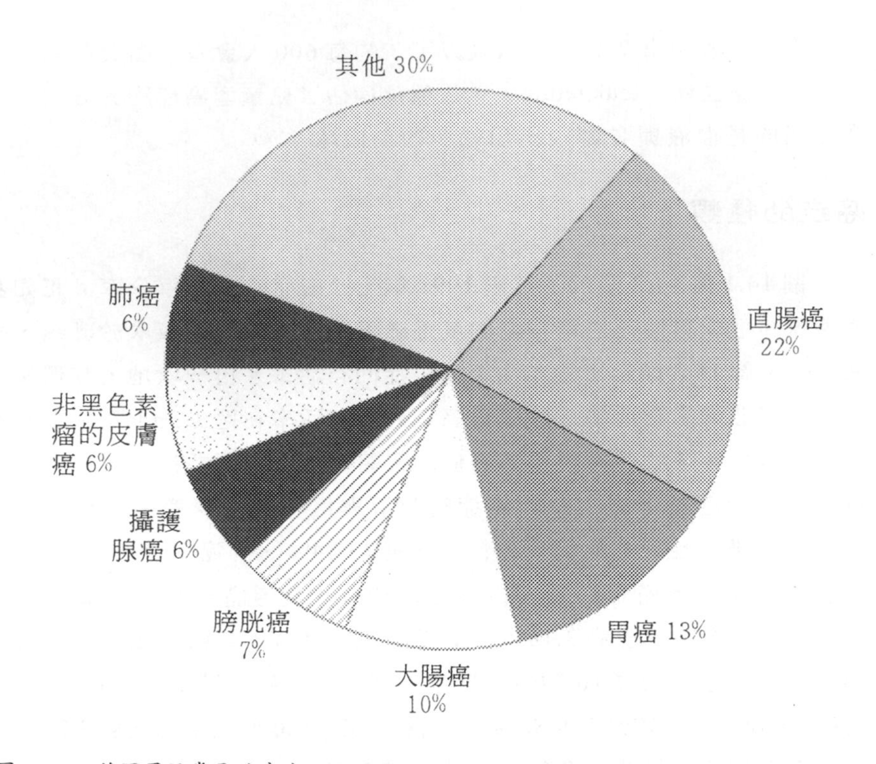

圖 14.1　英國男性常見的癌症，1988
資料來源：Cancer Research Compaign Year Book（1994-1995）

於乳癌、遭受毀謗與「壓抑你的情緒」。第二是一些關於乳癌的錯誤觀念—像是激烈運動的後果、胸部受重擊、擁有許多性伴侶、不習慣帶胸罩，還有，生了兒子卻沒生女兒等常見的謬論。其他還有小部份的誤解是，女性同胞感染了「變老」的情緒，或覺得自己與乳癌病患接觸過度頻繁。第三是個人與環境因素的危害，如飲酒、吸菸、體重過重，以及暴露在核廢料環境中等（Payne, 1990）。Payne 的發現支持了較早的研究結果—壓力是疾病最常見的成因，而環境因素的影響十分重要（Taylor et al., 1984）。Salmon 等人（1996）針對一般診所的研究也有同樣的發現。細節請參見第四章。

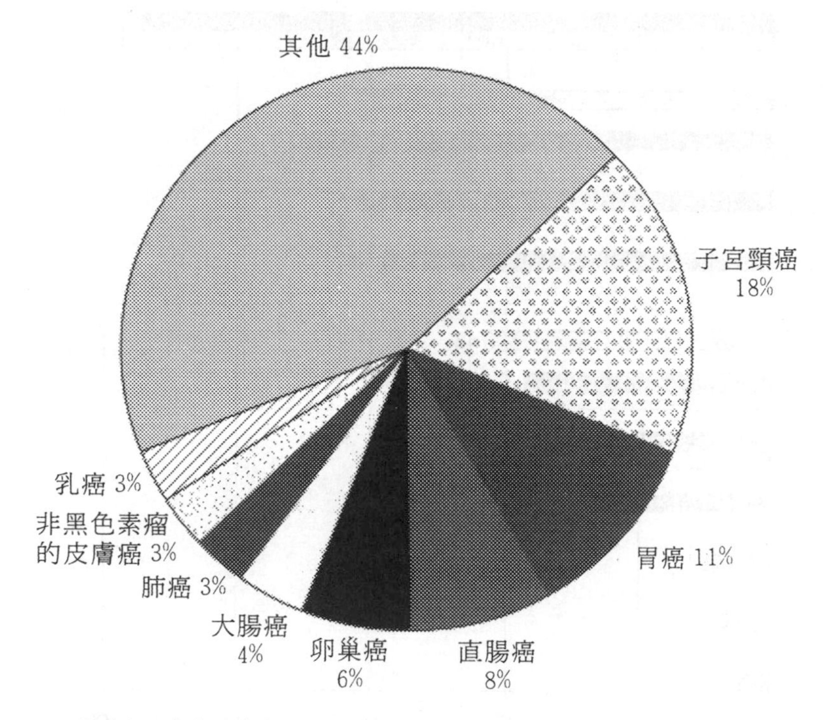

圖 14.2　英國女性常見的癌症，1988
資料來源：Cancer Research Compaign Year Book (1994-1995)

我們現在已經對某些致癌因素有了一般性的認識與瞭解。其中最著名的就是吸菸引起肺癌的例子；然而，檢視肺癌病患對吸菸行爲的瞭解，卻出現有趣的結果。Faller 等人對 120 名肺癌病患進行了半組織化訪談研究，或者以組織化的問卷進行調查。兩種方法都顯示引起肺癌最常見的原因是吸菸。但是，一般人對吸菸的責難卻不及實際的吸菸行爲。第二種常見的原因是「工作場所的毒素」與「空氣污染」。有趣的是，Faller 在訪談期間發現，病患經常企圖質詢、或降低吸菸的負面影響。超過 80% 的病患提出至少一項疑點，試圖降低吸菸與疾病的關連，舉例來說，他們會說自己並不曉得病從何來，或是說，自己向來生活正常且

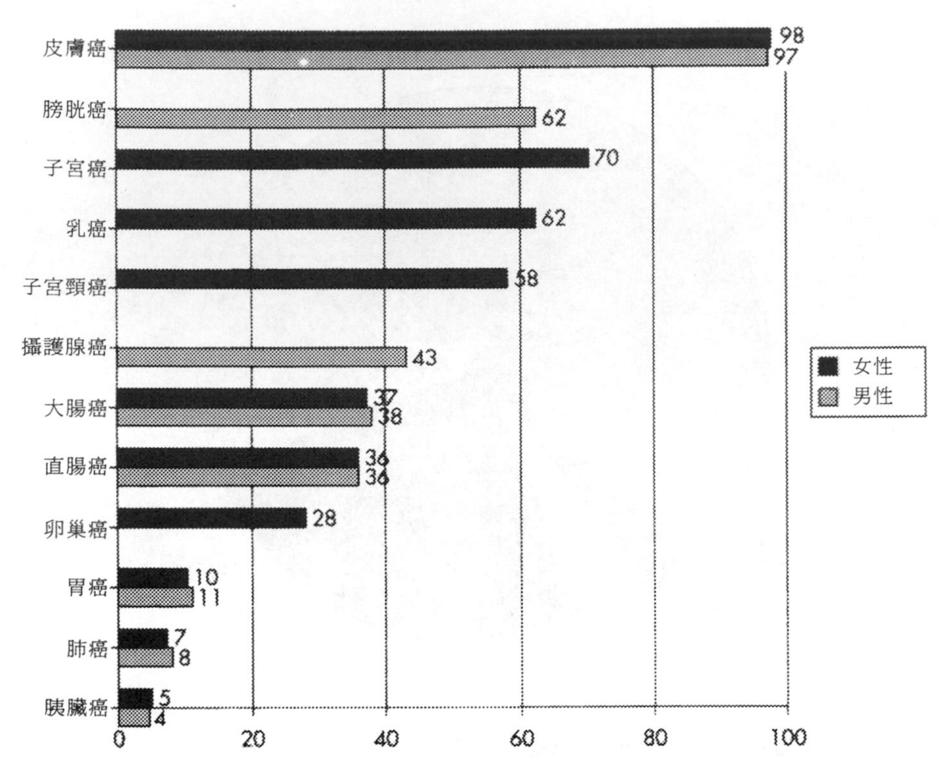

圖 14.3　罹患癌症男女性之存活五年百分比

資料來源：Cancer Research Compaign Year Book（1994-1995）

健康，或說，非吸菸者也會得肺癌。這種否認行為與疾病間的關係，Faller 形容得好「顯然，吸菸通常會造成肺癌，但是，我是例外！」這種特徵與第一章描述的「不切實際的樂觀主義者」特徵相符（Faller et al., 1995）。

Chapman 等人也觀察到了自我免除（self-exempting）的傾向。他們以吸菸者和戒煙者認知不協調度降低的情形（又稱為自我免除信念），來檢驗兩族群之間的差異（Chapman et al., 1993）。澳洲進行了一項郵件問卷調查，應答者必須回答他們是否同意，吸菸者很可能罹患下列六種疾病：包括心臟病、循環不良、支氣管炎、肺癌、中風與風溼性關節炎。事實上，除了風溼性關節炎以外，所有的疾病都與吸菸有關；而該項目是用來測試反應偏誤。有42%的戒煙者認同這些疾病與吸菸有關，但卻只有28%的吸菸者這麼認為。問卷中也使用了一系列自我免除的敘述，譬如像：「我認為你的吸菸量比我多太多，所以你的處境比較危險」，以及「大多數肺癌導因於空氣污染、廢氣等」。再強調一次，吸菸者顯然比戒煙者容易表現這種自我免除的信念。

預防癌症

一般相信，每五個癌症病例中，就有四個是可以事先預防的（Austoker, 1995）。這是因為生活形態與環境因子在許多癌症的發展過程中扮演了重要的角色，也因此，這些因素基本上是可以避免的。首先將目標對準一般大眾，就可以使風險降低許多，而個人更可以適度地改變癌症的個別風險。

國家衛生中有關癌症的三個目標為：降低乳癌與子宮頸癌、皮膚癌，以及肺癌造成的不適與死亡人數（Health of the Nation，1992）。因之，他們將焦點放在癌症上，關於皮膚癌與肺癌，我們已經相當瞭解其病因；而在乳癌與子宮頸癌，我們也已經建立了完整的篩檢計畫。

吸菸

吸菸與各種癌症間的關聯性已經有完整的文獻記錄，包括與肺癌、喉頭和下顎癌症的關係。在本章我們將不處理與吸菸有關的議題，因為在本書第七章已經有廣泛的討論。

飲食

事實上，生活在不同國家的人有著截然不同的飲食型態，而某些癌症的發生率不同也突顯了飲食與發生癌症的關係。飲食習慣或許是病因，然而有時候要合理地解釋證據並不容易，況且動物實驗也無法提供明確的證據。我們若以現有的知識爲基礎，仍然無法清楚地指出究竟有多少比例的癌症與飲食有直接的關係。Austoker則認爲，修正飲食習慣就可能會降低三分之一，甚至三分之二罹患癌症的風險。她提出了一份回顧性報告，引用許多研究結果，作出以下的結論：現在已經有明顯的證據支持，食用大量的蔬菜水果能預防多種癌症，最明顯的是呼吸系統與消化系統的癌症。因此，若吸菸者食用大量蔬果，罹患肺癌的危險可能會降至60%。這種保護性的效果似乎普遍存在於大多數的蔬果類，不過，維生素C和E，以及類胡蘿蔔素（carotenoids）的保護性作用似乎特別重要（Austoker, 1995）。目前並沒有證據顯示維生素與礦物質補充劑能預防癌症，同樣地，也沒有證據顯示食品添加劑，如防腐劑、調味劑與色素或人工糖精會引起人類的癌症（CRC, 1995）。

有關脂肪的攝取對癌症的影響，目前也尚未釐清。有人認爲攝取高脂肪食物與乳癌有關，但是此論點仍然具有爭議性。也有證據指出，澱粉類高纖維食品能有效地預防結腸癌。目前有一個大規模的研究正在進行，就是歐洲地區之癌症預防性調查（EPIC）。該計畫共有歐洲七個國家參與，有超過4,000,000名中年男性與女性接受了十年的追蹤研究。這將使我們比較有信心來討論某些飲食與癌症有關的說法。在七國當中，英國每人每年食用的蔬菜水果量最少。義大利、希臘與西班牙的居民每人每年要消耗約70公斤的水果，而英國只有38公斤；而這些國家的蔬菜消耗量每人每年約200公斤，英國每人每年則只有約57公斤。這些飲食習慣上的顯著差異和這些國家不同的癌症發生率有關（Austoker，1994b）。我們在第十三章會有更詳細的討論。

酒類

除了吸菸，酒精是第二個我們僅知的癌症肇因。所有的癌症死亡病例中，有3%與飲酒過量有直接的關係，同時，現在我們也知道還有其他許多癌症間接地與飲酒過量有關。口腔、咽、喉頭與食道癌已經確知與飲酒有關，而也有一些證據顯示，乳癌可能也與飲酒有關（Longnecker and MacMahon, 1988）。上述癌症的總危險性會隨著飲酒量而增加；男性若每週飲用量低於21個單位，女性若低於14單位則危險性最低。英國政府在1995年十二月提高了飲用建議量，成爲現在的男性28單位以下，女性21單位以下。

不過，也有一些證據顯示，少量地飲酒可能對健康有益（Pitts, 1996）。大多數的研究現在都認爲，適度地飲酒能降低發生心臟疾病的危險；但是，這些研究結果全數來自於以男性爲對象的研究（如Marmot and Bruner, 1991），而酒精對女性的作用至今尚未完全建立。酒精對人體的益處與危害目前仍爭論不休（Burr, 1995；Deburgh, 1996；Douds and Maxwell, 1994；Engs, 1996；Stockwell et al., 1996）。

偵測癌症

篩檢

預防癌症的重心是早期診斷，最好在癌細胞擴散前。預防的首要爲乳癌與子宮頸癌的國家篩檢計畫。在我們討論這些之前，我們需要更加瞭解有關篩檢的目的，以及何種癌症適合作篩檢。基本的問題是，誰該接受篩檢、篩檢的年齡層，與篩檢的頻度。

篩檢良機

開始一份篩檢計畫前，有幾個標準需要達成。*Austoker*提出了下列的一般標準（*Austoker, 1994*）：

- 目前的病情是否會引發重大的健康問題？
- 早期階段是否能診斷？
- 早期治療的效果是否比晚期的效果良好？
- 是否有合適的檢驗法？
- 該檢驗法是否可為一般大衆接受？
- 是否有診斷與治療的設備？
- 利弊如何？
- 何種次團體應需要接受篩撿？
- 施行篩檢的頻率如何？

子宮頸癌篩檢

子宮頸癌的篩檢是英國最久最好的篩檢計畫之一。英國目前的政策是讓女性至少每五年做一次檢查，蘇格蘭女性從25到60歲，英格蘭與威爾斯女性則從20到64歲。子宮頸癌是造成婦女死亡的主要疾病。每年至少有1,500名女性死於子宮頸癌。若此病一直到出現臨床症狀才發現的話，死亡率通常很高，而早期治療的效果非常好。研究發現，死於子宮頸癌的婦女中，約有80%從未接受抹片檢查（Fay, 1989，cited in McKie, 1993）。此症的病原至今仍然不明；但子宮頸癌的發生率可能與初次性交的年齡過早、多名性伴侶、吸菸，還可能與免疫系統減弱有關。由於此症在診斷過程中會披露出某些不欲人知的性活動，Orbell與Sheeran因此進行了一項與子宮頸癌有關之心理學報告的深入調查（Orbell and Sheeran, 1993）。他們發現，以人口學變因為研究的結果顯示，年齡總是與接受篩檢成反比（Beardow et al., 1989；Meadows,

1987）；而低社會階層接受檢查的比率也很低（Sansom, 1970），而在社會壓力高的地區，接受度也同樣低（Meadows, 1987）。關於這些發現的解釋，一般認為，接觸健康服務的機會和GP的鼓勵與否，是造成這些差異的重要因素。來自低社會階層的婦女，比較不常接觸健康服務，也因此較少有機會受到服務中心的鼓勵。

和子宮頸癌之態度、信念與知識一樣，婦女對子宮頸癌篩檢的態度、信念與知識也很差（Peters et al., 1989）。關於這一點，我們也不意外，因為負面的態度、知識的不足與負面的評估三者都與未接受篩檢有關。McKie以七十位婦女做了小型的研究。她詢問這些婦女有關她們對子宮頸癌成因的認識。有57%並不知道病因，不過，病因也的確很難判定。而有19%認為雜交（promiscuity）是造成子宮頸癌的潛在因素，還有13%也認為與性活動有關。最後，有11%的人認為像吸菸、口服避孕藥、病毒和遺傳等其他因素導致疾病。顯然，這些結果對疾病感受性的認知有莫大的影響，最特別的就是，與性雜交有關的認知可能會影響婦女判斷自己是否「處於」子宮頸癌的「危險」（McKie, 1993）。

不接受篩檢的女性已經成了研究的焦點。Orbell與Sheeran蒐集了自1967到1989年的研究數據，為那些收到通知卻未進行檢查的婦女找出了理由。未接受篩檢的理由絕大多數是考慮其他的優先事務—假日、太忙、生病等。有19%的婦女顯然認為她們對子宮頸癌不具感受性，但我們無法判定這種感知的正確性。這種不具感受性的認知可能與第一章所描述之「不切實際的樂觀主義者」有關，而這種樂觀主義也與其他健康危機有關。有17%的婦女提到了特別的難處，比如說無法配合篩檢的時間或地點。另有16%則宣稱檢驗過程會帶來心理負擔，比如說，焦慮或尷尬；最後有13%則直接回答「忘記了」。因此，不接受篩檢是一種混合了心理變因，以及如何為婦女提供服務的層面。宣稱有其他優先要務的比例異常地高，但卻因為所提供的篩檢服務比較彈性而使研究結論難以解釋，同時這件事也可能掩飾了潛在於篩檢流程的情緒障礙（Orbell and Sheeran, 1993）。McKie在最近的研究裡，詢問未接受篩檢者是否有什麼能激起她們作抹片檢查的需要。結果，最常見的答案是出現症狀（37%），才能刺激她們作檢查，而其他的動機只有一項，來自家人或朋友的社會壓力（17%）。由於出現症狀代表著病情嚴重，因此，這樣的結果就令人特別擔心（McKie, 1993）。

有三種健康行爲模式可以應用於子宮頸癌的篩檢。不可避免地，許多研究都採用了健康信念模式。Henning與Knowles（1990）、Hill等人（1985）都報告說，接受檢查明顯地與感受性的認知有關，而不接受篩檢者通常對接受檢驗有認知上的障礙。計算兩個研究結果的變異數：分別爲32%與27%，都相當低。同一組研究人員也以合理化的行動理論（theory of reasoned action）來分析，再次突顯行爲現象符合且特別適用於該理論。Orbell與Sheeran強烈地主張，唯有結合心理變因，並考量健康服務之提供與訊息傳遞的模式，才最有機會預測並解釋接受子宮頸癌篩檢的良機。

乳癌

由於乳癌具有世界性的高死亡率，所以，它成爲多數研究的重心就一點也不令人訝異，其他因素則讓此症之心理面向研究成爲重點。若乳癌能在早期階段被偵測到，預後就會好得多。在乳癌第一期就被診斷出來的婦女，五年存活率爲84%，相反地，腫瘤若進展到第四期，存活五年的機會就只剩下18%。預防乳癌有許多可行的策略。本章就此觀點，來討論乳腺造影術（mammography）與乳房自我檢查這兩種重要策略。

英國提供五十歲到六十四歲婦女乳腺造影術的服務，有許多研究報告都顯示，這種篩檢讓女性死於乳癌的百分比下降了20-50%。不過，篩檢年齡層的設定卻飽受爭議。主張別讓年齡下限延伸至，比方說，四十歲的理由，主要是考慮篩檢計畫成本效益。也因爲美國和瑞典的研究證據都無法顯示，將篩檢年齡降低至五十歲以下能夠減低死亡率（Shapiro et al., 1985）。英國現在也正進行臨床試驗，可能將重新考慮降低篩檢年齡的下限。而篩檢年齡的上限也同樣有問題。1988年英國的一份臨床篩檢計畫報告中指出，受邀參加首次篩檢的女性中，有69%的南英格蘭婦女參加，蘇格蘭則有63%。Vaile等人發現，在預測出席率上，人口統計學的因素只有小部份的影響力；除了已婚婦女的出席率遠比單身、寡居、分居或離婚婦女還高出許多。因此，「重要他人」的鼓勵在此時可能就非常重要，不過，也可能是因爲，這個年齡層的未婚婦女很可能投入全職的工作，因此很難安排門診時間。在接受篩檢的婦女中，Vaile等人發現兩種可能影響未來篩檢不滿意的來源。第一種是通知延遲的結果。第二種情形則是，有一定比例的女性指稱檢查過程不舒服，甚至疼痛。乳腺造影術檢查通常在推廣文獻中被描述爲無痛的，但是，在Vaile超過三千名婦女研究對象中，就有40%指稱該檢查令人不舒服，並且有高達20%的人抱怨疼痛（Vaile et al., 1993）。Rakowski等人以行爲轉換理論模式（Prochaska et al., 1982）檢驗婦女如何決定是否接受乳腺造影術。該理論假設行爲改變是一連串階段性的改變，這在第一章已經概略敘述過了。Rakowski等人的發現支持以轉換理論模式分析接受乳腺造影術女性的意圖。該研究特別令人感興趣，因爲早期以此模式所作的許多研究，都將重點放在迴避具有潛在傷害性的活動，比如沈思著戒煙，或減少脂肪攝取量，而並非應用於接受具有潛在健康性的活動，像是尋求檢驗（Rakowski et al., 1992）。

最近，McCaul等人完成了一份乳癌危險與篩檢的共變分析文獻；他們確定了十九篇研究，總共調查了超過20,000名女性。他們發現風險參數（如乳癌家族史、高度的感受性認知）與篩檢行爲間的效應（McCaul et al., 1993）。此結果非常重要，因爲它暗示了大衆健康教育活動應該繼續強調個人對癌症的感受性。McCaul等人（1996）進一步的研究也顯示，擔心會得乳癌是女性接受乳房檢查的動機。高動機與參與篩檢率相符。這個結果並不是要我們開始刻意地擔憂自己是否會罹患乳癌，此結果讓提供正確的、強調個人感受性的資訊變得合理化。

直腸結腸癌與攝護腺癌

攝護腺癌是英國男性第二常見的癌症。此病症的發生率正逐年上升，有可能是因爲壽命延長的緣故，因爲幾乎所有罹患結腸癌與攝護腺癌的人都超過五十歲。攝護腺癌的死亡高峰介於75-79歲之間。而生活形態與飲食習慣的改變也可能是這類癌症發生率增加的原因。攝護腺癌的五年存活率爲43%，大部分都是因爲病症已經進入末期才被診斷出來。在美國，這種癌症已經有許多試辦中的檢查法。通常都以肛門檢查法進行，不過，這種方式的敏感度十分有限。Austoker 概要地敘述了攝護腺癌一般篩檢的實際情況，他估計，即使檢查結果是陽性反應，也只能增加幾年的壽命，而篩檢策略對總致死率的降低幾乎沒有幫助（Austoker, 1995）。最近的研究結果指出，攝護腺癌的篩檢因成本效益的緣故，通常不建議施行（NHS Center for Reviews and Dissemin-ation, 1995）。

自我檢查

由前面的討論得知，篩檢所需的代價，以及說服大衆參與篩檢計畫的困難，因此，考慮其他與疾病早期發現有關的策略就十分重要了。吸引大多數心理學家之興趣與研究的一種預防健康行爲，正是我們常聽到的自我檢查法（self-examination）。自我檢查的定義就是，有系統地檢查個人的身體，以發現認任何不尋常之處。自我檢查是一種簡單、安全又經濟的方法。它所引發的問題不過是：此法是否能讓疾病在早期階段被發現、檢查方法本身是否有任何心理上的危險，比如說引起不必要的焦慮。現在，自我檢查法特別適用於乳癌、睪丸癌與某些種類的皮膚癌。McCaul 等人認爲，乳房自我檢查法（BSE）可應用於合理化行動的理論。他們發現，態度與主觀常模可預測進行 BSE 的意圖（McCaul et al., 1993）。Fletcher 等人檢驗了婦女對 BSE 之社會人口統計特徵、知識、態度與信念之間的關係。他們發現，影響 BSE 最重要的一個素因是工作類型，在所有的變因中佔了9%，其次是對健康事物的興趣，佔5%（Fletcher et al., 1989）。類似這樣的研究結果顯示，尋找像乳房自我檢查等方法的惟一素因，並不可能會導向有意義的結果，或使之納入教育計畫。最後一項發現同時也提醒了我們，在我們尋找行爲的素因時，社會與人口統計學變因，以及心理性變因的地位是多麼地重要。這些報告全都做出一致性的結論，年齡與實行預防性健康行爲呈負相關（如Gould-Martin等人（1982）與其他的研究）。這個發現對乳房自我檢查尤其重要，因爲女性的年紀愈大，愈可能發生乳房腫塊。

Hobbs等人檢驗BSE教學計畫的研究證據，探討其是否能影響婦女對早期發現、早期治療之優點的評價與認知。他們認爲，改變知識對眞正實施BSE的直接影響程度很小（Hobbs et al., 1984）。從婦女的意見上看來，困難之處似乎在於眞正知道該怎麼做，何時進行，與施行的頻率如何。而婦女也並不特別瞭解與乳癌有關的危險因子；總括地說，她們無法眞實地評估她們自己對疾病的感受性，因而容易高估自己的風險。這種高估的情形，可能會導致恐懼和否認的調適策略。若以有關乳癌實際的發生率與良性腫塊的相對發生比例，以及進行乳房自我檢查的細節等更詳盡的資訊來教育婦女，並讓她們安心，應該更能減少不願意進行自我檢查的人數。

在考量影響實行BSE的過程中，我們所學到的經驗也可以延伸到其他癌症。舉例來說，睪丸癌若經由自我檢查而得以早期發現、早期治療的話，可以完全治癒；男性可以自己學習自我檢查法，或者，讓他們的配偶來學，以便能在癌症進入危險期前發現。廿歲到四十歲男性最常見的癌症就是睪丸癌；一半以上的病例都出現在小於三十五歲的男性。但睪丸癌對一般的治療也具有高度的敏感性，若早期發現，存活率將近百分之百。睪丸癌最重要的危險因子是隱睪症（cryptorchism，睪丸未下降至正常位置）。若單側睪丸未下降，危險性就增加爲三到四倍，而若雙側睪丸皆未下降，則危險性就會升高至十倍。同樣地，也有報告指出，有關睪丸癌的知識水準都相當低，特別是睪丸的自我檢查（testicular self-examination, TSE）（Conklin, 1983；Goldenring and Purtell, 1984；Steffen, 1990）。McCaul等人發現，計畫性行爲理論在學生樣本中，可作爲預測表現TSE行爲之意圖的素因（McCaul et al., 1993）。他們還發現了另外的素因：自我效能，但是效力比較弱（Brubaker and Fowler, 1990；Brubaker and Wickersham, 1990；McCaul et al., 1993）。美中不足地是，這些研究並未檢驗眞正的自我檢查行爲，只驗證了聲稱會檢查的意圖。

不過呢，事情漸漸有了進展。Neef等人訪問了美國大學生，他們發現，這些學生有41%學過TSE，有22%至少做過一次自我檢查，但是只有8%宣稱他們每個月會做一次TSE（Neef et al., 1991）。可是，Katz等人卻報告說，他們的大學生樣本中只有46%知道TSE，並且只有不到20%的人聲稱他們會定期檢查（Katz et al., 1995）。在一份英國與辛巴威的比較研究中也指出，兩個國家的大學生對TSE的瞭解與施行程度都相當低（Pitts et al., 1991）。

黑色素瘤

像澳洲與紐西蘭等國家，黑色素瘤（一種皮膚癌）是20-45歲的成年人最常見的癌症（Morris and Elwood, 1996）。過度曝曬與皮膚癌之間，事實上有很強的因果關係，有80%的白種人皮膚癌就是因爲過度曝曬造成的。幸好，皮膚癌的許多特徵讓篩檢或自我檢查計畫可以順利進行。McCarthy與Shaw的報告中指出，若早期發現症狀，某些皮膚癌可以達到100%的治癒率（McCarthy and Shaw, 1989）。有關黑色素瘤的教育可以讓許多人在出現皮膚癌的早期症狀時，尋求醫療建議；然而，單只有教育卻無法改變個人的行爲。英國研究人員Cameron與McGuire以大衆傳媒爲基礎的教育研究顯示，教育活動前後，日光浴的行爲並未有顯著的改變（Cameron and McGuire, 1990）。在澳洲，一個比較成功的活動已經成爲衆所周知的「長袖！防曬油！戴帽子！」活動。這個好記的口號是爲了提醒澳洲人而設計的，讓他們記得在豔陽下，必須穿上長袖襯衫、擦防曬乳液，並且戴上帽子。有證據指出，該活動不但促成了行爲改變，而且也漸漸地教育了大衆（Rassaby et al., 1983）。

黑色素瘤的篩檢可經由自我檢查，或其他人，通常是健康專業人士的檢查完成。Hennrikus 報告了在發現與皮膚癌有關之異常後，延遲尋求醫療建議的現象。造成延遲的原因，通常是因爲缺乏皮膚癌可能引起嚴重徵狀的資訊。在 Hennrikus 的調查中，幾乎有一半的人認爲徵狀並不嚴重，還有另外27%的人採取「等著瞧」的策略(Hennrikus, 1991)。Eiser 等人完成了一份在英國國內少見的研究，他們隨機訪談了176位大學生，並且發現了一些具有性別差異的結果（Eiser et al., 1993）。之前的研究已經發現男性對皮膚癌的警戒比女性還低（Cody and Lee, 1990），縱使他們在白天工作時比較容易曝曬在陽光下。在 Eiser 的研究中，女性保護自己的工夫顯然比較周全，尤其善用防曬油，但是，女性也比男性看重日光浴。Carmel 等人以年齡因素來檢驗預防皮膚癌行爲（包括自我檢查）的預測力。他們發現，年輕人（15-44歲）的許多信念與自我預防行爲相抵觸。他們贊同下列的主張，如：「曬成古銅色就是美」、「坐在陽光下，曬成古銅色是一種享受」、「皮膚曬成古銅色就是健康，而且黑黝亮麗比較吸引人。」他們還發現，女性比男性更認同這些主張（Carmel et al., 1994）。

因之，縱然有許多保護自己免於罹患某些癌症的方法，也有許多可以在癌症發展早期就可檢查出來的方法，但同時也有許多信念與阻礙妨害了這些保護性行爲的發展。單只有知識（若足夠的話）很難構成足夠的健康行爲，因此，所有的研究必須時刻注意那些需要改善健康之目標對象的信念與態度。

等待篩檢結果

Marteau 等人回顧了有關接受篩檢者所遭遇之衝擊的證據。毫無疑問地，自接受檢查起，一直到結果報告出來的這段時間，充滿了焦慮不安（Marteau et al., 1993）。Fallowfield 等人針對參與乳癌篩檢婦女，進行了一項回溯性研究。有94%的人說，她們很高興收到通知，但是也有55%的人聲稱她們十分擔心（Fallowfield et al., 1990）。Nathoo 追蹤了那些並未參與子宮頸癌篩檢的婦女，在十七位受訪者當中就有十二位聲稱感到驚恐；有些人則認爲，她們的醫師一定有什麼理由猜測她們罹患了子宮頸癌，那也是她們受邀接受檢查的原因（Nathoo, 1988）。子宮頸癌篩檢結果陽性的機會變異很大，差不多每千人中有10-25人的結果爲陽性（Wardle et al., 1995）。已經有許多研究檢驗當子宮頸抹片的結果不正常時，對婦女心理層面的衝擊。Beresford與Gervaise訪談了五十位PAP抹片出現不正常反應的婦女，結果發現她們全都十分擔心是癌症（這一點也不令人意外），其中80%擔心會失去生育力，還有一半的人有負面情緒的反應（Beresford and Gervaise, 1986）。Kincey等人（1991）與Wardle等人（1995）都發現婦女在出現異常抹片結果的追蹤期間，會表現出極度的焦慮；即使她們絕大多數的結果都只是輕微的異常，並不代表她們罹患癌症的危險性因此而升高。通知檢查結果的方式也具有潛在性的問題。一般都以通訊的方式告知，這使得婦女必須等待一個週末之後，才有機會與健康專業人士討論結果的意義。通知抹片檢查結果陽性，並不等於宣告得了癌症，而必須清楚地傳達，並且儘早告知。

腫瘤的管理

在英格蘭與威爾斯，乳癌每年奪走13,000的性命，同時也是女性最常見之癌症死亡原因。若早期發現，就如我們之前討論的，存活率相當高（超過80%）。然而，英格蘭與威爾斯也是全世界乳癌年齡標準化發生率最高，致死率最高的地區之一（McPherson et al., 1995）。大多數罹患早期乳癌的婦女都有機會選擇腫塊切除術（lumpectomy，保留部份乳房），或是全乳房切除術（mastecomy）。隨機控制試驗的結果顯示，兩種手術都不影響生命期望值。有一些證據指出，接受乳房保留術的婦女報告說，身體形象良好，滿意度也比接受全乳房切除術的婦女要好。但是，這些證據被判定爲有問題的，因爲這些研究當中，有許多都未作好控制變因的部份。罹患早期乳癌的女性也可能要接受放射線治療、荷爾蒙療法與化學治療。同樣地，有關化學治療效果的研究報告正反面都有，並且隨患者的年齡與癌症種類而異。

那麼，婦女如何適應這些原本就令人感到不舒服、使人虛脫的治療？最常聽到的怨言還是與溝通不良、提供的訊息不足有關。在第四章裡，我們討論過對婦女傳達診斷結果的議題，以及隨之而來的問題。已經有許多研究檢驗過使用諮商錄音帶與資料小册的效果。McHugh等人以罹患不同癌症的病人爲研究對象，並採用隨機臨床試驗法提供病患在臨床面談時的錄音帶：結果有76%的病患認爲錄音帶十分有用，而有16%的人認爲錄音帶讓人心煩意亂。重新召回那些手邊有錄音帶的病患，發現他們所得到的資訊顯著地比控制組要多。然而，心裡的沮喪並不因爲有了錄音帶而改變（McHugh et al., 195）。Dodd的研究則以類似的方式進行，他以書面資料或以標準化的口語訊息交代病患有關化學治療的副作用。再一次，提供持續性的資料－這次是以書面形式－能增進病患對治療的瞭解，但是，卻無法降低他們心理的沮喪（Dodd, 1987）。

提供資訊，並不需要加入有關治療方式的決定。證據顯示，讓病患選擇治療方式對心理的影響並不相同。最近的一份系統性回顧的文章就討論了相關的研究結果（Care, 1996）。有些報告（如Fallowfield et al., 1994b；Wilson et al., 1988）指出，當病患可以自己做決定時，特別是進行全乳房切除術或保留乳房的手術，其對日後的生活滿意度較高，憂鬱與焦慮的情形也比較少。但是，同樣的研究結果也出，有一定比例的女性發現做決定的過程讓她們感到十分困擾。Pierce的研究就分析了與四十八名乳癌患者訪談的結果，這些婦女尚未決定採用何種治療方式。她將這些女性區分爲三類：當機立斷型、猶豫型與深思熟慮型。「當機立斷者幾乎立刻就接受了某一種治療建議；猶豫者則要在兩種意見之間小小地掙扎一番；而深思熟慮者表現高度的掙扎，也需要更多的資訊才能下定決心」（Pierce, 1993，第27頁）。又一次，我們看到明顯之調適形態的個別差異。事實上，沒有任何一種療程適用於所有的癌症病患，也沒有任何一種療程是所謂的最佳選擇。

Taylor指出，適應威脅生命事件（像是罹患乳癌）的一個重要層面是，尋求事件的意義。Taylor與她的工作小組訪談了罹患乳癌的婦女，發現七十二人中只有二個人相信她們比其他的乳癌患者適應得差。大多數人的反應是建立她們比較健康，也比其他類似病患適應得好的認知（Taylor, 1983）。這種比較通常建立在相信情況已經顯示出，或突顯出先前未應用過的能力，像是忍受力的增加，或對生命意義的感覺增加了（Taylor, 1995；Taylor and Armor, 1996；Taylor et al., 1991）。

提供心理社會性的支持

回顧文獻，心理治療諮商與教育介入法能夠善生活品質，進而增強免疫系統的功能，使生命期延長（Mayer and Mark, 1995）。這樣的介入可由各種專業人士完成。現在許多醫院聘有特別為乳癌訓練的護理人員，他們的角色是提供資訊，以及提供心理性的支持。英國仍在發展中這種專業人員（Poole, 1996）。有證據顯示，這些專業人員對病患的影響各有不同（Jary, 1996；Watson et al., 1988）。最近在蘇格蘭格拉斯哥的研究檢視了272名接受乳癌手術的婦女。病患隨機分配接受不同的病房護理：一般照顧、一般照顧加上乳癌護理人員、一般照顧加上志工，或是一般照顧同時加上護理人員與志工。他們發現，只有單獨接受乳癌護理人員支持的那組，在一年後的心理疾病發生率降低；其他組的得分則相當類似。舉例來說，病患在發現乳癌復發的徵兆等關鍵時刻，會回去找護理人員。許多人跳過她們的GP，而直接找護理人員談話。這個十分有趣的結果指出了此領域未來的研究方向，更廣泛地檢驗其他癌症病患之特殊支持者的角色（McArdle et al., 1996）。

替代療法

許多人在知道罹患癌症的診斷之後，可能會尋求非內科治療與調養。這樣的治療可能牽涉到生活形態的改變，如飲食、運動，也嘗試以心理幻象、異象與放鬆法改善免疫系統的功能。這些療法的功效實在很難評估，而有關的研究也經常被批評爲研究方法失當，如並未應用隨機控制試驗。然而，正如壓力那章（第三章）告訴我們的，對於治療的信念、獲得能控制疾病的感覺，以及樂觀的感知可能在復原過程中一直伴隨著病患，無論是否接受特定的治療。

市面上有許多「自助」書籍，標題爲*意志戰勝癌症*，或*你可以克服癌症*。這些書通常包含了作者對癌症所持信念的一些例子。Ryder Richardson（1995）列舉了可能造成癌症的原因，包括情緒低落、家族成員的死亡或離異、憂鬱和對生活不滿。但是，我們生活在這個世界，不可能不經歷生離死別或情緒低落－這些都是每個人生活的一部份，若將這些事件標上癌症的「病因」，對罹患癌症的人並沒有好處。同樣地，這些自助書籍通常太過於強調個人要爲自己的疾病負責。控制、甚至支配的感覺可能有助於復原或適應癌症；但反過來，若癌症復發時，還要尋找責任的歸屬，或甚至責怪的對象時，這樣的手段就顯得不夠高明了。若我的癌症來自於我的生活方式，「我的癌症就是生活中所有錯誤的結果」（Ryder Richardson, 1995，第58頁），所以，我嘗試改變這樣的生活，若癌細胞復發，就是我「失敗」的明證。弔詭的是，提出爲疾病負責或個人控制力的告誡，竟可以發掘出感知個人控制的有效方法。這並不是說，留心飲食、運動與生活形態等其他方面可能對個人的生活與適應癌症之診斷和治療毫無幫助，只不過像這裡所描述的主張不但毫無道理可言，還具有潛在的傷害性。

同樣地，以道德和精神層面來解釋癌症，也會爲個人適應癌症的能力帶來益處或傷害。下列敘述也同樣來自於Ryder Richardson廣受歡迎的癌症專書：

> 想像一顆漂亮的蘋果，令人垂涎欲滴。你聞到果香，你渴望嚐嚐它的滋味……你將它捧在手中，果皮在你的齒中爆開，邊吃，汁液流過你的唇、你的下顎。突然，你覺得不太對勁……你看著剩下的蘋

果，看看是什麼東西那麼噁心，居然發現有個嚴重的壓傷，或者，有隻蟲在裡面，從裡頭吃到外頭來。癌症就像那顆蘋果。由外觀看，我們似乎完整無缺，令人感到美好，但是，身體內部卻有個陰險的傢伙在忙。一個邪惡的力量正在吞噬著你，就像蘋果裡的蟲一樣。（第51頁）

這場戰役的口號就是我想作為此書總結的一個辭彙—**純淨**（第110頁）

從這些字裡行間我們很清楚地看到，癌症被視爲邪惡的，還可能是不道德，且不被接受的。以這種方式認定一個疾病的來源，對罹患這種疾病的個人非常不利。我們倒是可以從這些比喻中找出總是被貼上汙名，又令人畏懼的疾病如何被標定汙名的方式（Sontag, 1983）。

我經常詢問某些癌症病人「你是否覺得需要為你的病況擔負些責任？」通常我所得到是病患憤怒的反應，暗示著此問題是個殘酷的問題。然而，如果這些病患的內心深處覺得這個問題很殘忍的話，那麼必定是說中了他們心底某些不願意承認的事實。這就像月亮的另一面—總是黑暗…雖然這個問題很殘酷，但是我覺得我可以很誠懇地回答「是的，我要為我所罹患的癌症負責」。

（*Ryder Richardson, 1995*，第*58*頁）

生活品質

直到最近，人們對癌症的關心才不再只是存活期的長短。而許多能成功延長壽命的治療學家便轉向探討癌症患者壽命延長後的心理層面，以及經歷某些治療的心理層面。生活品質（QOL）的資訊可以用於比較不同的療程，也可以提供不遵從治療計畫的原因。由於癌症的發生率不斷增加，以及治療方式的改善，使得癌症患者的壽命增加，促成了專門評估癌症及其治療之量表的建立（Grane et al., 1997）。生活品質有多層意義：它是主觀的、多面向的，同時也可能包含了疾病或其治療的層面，像是生理的、情緒的、心理的，以及社會功能，還有疼痛控制與治療的副作用，如噁心、疲倦等。世界衛生組織將QOL定義為：「個人在其生活的文化與價值體系中，對他們生命定位的感知，並且與他們的目標、期望、標準和關切有關」(WHO, 1996)。

目前有許多可用來評估一般生活品質的量表，也有專為癌症病患設計的量表。歐洲癌症治療研究中心（the European Organization for Research on Treatment of Cancer，EORTC）是個擁有癌症學家、外科醫師、心理醫師與治療學家的龐大組織。他們以生活的四個要項建立了一份量表：包括生理、心理、社會、情緒與角色功能。該表曾以肺癌患者做田野調查，並且發現其對時間所帶來的改變具有敏感性。這種量表在臨床試驗的使用量日漸增加，也可應用於評估各種治療的效益。這些量表對於制定慢性疾病的政策也有幫助。

人格與癌症

研究人格型和預測癌症之間的關係是個持續不墜的研究領域。Hans Eysenck等人認為，癌症傾向的人格（Type C）的確存在，並且具有某些特徵：他們處理壓力的方式不是無助便是絕望；他們被動、溫和姑息，且壓抑他們的情緒反應（Eysenck, 1990）。Hans Eysenck引用了顛覆世紀的醫師－William Osler爵士於1906年發表的文字：「知道病患如何看待疾病比知道病患得了哪種病還更加重要」。Steven Greer和他的同事提出了驚人的證據，他們由六十九位乳癌婦女證實了上述論點。他們以五年、十年為基準，追蹤這些女性病患，企圖分辨出存活者與未存活者之間的差異，該研究以病患知道診斷結果後三個月所作的適應量表為出發點。他們發現，存活期較短的女性通常比較絕望且無助，其中還有些人在適應期完全沒有任何的喜怒哀樂。相反地，存活期較長者則具有「戰鬥精神」；另外，以「否認」為適應策略的病患也與長存活期相關。該研究宣稱，這個結果與任何可能影響它的生物因子都不相關，在確診後十年又特別顯著（Greer and Morris, 1975）。DiClemente與Temoshok對這項發現提出支持的證據。他們在檢視了惡性黑色素瘤的病患後，發現無情緒反應的女性，和表現強烈的無助／絕望感之男性會增加疾病惡化的危險（DiClemente and Temoshok, 1985）。

然而，已經有人指出，這些研究工作並未將癌症擴散程度的決定性資訊納入考慮。更有甚者，Cassileth在一篇類似的、非重複性的研究中，並未能成功地重複出上述的研究差異（Cassileth et al., 1985）。Cassileth對那些宣稱人格與癌症形成有關之研究的解釋特別嚴苛（Cassileth, 1996）。故此，診斷前發現的不同心理因素是否會導致癌症的發生，就顯得相當重要。但是，這樣的研究很難有效地進行。Greer與Morris比較了160名住院接受乳房腫瘤生檢（biopsy）的婦女。他們在手術前一天進行訪談與試驗。比較手術後確認罹患乳癌的婦女以及並未罹患乳癌的婦女，結果發現的確有人格特徵的差異，並且與情緒釋放的程度有關。尤其是在罹患癌症的女性中比較常發現無法宣洩憤怒的情形（Greer and Morris, 1975）。在研究了33名癌症婦女、59名良性腫瘤與20名膽結石患者後，Geyer報告了類似的結果。他採用生活事件量表，報告了罹患癌症之婦女確實經歷比較重大而坎坷的生活事件。最特別的是，罹患乳癌的婦女比其他兩組的婦女更常宣稱自己經歷過「喪失」某些東西的生活事件。在惡性腫瘤組，經歷最嚴重之生活事件的可能性是控制組的四倍（Geyer, 1993）。Cooper等人進行了一項大規模的前瞻性研究，對象是2163位出席乳癌篩檢診所的病患。他們報告說，後來診斷出罹患癌症的女性，顯然比控制組經歷過更多的喪失或與疾病相關的事件。不過，包括Greer等人的其他研究卻無法成功地找出喪失事件與癌症形成的相關性（Cooper et al., 1986）。

有強烈的證據指出，憂鬱和癌症有關。Herbert與Cohen的共變分析研究就顯示了壓力與憂鬱之間的關連性。這種壓力可能來自於負面的生活事件。MaGee等人也進行了一項共變分析研究，這次包括了七個縱向的前瞻性研究，都與憂鬱和癌症之發生率與致死率有關。這些大型且長期的流行病學研究，對於評估癌症危險因子相當有幫助（MaGee et al., 1994）。其中一份著名的報告是約翰霍普金斯前置因子研究（Johns Hopkins Precursors Study，JHPS）。這份研究調查了約1,300名醫學院的學生，大多數都是男性；開始評估的年份起自1948到1964年。到了1979年，有五十五位得了癌症，將他們與配對之控制組相比，結果有22%的癌症患者在第一次評估時就宣稱有憂鬱的感覺，而控制組只有7%出現同樣的憂鬱感。知名的西方電子健康調查（Western Electric Health Survey，WEHS），針對在芝加哥工作的男性進行了類似的研究。他們追蹤了廿五年後發現，憂鬱組中有9.5%死於癌症，而非憂鬱組中只有5.3%。

因此，我們就有了一些證據支持，某些人格特質可能會影響癌症的形成。然而，我們必須極度審愼地解釋這些結果。毫無疑問地，擁有某種人格特質的人，和其所經歷的生活事件類型之間有相互作用存在。但是，存在於人格－生活事件－癌症之間的因果關係與預測的方向，至今尚未明朗。

對健康心理學家來說，癌症仍是最大的挑戰之一。心理學家可以影響疾病的任何一個階段，從檢視與詳述素因、意圖改變有害的生活形態與生活習慣，到鼓勵形成預防性健康行爲，與幫助那些得病的人適應未來的生活。不過，事實上，我們目前的知識與瞭解仍非常地零散，還有待更多的研究加以釐清。

癌症的管理

任意選取出一些報章雜誌，並分析有關癌症之預防、檢查與治療的文章。

描述罹患癌症者的特徵？

請特別留意文章如何描述癌症，注意所使用的比喻和意象。那麼，大眾對此疾病的信念如何？

是否有某些癌症時常被提到？

這和它們的發生率是否有關？若不然，為何該症會受到特別的注意？

重點提示

- 癌症的發生率正逐年增加，大部分是因為我們的壽命延長了。不同的癌症有不同的存活率；而許多癌症都可以早期發現，早期治療。
- 對癌症的信念會影響我們的行為。吸菸者對肺癌的肇因就抱持著與非吸菸者和戒煙者不同的信念。
- 篩檢與自我檢查能在乳癌、子宮頸癌、睪丸癌與皮膚癌的早期就檢查出來。而許多能夠預測接受篩檢的因子都屬於心理性的。
- 心理因素也有助於人們適應癌症的診斷結果與治療過程。許多人以強調他們個人效能的調適形態來適應疾病狀況。
- 雖然替代性療法廣受歡迎，但是卻鮮少經過系統性的檢驗。自助書籍可能有助於增進大眾癌症的相關資訊，但是其中可能也傳達了具有傷害性的訊息。
- 癌症患者的生活品質已經逐漸受到健康心理學家的注意。為了評估生活品質的不同層面，以及追查不同時間、不同治療之改變，已經建立了許多評量法。
- 特定人格與癌症發生之間的關連性備受爭議。雖然有強烈的證據支持，憂鬱可以預測癌症的發生；然而，我們還需要更多的證據以確定這兩者之間的關係是如何建立的，以及可能影響這種關係的因素為何。

延伸閱讀

1. Austoker, J.(1995)*Cancer Prevention in Primary Care*. London: British Medical Journal Publishing Group.本書涵蓋了多種癌症，也認為一般診所醫師有助於預防癌症。本書不但具有權威，可讀性也相當高。
2. Cooper, C.L.(ed.)(1984)*Psychosocial Stress and Cancer*. Chichester: Wiley.本書中蒐集了許多壓力與癌症之關係的文獻。
3. Pitts, M.(1996)*The Psychology of Preventive Health*. Routledge: London.本書各章詳細檢驗了影響癌症篩檢的因素、心理神經免疫學與生活形態因子，如吸菸與飲酒。

第四部
社會性議題

導讀

在最後一個部份，我們將拓展視野：本部內的兩個章節將跳脫出大多數健康心理學的個人化觀點。健康心理學應當考慮個體，以及因生活形態、性情、人格與其他方面不同所導致的個別差異；然而，就健康的角度來看，健康心理學家對我們所生活之社會、政治與經濟環境的認識也很重要。第十五章點出了我們對家庭的關心，畢竟，家庭乃是影響我們生活起居與健康的一個重要場所。該議題與健康各種不同的層面有關，比如說，住院治療的影響、構成兒童健康的環境因子角色，以及生病的父母或小孩對家庭功能的影響。此章也討論了如何避免兒童受傷，也強調了社會政策的影響力，比如像兒童的意外事件發生率。

最後一章則試圖討論性別、種族與社會階級，以及它們如何影響健康。這個有關社會變因與不平等的健康議題存在已久，但是直到最近才逐漸受到重視。第十六章提出了貧窮與剝奪對致病率和致死率所造成的影響。而著眼點並不侷限於英國本土。我們指出了心理學變因通常造成各個國家內的健康差異，也造成各國之間的健康差異。

女性以及來自不同種族的民衆，長久以來被排除在醫學與心理學的主流研究之外。我們探討了那些主流研究對我們目前的知識所帶來的衝擊，就是我們對性別或種族所形成之健康變因的瞭解。我們也強調了近來企圖扭轉這種忽視的努力，像是美國的婦女健康先鋒

（Women’s Health Initiative）的活動。

我們表明了心理學不但會影響個人健康，也同時會影響社會不同族群的健康，進而影響國家的整體健康。

第十五章

家庭對兒童健康與疾病的影響

Jacqueline Barnes與Hartwin Sadowski

引言

健康心理學漂亮地闡明了生物與環境相互作用對預防工作之形成與規畫的影響，同時，這些工作也結合了人類行爲之生物性與環境性兩種模式。由於兒童對健康服務的應用、兒童的健康狀態與許多造成兒童生病或死亡的因素多少都受到其他人的影響，所以健康心理學家在解釋生物與環境的影響過程時，就特別強調兒童健康的議題。環境中的因素可能會對兒童健康造成深遠的影響。而父母與兒童健康的相似性反映出家庭、基因等素因，其中包括相同的生理、社會與情緒環境，以及相似的健康信念與價值觀（Schor, 1995）。因之，預防性健康服務可能要以家庭環境做考量，同時也須結合親子關係的力量。

檢驗兒童與父母的疾病、家庭關係與兒童病情發展之間的關係，可以突顯家庭所扮演的兩個重要角色：一是壓力的來源，二是家庭成員獲得調適技巧和復原能力的地方（Pearlin and Turner, 1987）。健康心理學的難關之一，是在促進兒童達到理想的心理與生理健康時，爲家庭成員與兒童指出可以增進他們能量資源與壓力調適的途徑（Patterson, 1995）。本章將回顧一些家庭成員之行爲或家庭環境與兒童健康狀態間的相互關係，特別強調具有潛力的預防策略。

- 首先，檢驗家庭特徵與嬰兒健康的關聯性，需特別注意清寒家庭及其相關的親子行爲如何影響兒童的發展。
- 第二，檢視社會缺陷或親子行爲與兒童期意外事件的關係。
- 第三，家庭因素與兒童期疾病的關係將以下列的議題來描述：適應內科療程、家庭對慢性疾病的適應，以及家庭因素與兒童表現的症狀之間的關係。
- 最後，我們將討論父母的生理、心理健康問題對兒童身心發展與健康問題的影響，並將以乳癌和母親憂鬱症的一般原則爲例。

理論架構

我們將以研究家庭特徵與兒童健康之多層次理論架構縱貫本章，以生態學的模式連結親子行為與兒童健康的關係。由於高風險家庭數量眾多，又沒有足夠的資源建立個別化的預防工作，於是我們改變策略，以社區為單位來改善整個社區的兒童健康（Connell et al., 1995；Schorr, 1988；Wallerstein and Bernstein, 1994）。目前，正逐步地鼓勵內科醫師將環境因素列入兒童健康的考量（Satterthwaite et al., 1997）。Bronfenbrenner 整合家庭與環境的影響，以兒童和父母的特徵，加上清寒對家庭與大環境的影響做成模式圖（參見圖 15.1）（Bronfenbrenner, 1979）。社區的特徵、社會支持與價值觀，甚或偏見，都可能會影響兒童的健康與福祉（Jencks and Mayer, 1990；Wilson, 1987）。

Bronfenbrenner 的多層次理論取向，對建立比較大型、促進健康模式的特殊問題（比如說，母親在懷孕期間吸菸、嚴重氣喘的兒童、憂鬱症的父母）介入法十分有幫助。Green 建議，小兒科醫師為兒童設計預防性或治療性的介入法，並評估兒童對壓力之感受性時，可採用環境取向。他設計了一種圖表，稱為「同源圖」（Homeogram），該圖可用於列出兒童、家庭與環境的關係。舉例來說，一名患有嚴重氣喘的兒童，但是生長在一個互動的家庭、生活資源良好的社區，也就是說，擁有額外的家庭或醫院教師教導兒童；相較於病情較輕微，但是雙親離異、母親近來也罹患憂鬱症，同時社區環境資源又貧瘠的兒童，治療這兩名病童的方式顯然不同（Green, 1983, 1986）。

社會階級是個應用於許多健康議題的概念，但卻不可過分強調它的重要性。社會階級指標表現在各方面的不平等：如嬰兒死亡率（見第十六章）、兒童意外事件、服務資源的獲得、兒童罹病程度、雙親與兒童的情緒問題等。既然社會階級是描述家庭的基本指標之一，我們就可以生態架構來探討社會階級造成兒童健康狀況不同的過程。在這裡所回顧的文獻顯示，清寒與社會弱勢的狀況都與父母的能力或弱點，以及他們所居住的社區互相影響。對那些居住在弱勢地區的家庭，

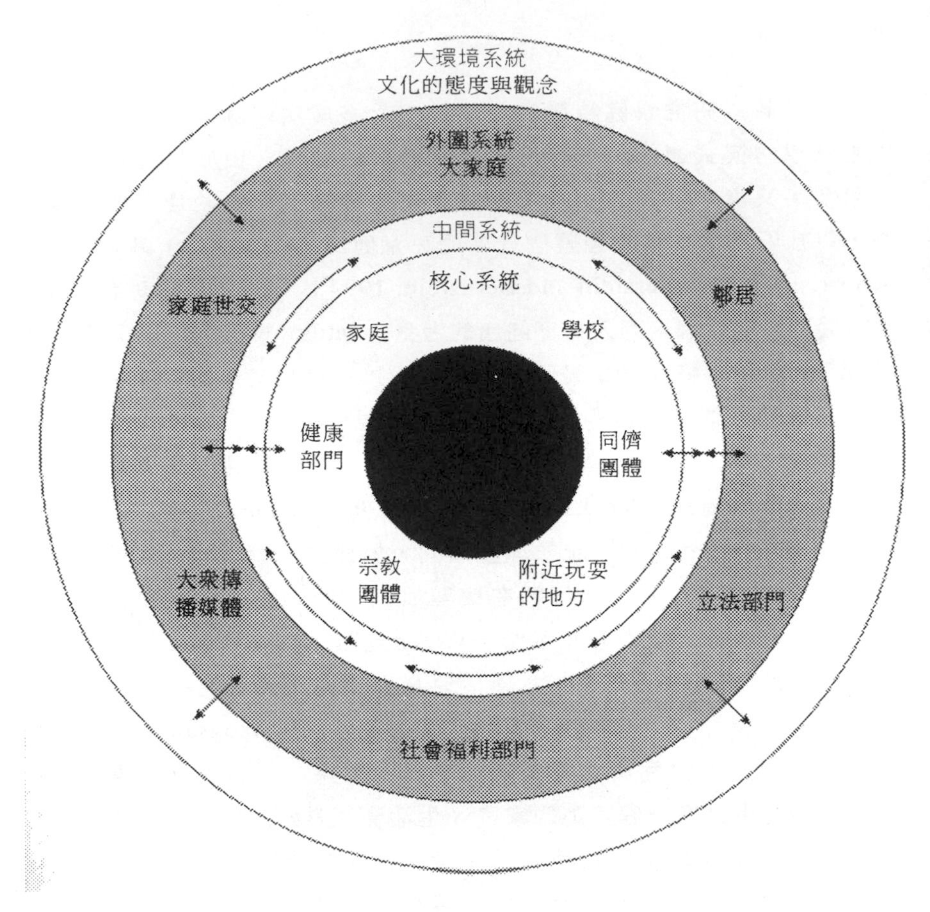

圖 15.1 Bronfenbrenner 的生態學模式
資料來源：Garbarino（1982）

教育性的介入法應該與其他醫療護理併行，以改善居家環境，並且提供有效的醫療服務，且為需要的家庭準備高品質的日間照護。

就家庭而言，Baumrind（1967）為父母設計了一個理論模型，可以有效地建構親子互動與兒童健康的關係（Schor, 1995）。他歸納出四種父母型：（1）開放型的父母，以兒童為中心，接納兒童的行為，並且在提出高標準的要求時，也擔負起同樣的責任；（2）縱容型的父母也以兒童爲中心，但對兒童沒有要求；（3）權威型的父母，以成人爲中心，有要求，也會控制孩子；（4）失職型的父母，以成人爲中心，但對兒童的控制力很低，也幾乎不太要求兒童（參見圖15.2）。開放型的父母似乎是兒童期早期的最佳父母表現型（Baumrind, 1967；Maccoby and Martin, 1983），不過，就青春期的孩子而言，特別是那些居住在市中心內弱勢環境中的少數族群青少年，究竟是開放型的父母好，或權威型的父母好，一直還有相當的爭議性（Baumrind, 1990；Dornbusch et al., 1987）。

根據此模式，某些母親在面對經濟困難與社會孤立時，可能就會受環境的影響而被擊倒（以成人爲中心）。她們可能會變得憂鬱、抽煙抽得很兇，或甚至對她們的孩子產生敵意、百般苛責。而那些可能曾經擁有過穩定之依附關係的母親，就會以孩子的需要爲優先，並表現出對兒童健康有益的各種行爲，以Baumrind的說法，她們屬於以兒童爲中心型的母親。就弱勢的家庭而言，他們需要的是顧慮到其困難的介入法，並且能提供各方面的支援，以利兒童的健康達到最佳狀態。要瞭解父母的特質與兒童體弱多病的關連著實不容易，正如爲兒童準備必要之侵入性醫療手術的工作一樣困難。

最後，家庭的另一個重要面向是，家人適應不幸事件的方式。有愈來愈多人體認到，當家中有人罹患急性或慢性病時，調適策略（或型態）在家人的身心健康上扮演著極爲重要的角色。同時，家庭環境也成爲預測適合父母與兒童調適策略的重要因素（Kazak and Meadows, 1989；Sein et al., 1988；Wallander et al., 1989；Wertlieb, 1993）。Lazarus與Folkman將「調適」定義爲「爲應付特殊的外在與／或內在需求，而不停地做認知與行爲上的改變；而這些需求已經超過或苛求個人的能力範圍」（Lazarus and Folkman, 1984）。調適行爲是在家庭環境中學習來的。Patterson的家庭調適與適應反應（FAAR）模式就假設，家庭適應在壓力源（需求）與媒介（能力）達成平衡的時候發生，但是，家庭成員通常都在需求大於能力時進入調適期（Patterson, 1991,

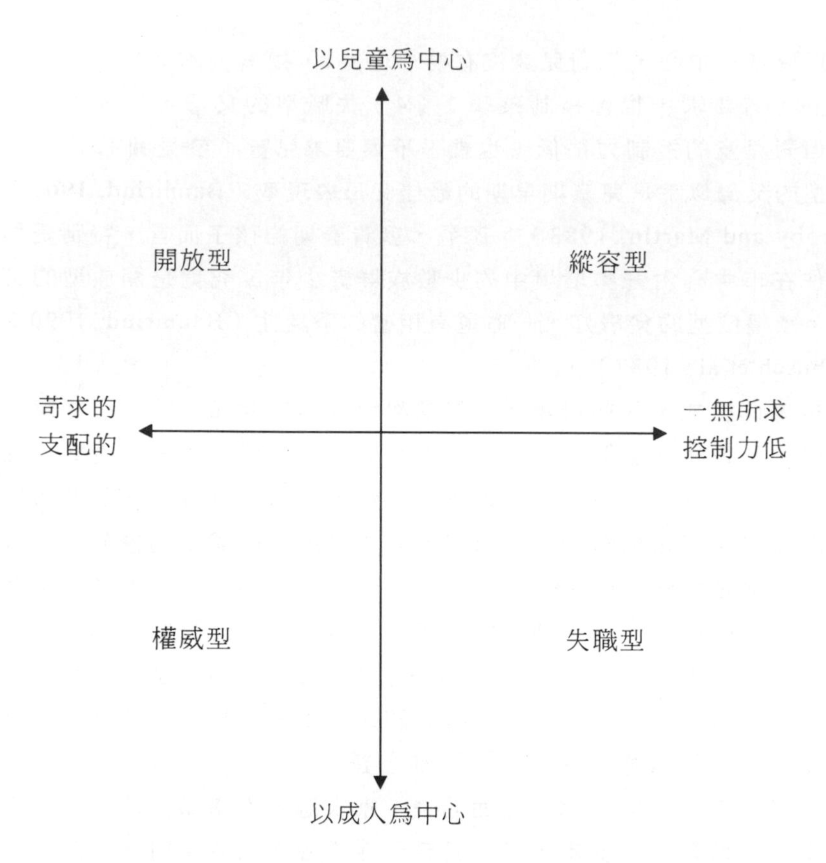

圖 15.2　父母類型
資料來源：Baumrind（1967）

1995）。她強調，一個家庭替危機所編造的理由，與需求－能力的間平衡有關（參見圖 15.3）。兒童由觀察家庭成員，或者被直接教導如何處理心理需求（Patterson et al., 1993）。因之，增進護理人員主動且合宜的調適能力，可以促使兒童與父母適應急性與慢性疾病，在面臨不幸時，也可促進其心理復原能力（Luthar and Zigler, 1991；Rutter, 1987）。

在本章所討論到的研究報告，都顯示了家庭對兒童之健康與發育的重要性。除了對兒童身心健康的立即影響外，家庭的影響力會一直持續到成年期。兒童期所建立的衛生習慣、信念與經驗，都可能成爲成年後之衛生習慣與健康信念的基礎。父母的類型在兩代之間擁有強大的影響力，像是父母冒著他們自己健康危險的行爲（比方說，吸菸，或酗酒）、或增進健康，或適應疾病等行爲，這些都對兒童之理想發育產生深遠的影響。因而，當兒童成爲父母時，也同樣影響著他們的下一代，總之，家庭的影響力決不會終止。就增進健康而言，這樣的影響一代傳一代；不過，我們也有許多策略可以中斷兩代間不良的健康循環。

嬰孩健康

社會階級與貧窮

家庭的人口學特徵和家庭的居住條件，對兒童的健康影響深遠。窮困是預測不良兒童健康狀況最強的素因之一，我們可以由早產、低初生兒體重和新生兒死亡率來評估（Botting and Crawley, 1995）。自英國布拉克報告（1980）出版以後，社會弱勢因素與兒童健康狀況的關係就愈來愈受到重視，其中考慮了社會階級、家庭類型（婚生或非婚生子女）、母親的年齡和兒女數等因素的影響（Townsend et al., 1992）。

社會階級以雙親家庭的父母職業，或單親家庭母親的職業（現在或最近的）定義，而低初生兒體重與新生兒死亡率顯然與社會階級有關。舉例來說，英格蘭與威爾斯 1986 到 1990 年的數據顯示，社會階級 I 和 V 之間，初生兒平均體重就有 100 公克的差異。這項比較是在婚姻狀況下產生的，對於許多單身、年輕、沒有社會支援的母親所生的體弱新生兒來說，弱勢族群因素的影響力是被低估了。低初生兒體重

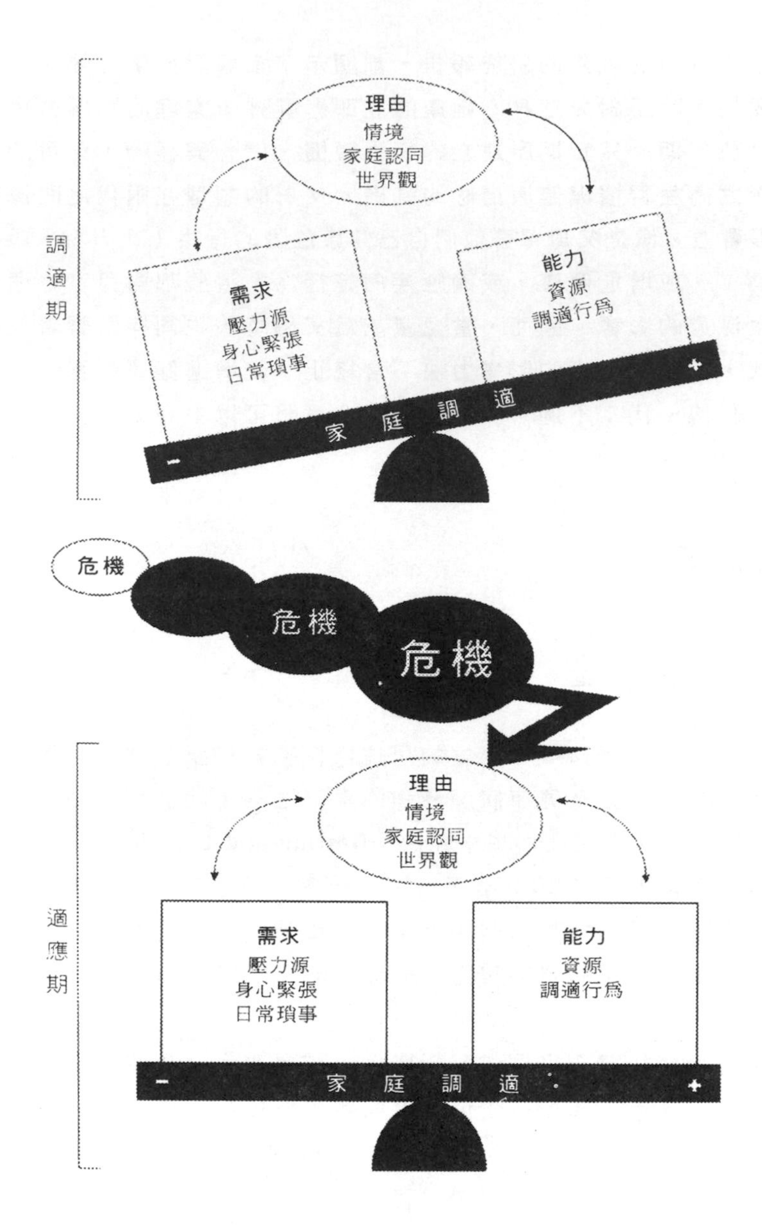

圖 15.3　家庭調適與適應反應（FAAR）模式
資料來源：Patterson（1995）

在未婚婦女的小孩中（8.2%），比已婚婦女的小孩（5.9%）常見，而20歲以下的女性所生的小孩體重偏低現象更是尋常。比如說，18-19歲女性生出低體重嬰兒的比例是8.1%，25-29歲女性則爲5.9%，若30-34歲，比例是6.3%（Power，1995）。新生兒死亡率的統計結果也相當類似。社會階級較低的所有年齡的幼兒死亡率都比較高，尤其是1-4歲的幼兒。在1986-1990年，英格蘭與威爾斯社會階級V的新生兒死亡率（每千人中6.6）是社會階級I（每千人13.1）的兩倍，階級分類依父親職業爲標準（Staples and Pharoah, 1994；同時參見表15.1）。

以職業分類，或歸類爲「家境清寒」並未能告訴我們父母的行爲表現，但是，已經有許多人開始重視壓力及其伴隨而來的影響，如吸菸、飲酒，並且將這些因素作爲新生兒健康與福祉在各階級有所不同的解釋。的確，這些說法現在還有許多的爭議。有些研究指出，特定的父母行爲（如吸菸、營養狀況不佳、未哺育母乳、未接受預防注射等）對兒童健康狀況有直接的影響，而其他的研究則強調環境剝奪與社區性問題的重要性（如醫療服務條件很差、居住條件很差、到健康護理中心的交通不方便等）（Botting and Crawley，1995）。

吸菸

吸菸，由於它看來與個人易感的體質和環境的不利因素有關，使其特別引人注意。有可靠的證據顯示，少數婦女在她們懷孕期間持續抽煙。舉例來說，在1990-1991年間，英格蘭艾芳地區的一份人口研究報告指出，在超過1,4000名的產婦當中，有51%的婦女偶而吸菸，25%的在懷孕初期吸菸，而有14%的婦女在正個懷孕期間，每天至少要抽十支煙（Adam and Golding, 1996）。懷孕期間抽煙，與早產（Peacock et al., 1995）、初生兒體重偏低（Shu et al., 1995）、初生兒死亡率，甚至與初生兒體重減輕（Wilcox, 1993）和呼吸道症狀有關（Toubas et al., 1986）。顯然，以公共衛生的角度來看，在規劃預防性介入法時，需要知道吸菸本身或與吸菸有關之居住條件不佳、不當的飲食、對健康

表 15.1 以父親或母親職業分類之社會階級對新生兒死亡率，1986-1990 年英格蘭與威爾斯的數據

社會階級	以父親職業爲準	以母親職業爲準
所有人	8.6	6.1
I	6.6	6.1
II	6.6	5.7
IIIN	7.5	5.7
IIIM	8.4	7.0
IV	10.5	7.0
V	13.1	10.8
軍人	7.8	6.3
其他	21.4	10.0
未聲明的	*	9.9

注：*父親的職業未知，表示父親的資料並未記錄在出生登記上。

資料來源：Population Trends 74 (Winter 1993) . Reported in Staples and Pharoah(1994), p. 550. Reproduced by kind permission of the BMJ Publishing Group.

行爲建議的抗拒，或其他相關因素，像是社會孤立等，是否爲預測兒童健康狀況的重要因素。

香煙中的化學物質會減少循環血流（Economides and Braithwaite, 1994）而影響胎兒的發育。與吸菸行爲有關的營養不良（Law et al., 1993）、酗酒、或壓力、社會孤立等心理因素都要爲兒童的健康負責；但是，專家們對以上論點還未達成共識。我們已經知道，吸菸者的飲食中，水果、肉類和魚類的攝取量比較少，茶等飲料喝得卻比較多，也比較習慣高糖份的飲品（Power, 1995）。除此之外，吸菸者多半居住在社經環境比較差的地區（Graham, 1993）。在懷孕期間吸菸，也強烈暗示著母親並不打算哺乳（Barnes et al., 1997；White et al., 1990），此舉對斷奶前的嬰兒健康會造成莫大的影響，不但如此，嬰兒期與兒童期的健康也都深受影響（Lanting et al., 1994；Lucas et al., 1992；

Pollock, 1994）。

倫敦的一份報告則試圖以前瞻性的研究方式，探究香煙、酒精、咖啡因、社會經濟因素與心理社會壓力對初生兒體重的影響，該研究的採樣對象為倫敦市中心的1,513名婦女（Broole et al., 1989）。他們發現，那些對初生兒體重有重大影響的心理社會因素，如焦慮、憂鬱、生活事件、社會支持與住家保有權等，在控制了母親的吸菸狀況後，就不再具有顯著意義。吸菸不僅被視為重要因子，它的作用也不是來自於吸菸者大量飲用的酒類或咖啡因飲品。事實上，後續的研究顯示，只有在非吸菸者的母親組，酒精才會對初生兒體重產生作用（Peacock et al., 1995）。因此，母親的行為或環境對兒童之胎兒期與初生期健康的影響方式，屬於複雜且多因性的。

吸菸行為可能是母親正處於壓力的表徵。雖然有統計資料顯示，母親的心理狀態會影響胎兒，但是，焦慮與嬰兒健康之間的關聯性尚未明朗。在一份以婦女為研究對象的報告指出，生活壓力與產前焦慮的增加與低初生兒體重和早產機率的增加有關（Wadhwa et al., 1993），不過，若青少女在生第一胎時，血中可體松的濃度與焦慮程度都比一般高的話，會導致早產或晚產。但是這也與某些正面的指標有關，如分娩時沒有胎糞。因此，就有人主張，某種程度的焦慮是出生前後健康的必要條件（Mc Cool et al., 1994）。無論如何，母親若焦慮度比較高，胎兒的活動量就比較少，而大多時候都安靜的睡覺，這對胎兒來說可能比較危險（Groome et al., 1995）。

態度與期望

分娩前的母親壓力可能會引起連鎖反應，包括與初生兒健康狀況有關的體重偏低、易怒或焦躁不安的行為，這些都會引起父母對嬰兒產生反感，像是感覺嬰兒有敵意和拒絕、遲鈍的母性行為，以及不安全感（van den Boom, 1991, 1994）。這個觀點尤其重要，因為已經有證據顯示，在嬰兒出生前，即將為人母的準備可能會對孩子的行為產生堅定的信念（McArney et al., 1986；Wadsworth et al., 1984）。最近的報告則指出，自嬰兒出生前後到第一年之間，母親若能完全瞭解嬰兒，情緒就會相當的穩定（Benoit et al., 1997）。這個概念也影響著往後的親子互動。待產的母親在三十六週的懷孕期間完成性情問卷表，並接受指導，以想像她們的嬰兒出生後會發生什麼事（Zeanah et al., 1987）；相較於那些以為嬰兒很難照顧，也認為嬰兒的行為無法預測的母親，在嬰兒四個月大時，哺乳的影像記錄就顯示，她們比較疏於照料寶寶。若嬰兒和母親之間產生餵食問題（feeding problem），或在進食時間發生衝突，就可以預測兒童期早期將出現生長發育問題與行為問題（Stein et al., 1994, 1996）。因此，母親在嬰兒出生前後的態度，會引發兒童時期有關生長發育的一連串問題。餵食問題最可能直接影響未來兒童的健康與生理發育，而親子互動的品質對親子關係的雙方滿意度來說，是一個很重要的因素，也與之後的兒童心理健康有關。

生產前的自我認知（self-perceptions）也影響將來母親對她們的嬰兒的感覺，以及她們對待嬰兒的行為（Belsky et al., 1991；Smith and Pedersen, 1988）和嬰兒－母親的依附關係（Benoit et al., 1997；Fonagy et al., 1991）。像嬰兒在玩耍時的持續性與目標導向性，與十二個月大時手部操作的靈活性與技巧等嬰兒特徵，均可從母親表現於訪談問題（如「你可以想像自己成為母親的樣子嗎？」）時的自信看出端倪（Heinicke et al., 1983）。自我認知來自於兒時經驗，特別是有關親子關係的部份。對100名於倫敦教學醫院的待產母親進行成人依附性訪談調查（Adult Attachment Interview，George et al., 1985），這些母親得自於她們母親之依附性安全感的程度，與將來她們一周歲小孩的依附行為（有安全感或沒有安全感）顯然有關（Fonagy et al., 1991）。這暗示著兒童的發展在出生前就受到強烈的世代影響。在父母需要調適多方壓力的同時（如經濟困難、孩子健康狀況不佳、婚姻失和），兒童早期之人際關係運作的問題就會特別明顯。在這些多重危險因子存在的狀況下，我們需要多面向的策略。像嬰兒出生前的定期護理與環境改善（如住宅改善、提供便利的交通、就業機會、或社區的社會支持網路等），這些一般性的介入法需要合併治療本身具有特殊問題的婦女，如進食失調或早期人際關係障礙等問題。

兒童意外

社會階級與貧窮

兒童時期致病與致死的主因是意外事件，因之，*國民健康*（*The Health of the Nation*）報告指出，降低兒童意外死亡是國家當務之急（Department of Health, 1992）。社會經濟地位與兒童意外事件的發生率之間呈比例關係，而且這個現象有愈演愈烈的趨勢（Petridou et al., 1994；Roberts and Power, 1996）。舉例來說，以英格蘭和威爾斯在1979-1983 年間的統計資料來看，社會階級Ⅴ的兒童意外死亡率是社會階級Ⅰ的 3.5 倍。1989-1992 年的意外死亡率統計結果，大致上有減少的趨勢，但是，社會階級Ⅰ與Ⅱ的下降的幅度最大（各爲 32% 與 37%），而社會階級Ⅴ的下降幅度最低（只有 2%）。到了 1992 年，社會階級Ⅴ的兒童意外死亡率已經成爲社會階級Ⅰ的 5 倍（Roberts and Power, 1996；同時請參見表 15.2）。不過，意外事件的發生也與親子關係的缺乏、住家簡陋和社會孤立有關（Roberts and Power, 1995）。

意外事件在各社會階級發生率的不同，受到許多因素的影響，包括保護兒童免於受傷的態度、父母的教育程度、清寒家庭不良的住宅環境與生活條件，或是與社會階級有關之不同的父母行爲（Power, 1992）。在兒童行人交通意外的研究中發現，貧窮、生活型態和行爲，交互影響著兒童發生意外的危險性。國家兒童發展的追蹤性分析研究顯示，在 1958 年的某個星期，出生於英格蘭、蘇格蘭與威爾斯將近 18, 000 名兒童中，學齡兒童的道路交通意外的確與某些個人特質有關（比

表15.2 社會階級與外在因素造成每十萬名兒童的意外死亡率，1979-1983年*（年齡1-15歲）與1989-1992年（0-15歲）

	車輛交通意外[a]			行人交通意外			傷燙傷意外		
	每十萬人的死亡率（人數）		下降百分比（95%信賴區間）[b]	每十萬人的死亡率（人數）		下降百分比（95%信賴區間）[b]	每十萬人的死亡率（人數）		下降百分比（95%信賴區間）[b]
	1979-1983	1989-1992		1979-1983	1989-1992		1979-1983	1989-1992	
社會階級									
Ⅰ	11.3(65)	7.9(45)	30(-2~52)	6.1(35)	4.4(25)	28(-20~57)	1.2(7)	0.9(5)	28(-127~77)
Ⅱ	12.5(280)	7.7(189)	39(26~49)	6.9(155)	3.5(85)	50(35~62)	1.0(22)	0.9(23)	5(-71~47)
ⅢN	11.7(115)	8.8(79)	25(0~43)	6.1(60)	4.6(41)	25(-11~50)	0.9(9)	1.1(10)	-22(-200~51)
ⅢM	17.2(594)	16.6(401)	4(-9~15)	11.5(398)	9.8(236)	15(1~28)	2.8(97)	2.4(59)	13(-20~37)
Ⅳ	20.4(297)	16.8(186)	18(1~31)	14.6(212)	9.6(106)	34(17~48)	4.1(60)	4.9(54)	-18(-71~18)
Ⅴ	33.3(162)	32.9(118)	1(-25~22)	26.3(128)	22.3(80)	15(-12~36)	9.5(46)	13.1(47)	-39(-108~-5)
統計p值		P=0.001			P=0.055			P=0.134	
其他	49.2(485)	19.8(373)	60(54~65)	31.7(312)	12.0(227)	62(55~68)	8.8(87)	6.4(115)	31(9~48)
非勞工階級與勞工階級									
非勞工	12.1(460)	8.0(313)	34(24~43)	6.6(250)	3.8(151)	42(28~52)	1.00(38)	0.96(38)	3(-52~38)
勞工	24.1(1538)	18.7(1078)	23(16~28)	16.5(1050)	11.3(649)	32(25~38)	4.55(290)	4.77(275)	-5(-24~11)

注：*1981年除外

a 包括行人交通意外

b 根據製表前的死亡率

（譯者註：社會階級分類介紹請參見第十六章內文）

資料來源：（Roberts and Power，1996）. Reproduced by kind permission of the BMJ Publishing Group.

方說，焦躁的行為），但是，像家中人口過於擁擠、家庭經濟困難與關照兒童的程度等環境因素卻更為重要（Pless et al., 1989）。研究人員的結論是，以社區環境（屬於Bronfenbrenner模式中的外圍系統）為基礎的策略可能會最有效。

Roberts等人也認為，在許多不同國家中，行人之交通意外是一種「窮病」。在他們的研究裡，不同階級的兒童所處的危險不同，該結論可以解釋兒童死於道路交通意外的人數。在紐西蘭，他們控制了鄰近地區的交通流量與車速之後發現，無車階級家庭的兒童，因交通意外而受傷的機率是有車家庭的兩倍。不僅是因為窮人家的孩子比較常走路上學、每週所過的馬路數量也比較多，也因為類似於二手煙的效應，富有人家的車輛在提供孩子交通之餘，也同時讓他們的孩子免於車輛的危害（Roberts et al., 1996）。

態度與行為

然而，社會的不平等並不表示心理因素與兒童意外無關，或者，有關的介入法並不需要考慮心理因素。根據兒童意外與死亡的數據資料顯示，雖然目前無法分辨究竟是兒童或父母的問題，但是心理因素的確與之相關。舉例來說，Wright指出，美國學齡前兒童的中毒率是1/500。若意外發生的機率是隨機分配的，那麼，同一名兒童發生第二次中毒事件的機會應該也是1/500；但事實上，第二次中毒的機率是1/4。Wright認為，既然父母存放物品的習慣，或是具備的毒物學知識看來與意外的發生並不相關，因此，該家庭可能就具有某些會造成重複性中毒的心理學特徵。比方說，在一份針對較年長兒童的研究中就發現，若不論十五、六歲年輕人所表現之行為問題的嚴重度，他們與父母的衝突越厲害，發生需要住院治療的傷害事件機會超過低衝突組的兩倍（Bijur et al., 1991）。

有關如何改變父母的認知方面（就是父母對預防他們的孩子生病或發生意外的必要性）則有不同的看法。Kellmer Pringle強調教育父母的重要，在他的報告中，有超過50%的母親認爲，她們的五歲小孩穿越主要道路時，即使沒有大人陪伴也很安全(Kellmer Pringle, 1980)。不過，正如之前所提過的，中毒與其他學齡前的意外事件，與父母的毒物學知識，或是存放物品的習慣似乎無關（Wright, 1979）。無論父母的特質是否有關連，由環境層面介入並改變習慣比較有效，因爲我們都知道，改變一個人的態度幾乎是不可能的。由環境層面著手，等於讓每個人接受這種介入法，因此可以免去該由誰負責的問題。許多最新的例子可以支持此論點，包括在多種常見的家庭用品，如阿斯匹靈或其他藥物、漂白劑與清潔劑等，都標示著警告：「請放置在兒童無法觸及的地點。」近年來，由於這種行銷策略上的改變，兒童誤食毒物的發生率已經大幅降低了（Cataldo et al., 1986）。而嘗試降低兒童的車輛交通意外研究，卻清楚地告訴我們改變父母行爲的困難。幼童無論是乘客或行人身分，在車輛交通意外傷害中的死亡率，比惡性疾病或中毒的高出許多（Stylianos and Eichelberger, 1993）。儘管父母知道許多預防的方法，但是他們卻缺乏矯正習慣的動機。舉例來說，在1980年調查美國父母的結果顯示，父母很清楚兒童使用安全帶的保護作用，但卻不使用；他們的理由是，如果他們的孩子被抱坐在膝上，他們會及時抓緊孩子；或者說，他們只不過是開車進城而已，沒有什麼危險（Faber, 1986）。從中產階級的父母比較常使用兒童座椅的情形來看，社會階級確實與之相關，但是，父母自己的安全行爲習慣也是一項變因。許多使用兒童座椅的父母，他們自己也會繫上安全帶，同時也關心其他的健康預防措施，如定期看牙醫等。Stylianos與Eichelberger建議同時以立法強制執行使用兒童座椅，結合有關的安全教育，才是達到改變父母行爲、降低兒童受傷的最佳途徑（Stylianos and Eichelberger, 1993）。

在諾汀罕五個地區實施八月齡幼兒之聽力測試時，健康專訪員同時進行的調查發現，父母的態度與知識、他們的社會經濟條件，以及他們照顧孩子的眞正習慣之間有著複雜的關係（Kendrick, 1994）。父母們被問及有關家中擁有的安全設備，與他們對這些設備之重要性的體認。調查發現，儘管大多數的人都認為八月齡兒童所需要的安全設備相當重要，但還是有一定比例的家庭並未擁有這些物品。體認安全設備的重要性，並不受社會人口學變因的影響，但是，領救濟金的家庭、單親家庭、僱員家庭與只有一個孩子的家庭所擁有的安全物品數目顯然比較少。這個研究暗示著，自兒童生命的早期開始，就有很多教育父母有關安全設備的機會。該研究同時也指出相當重要的策略：一方面提供可取得之安全設備，另一方面則鼓勵使用這些物品。

環境介入法

單親家庭兒童的資料顯示，他們的受傷率幾乎是雙親家庭兒童的兩倍，因而突顯了單親家庭住家環境不良的問題。專家認為清寒、住宅環境不良與社會孤立才是意外問題的導因，不當的親子行為並非主因（Roberts and Pless, 1995）。對清寒家庭來說，環境的改變會特別有效，正如紐約市為高樓居民設計的「孩子並不會飛」的介入法。在大樓結構體上加裝活動式的窗邊保護欄杆，兩年內就降低了50%兒童自窗口跌落的事件（Cataldo et al., 1986）。同樣地，我們既然知道兒童的受傷與死亡與成人每日吸菸超過十支以上的情形有關（Ballard et al., 1992），促進使用煙霧偵測器來避免兒童受傷的效果，就會比試圖改變父母的吸菸行為要好得多（Stylianos and Eichelberger, 1993）。

有兩份美國最近的報告發現，學齡前兒童的托兒照顧比成天在家的兒童受傷率要低，因此，兩份報告都建議這種可行的、硬體性的介入法可用於增進兒童的健康（Gunn et al., 1991；Rivara et al., 1989）。雖然日間托兒班的兒童和在家的兒童，可能因為發育的差異而導致不同的受傷率（Roberts, 1996），對來自弱勢家庭的兒童來說，在改善住家條件與高危險家庭父母的習慣之前，這是最佳的短期介入法了。

生病的孩子

許多研究都已經顯示，父母與家庭的心理特徵會影響兒童的病程及其對疾病的適應。雖然患有慢型疾病的兒童及其家人，多半都能適應相關的壓力（Eiser, 1993；Garrison and McQuiston, 1989；Sein et al., 1988），但一般而言，罹患慢性病的孩子會因爲次級的社會與心理適應不良而被列入心理缺陷的高危險群（Cadman et al., 1987；Rutter et al., 1970；Wallander et al., 1993）。病童的結果似乎受到無數個家庭與社會經濟因素的影響，這些也是幫助兒童適應疾病發展的因素（Brown et al., 1993）。無論是體力上或情緒上的護理重擔，通常加在母親身上的比較重些；因此，有愈來愈多的證據顯示，慢性病童的母親承受較大的心理壓力（Engstroem, 1991；Goldberg et al., 1990；Hausenstein, 1990）。

無論如何，過去十年來，儘管急性或慢性疾病的巨大壓力存在，也可能有潛在的情緒低潮，但仍然有愈來愈多的兒童和他們的雙親成功地渡過了重大的發育期的任務（Garmezy and Rutter, 1983；Luthar and Zigler, 1991；Rutter, 1987）。當一名兒童開始發生嚴重的疾病，就會讓人注意該家庭嘗試適應此情境的動態（Patterson, 1995）。我們將在本節中回顧家庭特徵如何影響家人適應醫療程序、維持處方藥物治療和密切注意慢性疾病的進程，我們也提出某些慢性病兒童家庭所採用的適應性調適法。

適應內科療程與住院治療

家長關切的重點之一是，如何幫助兒童接納侵入性與疼痛性的醫療程序，這些程序可以讓他們少受點苦，同時幫助他們獲得最佳的醫療結果（Rudolph et al., 1995）。我們在第五章討論的是如何爲醫療程序做準備，而現在我們要討論的重點是，與兒童適應力有關的家庭角色。醫院通常都會以伊司卡隆那的情緒傳染假說爲依據（Melamed, 1988），爲病童的家庭作好準備。是該論點的中心概念是，父母的焦慮（通常來自於母親）會經由非口語或口語的管道傳染給孩子，而使得孩子在醫院時會比較憂慮，也比較不合作。Visitainer與Wolfer為兒童與陪伴的父母（通常是母親）設計了一套提供訊息的模式，說明母親可扮演的角色（比如說，在進行血液檢查時，握住孩子的手）。這種設計的理由是基於母親對孩子的重要性，以及母親對上醫院的孩子的控制力（Visitainer and Wolfer, 1975）。經過實驗證明，該模式不但能成功地在進行醫療程序時獲得兒童的合作，也能同時降低父母的焦慮。Melamed與其同事在第三級轉診醫院的小兒科門診觀察母親與兒童的行為，記錄母親的反應、應用分散注意的情形、提供的訊息，以及兒童向外探索與親近母親的程度。當母親應用分散注意的方法時，她們會提供非醫療性的話題（如讀故事書，或聊聊玩具的事），也會傾聽（因此就不太可能忽略兒童的需要），她們的孩子就會適應得比較好，也不會出現其他的問題。相反地，若母親提出許多保證，並且談到許多醫療性的話題，她們的孩子就會顯得比較憂愁，可能會以哭鬧或到處亂跑，或只是靜靜地退縮與不安（Bush et al., 1986）。依據該研究的結果，科學家認為醫療機構的介入法應該以幫助母親適應（而非孩子）、考慮親子依戀的問題與降低焦慮為原則（Melamed, 1988）。

然而，後續有關父母之準備的研究結果並不一致。一方面，父母的支持有助於兒童的適應與調適（Siegel and Smith, 1989），但是，其他的研究卻指出，疼痛性的醫療程序，像是骨髓抽取和腰椎穿刺時，在父母參與的情形下會增加兒童的憂慮，尤其是父母移情式的評論、對孩子的抱歉、保證與批評（Blount et al., 1990）。關於這些父母行為所帶來的不同效應，有人解釋為：兒童的適應情況受到父母特質的影響（像是焦慮的程度），或者受到兒童本身特質的影響，如依戀狀況、性情或「追求完美」的需要。兒童的母親若屬於焦慮型，在父母陪同的場合下，孩子就比較容易顯得憂慮（Fishman et al., 1989；Jacobsen et al., 1990）。Lumley等人研究手術前麻醉導入期的情境發現，父母與孩子的互動共同決定了孩子的反應。「容易親近」的孩子在母親試圖分散其注意，或分享較少的訊息時，兒童的表情會顯得比較愁苦，這類的孩子屬於社交型，並且渴望新的體驗。相反地，「迴避型」的孩子在母親並未分散其注意力，而且提供大量的醫療程序訊息時，會顯得比較憂愁（Lumley et al., 1993）。

因此，當父母以兒童爲中心時，孩子顯然適應得最好，因爲他們的父母非常瞭解孩子，而且知道如何有效地平衡教導與安撫行爲。以Baumrind的辭彙來說，當父母以成人爲中心思考時，就會專注於他們自己的憂慮，而孩子就會適應得比較差；不過，我們也別忘記，兒童本身的特質也會影響他們自己的適應行爲（Rudolph et al., 1995）。

家有慢性疾病兒童的調適

一旦家中的兒童或青少年診斷出得了慢性病，這些疾病立即就會在各方面影響家人（Patterson, 1995）。父母會出現各種情緒反應，如內疚、無助、焦慮、羞愧、憤怒或發牢騷，這些全都會影響護理兒童的工作。Mattsson認爲，父母若能控制內疚或恐慌的感覺，並且儘可能地對待這些孩子就好像他們是正常健康的一樣，這些兒童會適應得最成功（Mattsson, 1972）。最近的研究指出，孩子罹患地中海型貧血（Thalassaemia intermedia）的大部分父母都說，有鑑於他們的經驗，若能再選擇一次，他們會接受產前檢查，若胎兒受影響的話，一定會終止懷孕（Ratip et al., 1995）。許多不同的臨床研究報告都指出，家中有地中海型貧血的兒童多半會受到父母的過度保護與過度放縱（Rapit and Modell，1996），但是這種現象卻未出現在另一個遺傳血液疾病—血友病的家庭中（Bussing and Johnson, 1992）。一方面，該結果可能反應了家長對地中海型貧血造成生命期縮短的焦慮，而現代醫藥治療能確保大多數的血友病患者能享有一般的存活期。另一方面，有關血友病的研究方法比較嚴謹，因此，各組間的差異性可能就比較不明顯。其他造成兒童對疾病適應不良的結果可能還有父母強烈地抗拒或忽略，或是過度限制，這些情形對孩子的生理與心理健康可能造成的傷害比過度保護還大（Mattsson, 1972）。

兒童慢性疾病的適應不但與管理兒童的病情與兒童的調適有關，同時也與父母的心理健康有關。在 Thompson 等人針對三十五個罹患杜氏持續性肌肉萎縮（Duchenne Muscular Dystrophy）病童家庭的研究中顯示，調適不良的父母比調適良好的父母更常運用姑息性適應法（比如說，迴避、願望式的想法和自責）、家中的支持度也比較低，衝突性也比較高。父母的憂愁和使用姑息性適應策略的情況，與他們孩子的情緒與行為不安有極大的關連（Thompson et al., 1992）。

然而，若家人能建立更有效的適應方式，發展出達觀的態度與調適能力，就可以從面對兒童慢性疾病的不幸當中獲得力量。Hauser 及其同儕研究糖尿病童的家庭，與急性病症（像是骨折、闌尾炎、傳染病）兒童的家庭相比。觀察各個家庭在解決具有「明顯差異」之問題情境下的反應。他們請受試者填寫有關傳統的親子困境問卷表，就是處理有關自治、隱私、誠實與支持等難題。結果在發現母親與孩子的立場一致，但父親不同意的時候（也有相反的狀況），便要求家庭成員為自己的立場辯護，並試著達成共識。整體來說，糖尿病童的母親比對照組的母親還能夠「付出」、解說、並會試圖釐清他人的觀點，也會試著達成共識；而糖尿病童的父親則有輕微的批評性。Hauser 等人認為，母親若抱持著「我們會一起戰勝它」的精神，對糖尿病青少年的親子關係有益，不過，這些母親也提到，她們需要旁人輔導，以免從健康、支持性的參與「陷入」過度保護的狀況（Hauser ct al., 1986）。

適應行為比較多元、豐富的家庭，比較容易達成個人與家庭的需要，兒童生理與心理健康也會出現比較好的結果。Patterson 等人指出，囊腫性纖維化（cystic fibrosis）病童的父母，若能採用三種不同的適應策略，病童的肺臟功能試驗在十年間期的表現就比較好。這三種適應策略強調：投入家庭、全家人一起努力，照顧個人的養生需要，以及與專業人員商談有關的醫藥狀況（Patterson et al., 1993）。

另一個調節性適應的方向是，改變加諸在慢性疾病家庭之生活壓力的認知。Eiser等人訪談了進行性癌症病童的父母。約有一半的母親聲稱她們「更看重生命」，還有約四分之一的母親也變得比較有主見，隨時準備發表她們的想法。另外約有五分之一的父親聲稱，他們對其他人的態度改變了，特別是他們漸漸能夠體諒生病與失能的人（Eiser et al., 1994）。似乎，賦予情境正面意義的模式相當適合家有病童的情況（Patterson and Leonard, 1994）。在訪談過程中，適應了家有慢性病童的父母都會強調他們生病小孩的優點（窩心、互動、能忍受疼痛），家中其他孩子的優點（有同情心、和藹仁慈），強調他們自己身爲父母的正面特質（面對醫療服務提供者時，能拿出主見），同時也強調家人的貢獻（更加親密、彼此承諾要一起面對困難）。

父母行爲是預測兒童適應策略的重要因素。Gil等人研究了鐮刀型血球症（sickle cell disease）病童和其母親的適應策略。那些自認爲高度應用主動性適應的母親，她們的孩子顯然較少有負面思想。另外，那些自稱適應性比較低，採取被動性適應策略的母親，她們孩子到校上課的出席率就比較低，也較常與健康專業人員發生衝突（Gil et al., 1991）。另一份研究鐮刀型血球症的報告則指出，自稱比較常以主動性策略適應孩子的疼痛的母親，也比較可能贊同運用技巧來避免並且有效地管理孩子的疼痛狀況（Sharp et al., 1994）。若一個家庭能表現共同合作、相互支持的精神，家人會適應得比較好，也能避免家庭成員生理疾病與／或二次性的心理性失調失能的惡化。

兒童的病徵與家人的互動

雖然家中出現病童可以促進父母實際的養育行爲，但是，父母雙方的歧見，或親子關係有問題，都與兒童病徵的發作有關（Graham et al., 1967），也進而影響疾病的結果。Mrazek等人以前瞻性的實驗設計研究早期的父母行爲對兒童往後氣喘發作的影響；這150名兒童經追蹤性調查後發現他們都具有氣喘的遺傳性危險因子。臨床上評斷「早期養育障礙」與否的依據來自於訪談內容，考慮在應付成長中的嬰兒需要時，父母所需具備的各方面能力。五十二名嬰兒中，約有四分之一的父母被認爲不稱職，而結果也顯示這些嬰兒最終成爲氣喘兒；相對於不到十分之一的父母被認爲相當會照顧小孩，這些嬰孩最後並未出現氣喘症狀（Mrazek et al., 1991）。

「表達的情緒」研究文獻中提及父母行爲的另一個層面一批評性與／或過度介入（Vaughn and Leff, 1976）。Schoebinger等人在訪談廿八位支氣管氣喘兒母親與廿三位配對之健康兒童的母親後發現，氣喘兒的母親中約有半數對兒童表現出批評性的態度，相對於健康兒童的母親則只有三位（13%）出現同樣的態度（Schoebinger et al., 1993）。母親的批評性態度明顯地與氣喘發作的頻率和藥物治療的次數有關。若母親對她們的孩子表達較多的批評性言辭，那她們就需要耗費較大的力氣讓孩子遵守醫囑。而父親的批評性態度通常並不會嚴重地影響兒童的氣喘（Schoebinger et al., 1992）。由於孩子的支氣管型氣喘對父母而言也是一種慢性壓力源，因此就可能導致父母對孩子擺出負面的態度。另一方面，母親的批評性態度也會成爲孩子的慢性壓力源，因之就會造成氣喘重覆發作。

家庭環境對兒童疾病之嚴重度的影響，也可以從特異性皮膚炎病童的身上看出端倪（Gil et al., 1987）。該研究的目的是，探討壓力與家庭環境如何影響症狀嚴重度的指標（炎症反應，或使用抗組織胺軟膏的使用量）。雖然具有壓力的生活事件，像是搬家、家中有成員患病或失業都與皮疹的症狀無關，但是，家庭關係的確能預測症狀的嚴重度。那些宣稱自己比較主動且支持的父母，他們家中的病童在七個症狀測驗項目中有六個明顯地下降；至於聲稱他們著重於獨立與系統化的家庭，雖然病童的測驗指標降低程度達到顯著性的差異，但是降幅就比較少。相反地，堅決強調道德或宗教的父母，他們的孩子明顯地表現出較多的病徵。研究人員於是認爲道德或宗教性的家庭是非分明、相信懲罰，其適應型式也比較僵化，同時非常仰賴藥物治療。這種情形也可以描述爲要求性、成人中心型的策略，與Baumrind（1967）

所謂的權威式型態相似。

生病的父母

雙親的疾病

類比於病態行爲可以推演出正常的發育過程（Sroufe and Rutter, 1984），檢驗患病父母之家庭對兒童健康的影響與復原能力的可能性，也同樣可以突顯出兒童行爲的正常發展過程。流行病學調查研究認爲，生病的雙親是兒童期精神疾病與適應問題的指標(Offord et al., 1989)。已經有許多研究檢驗父母的心理疾病對兒童的影響（Beardslee et al., 1988；Keller et al., 1986；Orvaschel et al., 1988；Radke-Yarrow and Zahn-Waxler, 1990；Rutter and Quinton, 1984）。一般而言，當家人間的互動中斷、較少談及該疾病時，兒童罹病的風險就比較高（Lewis, 1990；Rosefeld and Caplan, 1983），尤其當父母對兒童表達攻擊與敵意時、兒童成爲父母的妄想對象時，或病理因素造成父母的忽略時，兒童罹病的危險就更高（Hirsch and Moos, 1985；Peters and Esses, 1985）。

我們應考慮父母的生理性疾病和心理性疾病的交互影響，因爲需要接受慢性醫療的成年人很可能會同時出現心理性的問題（Wells et al., 1988）。舉例來說，亨丁頓氏舞蹈症（Huntingdon's Disease）病童的父母若出現情緒上的問題，孩子也很有可能出現同樣的情緒症狀（Folstein et al., 1983）。該研究同時也指出了家庭關係的重要性。對兒童病情影響最深的是，家庭的社會功能瓦解，因其很可能導致兒童出現行爲問題，有時還會持續到成年期，使其發展出反社會人格症。家庭成員在適應家中失能的父親或母親時，也確認了家庭關係是預測兒童將來結果的關鍵（Peters and Esses, 1985）。

我們對某些父母的情況特別有興趣，原因是這些疾病相當常見（如癌症、憂鬱症），而這些疾病將會在本節中被詳細討論，並指出家人的健康失調會影響兒童的身心健康。

乳癌

有些研究人員已經做出結論，認爲雙親的致命性癌症能增進家庭成員間的親密感，並且改善家庭的活動性（Cooper, 1984；Lewis et al., 1985）。然而，回溯性訪談那些兒時遭遇過母親罹患癌症的成人，卻發現偶而還是會出現持續性的焦慮和憤怒。這種情形通常是源於家人間的溝通不良或遮遮掩掩，也可能是因爲醫療人員不重視這類問題，又容易將這些病患的孩子視爲附屬品（Northouse, 1988）。因此，癌症病患的孩子現在被視爲一群隱藏的高危險群，他們的問題可能會被不知所措的家長忽略，但卻可能在認知表現、人格與自尊上受到長期的改變（Holland and Rowland, 1990）。在英國，每十二名婦女中就一名會受到乳癌的影響，得病的時間通常在她們的生育年齡。如同其他有生命危險的疾病和長期健康狀況不佳的情形一樣，患者都會出現焦慮、憂鬱和其他情緒失調（Fallowfield et al., 1994a；Maguire, 1994），每一種情緒問題都會造成父母失職，而使得孩子很容易發生問題。除了對父母的心理健康產生影響之外，像乳癌之類的疾病，無論是否會致命，都已經有證據顯示會對兒童的心理健康產生不良的影響（Lichtman et al., 1984；Nelson et al., 1994）。

孩子的年紀似乎會影響所產生的問題種類，或者影響良好之適應行爲發展的機會。Lewis 與其同事完成了 126 個家庭的縱向研究；這些家庭的母親都罹患了非轉移性的乳癌。幼童（7-10 歲）通常會有哀傷、恐懼、孤獨的感覺，有時候還會對發生在他們母親身上的事生氣；而 10-13 歲的孩子則表露出自己的生活被佔據的情緒。而青少年（14-18 歲）的問題最多，和他們的母親產生自主與依戀的衝突（Lewis, 1985）。另外，孩子的性別也有關係；母女關係比母子關係更容易出現問題（Lichtman et al., 1984）。一般認爲，家人若不溝通母親的病況、或故做神祕，或隱瞞病情都會比較容易引起長期的問題，如憂鬱症（Litchman et al., 1984；Rosenfeld and Caplan, 1983）。

然而，並非所有的研究都認爲兒童的心理問題與母親的疾病有必然的關係。Howes 等人發現，母親在最近被診斷出罹患乳癌的孩子，發生行爲問題的程度並不比一般的兒童高（Howes et al., 1994）。與我們所預估的情況相反的是，母親病情比較不嚴重的孩子，卻比那些母親病況嚴重且複雜的孩子還容易發生心理性的問題。研究人員於是認爲，在面對母親糟糕的病況時，這些孩子可能會出現「過度適應」，並且極力要表現「良好」。不過，若他們的母親變得憂鬱時，這些孩子就無法成功地適應，並且會表現更多的行爲與情緒問題。Howes 等人的報告與其他的研究已經注意到來自家庭以外的資源，像是學校、同儕朋友等的重要性，這些資源可以避免孩子發生如憂鬱症等問題。

有關母親的乳癌對兒童發展結果的影響並未達成一致的結論。幾篇小樣本研究，還有其他只有母方資訊的研究，其所使用的研究工具都對孩子的問題不夠敏感，追蹤的期間也不夠長。而即使是在經歷了父母長期的患病和父母死於癌症的情形下，許多孩子很快就能回復「正常」(Siegle et al., 1996）；因此，在得知診斷結果後短暫的正向適應會遮蔽了往後兒童期、甚至成年之後的行爲問題。同時，母親的病情是否會發展至末期，也可能對兒童造成完全不同的影響。在母親的病情進入末期後，其家庭所能獲得的社會支持和溝通就是預測孩子長期表現的關鍵(Harris et al., 1986；Silverman and Worden, 1992)，但是，我們比較不清楚那些母親病情嚴重但尙未進入末期的孩子，他們在家中的適應情況究竟如何。以上這些研究描述了家庭生活複雜的層面，這些都和兒童的適應或未來良好的心理狀況有關。若能改善家庭成員對病情及其含意的溝通，就可以增進兒童的適應能力，也可以避免長期的情緒問題（Roseheim and Reicher, 1985）。

憂鬱症

對大多數人來說，憂鬱症以及其他的情緒性疾病是相當常見的健康問題，據估計，約有10-20%的人，一生當中都有發生情緒性疾病的危險。養育幼童的母親最常發生的心理健康問題就是憂鬱症，同時也有幾篇研究指出，兒童的母親若患有憂鬱症，罹患情緒與行為失調的機率就有增加的可能(Downey and Coyne, 1990；Ghodsian et al., 1984；Hammen et al., 1987；Richman et al., 1982)。

有關兒童情緒問題的狀況顯然十分複雜，並且，可能的解釋也相當多。情緒性疾病的成因包括遺傳性因子在內（Tsuang and Faraone, 1990），而毫無疑問地，引起母親憂鬱感的環境壓力，同樣也可能影響兒童；而孩子的情緒可能會影響母親，或者反過來，母親的情緒影響孩子。雖然這些因素可能同時作用，但是，最近的研究工作突顯了母子關係對兒童健康的重要性。然而，家庭互動和兒童情緒問題間的關係，並不能完全以直接暴露在憂鬱症狀下的結果來解釋（Cox, 1988）。要想瞭解父母情緒疾病對兒童不良健康的影響，最好的模式是以父母的情緒性疾病作為與其他家庭危險因子有關的一種指標。

對兒童造成影響的心理機制似乎可以集中在兩方面：父母婚姻失和與養育行為受干擾（Downey and Coyne, 1990；Fendrich et al., 1990；Rutter, 1989）。有具體的證據顯示，父母若有一人罹患憂鬱症，離婚和婚姻失和的機率就比較高（Downey and Coyne, 1990）。也有相當多的證據顯示，憂鬱症父母的養育行為，終其一生都會受到干擾。舉例來說，和非憂鬱症的母親相比，憂鬱的母親對其嬰孩的回應比較差，也比較有持續性的負面情緒（Field et al., 1990；Murray et al., 1993）。憂鬱的母親若有年紀較大的孩子，就會比較常使用攻擊性、批評性與負面的字眼（Cohn et al., 1990），也容易出現肢體性攻擊（Zuravin, 1988）。憂鬱的母親顯然比較缺乏效能，無法管教他們的孩子，也無能制定家規（Goodman and Brumley, 1990），更缺乏解決衝突的能力

（Kochanska et al., 1987），並且絕望地相信，孩子在生長的發育過程中有太多無法控制的因素（Kochanska et al., 1987）。

觀察憂鬱症母親與幼童的互動發現，這些母親與非憂鬱的母親相較，對孩子的言行舉止比較缺乏適當的關切（Mills et al., 1985）。有比較年長的孩子（8-16歲之間）的母親，在開協調性家庭會議時，對她們的孩子比較具有批判性和負面言辭，她們也很容易離題，也比較少有正面決定性的看法。這種型態的互動可能也與忽略兒童疾病症狀的行爲有關，這些行爲包括挑剔不安、無精打采或失去食慾；也許會指控她們的孩子裝病偷懶，讓孩子更可能發展出行爲障礙（Gordon et al., 1988）。因之，母親患有憂鬱症的孩子，無論是心理或生理健康都有危險。

父母憂鬱症對兒童的影響，也需視其罹患憂鬱症的時間長短和嚴重度而定（Keller et al., 1986）。一份檢視多種兒童行爲的研究，以教師、同儕和父母評估兒童的調適技巧與認知能力，結果發現，兒童的能力與父母罹患憂鬱症的時間長短和復原的程度有關（Harder and Greenwald, 1992）。Caplan等人（1989）發現，四歲兒童的行爲障礙與父母的婚姻失和或與母親當時的憂鬱情況有關，與產後憂鬱並無關係。

因此，母親的憂鬱症對兒童發育的影響包括了個人感受性（包括遺傳性因子）、一對一親子關係的問題，和層面比較廣的親子關係與家庭在社區內的社會網路三方面之間的複雜關係。此外，母親的心理狀態也會減少社會支持網路的取得。同時，也需考慮兒童成長發育的形式。兒童期早期若缺乏互動式的回應，對於早期語言發展的傷害性特別大（Cox, 1988；Mills et al., 1985），而父母表現的敵意，使用高壓、以父母爲中心的控制手段，則會促成較年長兒童的行爲問題（Panaccione and Wahler, 1986）。不過，現在有了創新的介入法，是以家庭成員相互討論雙親的疾病爲重點的方法。當兒童獲得有關憂鬱症的資訊，並讓他們有機會談論父母的憂鬱症，也表達此疾病對他們的行爲所造成的影響，之後就能減少家庭失和的機會，也會有更多的開放性討論（Beardslee et al., 1992, 1993）。根據Patterson（1995）的適應模式，我們期望能幫助兒童將個人的價值觀建立在父母的疾病上，並且能爲他們提供處理家庭問題的長期模式，以促進親子間、手足間對父母疾病的討論。

重點提示

- 兒童的健康指標，如嬰兒發病率和意外死亡率在不同的社會階級中呈現顯著的差異，我們可以從經濟弱勢所帶來的環境壓力來解釋部份的原因。這些環境因素隨後還會影響父母的心理健康與適應行為。
- 母親看待自己的態度，或是產前看待嬰兒的態度影響著兒童的生長發育，同時也受到母親本身被養育經驗的影響。然而，為改善環境與降低風險所設計的預防性方法，可能比嘗試改變母親的認知還要有效。
- 為高風險族羣，如懷孕少女所設計的介入法，若能強化母親的自信，並提供她們與胎兒有關的正面印象，可能會比企圖減少如吸菸等行為還有效。
- 當我們考慮如何幫助兒童與其家人適應侵入性的醫療程序或到醫院看診時，最重要的考慮因素是，使父母與兒童的態度一致，且適應壓力與焦慮的型態一致。
- 當家人產生內疚或自責，或是父母失和時，適應慢性兒童疾病的能力就比較差。父母若能賦予該疾病正面的意義，家庭成員就會適應得比較好。
- 父母的養育能力和兒童－父母之間的互動會影響慢性兒童疾病的發作與疾病的嚴重程度，同時也會影響兒童的情緒發展。一旦發生情緒失調，就會阻礙往後的治療遵從度與疾病未來的發展結果。
- 母親的生理或心理疾病並不一定會影響兒童的情緒和行為發

展。不過，伴隨母親疾病狀況而來的婚姻失和、無效的管教、批評與敵意，或者對兒童的需要缺乏回應，都會增加兒童情緒或行為失調的發生率。

⊙ 若家中的溝通情形良好，或者兒童能從同儕或其他成人獲得社會支持，孩子適應父母的生理或心理疾病的反應就會比較好。兒童的長期情緒反應受到父母目前的情緒問題，和所給予的照料性質等因素的影響。

⊙ 若兒童能瞭解父母的疾病對他們個人的意義，他們就可以適應得比較好。關於這一點，可經由良好的親子溝通來達成。

延伸閱讀

1. Botting, B.(ed.)(1995)*The Health of Our Children*. Decennial Supplement. Office of Population Censuses and Surveys. Series DS NO.11.London: HMSO. 本書包含許多實用的文獻，歸納歷史趨勢與最新的國家統計，統計的項目包括與嬰兒致死率、低新生兒體重、如哺乳、運動、吸菸和飲酒等健康相關行為。為了增進讀者對複雜之生物與行為因子的理解，書中以實用的模式呈現影響兒童健康的因子。

2. Eiser, C.(1993)*Growing up with a Chronic Disease*. The Impact on Children and Their Families. London: Jessica Kingsley Publishers.本書精采地回顧了慢性疾病對全家的衝擊，以及對慢性病的適應如何影響兒童發育的不同階段。Eiser不但回顧有關家庭適應慢性疾病的研究，並且討論雙親、親子與手足之間的關係。

3. Krasegor, N.A. Arasteh J.D. and Cataldo, M.F.(eds)(1986)*Child Health Behavior: A Behavioral Pediatrics Perspective*. New York: John Wiley.本書蒐集了介紹小兒科與發展心理學之相關性的文獻。內容還包括有關的預防章節。

4. Schor, E.L.(1995)The Influence of Families on Child Health. *Pediatrics Clinics of Nort America*, 42(1), 89-102.本篇以臨床小兒科醫師的立場回顧家庭對健康與健康行為的影響，諸如運動、進食問題或吸菸，以及貧窮對健康的

衝擊，並其他可能之家庭因素的力量，如忙於工作的母親、家有青少年或父母行為學習障礙等。

增進兒童生理健康、情緒和行為發展的預防性策略

預防兒童的健康問題可以從許多不同的層面著手。初級（通常稱為一般性）預防的目的在於，降低某個疾病或失調的新病例數，所使用的預防方法遍及整個族羣。最好的例子就是傳染性疾病的預防接種。次級（選擇性）預防的目的則是，為高危險族羣提供介入法，以減少病例數。這類介入法可能無法盡如人意，可能是因為開銷，也可能是因為隨之而來的風險，像是汙名等，除非個人深信接受介入法的優點遠超過任何一種風險。其中一個例子就是對低收入懷孕少女進行家訪，以改善她們的產前照顧和健康相關行為。這樣可以增進她們嬰孩的健康狀況，降低她們被孤立的機會和擔憂嬰兒的出世，甚至還能降低虐待兒童的發生率。三級預防是曾經發生某種疾病或其他問題，避免其復發，或者併發其他問題。其中一個例子是，為家有重大疾病患者的父母與兒童進行家庭治療，以降低兒童產生情緒與行為問題。本章所提過的訊息可以幫助你思考如何在這三個層面安排預防措施，以及如何在兒童健康之生態模式下，整合對改善健康之危險因子的瞭解，以促進適應策略的發展。

1. 根據你對兒童健康之社會階級差異的資訊，你會為都市弱勢地區的社區健康計畫提出什麼建議，以期降低嬰兒死亡率和低初生兒體重的情形？
2. 你受邀加入一個氣喘兒雙親支援團體的顧問委員會。你會為他們設計何種預防計畫呢？
3. 若你受鄉村地區的區域醫院之邀，為罹患重大、慢性生理疾病父母的孩子設計一份計畫，你的建議會是？

第十六章

社會環境、社會不平等與健康

Marian Pitts與Krith Phillips

引言

前面幾章所提到的研究，大多數都將焦點集中在個人差異，以及這些差異如何影響個人的健康與健康行爲。當然，這樣的視野對一本有關健康心理學的書籍來說已經足夠。然而，健康心理學家事實上已經觀察到人口學、地理學與社會學等更廣泛的因素對健康的影響。

健康一詞可從許多方面定義：積極地，健康是具有某些特殊的性質，如生理與心理的康樂；或者，從消極面來看，健康指的是一種並不缺乏康樂的狀態。我們應該回頭來看世界衛生組織的定義，「一種不論在生理、心智與社會都十分康樂的狀態，而不只是體格健壯或無病的狀態」（WHO, 1946）。這個完整的定義清楚地指出了「社會」與「個人」的健康同樣重要。

有關這個領域的研究是由流行病學家和醫學社會學家完成的，但是，健康心理學家也同樣地關切這個議題。本章將回顧三方面的健康不平等現象：社會經濟地位相關的變化、性別差異與民族或種族間的差異；在這之後，將介紹幾個心理學的機制，我們在健康行爲上觀察到的變化可能與這些心理結構有關。

健康與疾病的社會階級差異

英國自從開始蒐集死亡率統計資料之後，就發現了不同社會階級的健康與患病情形並不相同。Macintyre 概略敘述了這種現象的歷史背景，十九世紀後半的記錄顯示，比較窮困的人民，健康狀況也比較差，壽命也比較短。她指出，1842年Edward Chadwick在李文坡(Liverpool)所作的報告顯示，當時「上流階級」的平均壽命是35歲，而「勞工、技工與僕侍」的壽命只有15歲（Macintyre, 1997）。不過，從那以後，造成死亡的主要原因就開始改變了。1840年，英國的主要死亡原因是傳染病；而今天的主要死亡原因則是前幾章所提過的，與生活型態相關的疾病—心臟病、中風與癌症。現今，男性與女性的平均壽命已然延長了許多；男性的平均壽命爲74歲，女性則爲77歲。不過，在每一個年齡層，男性的死亡率都比女性要高出許多。

當然，導致死亡的模式和原因都隨著時間改變。在1840年，嬰兒的死亡率相當高，同時也是造成整體壽命統計值降低的主要因素（Macintyre, 1997）。不過，其中也有階級差異的存在。1913年，戶政總長就開始關心階級差異的問題，並且認爲「只要平民的嬰兒健康條件可以達到階級1的水準，這個國家至少可以免去40%的嬰兒死亡率」（引自Macintyre, 1997）。

在廿世紀，嬰兒死亡率已經降低，但是，社會階級Ⅰ與Ⅱ的嬰兒死亡率降幅顯然比其他階級要來得多。Titmuss（1943）認爲，與十九世紀末相比，社會不平等的程度不降反升。由於對社會階級差異的關切，政府委託Douglas Black爵士調查自本世紀中葉至1977年間，不同階級內的健康狀況。他以戶政總長的社會階級分類法，將每個人歸類至六個不同的職業階級（Black Report, 1980）：

- 專業人員（社會階級Ⅰ）
- 管理人員和低專業度人員（社會階級Ⅱ）
- 非勞動性技術人員（社會階級Ⅲ N）
- 勞動性技術人員（社會階級Ⅲ M）
- 半技術性勞工（社會階級Ⅳ）
- 非技術性勞工（社會階級Ⅴ）

如同之前的其他報告，該委員會發現，不僅各社會階級的總平均死亡率（不良健康狀況的總結性指標）有驚人的差異，各社會階級之間對應年齡層的死亡率也有相當的差別。比如說，嬰兒死亡率統計就出現驚人的差異（圖16.1）。

這種社會階級的差異不但不因社會進步而減少，反而令人憂心地持續增加（Blaxer, 1987）。另外，健康醫療資源的應用程度也隨著社會階級的差異而變化，低社會階級者利用健康醫療服務的頻率遠不如

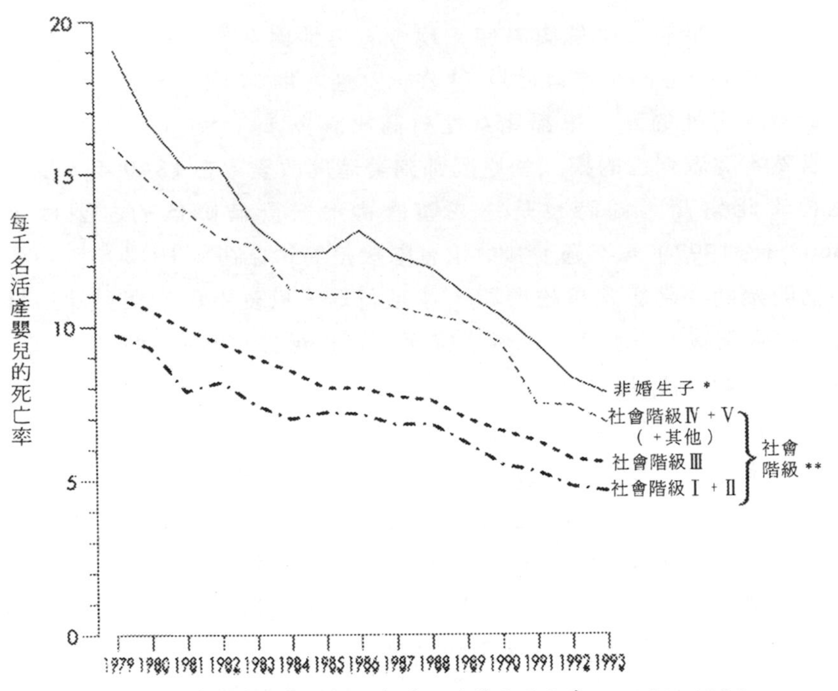

圖16.1　英格蘭與威爾斯不同社會階級的嬰兒死亡率，1979-1993

注：*　也包括父母合併登記的初生兒數據

**　社會階級以父親職業（登記死亡時）為準之婚生子

資料來源：OPCS Mortality Statistics perinatal and infant: social and biological factors

高社會階級者。布拉克報告提出許多有關健康政策與研究的建議（Black Report, 1980），不過，該報告眞正吸引衆人注意的內容是他對健康不平等現象所作的描述；正如 Macintyre 所指，英國內部的激烈爭論嚇壞了並未意識到社會階級差異仍存在於當時英國的外國觀察家。當 Douglas Black 爵士的報告出版時，就有人企圖以達爾文的天擇說爲健康不平等的現象辯解：生病的就會更窮，「窮人」對自己的健康不負責，所以爲自己帶來疾病。在布拉克報告出版時，衛生部國務大臣的前言，就否認不平等可以補救，此外，他寫道「我必須表明，依這份報告的建議，所有額外的支出項目……就目前或任何可見的未來而言，是相當不切實際的。」因之，這個問題被視爲生命中無可避免的現實。

社會階級的健康差異至今仍然存在。1991年，社會階級V的男性死亡率是社會階級I的三倍之多。的確，自布拉克報告之後的這些年來，死亡率在各社會階級間的差異愈來愈大。由政府資助的國家研究計畫已經證實了這個數據，該計畫稱爲經濟與社會研究會議（ESRC，健康變因計畫），其目的在找出形成社會階級之健康差異的社會因子，並建立減少差異的政策。瑞典與荷蘭等其他國家也已經開始進行類似的計畫。

1995年，一份屬於英國國家衛生計畫的一部份，稱爲「健康的變因：衛生司與國家衛生部門能做些什麼？」的報告，將許多重要的研究發現集合在一起，譬如三份起自1946、1958與1970年之國家新生兒的追蹤調查，以及其他研究調查，如1984／85年間，英格蘭、威爾斯與蘇格蘭的國家健康與生活型態調查（Cox et al., 1987）。該報告討論了與健康變因的範圍，也提出了支持致病率與死亡率在不同社經族群、在男性與女性，和不同地區與民族族群間的差異正逐漸增加的證據。若先以職業階層的差異來考量，報告中顯示（DHSS, 1995，第9頁）：

- 目前，社會階級I的平均壽命比社會階級V約高出七年；
- 社會階級V的兒童，發生意外死亡的機率約爲社會階級I同伴的四倍；
- 在男性六十六種主要死亡原因中，有六十二種較常出現在社會階級IV和V之聯合族群中；
- 七十種女性的主要死亡原因中，六十四種較常出現於嫁給社會階級IV和V男性的婦女族群；
- 社會階級I的婦女，有病歷記錄的乳癌發生率是社會階級V的1.5倍。

針對這些觀察到的變因，有以下幾種解釋：

- 測量的人爲誤差

- 健康衛生服務的取得與應用
- 所暴露的環境條件不同，包括工作環境與生活環境
- 與健康有關的行爲
- 健康相關之可變性
- 生物因子（包括遺傳性）
- 心理社會因子，包括壓力。

依次討論這些解釋後，我們發現，該報告的結論認爲，當評估社會經濟地位或健康的方式不同時，觀察到的現象可能會有些微的改變，但型式上卻不見得會出現重大改變。各階級運用健康服務的程度不同，可能是造成健康與壽命差異的原因。在英國，自出生的那一刻起，所有的健康服務都是免費的。但是，地理位置、服務時間，或是對少數民族而言的語言障礙，可能全都會成爲取得健康服務的障礙，對某些人來說，根本無法平等地享受醫療服務（White et al., 1996）。即使獲得了醫療服務，也有證據顯示，較高社會經濟地位的病患比較傾向一探究竟，和低社經地位的病患相比，也較不容易接受醫療處方（Scott et al., 1996）。

雖然日常生活和工作環境十分重要，但是根據起自出生的追蹤調查顯示，這兩個條件在獨立於經濟狀況的情形下，對健康的影響力非常微小。

有人認爲，生理或心理健康狀況不佳，可能會因失業與窮困而處於不利的社會地位，也因此降低其機動性，但是，這份報告卻認爲，這並不能算是廣義的社會不平等。最近，以健康行爲的觀點所作的解釋較受歡迎。我們已經注意到，不同社會階級的吸菸、飲酒、飲食和預防性服務的採用等情形並不相同，於是有人認爲這些才是造成不健康的原因。然而，正如Rose與Marmot的研究證據所示，以上這些危險因子對冠狀心臟疾病與致病率之社會階級差異只佔了三分之一的影響力（Rose and Marmot, 1981）。以下我們還有更詳盡的討論。

遺傳與生物性的差異也出現類似的爭議。男性和印度大陸的民族

似乎有罹患冠狀心臟疾病的遺傳傾向，但是，這種傾向並不固定，而且會與社會環境共同作用，形成得病的危險因子。研究各國的移民後發現，這些移民表現出移入國的危險特徵，因而認爲遺傳因子所扮演的角色並不重要（Marmot et al., 1975）。

最後，我們將回顧有關心理社會因子影響健康變因的最新研究。

白廳研究報告

已經著手進行的兩個重要的流行病學研究，檢驗了英國政府（倫敦白廳）公職人員的生活型態、社會與經濟環境和健康狀況。雖然兩份報告相隔廿年，白廳報告Ⅰ和白廳報告Ⅱ（Marmot et al., 1991）都顯示了健康上的社經差異的確存在。他們以公務人員的職等爲分析基準，發現許多健康行爲都有職等上的差異。舉例來說，吸菸在職等較低的族群比較常見，而吸菸也和許多特定疾病有關。然而，在控制了吸菸的因子之後，職等間仍然存在著與吸菸無關之疾病死亡率的差別，在非吸菸者也一樣（Marmot et al., 1984）。白廳報告Ⅱ則發現了各職等間的健康態度不同。低職等族群中，有較多人相信他們無法採取降低心臟病風險的預防行爲（Marmot et al., 1991）。

工作環境因素似乎在這些職等差異上佔有重要地位。低職等的員工抱怨工作控制性低、變化性少，也少有機會應用他們的技術。這些與健康有關的工作層面已經在第十一章討論過。各職等間的A型人格行爲模式並沒有差異，但是低職等員工的敵意比較高。而工作的安全性看來也相當重要。Ferrie等人的報告指出，工作的危險性增加會增加員工的健康受損（Ferrie et al., 1995），還會因爲較高的致病率和死亡率而喪失工作（Morris et al., 1994）。

個人能自由應用的所得金額是另一項可以解釋社會階級差異的指標。Davey-Smith等人以白廳研究中的車輛擁有權作分析，發現職業地位與車輛擁有權分別都與死亡率相關（Davey-Smith et al., 1990）。當然，這並不意味著擁有車輛可以保護個人免於健康威脅，而是作爲擁有合理之所得應用金額（足以購買車輛）的指標，而這項指標很可能與平均壽命的長短呈正相關。

白廳研究雖然只調查了男性部份，但是該研究發現的模式並不僅適用於男性；在女性身上也發現類似的社會階級差異。舉例來說，＜一般家庭調查＞（The General Household Survey）就發現：社會階級Ⅰ的女性聲稱一年中平均有十八天的活動受限；相對於社會階級Ⅴ的女性則抱怨每年約有四十三天的活動受到限制（OPCS, 1986）。

我們由白廳研究所得到的啓發是，各社會階級間的差異是一種心理變因，也可作爲生活環境的指標。白廳報告Ⅰ和Ⅱ都顯示，職等較低的男性比較常抱怨經濟困難、社會支持不足，以及具有壓力的生活事件（Marmot et al., 1991）。事實上，健康之社會階級差異是個有心理學依據的想法，在 Richard Wilkinson 比較不同國家之所得分布與健康之關係的研究時，就已經存在了（Wilkinson, 1996）。

不同國家之間的差異

Wilkinson 的工作以所得分布和平均壽命（健康的絕對值！）描繪了國與國和各國家內，確實存在著健康的差異性。在他統整了無數的證據後認爲，各個社會的所得差距程度組成了不同國家的平均壽命。英國在第二次世界大戰期間，人民不但比較健康，平均壽命也增加了七個百分點。他認爲，這是因爲戰爭拉近了所得的差距，而且也共享「戰爭的重擔」。檢視當前的證據，他認爲健康，尤其是死亡率，對較不富有的人來說，對所得的改變顯得比較敏感。他比較了英國與日本的情況：1970 年時，這兩個國家擁有相似的所得分布，以及相似的平均壽命；到了 1992 年，日本的平均壽命爲世界第一，而英國的平均壽命幾乎沒有改變。爲瞭解釋這種轉變，Wilkinson 指出，日本的所得分布是所有國家中最平均的，而英國自從 1980 年代中葉以後，所得分布曲線就開始變廣，而在這期間 15-44 歲的男女死亡率也確實增加了。以階級效應而言，死亡率在英國的高社會階級當中下降得最迅速，而在日本則是較低社會階級下降得較快。

更進一步的證據來自匈牙利。在蘇聯佔領時期，其人民的平均壽命在世界各國間屈指可數；自從獨立之後，該國的平均壽命的確降低了，同時，死亡率也從千分之十一升爲千分之十四。他認爲在匈牙利被佔領時期，具有強烈的社會凝聚力，而在獨立後卻被個人化的目標所取代，進而在新市場經濟的影響下，使所得分布圖形變寬。

因之，Wilkinson 的結論是，健康並非由大衆的絕對生活標準決定，而是以該社會與其他社會的*相對*標準決定。他的結論如下：

> 國家平均死亡率深受各國家社會之貧富差距的影響，差距的多寡似乎是解釋各開發國家平均壽命不同最重要的理由。
>
> （*Wilkinson, 1996*，第 25 頁）

在美國，最近有兩份報告檢驗所得分配的平等性與健康之間的關係。Kaplan 等人發現，家境富裕程度與死亡率之間有顯著的相關性。收入的不平等也與其他的健康結果有關，包括活產胎兒的數目、久坐的人數、吸菸者與失能的人數（Kaplan et al., 1996）。在另一份報告，Kennedy 等人巧妙地應用了羅賓漢指標（Robin Hood Index），訂定出美國各州的所得分布不平等的程度。他們同時還發現了各州的指數得分與幾種造成死亡的原因有正相關，與窮困或吸菸都無關（Kennedy et al., 1996）。換句話說，健康與貧窮人生活經歷的絕對標準無關，是貧富之間的差距導致死亡率的差異。

這些有關所得分配與健康心理學之發現的重要性應該相當明顯。人們不但有基本的生存需求，還需要其他可讓他們誇耀的理由。心理學可以找出這些其他的需要，包括社會支持的層面、可能還有歸屬感，與生存於社會的價值感。

地域性的健康不平等

另一個影響英格蘭與威爾斯人民健康的因素是，人們居住的地區。不但全國各地區的健康狀況不同，如南方的死亡率低於北方，社會階級的差異也各地不同，如北方之社會階級 I 和 V 的差異就比南方大。南北方的差異也表現在各種急慢性病的發病率上，包括心臟病、氣管炎與風溼病（Cox et al., 1987；同時參見圖 16.2）。除此之外，即使在相當小的地理區內，也可以看到健康的不平等。舉例來說，倫敦自治區內的坎頓和伊斯林頓四十六家市立療養院中，有八家的死亡率低於全國的平均值。而你將不會感到訝異：這些療養院是最富裕的幾間，包括漢普斯德、貝爾賽斯花園與瑞士別墅。而經濟狀況最差的療養院，像是國王十字與布洛姆斯貝瑞就飽受高死亡率之苦。因之，以死亡率作為富裕程度的指標，就反應出了當地、全國和國際間狀況的經濟變化。

婦女健康

也許你會問：為什麼要將重點放在女性身上，而非男性？我們將會在本節告訴你，不但是因為女性有特殊的需要，她們也已經飽受健康研究與健康心理學忽視。最近的婦女健康書籍認為，女性的健康是一個社會建構的現象。Tavis 舉出歷史證據，女性健康檢查反應的是社會文化的主流標準（Tavis, 1988）。Lawrence 與 Bendixon 檢驗了歷史上建構女性解剖學概念的取向，並確定了兩種取向：階級化與差異化（Lawrence and Bendixon, 1992）。階級化取向，在歷史上自古希臘至十七世紀中葉的主流觀念，都假設男性與女性的生物結構是相同的，但是「女性，自古至今都只是殘缺的男性」（亞里士多德，引自 Lawrence 與 Bendixon）。漸漸地，社會必須表現出男女的差異，有部份原因是為瞭解釋並制定女性在社會上的附屬地位。女性的基本角色

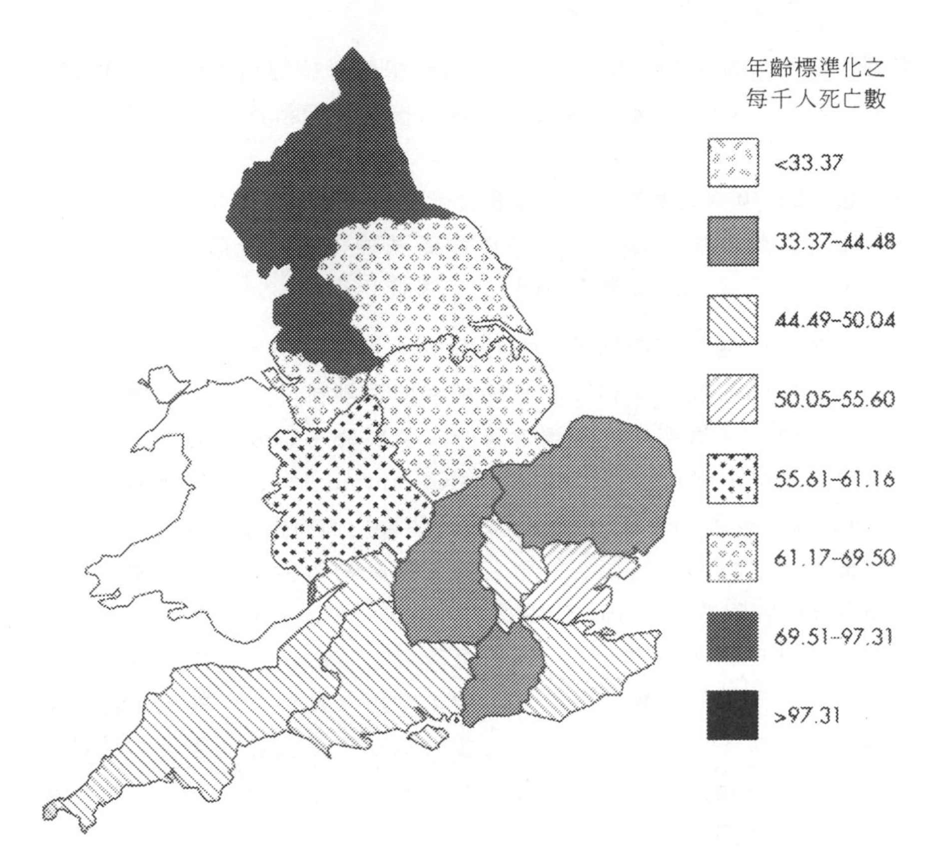

圖16.2　英格蘭各地區65歲以下冠狀心臟疾病的死亡率（1990-1992）
資料來源：Public Health Data Set（1993）

是種族的繁衍者，這個觀點逐漸被強化，直到十八世紀出現最令人難忘的聲明，將女性描述爲「一對有人形的卵巢，而男性則是以一對睪丸裝飾的人類」（引自Stanton，Stanton and Gallant, 1995）。這個將女性視爲另一種生物體的取向至今仍主宰著科學界和醫學界對女性的看法。該取向總是將男性視爲常態，而女性是常態的例外，並以強調女性的生育功能企圖抹煞女性的其他功能。

Stanton指出的這些取向已經對女性的健康和接受醫療方面造成了

影響。舉例來說，Stanton 引用了美國醫學學會倫理道德與法律事務研討會的結果（1991）他們發現男女性在接受醫療程序上，有顯著的差異性：

- 25-30 歲的女性比較不願意接受腎臟移植（控制年齡的研究）；
- 女性比較不願意接受肺癌診斷試驗（控制吸菸狀況）；
- 女性基本上比較不願意心臟導管手術。

在廣大的醫學研究領域，女性嚴重地受到忽視，尤其是冠心病的領域。主要的流性病學和臨床試驗都習慣性地排除女性。舉例來說，阿斯匹靈對心血管疾病的保護效果的主要試驗，以及冠心病的危險因子確認試驗都未將女性納入研究對象（Stanton, 1995）。Carroll 引用 Rodin 與 Ickovics（1990）的觀察敘述「主要的健康醫療和藥理學研究，仍然幾乎以白性男子爲研究對象。即使是動物實驗，也幾乎總是以雄性動物爲研究對象」（Carroll, 1992）。爲了解釋女性爲何被排除在研究之外，也出現許多說法。有一種理由認爲，實驗需要保護女性的生育能力和可能尚未被發覺的胎兒，這種論點再次地將女性視爲上面所討論過的生育者。這種騎士風格顯然並未解釋何以男性的生育力就可以被忽略！既然我們有時候無法確定女性是否懷孕，就可以假設特定年齡群的女性全都是懷孕的，只有出現反證的情況例外。一般也都認爲女性「比較複雜」，她們的內分泌變化會讓測量值多出許多惱人的「干擾」。另外有人爭辯女性冠心病的直接危險因子比男性少，就以研究冠心病爲由，拒絕將女性納入研究對象。還有其他的解釋，像是「若將女性納入研究，所需的開銷比較高。尤其女性的壽命又比較長，當研究終點定義爲死亡時，搜集數據的時間就會延長」。

最近，美國出現了扭轉研究工作長期忽視女性的運動。＜婦女衛生先鋒＞（The Women's Health Initiative）是一個全國性、爲期超過十五年的研究，專注於預防心臟病、乳癌、直結腸癌和骨質疏鬆症—這些全都是影響婦女極爲深遠的疾病，特別是年老婦女。該研究包括三個主要部份：一組隨機臨床試驗，包括超過 64,500 位年齡 50-79 歲的婦女、一份觀察研究，檢視100,000名婦女的慢性病因，以及社區性預防研究。臨床試驗將檢視婦女食用低脂飲食、補充維生素D和鈣質，以及荷爾蒙替代治療的預防性效果（Mattews et al., 1997）。

不過，這中間仍存在著性別矛盾。在許多自我陳述疾病與症狀的評量試驗中，女性的得分都比男性高（Verbrugge, 1980）。女性一生中利用健康服務資源的頻率也較高，也較常上門診看醫生。但是，女性的平均壽命卻比男性多出六至七歲。顯然，女性比較不健康，但是活得比較久，而男性比較健康卻不長命。

女性爲何比男性長壽？Taylor回顧了多種可能性。某個生物學取向研究認爲，女性的生物結構比較適合生存（Taylor, 1995）。有證據顯示，雖然懷胎時有較多的男寶寶數目，但卻也常見男寶寶流產或死產。男寶寶的高死亡率一直延續到嬰兒期，因而，雖然男寶寶的出生率較高，但是到他們廿歲的時候，存活下來的女寶寶就比男寶寶要多了。這的現象引出更深的問題：女性比較「適於」生存的理由爲何？Taylor指出了可能是遺傳或內分泌的因子：女性的X染色體顯然有緩衝的能力，可保護女性免於某些疾病，而動情素（estrogen）則似乎有抵抗心臟病的效果（Holden, 1987）。女性的免疫系統功能可能比較強，但同樣地，這並不能完全解釋問題。另一種非生物學的解釋，則以男性與女性的生活型式不同爲重點。他們認爲男性較常從事危險性的工作與危險的生活型態；他們比較容易取得危險性物品，包括槍枝；他們駕駛車輛和騎摩托車時，發生事故的比率也比較高。直到今天，男性吸菸、飲酒和使用毒品的頻率也比女性高。最後，還有證據顯示，男女的調適型態與策略也不相同。而女性也特別容易獲得他人的支持，社會支持確實能持續地維持良好的健康，也有助於有效地應付健康問題（Wingard, 1982）。這些與性別相關之行爲差異隨時都在改變。我們等著看看是否當行爲與生活型態的差異消失後，所有上述的性別差異都會不見。

性別矛盾的另一個層面是，女性之生理或心理疾病患病率在各年齡層都比男性要高（Verbrugge, 1985）。爲什麼會這樣呢？有人認爲是心理性的原因，舉例來說，女性比男性容易抱怨有症狀出現，並將之視爲「生病」。不過，正如Graham提出的，這種解釋僅將女性的健康問題解釋爲性別上的人爲誤差（Graham, 1993）。女性主義論者對這般解釋感到不滿，並企圖以女性對自身健康與影響健康之社會條件的瞭解，找出另一番解釋（如Wilkinson and Kitzinger, 1994）。她們認爲，女性需要的是以女性爲主的健康研究，而非傳統的健康研究（通常是男性所做）。

健康的種族與民族差異

無論是國際間，或是英國的國家研究都已經明確記載了，不同民族間的健康狀況有差異存在。這種民族間的巨大差異仍然持續地表現在發病率和死亡率上，比如說，白種美國人與非洲裔或西班牙裔美國人之間，就有這種差別。最近有更令人不安的證據顯示，這種差異不但不見和緩，反而日益嚴重（如Lille-Blanton et al., 1996）。不過，目前的這種差異可能是各民族社會經濟差異所造成的，因爲有足夠的證據顯示，白種美國人的經濟條件普遍比較好、教育程度較高，也享受較好的社會福利。Lille-Blanton等人更進一步地認爲，大部分的種族或民族與健康正增強信念的研究結論都指出，健康狀況基本上遺傳自個人所屬的民族族群，並因此假設，發展介入法的效果將十分有限（Lille-Blanton et al., 1996）。最常見的種族差異研究也許是嬰兒死亡率的種族差異。許多研究都顯示，非洲裔美國人比白種美國人更容易生出早產與體重不足的嬰兒。因此也就有許多研究學者針對這些差異的原因提出不同的推論。Lieberman等人就發現，若控制了經濟地位的因素，非洲裔或白種美國母親早產的比例就沒有差別(Lieberman et al., 1987)。相反地，Schoendorf等人卻發現，即使控制了社會人口學因子，非洲裔初生兒的體重不足發生率仍明顯地高於白種嬰兒（Schoendorf et al.,

1992）。同樣地，Singh與Yu自1950-1991年，長期檢視了嬰兒死亡率趨勢後發現，無論母親之所得水準爲何，非洲裔嬰兒的死亡率遠高於白種嬰兒（Singh and Yu, 1995）。

在特殊疾病的感受性方面，也發現了不同種族或民族族群間的差異。非洲裔美國人罹患原發性高血壓的人比白種人多。同樣地，研究中也發現了社會階級與民族變因同時影響血壓值的變化。然而，在美國麻州對非洲裔與白種婦女的調查就顯示，即使控制了社經地位的變因，非洲裔婦女罹患高血壓的危險仍是白種婦女的兩倍（Adams-Campbell et al., 1993）。英國對非洲裔和白種男性的研究也顯示相似的差異。Lille-Blanton等人爲他們的種族健康差異回顧研究所做的結論是：「目前我們對於社會階級或種族影響的瞭解，因該領域研究學者少有共同合作而有所限制，也因爲適用於該領域的研究工具尚未發展完全」（Lille-Blanton et al., 1996，第430頁）。

在英國，不同民族族群間與社會因素有關的不平等現象仍然存在，比如說居家環境、職業和所得等。因此，若有明顯的種族健康差異也就不令人意外（Ahmed, 1993）。目前居住在英國之南亞洲後裔（印度、巴基斯坦、孟加拉與斯里蘭卡），罹患冠狀心臟疾病的危險性特別高。在一份1979-1983年之缺血性心臟病死亡率的研究中發現，南亞出生之20-69歲人口中，男性發生冠心病的機率比整個英格蘭與威爾斯的發生率高出36%，南亞出生之女性的發生率也高出46%（Balarajan, 1991）。同樣地，居住於英國，但出生於非洲或加勒比海的人，無論男女，死於中風或其他循環系統疾病的機會比其他族群的要高出許多（Marmot et al., 1984）。

造成這些差異的原因可能相當複雜，同時也可能是多因性的，遺傳差異加上社會經濟和生活型態的不同。但是，我們確實瞭解到，來自少數民族族群的人可能較少利用健康服務，又更進一步惡化了少數族群的健康狀況。

造成少數民族應用健康服務率低的原因可能包括了語言的溝通問題、缺乏有關取得服務的訊息與文化上的問題。克服這些問題的的有效方法是，採用雙語之衛生工作人員：宣導、翻譯與文化連結的工作人員。就這方面來說，健康服務的提供就應該反應所服務社區的需要（White et al., 1996）。

心理社會性影響

從以上的討論，我們很清楚地看到在一個族群內，致病率和死亡率的分布並不平均。健康的不平等與社會經濟地位、性別和民族有關。當然，這些因素對疾病或健康的作用是彼此交互影響的。

這些存在於不同社會階級、男性或女性、或不同民族族群的差異已經有完整的文獻記載。我們可以解釋這些現象嗎？或者，我們是否能以發生之進程來解釋，以設計介入法消弭這些不平等的現象？英國政府的國家衛生計畫對於這個問題只做了簡短的指示：應該克服與目標領域－就是冠心病、中風、癌症、性交衛生（包括愛滋病毒／愛滋病）、心理疾病與意外事件等－相關的變因（DHSS, 1992）。為達成此目的，必須先確認社會因素的運作機制，並且也日漸留意心理性因素在社會健康之不平等現象所扮演的角色。然而，也有人質疑國家衛生的目標取向（如Marks, 1994），因其忽視了影響個人選擇健康行為的心理與社會因素，卻以為個人會「無視於社會文化、政治與經濟狀況」，理性地做決定。

壓力過程可能是一個瞭解健康狀況與社會階級，並所屬種族之間關聯性的重要心理層面。心理社會性壓力影響自主神經、神經內分泌系統和免疫系統，並且對於生理和心理性疾病有重大的影響，進而造成致病率和死亡率的差異（參見第三章）。有人假設，心理社會性壓力源不但在社會階級中的分布不均，在同一社會中、不同民族團體間的分布也不相等，甚至在男性與女性間也有差異，也因此，這些壓力源對不同族群之健康的影響也就有所差異。

Carroll與其同事並不認同其他人對健康之社會階級差異所做的以下四個解釋：人爲之測量誤差、社會選擇、生活型態因子和社會性因素。相反地，他們的解釋比較傾向心理性因子，譬如壓力性生活事件、缺乏社會支持等（Carroll et al., 1993, 1994）。

新興的公共衛生策略

新任之公共衛生部長宣佈了一個新的衛生政策，就是切斷因貧窮、社會剝奪所造成的健康惡性循環（BMJ, 12 July 1997）。這將能確保勞工管理局做出重大的政策改變。新政策的標題是「對不健康的肇因採取強硬手段」。公共衛生部長，泰莎・喬威爾（Tessa Jowell）就以目前的不平等現象爲例，如柏明罕與卡文崔的部份地區，男性的壽命低於退休年齡；社會階級Ⅰ或Ⅱ家庭中的新生兒，比社會階級Ⅳ或Ⅴ新生兒的平均壽命至少多五年。我們盼見這些新的承諾能減少些許健康不平等的差異。若眞的有所改變，就必定無法再忽視心理性因子的重要性了。而健康心理學的研究也應該是這些新政策的重要成份。

重點提示

- 基本上，我們的健康狀況並不平等。健康的許多變因都與人口變因有關，如種族、性別與社會階級。這些健康狀況的差異很可能是遺傳、心理或社會因素交互影響作用的結果；然而，心理學家卻有忽視社會因素對健康狀況之影響的傾向。
- 健康的社會階級差異已經是不容忽視的事實。針對白廳之公務人員的兩份重要研究報告顯示，這些健康差異與生活型態等行為無關。而控制力的感知等心理因素已經展現了重要地位。
- Richard Wilkinson的研究工作對不同國家間健康差異的變

因提出了洞見。心理性變因又再次地影響健康，尤其是一個社會的所得分布狀況對健康的影響。

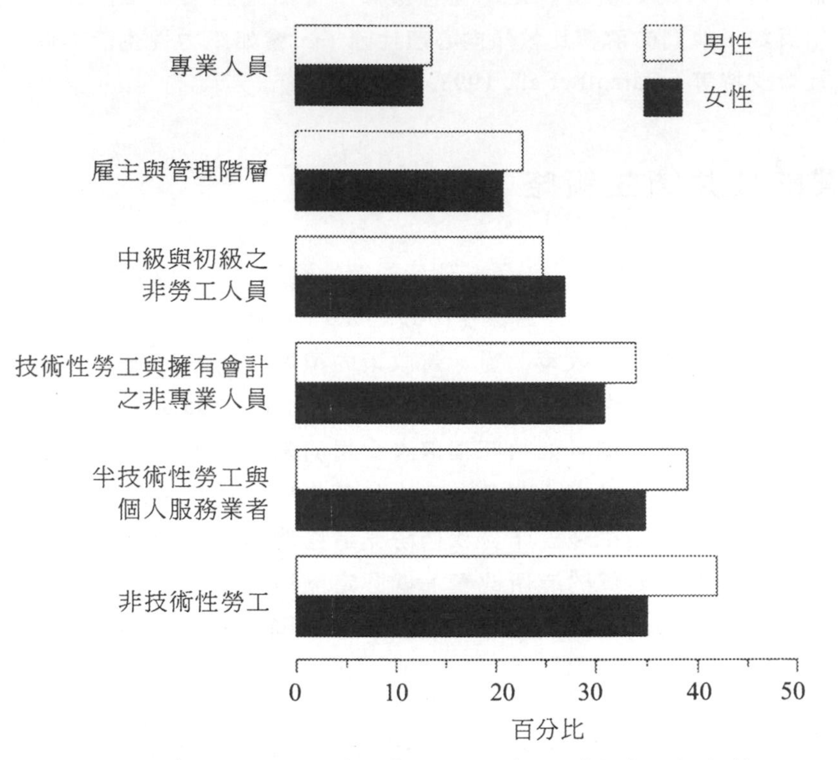

圖16.3　以成人之性別和社會經濟分組之吸菸人口盛行率，大不列顛，1992

資料來源：OPCS General Household Survey

- 許多研究都忽視了女性的健康。美國現在有個創新的研究，試圖緩和這種不平衡的狀況，並且企望以年老婦女之特殊疾病為研究重點。
- 民族團體間的健康差異可能來自於遺傳因子，再經由環境因素激發而成。研究移民族羣的健康是個能有效排除各種素因的方式。

⊙ 心理社會性因素構成了許多本章內提及的變因。因此，新的公共衛生政策將以消弭窮困和剝奪對健康所造成的影響為目標。

圖 16.3 顯示了性別與階級之吸菸人口變化。這些數據指出了不同社會階級內，兩性的吸菸人口形式不同。

⊙ 這些數據對個人之健康責任的意義為何？

⊙ 我們是否可以認為，低社會階級者需要為他們的高死亡率負責？換作是你，又會如何解釋呢？

⊙ 你對「健康情形良好」的瞭解如何？換作是你的話，會怎麼定義這個名詞？

延伸閱讀

1. Ahmad, W.I.U.(ed.)(1993)*Race and Health in Contemporary Britain*. Buckingham: Open University Press.本書涵蓋的內容包括英國國內，與種族或民族相關之所有的重要健康層面：目前的健康議題、健康政策、政治與平等，以及增進健康等。
2. Carroll, D., Bennett, P. and Davey-Smith, G.(1993)Socioeconomic Health Inequalities: their Origins and Implications. *Psychology and health*, 8, 295-316.本篇精彩的文章告訴你，心理學家是如何開始對健康不平等的問題發生興趣的，以及心理學家在設計介入法以克服這些不平等時，可能扮演的角色。
3. Macintyre, S.(1997)The Black Report and Beyond: What Are the Issues? *Social Science and Medicine*, 44(6), 723-745.本文回顧布拉克報告的始末及其所帶來的影響。內容並提出各種說法，解釋造成各種健康變異與不平等現象的理由與背後的機制。
4. Wilkinson, R.G.(1996)*Unhealthy Socieities: The Afflictions of Inequality*. London: Routledge.許多年前，Richard Wilkinson提出一個特別的觀點，認為個人在物質世界的成功與健康有關。本書將為健康研究人員與健康政策決策者帶來重大的影響。

名詞解析

Abortion人工流產　某種形式的流產，特別是指慎重地終止懷孕的情形。(P.218, P.230)

Abstinence禁戒　禁絕服用或攝取某種令人渴望的物質，譬如某種食物或藥物。(P.173)

Acquired Immune Deficiency Syndrome(AIDS)愛滋病　感染愛滋病毒後所造成的免疫系統功能不全，個體因而容易受到其他常在型細菌或病毒的感染，也容易發生惡性(癌症性)疾病。(P.31, P.194)

Acute pain急性疼痛　因身體受傷所引起的短暫性疼痛。(P.146, P.153, P.164)

Addiction成癮性　長期使用某種藥物所引起的依賴性(心理性與／或藥理性的)。(p.175)

Adherence謹守　遵照健康專業人士的勸告或建議的治療方式。(P.27)

Adrenal glands腎上腺　位於腎臟上方的外泌性腺體：皮質分泌葡萄糖皮質酮，髓質則分泌腎上腺素和正腎上腺素。(p.47)

Adrenalin腎上腺素　由腎上腺髓質製造的荷爾蒙，同時也是一種交感神經突觸的神經傳導物質。(p.47)

Adrenocorticotrophic hormones(ACTH)促腎上腺皮質素　腦垂腺所分泌的一種荷爾蒙，刺激腎上腺皮質釋放葡萄糖皮質酮(如可體松)，進而影響葡萄糖的代謝和面臨壓力時的反應。(P.81)

Aerobic exercise有氧運動　一段長時間、並能增加氧氣消耗的運動，比如像慢跑、游泳或騎自行車。(P.245)

Aetiology病原學　與疾病形成有關的原因或因子。(P.36, P.52)

Allostasis異質平衡　當外在環境改變時，以改變內在反應來維持生理穩定性的原則。(P.53)

Angina pectoris心絞痛　一種心肌血液供應量不足的心血管疾病，會造成呼吸困難與胸口疼痛。(P.262)

Angiography血管造影術　將顯影劑注入血液循環之後，使用X光顯示心臟血管受傷狀況的一種技術。(P.277)

Anorexia nervosa神經性厭食症　一種進食失調症，特徵是自發性的體重減輕與恐懼變胖，伴隨有身體形象障礙，即使體重已經下降了還認爲自己很胖。(P.326)

Antidepressants抗憂鬱劑　一種可影響腦內神經傳導物質之分泌或釋放，並減緩憂鬱症狀的藥物總稱。(P.181)

Antipsychotics抗精神病藥物　緩解精神病症狀的藥物總稱。(P.181)

Appraisal評估　以對個人的意義與可行的適應策略來評量感覺經歷的認知過程。(P.26)

Atherosclerosis動脈粥狀硬化　與動脈血管脂肪斑的形成有關的病程。當冠狀動脈形成脂肪斑後，導致血流量減少(因此氧氣供應量也減少)，造成心絞痛(胸口疼痛)與心肌梗塞(心臟病發)。(P.262, P.318)

Autonomic nervous system自主神經系統　神經系統的一個分類，能調節內分泌腺體與臟器的功能。該系統又分爲兩類，交感神經(處於如壓力等挑戰性狀況時，發揮功能)與副交感神經(在放鬆狀況下發揮其功能)。(P.49, P.81)

AZT(azothymidine)氮化胸腺嘧啶　治療愛滋病毒感染的第一線人工合成藥物。(P.195)

Behavioral intention行爲意圖　個人對將來必定會完成某項行動或行爲所作的承諾。(P.25, P.27)

Biofeedback生物回饋　以生理系統或反應作爲回饋的訓練程序，用以建立特定系統與

／或反應的調節能力。(P.55)

Biopsychosocial model生物心理社會學模式　與健康和疾病有關的模式，可檢驗生物、心理與社會因子之間的關係。(P.22, P.53)

Bortner rating scale波特納評估表　一種自我陳述的量表，包括十四項兩極化的描述，用以測量A型人格。(P.267)

Breast self-examination(BSE)乳房自我檢查　適用於女性，檢查乳房是否有任何不正常的一種預防性衛生習慣。(P.350)

Buffering緩解　有效因子減輕壓力源對健康造成潛在性傷害的過程。(P.79)

Bulimia nervosa神經性暴食症　一種進食失調症，會不斷反覆地暴飲暴食，以及擔心發胖而自行催吐或灌腸。(P.327)

Caffeinism咖啡鹼中毒　過量攝取咖啡導致的高度神經質與肌肉顫抖的狀態。(P.186)

Cancer癌症　一種組織生長無法控制所形成的惡性腫塊。(P.320, P.337)

Carcinogen致癌物　來自外在或內在環境，會引起癌症的物質。(P.175)

Central nervous system中樞神經系統　組成腦與脊髓的神經元總稱。(P.43)

Cerebrovascular accident(CVA)腦血管中風　腦部血管供應突然受損，通常是因爲血管阻塞所致，造成中風。(P.176)

Cholesterol膽固醇　多種食物所含有的一種脂肪，也是一種必須營養素。血液中的含量過高是冠心病的一個危險因子。(P.268)

Chronic pain慢性疼痛　超過三個月以上的持續性疼痛，通常找不出器質性的病因。(P.146, P.160)

Clinical trial臨床試驗　用於比較兩種治療方式之有效性的實驗設計。(P.35)

Cohort trial追蹤性試驗　一種研究方式，讓同一組接受過治療的病患，在經過一段時間後重新集合並追蹤他們的改變狀況。(P.35)

Compliance遵從度　可與adherence互爲替代的名詞。(P.23, P.111)

Compulsive eating強迫性進食　進食失調症的一種，以習慣性不斷地飲食取代正常的營養性飲食行爲。(P.326)

Condom保險套　性交時可戴在男性陰莖上或女性陰道內側的一種避孕套鞘。(P.219, P.

226)

Contraception避孕　避免懷孕的措施。(P.220)

Controllability控制力　一個用於解釋環境與心理社會變因對個人和族群之生理與心理衝擊的概念。(P.273)

Conversion hysteria轉化型歇斯底里　心理動力學名詞，指的是精神性衝突已經轉變為身體症狀的情況。(P.149)

Coping調適　個人為應付壓力性需求所做的認知和行為上的付出。(P.68)

Coronary heart disease(CHD)冠狀心臟疾病(簡稱冠心病)　包括心絞痛(胸口痛)、心肌梗塞(心臟病)和突發性心臟衰竭的一組疾病。(P.262)

Cortisol可體松　一種葡萄糖皮質酮類的荷爾蒙，調節碳水化合物之代謝並為抵抗炎症反應提供防禦。(P.82)

Cross-sectional study橫向研究　評估在某個特定時間點，各分組內每個人之結果的實驗設計。(P.299)

Dependent variable依變數／應變數　操弄自變數後，隨之改變的變因。(P.71)

Depression憂鬱症　一種精神疾病，情緒沮喪、不眠與體重減輕，通常伴隨有罪惡感與／或覺得自己無用。(P.116, P.393)

Detoxification解毒　將藥物從體內移除的治療，並終止身體對其之依賴。(P.184)

Diabetes mellitus糖尿病　因胰島素的缺乏所引起的疾病。(P.290, P.321)

Diagnosis診斷　以病患的症狀與徵候確認身體不適的原因或疾病名稱。(P.104)

Dizygotic twins異卵雙生　由兩個卵子分別受精，同時懷孕的雙胞胎。(P.242)

Dopamine多巴胺　一種兒茶酚胺類的神經傳導物。(P.83)

Eating disorder進食失調症　任何一種嚴重、長期的進食障礙屬之，會導致不健康的後果。(P.326)

Endocrine system內分泌系統　體內的細胞組織間，以血液循環傳遞化學物質(荷爾蒙)的方式交換訊息。(P.49)

Epidemiology流行病學　為控制疾病與不適症，研究特定族群內與健康狀態有關的分布情形和決定因素。(P.36)

Essential hypertension原發性高血壓　無明顯病因的血壓數值升高狀況。(P.239)

Fear-avoidance model of pain疼痛之免於恐懼模式　一個疼痛歷程的模式，將疼痛定義爲對疼痛經驗反應的初級決定因素。(P.154)

Fibrinogen纖維素原　一種血液中與凝血有關的可溶性蛋白質。當身體受傷時，即轉變爲不可溶性的纖維蛋白，就變爲一種動脈粥狀硬化斑的重要成份。(P.319)

Focus group重點團體　一種由社會學家和市場調查學者所建立的質化研究，就是讓小團體中的每個人相互表達他們對特定議題的觀念與印象。可用於評估群眾對該議題的態度。(P.35)

F(o)etal alcohol syndrome胎兒酒精徵候群　母親懷胎時若引用大量酒類，嬰兒所表現的心理與生理症狀總稱。(P.184)

Framingham Type A Scale弗萊明罕A型人格表　來自於美國之大規模弗萊明罕心臟研究，一份包含十項可評估A型人格行爲的自我報告量表。(P.267)

Gate-control theory of pain疼痛之控制閘理論　Melzack and Wall所提出的一種疼痛理論，認爲脊髓內的神經結構能控制疼痛等感覺的傳入。(P.148)

General Adaptation Syndrome一般性適應症候群　Selye所提出之壓力反應三階段模式。首先是警覺反應，身體會在此時準備應付威脅；接著是抵抗期，生物會試著克服該威脅；最後進入衰竭期，就是所有的生理資源都消耗殆盡之時。(P.82)

Hassles生活瑣事　需要調適或調整的日常生活事件，迫使我們動用資源，即適應(如工作時與同事爭執)。(P.69, P.77)

Health action process approach健康活動進程取向　Schwarzer爲健康適應行爲建立的理論取向，其中將此歷程分爲三個階段—計畫期、動作期與維持期。(P.28)

Health behaviours健康行爲　任何一種維持身心健康，避免不適與疾病的行爲。(P.13, P.18)

Health belief model(HBM)健康信念模式　原本用於預測預防性健康行爲，雖然幾經修改，仍然保留了個人信念預測健康行爲的中心概念。(P.23)

Health habit衛生習慣　一種發展得十分完善的健康行爲，並且會半自動地執行(如牙齒的清潔工作等)。(P.20)

Health psychology健康心理學　心理學的一支，關心增進健康、疾病預防和治療與習慣重建的理論和應用層面。(P.16)

Helplessness無助　當個人嘗試控制情境卻失敗，且情況一點也沒有改變時的心理狀態。(P.274)

High density lipoprotein高密度脂蛋白　一種能避免各種冠心病發生的脂蛋白。(P.264)

Hormone荷爾蒙　一種被分泌至血流中的化學物質，能影響身體其他部位(器官)之活性與／或功能。(P.49)

Human Immunodeficiency Virus(HIV)人類免疫不全病毒　一種攻擊人體免疫系統的病毒，降低抵抗機緣性感染或抵抗致癌因子侵害的能力，就形成愛滋病的症狀。(P.30, P.194)

Hypertension高血壓　血壓測量值高於正常值的情形稱之。(P.240)

Hypnosis催眠　被技術性地引導進入另一種醒覺狀態，深度地放鬆，並且容易接受暗示。(P.163)

Hypoglycaemia低血糖血症　當血糖從血液移出的速度大於進入的速度時，血糖濃度下降的情形稱之。此現象通常會發生在接受胰島素治療的糖尿病患者，造成飢餓感、虛弱、輕微的頭痛與意識混淆。若不加以治療，足以致命。(P.303)

Immune system免疫系統　一個存在於體內可以中和並消滅致病因子的防禦系統。(P.49)

Immunoglobulin免疫球蛋白　具有抗體活性的一類蛋白；共有五種，包括免疫球蛋白A、D、E、G、M。(P.86)

Immunoglobulin A(IgA)免疫球蛋白A　存在於漿黏液分泌中(如唾液、乳汁)的一類免疫球蛋白，具有抗體活性。(P.86)

Independent variable自變數　實驗者操控的變數，觀察其改變後對另一變數(依變數)的影響。(P.69)

Insulin胰島素　一種由胰臟分泌，負有調節血糖濃度之職的荷爾蒙。(P.290)

Insulin-dependent diabetes胰島素依賴型糖尿病(第一型糖尿病，又稱爲幼年型糖

尿病） 由於分泌胰島素的細胞死亡而導致的一種嚴重的糖尿病。需要接受胰島素治療。(P.291)

Jenkins Activity Survey任金斯活動調查表　一種評估A型人格行為的紙筆自我陳述表。(P.267)

Korsakoff 's psychosis柯式徵候群　酗酒者因缺乏維生素B1所引發的疾病，會出現不可回復的腦部病變，造成意識混亂和記憶喪失等症狀。(P.184)

Life events生活事件　造成個人生活所需之適應行為發生改變的事件(環境壓力源)。(P.77)

Liver cirrhosis肝硬化　過度飲酒導致肝臟形成不具功能的瘢疤組織，使肝臟受損。(P.183)

Locus of control控制座　評估個人控制環境的信念，可分為內在(掌握中的事件)或外在(宿命論者相信事件的發生源自於機會或「幸運」)。(P.31)

Logitudinal study縱向研究　一種研究設計，對同一組實驗對象進行長時間反覆地觀察與／或試驗，有時候會長達三、五年。(P.175)

Low density lipoprotein(LDL)低密度脂蛋白　一種與冠心病危險因子有關的脂蛋白。(P.318)

Lymphocytes淋巴球　在淋巴內發現的一種白血球細胞，與免疫功能有關。(P.85)

Mammography乳腺造影術　以X光檢驗婦女乳癌的一種方法(目前在英國所有50-64歲的婦女都可以接受檢查)。(P.348)

Melanoma黑色素瘤　一種皮膚癌。(P.352)

Metastasis轉移　癌細胞從原發部位擴散到身體其他部位的情形。(P.338)

Monozygotic twins同卵雙生　一個受精卵分裂為兩個細胞團，各自發展為一個體，具有完全相同的基因。(P.242)

Morbidity致病率　某族群內特定時間，評估不適與疾病的發生與／或盛行率。(P.18)

Mortality rate死亡率　流行病學家對族群死亡率的計算方式，也可以用於比較兩個不同族群的平均壽命。(P.18)

Myocardial infarction心肌梗塞(心臟病發作)　由於供應心臟氧氣的血流嚴重受阻

而導致心肌組織受損的情況。(P.262)

Natural killer cells(NK)自然殺手細胞　免疫系統內的一種淋巴細胞，以非特異性的作用抵抗侵入細胞。(P.86)

Neuroticism神經質　一種人格因子，從極度的神經緊張、焦慮和情緒不穩定，到另一種情緒穩定的極端。(P.276)

Neurotransmitter神經傳導物質　神經細胞所分泌的一種化學物質，會影響其他神經細胞之電位活動。(P.42)

Nicotine尼古丁　一種刺激性藥物，是菸草所含有的心理活性成份。(P.172)

Nociception痛覺　自痛覺受器得到感覺訊息的過程。(P.147)

Non-compliance不遵從醫囑　無法遵守醫師與／或健康專家的建議或治療。(P.112)

Non-insulin-dependent diabetes mellitus(NIDDM)非胰島素依賴型糖尿病(第二型糖尿病，又稱爲成年型糖尿病)是最常見的糖尿病類型。通常是因爲步入中年所導致的葡萄糖不耐症。可以改變生活型態的各種因素來治療。(P.291)

Noradrenaline正腎上腺素　自主神經系統內的主要傳導物質。(P.47)

Obesity肥胖　與常態族群相較之下，個人體脂肪過量的情形稱之。(P.243)

Operant conditioning操作型條件制約　以行爲發生後所產生的結果(正面或負面)，修正行爲發生頻率的過程。(P.151)

Parenting style父母類型　父母對待子女的行爲模式，對其子女的健康具有影響力。Baumrind提出四種行爲模式：開放型、權威型、縱容型、失職型。(P.370)

Passive smoking二手菸　非吸菸者暴露於菸草煙的情況稱之。(P.178)

Pathogenesis致病原理機制　疾病形成的模式機轉。(P.244)

Peripheral nervous system周邊神經系統　由中樞傳到周邊，以及自周邊傳至中樞的神經纖維總稱。(P.43)

Placebo安慰劑　一種能產生臨床反應的治療方法，與其生理作用無關，而是因爲病患相信其效用的心理結果。(P.179)

Planned behaviour theory計畫性行爲理論　自主性行爲的一種社會認知模式，經由態度、主觀規範和察覺控制力的結合作用，產生意圖，於是決定行爲的發生。(P.

26)

Polygraph多項記錄器　一種可同時記錄幾種生理反應的電子儀器，比如說肌肉活性、呼吸、心臟血管反應和皮膚的電性。(P.50)

Preventive health behavours預防性健康行爲　一個人爲降低不適症或疾病的形成，或緩和目前情況所採取的動作。(P.18)

Primary prevention初級預防　可以讓完全健康的人避免發生不適或疾病的動作或行爲。(P.193)

Primiparous woman初產婦　初次懷孕的婦女。(P.333)

Prospective study/design 前瞻性研究　一種縱向研究，追蹤健康個體未來的疾病形成的情形。(P.79)

Protection motivation theory保護動機理論　Rogers以健康信念模式爲範本，加入動機成份所建立的採納健康行爲的模式。(P.25)

Psychogenic(non-specific)pain心因性疼痛　無明顯器質性病因的疼痛。(P.149)

Psychoneuroimmunology心理神經免疫學　同時考慮心理因素和神經系統對免疫系統之影響的學科。(P.48, P.85)

Psychophysiological disorder心理生理性失調　出現與心理歷程有關的生理症狀與失調的一類疾病。(P.65)

Psychophysiology心理生理學　心理學的一門分支，研究心理歷程與生理系統之間的關係。(P.48)

Quality of life生活品質　若廣義地定義健康，生活品質就是總結所有與健康相關的暫時性指標。(P.298, P.358)

Reactivity反應　用來描述面對挑戰時的生理系統活性(比如說，心跳速率)。反應強則與心臟血管疾病的形成有關。(P.49)

Relaxation training放鬆訓練　像是瑜珈、冥思、漸進性肌肉放鬆等的訓練形式。讓一個人達到副交感神經主控的狀態，出現肌肉張力降低、心跳速率、血壓與呼吸減低的特徵。(P.54, P.58)

Resilience復原能力　一種讓人可以堅強地面對挑戰或壓力性經驗的特性。(P.368)

Retrospective study回溯性研究　回顧特定樣本群當時的不適或疾病狀況。(P.79)

Risk factor危險因子　某種疾病患者出現該特徵的頻率較高，而不具有此疾病的人則較少出現此特徵。(P.194, P.246)

Sarcoma肉瘤　結締組織的癌症。(P.338)

Self-efficacy自我效能　相信個人在特殊情境下能產生有效的行爲以達成期望的結果。(P.32)

Self-esteem自尊　對自己進行的概括性評估的態度，其結果會影響情緒和行爲。(P.274)

Self-regulation model自我調節模式　Leventhal建立的健康行爲接納理論，以解決問題和計畫完成目標狀況爲理論基礎。(P.25)

Serotonin(5-HT)血清張力素(又稱爲5-羥色胺)　中樞神經系統的傳導物質。(P.83, P.188)

Serum cholesterol血清膽固醇　血清中的膽固醇濃度。高血清膽固醇濃度會增加罹患心血管疾病的風險。(P.241)

Serum triglycerides血清三酸甘油脂　血清脂肪成份之一，與動脈粥狀硬化斑的形成有關。(P.264)

Social learning theory社會學習理論　由Bandura與Mischel提出的一種學習理論，該理論強調觀察和模仿他人行爲的重要性。(P.31)

Social readjustment rating scale改良式社會評估量表　Holmes and Rahe將不同等級之各種生活事件當作改變單位的一種量表，用來評估個人所承受的壓力。(P.78)

Social support社會支持　來自各方人際關係之他人所給予個人的支持，以接觸次數或接觸滿意度作爲評估標準。(P.79)

Socioeconomic status社會經濟地位　以客觀標準度量社會不平等的現象，以所得、職業將群眾依等級分類。(P.247)

Stress壓力　是個概括性的名詞。意指個人面對挑戰時所感覺的負擔，或環境中存在著個人必須調適的需求。(P.68)

Stress-diathesis model壓力素因模式　該理論假設，精神病理是個人因素(遺傳、病史、發展過程)與暴露在特殊壓力源相互作用的結果。(P.53)

Stressor壓力源　需要生物體適應或調適的刺激。(P.70)

Structured interview(SI)結構性訪談　以觀察受訪者的回應形態作爲評估A型人格行爲的方式，而非以自我陳述問卷的答案評估。(P.267)

Sub-acute pain亞急性疼痛　持續一至三個月的疼痛。(P.146, P.164)

Subjective expected utility models主觀性效用期望模式　Luker提出的理論模式，他認爲特殊行爲的產生源自於個人對特定結果的期望。(P.220)

Sudden infant death syndrome(cot death)新生兒猝死症候群　出生一年的新生兒在沒有任何的先兆或預警下，於睡眠中死亡的現象。(P.178)

Survey調查　以固定的形式由數量龐大的人群中蒐集數據或資料的方式。(P.18)

Symptoms症狀　可以詮釋爲不適或疾病指標的徵兆和感覺。(P.26)

Testicular self-examination(TSE)睪丸自我檢查　一種男性之預防性衛生習慣，自我檢查睪丸是否有不正常的徵兆。(P.351)

Thalassaemia地中海型貧血　一種血紅素製造不正常的遺傳疾病，會造成兒童死亡。(P.386)

Tolerance耐受性(藥理學)　持續增加藥量以維持相同之生理與／或心理效力濃度的過程度。(P.243)

Trans-theoretical model of health健康之轉換理論模式　Prochaska與DiClemente建立之描述行爲改變的模式。內容詳述各個階段的改變、修正目前行爲之不同的改變需求，和新行爲的維持。(P.29)

Type A behavior pattern A型人格行爲模式　由Rosenman首先提出的一種行爲模式，個人特質爲充滿野心與競爭性、強迫性、急躁的行爲。與冠狀心臟疾病有關。(P.53, P.266)

Unrealistic optimism不切實際的樂觀主義　一種判斷偏誤，對自己能力過於自信，並低估了與特殊行爲有關的風險。(P.34, P.342)

Uplifts興奮　讓人得到滿足或愉悅感之正面的生活事件，可能可以和緩壓力源的作用

(如瑣事)，如考試得高分。(P.80)

Withdrawal禁斷徵候　對某個藥物產生耐藥性後，減量或停藥所造成的生理與／或心理的副作用。(P.180)

参考文獻

Abdulrahim, D., White, D. G., Phillips, K. C. and Boyd, G. (1996) *HIV Infection Control: Drug Use and Health Care for Women in a Multi-Ethnic Setting*. Report to North Thames Regional Health Authority.

Abdulrahim, D., White, D. G., Phillips, K. C., Boyd, G., Nicholson, J. and Elliott, J. (1994) *Ethnicity and Drug Use. Towards the Design of Community Interventions*. London: North East Thames Regional Health Authority.

Abraham, C. S. and Sheeran, P. (1993) Inferring cognitions, predicting behaviour: two challenges for social cognition models. *Health Psychology Update*, 14, 18–23.

Abraham, C. S., Sheeran, P., Abrams, D. and Spears, R. (1994) Exploring teenagers' adaptive and maladaptive thinking in relation to the threat of HIV infection. *Psychology and Health*, 9, 253–272.

Abrams, M. (1985) Birth control use by teenagers: One and two years post abortion. *Journal of Adolescent Health Care*, 6, 196–200.

Acton, T. (1989) In your hands: a psychological view of the immunodeficiency virus (HIV). *Royal Society of Medicine. The AIDS Letter*, 12 (April–May): 1–3.

Adam, E. and Golding, J. (1996) Maternal smoking and drinking during pregnancy. In: J. Golding (ed.) *Pregnancy in the 90s. The European Longitudinal Study of Pregnancy and Childhood*. Bristol: Sansom and Company.

Adams, I. B. and Martin B. R. (1996) Cannabis: pharmacology and toxicology in animal and humans. *Addiction*, 91, 1585–1614.

Adams-Campbell, L. L., Brambilla, D. J. and McKinley, S. M. (1993) Correlates of prevalence of self-reported hypertension among African-American and white women. *Ethnic Diseases*, 3, 119–125.

Ader, R. (ed.) (1981) *Psychoneuroimmunology*. New York: Academic Press.

Adler, N. (1982) The abortion experience: social and psychological influences and after effects. In H. S. Friedman and M. S. DiMatteo (eds) *Interpersonal Issues in Health Care*. New York: Academic Press.

Adler, N., David, H. P., Major, B. N., Roth, S. H., Russo, N. F. and Wyatt, G. E. (1992) Psychological factors in abortion: a review. *American Psychologist*, 47, 1194–1204.

Aggleton, P., Hart, G. and Davies, P. (1989) *AIDS: Social Representations and Social Practice*. Lewes: Falmer Press.

Aggleton, P., Homans, H., Mojsa, J., Watson, S. and Watney, S. (1989) *AIDS: Scientific and Social Issues. A Resource for Health Educators*. Edinburgh: Churchill Livingstone.

Agras, W. S., Horne, M. and Taylor, C. B. (1982) Expectation and the blood pressure lowering effects of relaxation. *Psychosomatic Medicine*, 44, 389–395.

Agras, W. S., Southam, M. A. and Taylor, C. B. (1983) Long term persistence of relaxation induced blood pressure lowering during the working day. *Journal of Consulting and Clinical Psychology*, 51, 792–794.

Agras, W. S., Taylor, C. B., Kraemer, H. C., Southam, M. A. and Schneider, J. A. (1987) Relaxation training for essential hypertension at the workplace: II The poorly controlled hypertensive. *Psychosomatic Medicine*, 49, 264–273.

Ahmed, W. I. U. (1993) *'Race' and Health in Contemporary Britain*. Buckingham: Open University Press.

Aitkens, J. D., Wallander, J. K., Bell, D. S. H. and Cole, J. A. (1992) Daily stress variability, learned resourcefulness, regimen adherence and metabolic control in type 1 diabetes mellitus: evaluation of a path model. *Journal of Consulting and Clinical Psychology*, 60, 113–118.

Ajzen, I. (1985) From intentions to actions: a theory of planned behavior. In: J. Kuhl and J. Beckmann (eds) *Action-Control: From Cognition to Behavior*. Heidelberg: Springer.

Ajzen, I. and Fishbein, M. (1980) *Understanding Attitudes and Predicting Social Behavior*. Englewood Cliffs, NJ: Prentice-Hall.

Ajzen, I. and Madden, T. J. (1986) Prediction of goal directed behavior: attitudes, intentions and perceived behavioral control. *Journal of Experimental Social Psychology*, 22, 453–474.

Alexander, A. B. (1975) An experimental test of the assumptions relating to the use of electromyographic biofeedback as a general relaxation technique. *Psychophysiology*, 12, 656–662.

Alexander, F. (1939) Emotional factors in essential hypertension. *Psychosomatic Medicine*, 1, 175–179.

Alexander, F. (1950) *Psychosomatic Medicine: Its Principles and Applications*. New York: Norton.

Alexander, G. R. and Korenbrot, C. C. (1995) The role of prenatal care in preventing low birth weight. *Future Child*, 5 (1), 103–120.

Alexander, M. A. and Sherman, J. B. (1991) Factors associated with obesity in school children. *Journal of School Nursing*, 7, 6–10.

Allan, D. and Armstrong, D. (1984) Patient attitudes towards radiographic examinations involving contrast media. *Clinical Radiology*, 35, 457–459.

Allcock, N. (1996) Factors affecting the assessment of postoperative pain: a literature review. *Journal of Advanced Nursing*, 24, 1144–1151.

Allen, I. (1981) *Family Planning, Sterilisation and Abortion Services*. London: The Policy Studies Institute No. 595.

Alogna, M. (1980) Perception of severity of disease and health locus of control in compliant and non-compliant diabetic patients. *Diabetes Care*, 3, 533–534.

Alterman, T., Shekelle, R. B., Vernon, S. W. and Burau, K. D. (1994) Decision latitude, psychologic demand, job strain, and coronary heart disease in the western electric study. *American Journal of Epidemiology*, 139(6), 620–627.

American Psychiatric Association (1994) *Diagnostic and Statistical Manual of Mental Disorders – 4th Edition*. Washington, DC: APA.

American Psychological Association Interdivisional Committee on Adolescent Abortion (1987) Adolescent abortion: psychological and legal issues. *American Psychologist*, 42, 73–78.

American Public Health Association (1991) *Healthy Communities 2000 Model Standards*. Washington, DC: APHA.

Amir, D. (1987) Preventive behaviour and health status among the elderly. *Psychology and Health*, 1, 353–378.

Anderson, B. J., Brackett, J., Ho, J. and Laffel, L. (1996) *Developmental Issues and Family Involvement in the Care of Adolescents with IDDM*. Paper presented at 10th European Health Psychology Conference(4–6 September), Dublin.

Anderson, B. J., Miller, J. P., Auslander, W. F. and Santiago, J. V. (1981) Family characteristics of diabetic adolescents: relationship to metabolic control. *Diabetes Care*, 4, 586–594.

Anderson, N. B. (1989) Racial differences in stress induced cardiovascular reactivity and hypertension: current status and substantive issues. *Psychological Bulletin*, 105, 89–105.

Andersson, S. O., Mattsson, B. and Lynoe, N. (1995) Patients frequently consulting general practitioners at a primary health care centre in Sweden – a comparative study. *Scandinavian Journal of Social Medicine*, 23 (4), 251–257.

Andrasik, F. and Holroyd, K. A. (1983) Specific and non-specific effects in the biofeedback treatment of tension headache: three year follow up. *Journal of Consulting and Clinical Psychology*, 51, 634–636.

Andrasik, F., Blanchard, E. B., Areana, J. G., Saunders, N. L. and Barron, K. D. (1982) Psychophysiology of recurrent headaches: methodological issues and new empirical findings. *Behaviour Therapy*, 13, 407–429.

Andreassi, J. L. (1980) *Psychophysiology: Human Behavior and Physiological Response*. Oxford: Oxford University Press.

Appel, M. (1986) Hypertension. In: K. A. Holroyd and T. L. Creer (eds) *Self-Management of Chronic Disease*. New York: Academic Press.

Arber, S. and Sawyer, L. (1985) The role of the receptionist in general practice: 'A dragon behind the desk'? *Social Science and Medicine*, 20, 911–921.

Arena, J. G., Bruno, G. M., Hannah, S. L. and Meador, K. J. (1995) A comparison of frontal electromyographic biofeedback training, trapezius electromyographic biofeedback training, and progressive muscle-relaxation therapy in the treatment of tension headache. *Headache*, 35, 411–419.

Arnet, J. W. and Zahler, L. P. (1993) Dietary intake and health habits of healthy, retired, elderly men. *Journal of Nutrition for the Elderly*, 12(3), 43–58.

Arnetz, B. B., Brenner, S.-O. and Levi, L. (1991) Neuroendocrine and immunologic effects of unemployment and job insecurity. *Psychotherapy and Psychosomatics*, 55, 76–80.

Ashton, H. (1987) (ed.) *Brain Systems, Disorders, and Psychotropic Drugs*. Oxford: Oxford University Press.

Atwell, J. R., Flanagan, R. C., Bennett, R. L., Allan, D. C., Lucas, B. A. and McRoberts, J. W. (1984) The efficacy of patient-controlled analgesia in patients recovering from flank incisions. *Journal of Urology*, 132, 701–703.

Auerbach, D., Carter, H. W., Garfinkel, L. and Hammond, E. C. (1976) Cigarette smoking and coronary heart disease, a macroscopic and microscopic study. *Chest*, 70, 697–705.

Austoker, J. (1990) *Breast Cancer Screening: A Practical Guide for Primary Care Teams*. Oxford: National Breast Screening Programme.

Austoker, J. (1994a) Screening for cervical cancer. *British Medical Journal*, 309, 241–248.

Austoker, J. (1994b) Screening for ovarian, prostate and testicular cancers. *British Medical Journal*, 309, 315–320.

Austoker, J. (1995) *Cancer Prevention in Primary Care*. London: BMJ Publishing Group.

Averill, J. R., O'Brien, L. and De Witt, G. W. (1977) The influence of response effectiveness on the preference for warning and on psychophysiological stress reactions. *Journal of Personality*, 45, 395–418.

Babor, T. F., Edwards, G. and Stockwell, T. (1996) Science and the drinks industry: cause for concern. *Addiction*, 91, 5–9.

Bailey, B. J. and Kahn, A. (1993) Apportioning illness management authority: how diabetic individuals respond to help. *Qualitative Health Research*, 3, 55–73.

Baker, G. H. B. (1987) Invited review: psychological factors and immunity. *Journal of Psychosomatic Research*, 31, 1–10.

Balarajan, R. (1991) Ethnic differences in mortality from ischaemic heart disease and cerebrovascular disease in England and Wales. *British Medical Journal*, 302, 560–564.
Baldwin, J. D. and Baldwin, J. I. (1988) Factors affecting AIDS-related sexual risk taking behavior among college students. *Journal of Sex Research*, 25: 181–196.
Ballard, J. E., Koepsell, T. D. and Rivara, F. (1992) Association of smoking and alcohol drinking with residential fire injuries. *American Journal of Epidemiology*, 135, 26–34.
Bandura, A. (1977) *Social Learning Theory*. Englewood Cliffs, NJ: Prentice-Hall.
Bandura, A. (1984) Recycling misconceptions of perceived self-efficacy. *Cognitive Therapy and Research*, 8, 231–255.
Bandura, A. (1986) *Social Foundations of Thought and Action: A Social Cognitive Theory*. Englewood Cliffs, NJ: Prentice-Hall.
Banion, C. R., Miles, M. S. and Carter, M. C. (1983) Problems of mothers in management of children with diabetes. *Diabetes Care*, 6, 548–551.
Barefoot, J. C., Dahlstrom, W. G. and Williams, R. B. (1983) Hostility, CHD incidence, and total mortality: a 25 year follow up study of 255 physicians. *Psychosomatic Medicine*, 45, 59–63.
Barker, D. J. P. (1995) *Mothers, Babies and Diseases in Later Life*. London: BMJ Publishing Group.
Barker, G. and Rich, S. (1992) Influences on adolescent sexuality in Nigeria and Kenya: findings from recent focus group discussion. *Studies in Family Planning*, 23, 199–210.
Barlow, J., Bishop, P. and Pennington, D. (1996) How are written patient-education materials used in out-patient clinics? Insight from rheumatology. *Health Education Journal*, 55, 275–284.
Barnes, J., Stein, A., Smith, T., Pollock, J. and the ALSPAC Study Team (1997) Extreme attitudes to body shape, social and psychological factors and a reluctance to breast feed. *Journal of the Royal Society of Medicine*, 90, 551–559.
Barr, M., Pennebaker, J.W. and Watson, D. (1988) Improving blood pressure estimation through internal and environmental feedback. *Psychosomatic Medicine*, 50, 37–45.
Bartrop, R. W., Luckhurst, E., Lazarus, L., Kihlo, L. G. and Penny, R. (1977) *Lancet*, i, 834–836.
Basch, C., Dicicco, I. and Malfetti, J. (1989) A focus group study on decision processes of young drivers: reasons that may support a decision to drink and drive. *Health Education Quarterly*, 16, 389–396.
Bates, M. S. and Rankinhill, L. (1994) Control, culture and chronic pain. *Social Science and Medicine*, 39, 629–645.
Baumrind, D. (1967) Child care practices anteceding 3 patterns of preschool behavior. *Genetic Psychology Monographs*, 75, 43–88.
Baumrind, D. (1990) Parenting styles and adolescent development. In: J. Brooks-Gunn, R. Lerner and A. C. Petersen (eds) *The Encyclopedia on Adolescence*. New York: Garland.
Beard, R. W., Belsey, E. M., Lal, S., Lewis, S. and Greer, H. S. (1974) Contraceptive practice before and after out-patient termination of pregnancy, Kings Termination Study II. *British Medical Journal*, i, 418–421.
Beard, T. C. (1990) Hypertension after INTERSALT: prospectives for prevention. *Journal of Cardiovascular Pharmacology*, 16 (Suppl. 7), 31–38.
Beardow, R., Oerton, J. and Victor, C. (1989) Evaluation of the cervical cytology screening programme in an inner city health district. *British Medical Journal*, 299, 98–100.
Beardslee, W. R. (1989) The role of self-understanding in resilient individuals: the development of a perspective. *American Journal of Orthopsychiatry*, 59, 266–278.
Beardslee, W. R., Hoke, L., Wheelock, I., Clarke Rothberg, P., Van de Velde, P. and Swatling, S. (1992) Initial findings on preventive intervention for families with parental affective disorders. *The American Journal of Psychiatry*, 149, 1335–1340.
Beardslee, W. R., Keller, M. B., Lavori, P. W., Klerman, G. L., Dorer, D. J. and Samuelson, H. (1988) Psychiatric disorder in adolescent offspring of parents with affective disorder in a non-referred sample. *Journal of Affective Disorders*, 15, 313–322.
Beardslee, W. R., Keller, M. B., Lavori, P. W., Stanley, J. and Sacks, N. (1993) The impact of parental affective disorder on depression in offspring: a longitudinal follow-up in a non-referred sample. *Journal of American Academy of Child Adolescent Psychology*, 32, 723–730.

Beck, A. T., Ward, C. H., Medelson, M., Mock, J. and Erbaugh, J. (1961) An inventory for measuring depression. *Archives of General Psychiatry*, 4, 561–571.
Beck, J. G. and Davies, D. K. (1987) Teen contraception: a review of perspectives on compliance. *Archives of Sexual Behaviour*, 16, 337–369.
Becker, M. E. (1974) The health belief model and personal health behaviour. *Health Education Monographs*, 2, 324–508.
Becker, M. H. and Joseph, J. G. (1988) AIDS and behavior change to reduce risk: a review. *American Journal of Public Health*, 78, 462–467.
Becker, M. H. and Maiman, L. A. (1975) Sociobehavioral determinants of compliance with health and medical care recommendations. *Medical Care*, 13, 10–24.
Becker, M. H. and Maiman, L. A. (1976) Sociobehavioral determinants of compliance. In D. L. Sackett and R. B. Haynes (eds) *Compliance with Therapeutic Regimens*. Baltimore: Johns Hopkins University Press.
Becker, M. H. and Rosenstock, I. M. (1984) Compliance with medical advice. In: A. Steptoe and A. Mathews (eds) *Health Care and Human Behaviour*. London: Academic Press.
Beecher, H. K. (1959) *Measurement of Subjective Responses: Quantitative Effects of Drugs*. New York: Oxford University Press.
Belloc, N. B. and Breslow, L. (1972) Relationship between physical health status and health practices. *Preventive Medicine*, 1, 409–421.
Belsky, J., Fish, M. and Isabella, R. (1991) Continuity and discontinuity in infant negative and positive emotionality: family antecedents and attachment consequences. *Developmental Psychology*, 27, 421–431.
Ben Nation, S., Yirmiya, R., Liebeskind, J. C., Taylor, A. N. and Gale, R. P. (1991) Stress increases metastatic spread of a mammary tumor in rats: evidence for mediation by the immune system. *Brain Behaviour and Immunity*, 5, 193–205.
Bendelow, G. (1993) Pain perceptions, emotions and gender. *Sociology of Health and Illness*, 15, 273–294.
Bennett, B. (1996) How nurses in a stroke rehabilitation unit attempt to meet the psychological needs of patients who become depressed following a stroke. *Journal of Advanced Nursing*, 23, 314–321.
Bennett, P. (1994) Should we intervene to modify Type A Behaviour Pattern in patients with manifest heart disease? *Behavioral and Cognitive Psychotherapy*, 22, 125–145.
Bennett, P. and Carroll, D. (1994) Cognitive-behavioural interventions in cardiac rehabilitation. *Journal of Psychosomatic Research*, 38(3), 169–182.
Benoit, D., Parker, K. C. H. and Zeanah, C. H. (1997) Mothers' representations of their infants assessed prenatally: stability and association with infants' attachment classification. *Journal of Child Psychology and Psychiatry*, 38, 307–313.
Bensing, J., Schreurs, K. and Derijk, A. (1996) The role of the general practitioner's affective behaviour in medical encounters. *Psychology and Health*, 11 (6), 825–838.
Berenson, G. S. (ed.) (1986) *Causation of Cardiovascular Risk Factors in Children: Perspectives on Cardiovascular Risk in Early Life*. New York: Raven Press.
Beresford, J. M. and Gervaize, P. A. (1986) The emotional impact of abnormal pap smears on patients referred for colposcopy. *Colposcopy, Gynecology, and Lasar Surgery*, 2, 83–87.
Berg, R. L. (1976) The high cost of self deception. *Preventive Medicine*, 5, 483–495.
Bergman, J. and Dews, P. B. (1987) Dietary caffeine and its toxicity. *Nutritional Toxicology*, 2, 199–221.
Bergner, M., Bobbitt, R. A., Carter, W. B. and Gilson, D. (1981) The sickness impact profile: development and final revision of a health status measure. *Medical Care*, 19, 787–805.
Bertolli, J., St. Louis, M. E., Simonds, R. J., Nieburg, P., Kamenga, M., Brown, C., Tarande, M., Quinn, T. and Ou, C. Y. (1996) Estimating the timing of mother-to-child transmission of human immunodeficiency virus in a breast feeding population in Kinshasa, Zaire. *Journal of Infectious Diseases*, 174, 722–726.
Betschart, J. (1988) Parents' understanding of and guilt over their children's blood glucose control. *The Diabetes Educator*, 13, 398–401.

Bijur, P., Kurzon, M., Hamelsky, V. and Power, C. (1991) Parent adolescent conflict and adolescent injuries. *Journal of Developmental and Behavioral Pediatrics*, 12, 92–97.

Bingley, P. J. and Gale, E. A. M. (1989) Rising incidence of IDDM in Europe. *Diabetes Care*, 12, 289–295.

Bishop, G. H. (1946) Neural mechanisms of cuteaneous sense. *Physiological Review*, 26, 77–102.

Bitti, P., Gremigni, P., Bertolotti, G. and Zotti, A. M. (1995) Dimensions of anger and hostility in cardiac patients, hypertensive patients, and controls. *Psychotherapy and Psychosomatics*, 64, 3–4, 162–172.

Black Report (1980) *Inequalities In Health: Report Of A Research Working Group*. London: HMSO.

Blanchard, C. G., Labrecque, M. S., Ruckdeschel, J. C. and Blanchard, E. B. (1988) Information and decision-making preferences of hospitalised adult cancer patients. *Social Science and Medicine*, 27, 1139.

Blanchard, E. B. (1979) Biofeedback and the modification of cardiovascular dysfunctions. In: R. J. Gatchel and K. P. Price (eds) *Clinical Applications of Biofeedback: Appraisal and Status*. New York: Pergamon Press.

Blanchard, E. B. and Andrasik, F. (1985) *Management of Chronic Headaches: A Psychological Approach*. New York: Pergamon.

Blanchard, E. B. and Young, L. D. (1974) Clinical applications of biofeedback training: a review of evidence. *Archives of General Psychiatry*, 30, 573–589.

Blanchard, E. B., McCoy, G. C., Musso, A., Gerardi, M. A., Pallmeyer, T. P., Gerardi, R. J., Cotch, P. A., Siracusa, A. and Andrasik, F. (1986) A controlled comparison of thermal biofeedback and relaxation training in the treatment of essential hypertension: I Short-term and long-term outcome. *Behaviour Therapy*, 17, 563–579.

Blankenhorn, D. H., Nessim, S. A., Johnson, R. L., Sanmarco, M. E., Azen, S. P. and Cashin-Hempill, L. (1987) Beneficial effects of combined colestipol-niacin therapy on coronary atherosclerosis and coronary venous bypass grafts. *Journal of the American Medical Association*, 257, 3233–3240.

Blaxter, M. (1983) The causes of disease: women talking. *Social Science and Medicine*, 17, 59–69.

Blaxter, M. (1987) Evidence on inequality in health from a national survey. *Lancet*, ii, 30–33.

Bloom-Cerkoney, K. A. and Hart, L. K. (1980) The relationship between the health belief model and compliance of persons with diabetes mellitus. *Diabetes Care*, 3, 594–598.

Blount, R., Sturges, J. and Powers, S. (1990) Analysis of child and adult behavioral variations by phase of medical procedure. *Behavior Therapy*, 21, 33–48.

Blumberg, J. (1994) Nutrient requirements of the healthy elderly – should there be specific RDAs? *Nutrition Reviews*, 52(8), 515–518.

Blumenthal, J. A. (1985) Relaxation therapy, biofeedback and behavioral medicine. *Psychotherapy*, 22, 516–530.

Bodansky, J. (1994) *Diabetes*. 2nd edn. London: Wolfe.

Bondy, S. J. (1996) Overview of studies on drinking patterns and consequences. *Addiction*, 91, 1663–1674.

Bongaarts, J. (1976) Intermediate fertility variables and marital fertility rates. *Population Studies*, 30, 227–241.

Booth-Kewley, S. and Friedman, H. S. (1987) Psychological predictors of heart disease: a quantitative review. *Psychological Bulletin*, 101, 343–362.

Botting, B. and Crawley, R. (1995) Trends and patterns in childhood mortality and morbidity. In: B. Botting (ed.) *The Health Of Our Children*. Decennial Supplement. Office of Population Censuses and Surveys. Series DS no. 11. London: HMSO, pp. 61–81.

Boyle, C. M. (1970) Differences between patients' and doctors' interpretations of some common medical terms. *British Medical Journal*, 2, 286–289.

Boyle, M. (1992) The abortion debates: an analysis of psychological assumptions underlying legislation and professional decision-making. In J. Ussher and P. Nicolson (eds) *The Psychology of Women's Health and Health Care*. London: Macmillan.

Boyle, M. (1997) *Re-thinking Abortion: Psychology, Gender, Power and the Law*. London: Routledge.

Bradley, C. (1979) Life events and the control of diabetes mellitus. *Journal of Psychosomatic Research*, 23, 159–162.
Bradley, C. (1994) The well-being questionnaire. In C. Bradley (ed.) *Handbook of Psychology and Diabetes*. London: Harwood Academic.
Bradley, C. and Lewis, K. S. (1990) Measures of psychological well-being and treatment satisfaction developed from the responses of people with tablet-treated diabetes. *Diabetic Medicine*, 7, 445–451.
Bradley, C., Brewin, C., Gamsu, D. and Moses, J. (1984) Development of scales to measure perceived control of diabetes mellitus and diabetes related health beliefs. *Diabetic Medicine*, 1, 213–218.
Bradley, C., Lewis, K., Jennings, A. and Ward, S. (1990) Scales to measure perceived control developed specifically for people with tablet treated diabetes. *Diabetic Medicine*, 7, 685–694.
Bradley, L. A., Young, L. D., Anderson, K. O., Turner, R. A., Agudelo, C. A., McDaniel, L. K., Pisko, E. J., Semble, E. L. and Morgan, E. M. (1987) Effects of psychological therapy on pain behaviour of rheumatoid arthritis patients. *Arthritis and Rheumatism* 30, 1105–1114.
Brady, J. V. (1958) Ulcers in 'executive' monkeys. *Scientific American*, 199, 95–100.
Braken, M. B., Klerman, L. V. and Braken, M. (1978) Abortion, adoption or motherhood: an empirical study of decision making during pregnancy. *American Journal of Obstetrics and Gynecology*, 130, 251–262.
Brehm, J. (1966) *A Theory of Psychological Reactance*. New York: Academic Press.
Brener, J. M. (1981) Control of internal activities. *British Medical Bulletin*, 37, 169–174.
Breslow, L. and Enstrom, J. E. (1980) Persistence of health habits and their relationship to mortality. *Preventive Medicine*, 9, 469–483.
Breuer, J. and Freud, S. (1893) *Studies in Hysteria*. London: Hogarth Press.
Brezinka, V. (1992) Conservative treatment of childhood and adolescent obesity. In: S. Maes, H. Leventhal and M. Johnston (eds) *International Review of Health Psychology, Vol. 1*. Chichester: Wiley.
Bristol, J. B., Emmett, P. M., Heaton, K. W. and Williamson, R. C. N. (1985) Sugar, fat and risk of colorectal cancer. *British Medical Journal*, 291, 1467–1470.
Bristow, M., Hucklebridge, F., Clow, A. and Evans, P. D. (1997) Modulation of secretory immunoglobulin A in saliva in relation to an acute episode of stress and arousal. *Journal of Psychophysiology*, 11.
British Diabetic Association (1996) *Diabetes in the United Kingdom: A Report* . London: British Medical Association Publication.
British Medical Association (1995) *Alcohol: Guidelines on Sensible Drinking*. London: British Medical Association Publication.
Broadhead, R., Heckathorn, D., Grund, J., Stern, S. and Anthony, L. (1995) Drug users versus outreach workers in combating AIDS: preliminary results of a peer-driven intervention. *The Journal of Drug Issues*, 25, 531–564.
Bronfenbrenner, U. (1979) *The Ecology Of Human Development*. Cambridge, MA: Harvard University Press.
Brooke, O. G., Anderson, H. R., Bland, J. M., Peacock, J. L. and Stewart, C. M. (1989) Effects on birth weight of smoking, alcohol, caffeine, socioeconomic factors, and psychosocial stress. *British Medical Journal*, 298, 795–801.
Brorsson, B. and Herlitz, C. (1988) The AIDS epidemic in Sweden: changes in awareness, attitudes and behaviour. *Scandinavian Journal of Social Medicine*, 16, 2129–2135.
Brown, G. W. (1993) Life events and affective disorders: replications and limitations. *Psychomatic Medicine*, 55, 248–259.
Brown, G. W. and Harris, T. O. (1978) *Social Origins of Depression. A Study of Psychiatric Disorder in Women*. London: Tavistock.
Brown, G. W. and Harris, T. O. (1986) Establishing causal links: the Bedford College studies of depression. In: H. Katschnig (ed.) *Life Events and Psychiatric Disorders*. Cambridge, Cambridge University Press.
Brown, R. T., Doepke, K. J. and Kaslow, N. J. (1993) Risk-resistance-adaptation model for pediatric

chronic illness: sickle cell syndrome as an example. *Clinical Psychology Review*, 13, 119–132.

Brownell, K. D. and Cohen, L. R. (1995) Adherence to dietary regimens 1: an overview of research. *Behavioral Medicine*, 20(4), 149–154.

Brubaker, R. and Fowler, C. (1990) Encouraging college males to perform testicular self examination: evaluation of a persuasive message based on the revised theory of reasoned action. *Journal of Applied Social Psychology*, 20, 1411–1422.

Brubaker, R. and Wickersham, D. (1990) Encouraging the practice of testicular self examination: a field application of the theory of reasoned action. *Health Psychology*, 9(2), 154–163.

Bruce, M. S. and Lader, M. H. (1986) Caffeine: clinical and experimental effects in humans. *Human Psychopharmacology*, 1, 63–82.

Bruch, M. A. and Haynes, M. J. (1987) Heterosocial anxiety and contraceptive behaviour. *Journal of Research in Personality*, 21, 343–360.

Brunson, B. I. and Matthews, K. A. (1981) The Type A coronary prone behaviour pattern and reactions to uncontrollable stress. An analysis of performance strategies, affect and attributions during failure. *Journal of Personality and Social Psychology*, 40, 906–918.

Buetow, S. A. (1995) What do general practitioners and their patients want from general practice and are they receiving it? – A framework. *Social Science and Medicine*, 40(2), 213–221.

Buller, M. K. and Buller, D. B. (1987) Physicians' communication style and patient satisfaction. *Journal of Health and Social Behaviour*, 28, 375–388.

Burr, M. L. (1995) Explaining the French paradox. *Journal of the Royal Society for Health*, 115(4), 217–219.

Burton, A. K. and Tillotson, M. (1991) Does leisure sports activity influence lumbar mobility or the risk of low back trouble? *Journal of Spinal Disorders*, 4, 329–336.

Burton, A. K., Tillotson, K. M., Main, C. J. and Hollis, S. (1995) Psychosocial predictors of outcome in acute and sub-chronic low-back trouble. *Spine*, 20, 722–728.

Burton, A. K., Waddell, G., Burtt, R. and Blair, S. (1996) Patient educational material in the management of low back pain in primary care. *Bulletin Hospital for Joint Diseases*, 55, 138–141.

Burton, M. V., Parker, R. W., Farrell, A., Bailey, D., Conneely, J., Booth, S. and Elcombe, S. (1995) A randomized controlled trial of preoperative psychological preparation for mastectomy. *Psycho-Oncology*, 4(1), 1–19.

Bush, J. P., Melamed, B., Sheras, P. and Greenbaum, P. (1986) Mother–child patterns of coping with anticipatory medical stress. *Health Psychology*, 5, 137–157.

Bussing, R. and Johnson, S. (1992) Psychosocial issues in hemophilia before and after the AIDS crises: a review of current research. *General Hospital Psychiatry*, 14, 387–403.

Byers, E. S. and Lewis, K. (1988) Dating couples' disagreements over the desired level of sexual intimacy. *Journal of Sex Research*, 24, 15–29.

Byers, R. E., Graham, S., Haughey, B. P., Marshall, J. R. and Swanson, M. K. (1987) Diet and lung cancer risk: findings from the Western New York Diet Study. *American Journal of Epidemiology*, 125, 351–363.

Byrne, D., Rosenman, R. H., Schiller, E. and Chesney, M. A. (1985) Consistency and variation among instruments purporting to measure the Type A behaviour pattern. *Psychosomatic Medicine*, 47, 242–261.

Byrne, D., Napier, A. and Cuschieri, A. (1988) How informed is signed consent? *British Medical Journal*, 296, 839–840.

Caceres, C. F., Rosasco, A. M., Mandel, J. S. and Hearst, N. (1994) Evaluating a school-based intervention for STD/AIDS prevention in Peru. *Journal of Adolescent Health*, 15(7), 582–591.

Cadman, D., Boyle, M., Szatmari, P. and Offord, D. R. (1987) Chronic illness, disability, and mental and social well-being: findings of the Ontario Child Health Study. *Pediatrics*, 79, 805–812.

Cairns, D. and Pasino, J. A. (1977) Comparison of verbal reinforcement and feedback in the operant treatment of disability due to chronic low back pain. *Behaviour Therapy* 8, 621–630.

Calabrese, L. H. (1990) Exercise, immunity, cancer and infection. In: C. Bouchard, R.J. Shephard, T. Stephens, J. R. Sutton and B. D. McPherson (eds), *Exercise Fitness and Health: A Consensus of Current Knowledge*. Champaign, Ill: Human Kinetics Books.

Calman, K. C. (1984) Quality of life in cancer patients – an hypothesis. *Journal of Medical Ethics*, 10, 124–127.

Calvillo, E. and Flaskerud, J. (1993) Evaluation of pain response by Mexican American and Anglo-American women and their nurses. *Journal of Advanced Nursing*, 18(3), 451–459.

Caplan, H., Cogill, S., Alexandra, H., Robson, K. M., Katz, R. and Kumar, R. (1989) Maternal depression and the emotional development of the child. *British Journal of Psychiatry*, 154, 818–822.

Carlson, J. G., Basilio, C. A. and Heaukulani, J. D. (1983) Transfer of EMG training: another look at the general relaxation issue. *Psychophysiology*, 20, 530–536.

Carmel, S., Shani, E. and Rosenberg, L. (1994) The role of age and an expanded health belief model in predicting skin cancer protective behavior. *Health Education Research*, 9(4), 433–447.

Caron, H. S. and Roth, H. P. (1968) Patients' cooperation with a medical regimen. *Journal of the American Medical Association*, 203, 922–926.

Carroll, D. (1992) *Health Psychology: Stress Behaviour and Health*. London: Falmer Press.

Carroll, D., Bennett, P. and Smith, G. D. (1993) Socio-economic health inequalities – their origins and implications. *Psychology and Health*, 8(5), 295–316.

Carroll, D., Davey Smith, G. and Bennett, P. (1994) Health and socio-economic status. *The Psychologist*, 7, 122–125.

Carroll, D., Hewitt, J. K., Last, K. A., Turner, J. R. and Sims, J. (1985) A twin study of cardiac reactivity and its relationship to parental blood pressure. *Physiology and Behaviour*, 34, 103–106.

Carroll, D., Ring, C., Shrimpton, J., Evans, P., Willemsen, G.H. and Hucklebridge, F. (1996) Secretory immunoglobulin A and cardiovascular response to acute psychological challenge. *International Journal of Behavioral Medicine*, 3, 266–279.

Cassel, J. (1975) Studies of hypertension in migrants. In: O. Paul (ed.) *Epidemiology and Control of Hypertension*. New York: Stratton.

Cassileth, B. R. (1996) Stress and the development of breast cancer – persistent and popular link despite contrary evidence. *Cancer*, 77, 1015–1016.

Cassileth, B. R., Lusk, E. J., Miller, D. S., Brown, L. L. and Miller, C. (1985) Psychosocial correlates of survival in advanced malignant diseases. *New England Journal of Medicine*, 312, 1551–1555.

Cassileth, B. R., Zupkis, R. V., Suton-Smith, K. and March, V. (1980) Information and participation preferences among cancer patients. *Annals of Internal Medicine*, 92, 832–836.

Casswell, S. (1996) Drinking guidelines offer little over and above the much needed public health policies. *Addiction*, 91, 26–29.

Cataldo, M. F., Dershewitz, R. A., Wilson, M., Christophersen, E. R., Finney, J. W., Fawcett, S. B. and Seekins, T. (1986) Childhood injury control. In: N. A. Krasegor, J. D. Arasteh and M. F. Cataldo (eds) *Child Health Behavior. A Behavioral Pediatrics Perspective*. New York: John Wiley.

Caterson, I. D. (1990) Management strategies for weight control. Eating, exercise and behaviour. *Drugs*, 39 (Suppl. 3), 20–32.

Cavanagh, S. (1983) The prevalence of emotional and cognitive dysfunction in a general medical population: using the MMSE, GHQ and BDI. *General Hospital Psychiatry*, 5, 15–24.

Cella, D. F. and Holland, J. C. (1988) Methodological considerations in studying the stress-illness connection in women with breast cancer. In: C. L. Cooper (ed.) *Stress and Breast Cancer*. Chichester: John Wiley.

Center for Disease Control (CDC) (1981) Kaposi's sarcoma and pneumocystis pneumonia among homosexual men – New York City and California. *Morbidity and Mortality Weekly Reports*, 30, 305–308.

CDC (1982) Unexplained immunodeficiency and opportunistic infections in children – New York, New Jersey, California. *Morbidity and Mortality Weekly Reports*, 31, 665–667.

CDC (1985) *Education and Foster Care of Children Infected with Human T-lymphotropic Virus Type 3/lymphadenopathy Associated Virus*. Atlanta, Georgia: CDC.
CDC (1987) Classification system for human immunodeficiency virus (HIV) infection in children under 13 years of age. *Morbidity and Mortality Weekly Reports*, 36, 225–230, 235–236.
Chadwick, E. (1842) *Report of an Enquiry into the Sanitary Conditions of the Labouring Population of Great Britain*. London: Poor Law Commission.
Chaitchik, S., Kreitler, S., Shaked, S., Schwartz, I. and Rosin, R. (1992) Doctor–patient communication in a cancer ward. *Journal of Cancer Education*, 7, 41.
Chalmers, B. E. (1982) Stressful life events: their past and present status. *Current Psychological Reviews*, 2, 123–138.
Chapman, C. R. and Turner, J. A. (1986) Psychological control of acute pain in medical settings. *Journal of Pain Symptom Management*, 1, 9–20.
Chapman, C. R., Casey, K. L., Dubner, R., Foley, K. M., Gracely, R. H. and Reading, A. E. (1985) Pain measurement: an overview. *Pain*, 22, 1–31.
Chapman, S. and Hodgson, J. (1988) Showers in raincoats: attitudinal barriers to condom use in high risk heterosexuals. *Community Health Studies*, 12, 97–105.
Chapman, S., Wong, W. L. and Smith, W. (1993) Self exempting beliefs about smoking and health: differences between smokers and ex-smokers. *American Journal of Public Health*, 83(2), 215–219.
Chapman, S. L. (1991) Chronic pain: psychological assessment and treatment. In: J. J. Sweet, R. H. Rozensky and S. M. Toavian (eds) *Handbook of Clinical Psychology in Medical Settings*. New York: Plenum.
Cherkin, D. C., Deyo, R. A., Street, J. H., Hunt, M. and Barlow, W. (1996) Pitfalls of patient education: limited success of a program for back pain in primary care. *Spine*, 21, 345–355.
Chesney, M. A., Black, G. W., Swan, G. E. and Ward, M. M. (1987) Relaxation training for essential hypertension at the worksite: I. The untreated mild hypertensive. *Psychosomatic Medicine*, 49, 250–263.
Chick, J., Lloyd, G. and Crombie, E. (1985) Counselling problem drinkers in medical wards: a controlled study. *British Medical Journal*, 290, 965–967.
Chilman, C. S. (1985) Feminist issues in teenage parenting. *Child Welfare*, 64, 225–234.
Christie, M. J. and Woodman, D. D. (1980) Biochemical methods. In: I. Martin and P. H. Venables (eds) *Techniques in Psychophysiology*. Chichester: John Wiley and Sons.
Christopher, E. (1991) Family planning and reproductive decisions. *Journal of Reproductive and Infant Psychology*, 9, 217–226.
Chrousos, G. P. and Gold, P. W. (1996) Stress, endocrine manifestations, and disease. In: C. Cooper (ed.) *Handbook of Stress, Medicine and Health*. London: CRC Press.
Clare, A. W. and Tyrrell, J. (1994) Psychiatric aspects of abortion. *Irish Journal of Psychological Medicine*, 11, 92–98.
Cleary, P. D. (1987) Why people take precautions against health risks. In: N. D. Weinstein (ed.) *Taking Care: Understanding and Encouraging Self-Protective Behaviours*. Cambridge: Cambridge University Pres.
CSAG (Clinical Standards Advisory Group) (1994) *Management Guidelines for Back Pain*. London: HMSO.
Clow, A., Hucklebridge, F. and Evans, P. (1997) The role and regulation of monoamines in stress. In: E. R. De Kloet, D. Ben Nathan, E. Grauer and A. Levy (eds) *New Frontiers in Stress Research. Modulation of Brain Function*. New York: Harwood Academic.
Coates, T. J. (1982) Hypertension in adolescents. In: A. Baum and J. E. Singer (eds) *Handbook of Psychology and Health, Volume II: Issues in Child Health and Adolescent Health*. Hillsdale, NJ: LEA.
Cobliner, W. G., Schulman, H. and Smith, V. (1975) Patterns of contraceptive failures: the role of motivation reexamined. *Journal of Biosocial Science*, 7, 307–318.
Cody, R. and Lee, C. (1990) Behaviors, beliefs and intentions in skin cancer prevention. *Journal of Behavioral Medicine*, 13(4), 373–389.

Cohen, J. B., Hauser, L. B. and Wofsy, C. B. (1989) Women and IV drugs: parenteral and heterosexual transmission of human immunodeficiency virus. *Journal of Drug Issues*, 19, 39–56.

Cohen, M. J., Heinrich, R. L., Collins, G. A. and Bonnebakker, A. D. (1980) Group outpatient physical or behavioural therapy for chronic low back pain. Paper presented at the Annual Meeting of the American Pain Society, New York, September.

Cohen, S. and Lichtenstein, E. (1990) Perceived stress, quitting smoking, and smoking relapse. *Health Psychology*, 9, 466–478.

Cohen, S., Tyrrell, D. A. J. and Smith, A. P. (1993) Negative life events, perceived stress, negative affect, and susceptibility to the common cold. *Journal of Personality and Social Psychology*, 64, 131–140.

Cohn, J. F., Campbell, S. B., Matias, R. and Hopkins, J. (1990) Face-to-face interactions of postpartum depressed and nondepressed mother–infant pairs at 2 months. *Developmental Psychology*, 26, 15–23.

Colditz, G. A. (1993) Epidemiology of breast cancer. Findings from the nurses' health study. *Cancer*, 15 February, 71, (Suppl. 4), 1480–1489.

Coles, C. (1990) Diabetes education: letting the patient into the picture. *Practical Diabetes*, 7, 110–112.

Comitas, L. (1976) Cannabis and work in Jamaica: a refutation of the amotivational syndrome. *Annals of the New York Academy of Science*, 24–32.

Communicable Disease Reports (1995) 5, 97–98.

Conklin, M. (1983) Men's knowledge and beliefs about the testicle self-exam. *American Journal of Nursing*, 83, 200–205.

Connell, C., Kubisch, A., Schorr, L. and Weiss, C. (1995) *New Approaches To Evaluating Community Initiatives*. Washington, DC: The Aspen Institute.

Connor, W.H. (1974) Effects of brief relaxation training on autonomic response to anxiety-provoking stimuli. *Psychophysiology*, 11, 591–599.

Conor, P. M., Kirby, M., Coen, R., Coakley, D., Lawlor, B. A. and O'Neil, D. (1996) Family members' attitudes toward telling the patient with Alzheimer's disease their diagnosis. *British Medical Journal*, 313, 529–530.

Contento, I. R., Basch, C., Shea, S., Gutin, B., Zybert, P., Michela, J. L. and Rips, J. (1993) Relationship of mothers' food choice criteria to food intake of preschool children: identification of family subgroups. *Health Education Quarterly*, 20(2), 243–259.

Conviser, R. and Rutledge, J. H. (1989) Can public policies limit the spread of HIV among IV drug users? *Journal of Drug Issues*, 19, 113–128.

Cooper, C., Cooper, R. D. and Faragher, E. B. (1986) Psychosocial stress as a precursor to breast cancer: a review. *Current Psychological Research and Reviews*, 5(3), 268–280.

Cooper, E. T. (1984) A pilot study on the effects of the diagnosis of lung cancer on family relationships. *Cancer Nursing*, 7, 301–308.

Coste, J., Paalaggi, J. B. and Spira, A. (1992) Classification of non-specific low back pain. Part 1. Psychological involvement in low back pain. *Spine*, 17, 1028–1037.

Council on Ethical and Judicial Affairs (1991) Gender disparities in clinical decision making. *Journal of the American Medical Association*, 266, 559–562.

Cowell, J. M., Montgomery, A. C. and Talashek, M. L. (1989) Cardiovascular risk assessment in school-age children: partnership in health promotion. *Public Health Nursing*, 6, 67–73.

Cox, A. D. (1988) Maternal depression and impact on children's development. *Archives of Disease in Childhood*, 63, 90–95.

Cox, D. J. and Gonder-Frederick, L. (1992) Major developments in behavioural diabetes research. *Journal of Consulting and Clinical Psychology*, 60, 28–38.

Cox, D. J., Gonder-Frederick, L. and Saunders, J. T. (1991) Diabetes: clinical issues and management. In: J. J. Sweet, R. H. Razensky and S. M. Tovain (eds) *Handbook of Clinical Psychology in Medical Settings*. New York: Plenum.

Cox, D. J., Taylor, A. B., Nowacek, B., Holley-Wilcox, P., Pohl, S. and Guthrow, E. (1984) The relationship between psychological stress and insulin-dependent diabetic blood glucose control: preliminary investigations. *Health Psychology*, 3, 63–75.

Cox, N., Blaxter, M., Buckle, A. *et al.* (1987) *The Health and Lifestyle Survey: Preliminary Report.* Cambridge: The Health Promotion Research Trust.

Cox, T. (1988) Psychological factors in stress and health: In: S. Fisher and J. Reason (eds) *Handbook of Life Stress, Cognition and Health.* Chichester: John Wiley & Sons.

Cox, T. and Mackay, C. (1982) Psychosocial factors and psychophysiological mechanisms in the aetiology and development of cancers. *Social Science and Medicine*, 16, 381–396.

CRC (1995) *Annual Report 1994/95.* Thorpe, PA: University of New England.

Crisson, J. E. and Keefe, F. J. (1988) The relationship of locus of control to pain coping strategies and psychological distress in chronic pain patients. *Pain*, 35, 147–154.

Crombie, I. K. (1996) *A Pocket Guide to Critical Appraisal.* London: BMJ Publishing Group.

Cumming, D. C. (1990) Discussion: reproduction: exercise related adaptations and the health of men and women. In: C. Bouchard, R. J. Shephard, T. Stephens, J. R. Sutton and B. D. McPherson (eds) *Exercise Fitness and Health: A Consensus of Current Knowledge.* Champaign, Ill: Human Kinetics Books.

Cunningham-Burley, S. and Irvine, S. (1987) 'And have you done anything so far?' An examination of lay treatment of children's symptoms. *British Medical Journal*, 295, 700–702.

Cvetkovich, G. and Grote, B. (1981) Psychosocial maturity and teenage contraceptive use: an investigation of decision-making and communication skills. *Population and Environment*, 4, 211–226.

Cvetkovich, G. and Grote, B. (1983) Adolescent development and teenage fertility. In: D. Byrne and W. A. Fisher (eds) *Adolescents, Sex and Contraception.* Hillsdale, NJ: Lawrence Erlbaum.

D'Angelo, L. J., Brown, R., English, A. and Hein, K. (1994) HIV infection and AIDS in adolescents: a position paper for the Society of Adolescent Medicine. *Journal of Adolescent Health*, 15, 427–434.

D'Atri, D. A. and Ostfield, A. M. (1975) Crowding: its effects on the elevation of blood pressure in a prison setting. *Preventive Medicine*, 4, 550–566.

Dahl, L. K. (1961) Possible role of excess salt consumption in the pathogenesis of essential hypertension. *American Journal of Cardiology*, 8, 571–575.

Dahl, L. K. and Love, R. A. (1957) Etiological role of sodium chloride intake in essential hypertension in humans. *Journal of the American Medical Association*, 164, 397–400.

Dahlstrom, W. G. and Welsh, G. S. (1960) *An MMPI Handbook.* Minneapolis: University of Minnesota Press.

Dantzer, R. (1989) Neuroendocrine correlates of control and coping. In: A. Steptoe and A. Appels (eds) *Stress, Personal Control and Health.* Chichester: John Wiley & Sons.

Davey, B. (1989) *Immunology: A Foundation Text.* Chichester: John Wiley & Sons.

Davey-Smith, G., Shipley, M. J. and Rose, G. (1990) Magnitude and causes of socio-economic differentials in mortality; further evidence from the Whitehall study. *Journal of Epidemiology and Community Health*, 44, 265–270.

Davis, H. and Fallowfield, L. (1996) Evaluating the effects of counselling and communication. In: H. Davis and L. Fallowfield (eds) *Counselling and Communication in Health Care.* Chichester: John Wiley & Sons.

Davis, M. S. (1966) Variations in patients' compliance with doctors' orders: analysis of congruence between survey responses and results of empirical investigations. *Journal of Medical Education*, 41, 1037–1048.

Davis, W. K., Hess, G. E. and Hiss, R. G. (1988) Psychosocial correlates of survival in diabetes. *Diabetes Care*, 11, 538–545.

Davison, D. and Parrott, A. C. (1997) Ecstasy (MDMA) in recreational users: self-reported psychological and physiological effects. *Human Psychopharmacology*, 12, 221–226.

Davitz, J. and Davitz, L. (1981) *Inferences of Patients' Pain and Psychological Distress.* New York: Springer Publishing.

Day Report (1993) The incidence and prevalence of AIDS:HIV disease in England and Wales for 1992–1997. Report of a Working Group (Chair: N. Day). *Communicable Disease Report (CDR)*, 3, S1–S17.

DCCT Research Group (1988) Reliability and validity of a diabetes quality of life measure for the diabetes control and complications trial (DCCT). *Diabetes Care*, 725–732.

DCCT Research Group (1993) The effect of intensive treatment of diabetes on the development and progression of long-term complications in insulin-dependent diabetes mellitus. *New England Journal of Medicine*, 329, 977–986.

De Freitas, B. and Schwartz, G. (1979) Effects of caffeine on chronic psychiatric patients. *American Journal of Psychiatry*, 136, 1337–1338.

Deburgh, S. (1996) The preventive paradox disarmed. *Drug and Alcohol Review*, 15(1), 18–20.

Delahanty, D. L., Dougall, A. L., Schmitz, J. B., Harken, L., Trakowski, J. H., Jenkins, F. J. and Baum, A. (1996) Time course of natural killer cell activity and lymphocyte proliferation in response to two acute stressors in healthy men. *Health Psychology*, 155, 48–55.

Dembroski, T. M., MacDougall, J. M., Williams, R. B., Haney, T. L. and Blumenthal, J. A. (1985) Components of Type A, hostility, and anger-in: relationship to angiographic findings. *Psychosomatic Medicine*, 47, 219–233.

Derogatis, L. R., Abeloff, M. D. and McBeth, C. D. (1976) Cancer patients and their physicians in the perception of psychological symptoms. *Psychosomatics*, 17, 197–201.

Devine, E. C. and Cook, T. D. (1983) A meta-analysis of psychoeducational interventions on length of postsurgical hospital stay. *Nursing Research*, 32, 267–274.

Devine, E. C. and Cook, T. D. (1986) Clinical and cost-saving effects of psychoeducational interventions with surgical patients: a meta-analysis. *Research in Nursing and Health*, 9, 89–105.

deWeerdt, I., Visser, A. and van der Veen, E. (1989) Attitude behaviour and theories in diabetes education programmes. *Patient Education and Counselling*, 14, 3–19.

DHSS (1980) *Inequalities in Health: Report of a Working Group Chaired by Sir Douglas Black*. London: Department of Health and Social Security.

DHSS (1992) *The Health of the Nation. A Strategy for Health in England*. London: HMSO.

DHSS (1995) *Department of Health: Variations in Health: What can the Department of Health and NHS Do?* London: HMSO.

DHSS and Welsh Office (1987) *AIDS: Monitoring Responses to the Public Education Campaign February 1986–February 1987*. London: HMSO.

DiBlasio, F. A. and Belcher, J. R. (1995) Gender differences among homeless persons – special services for women. *American Journal of Orthopsychiatry*, 65(1), 131–137.

DiClemente, R. J. (1993) Preventing HIV/AIDS amongst adolescents: schools as agents of behavioural change. *Journal of the American Medical Association*, 270, 760–762.

DiClemente, R. J. and Temoshok, L. (1985) Psychological adjustment to having cutaneous malignant melanoma as a predictor of follow-up clinical states. *Psychosomatic Medicine*, 47, 87–89.

Diener, E. (1984) Subjective well-being. *Psychological Bulletin*, 95, 542–575.

Dimatteo, M. R. and DiNicola, D. D. (1982) *Achieving Patient Compliance*. New York: Pergamon Press.

Dimatteo, M. R., Reiter, R. C. and Gambone, J. C. (1994) Enhancing medication adherence through communication and informed collaborative choice. *Health Communications*, 6(4), 253–265.

Dimatteo, M. R., Sherbourne, C. D., Hays, R. D., Ordway, L., Kravitz, R. L., Mcglynn, E. A., Kaplan, S. and Rogers, W. H. (1993) Physicians' characteristics influence patients' adherence to medical treatment – results from the medical outcomes study. *Health Psychology*, 12 (2), 93–102.

Dodd, M. J. (1987) Efficacy of proactive information on self-care in radiation therapy patients. *Heart and Lung*, 16, 538–544.

Dohery, Y. A. and Hall, D. A. (1996) *Change Counselling in Diabetes Project: The Results of a Needs Assessment*. Paper presented at the BPS Special Group in Health Psychology Annual Conference (3–5 July), York.

Dohrenwend, B. S. and Dohrenwend, B. P. (1974) *Stressful Life Events: Their Nature and Effects*. New York: John Wiley & Sons.

Doleys, D. M., Crocker, M. and Patton, D. (1982) Response of patients with chronic pain to exercise quotas. *Physical Therapy*, 62, 1111–1114.

Doll, R. and Peto, R. (1976) Mortality in relation to smoking: 20 years' observations on male British doctors. *British Medical Journal*, ii, 1525–1536.

Dornbusch, S. M., Ritter, P. L., Liederman, P. H., Roberts, D. F. and Fraleigh, M. J. (1987) The relation of parenting style to adolescent school performance. *Child Development*, 58, 1244–1257.

Douds, A. C. and Maxwell, J. D. (1994) Alcohol and the heart – good and bad news. *Addiction*, 89(3), 259–261.

Dowling, J. (1983) Autonomic measures and behavioural indices of pain sensitivity. *Pain*, 16, 193–200.

Downey, G. and Coyne, J. C. (1990) Children of depressed parents: an integrative review. *Psychological Bulletin*, 108, 50–76.

Doyle, A., Pang, F. Y., Bristow, M., Hucklebridge, F., Evans, P. and Clow, A. (1996) Urinary cortisol and endogenous monoamine oxidose inhibitors, but not isatin, are raised in anticipation of stress and/or arousal in normal individuals. *Stress Medicine*, 12, 43–49.

Drapkin, R. G., Wing, R. R. and Shiffman, S. (1995) Responses to hypothetical risk situations: do they predict weight loss in a behavioural treatment program or the context of dietary lapses? *Health Psychology*, 14, 427–434.

Dunbar, F. (1943) *Psychosomatic Diagnosis*. New York: Harper & Row.

Dunbar, M. (1989) *The Effects of Psychological and Educational Interventions on the Recovery of Surgical Patients: A Meta-analysis*. Unpublished dissertation submitted in completion of B.Sc. Psychology, Polytechnic of East London.

Duncan, G., Harper, C., Ashwell, E., Mant, D., Buchan, H. and Jones, L. (1990) Termination of pregnancy: lessons for prevention. *British Journal of Family Planning*, 15, 112–117.

Dworkin, B. (1988) Hypertension as a learned response: the baroreceptor reinforcement. In: T. Elbert, W. Langosch, A. Steptoe and D. Vaitl (eds) *Behavioural Medicine in Cardiovascular Disorders*. Chichester: John Wiley & Sons.

Economides, D. and Braithwaite, J. (1994) Smoking, pregnancy and the fetus. *Journal of the Royal Society of Health*, 114, 198–201.

Eddy, D. M. and Clanton, C. H. (1982) The art of diagnosis: solving the clinicopathological exercise. *The New England Journal of Medicine*, 306, 1263–1268.

Edell, B. H., Edington, S., Herd, B., O'Brien, R. M. and Witkin, G. (1987) Self efficacy and self motivation as predictors of weight loss. *Addictive Behaviors*, 12, 63–66.

Edelstein, J. and Linn, M. W. (1985) The influence of the family on control of diabetes. *Social Science and Medicine*, 21, 545–551.

Edmundson, E., Parcel, G. S., Perry, C. L., Feldman, H. A., Smyth, M., Johnson, C. C., Layman, A., Bachman, K., Perkins, T., Smith, K. and Stone, E. (1996) The effects of the child and adolescent trial for cardiovascular health intervention on psychosocial determinants of cardiovascular disease risk behavior among third-grade students. *American Journal of Health Promotion*, 10(3), 217–225.

Edwards, G., Anderson, P. and Babor, T. F. (1994) *Alcohol Policy and the Public Good*. Oxford: Oxford University Press.

Effective Health Care (1996) *The Management of Primary Breast Cancer*, 2, No. 6. NHS Centre for Reviews and Dissemination.

Eiser, C. (1993) *Growing Up With A Chronic Disease. The Impact On Children And Their Families*. London: Kingsley Publishers.

Eiser, C., Havermans, G., Parkyn, T. and McNinch, A. (1994) When a child has cancer: parents' experiences around the diagnosis. *Psycho-Oncology*, 4, 197–203.

Eiser, J. R., Eiser, C. and Pauwels, P. (1993) Skin cancer – assessing perceived risk and behavioural attitudes. *Psychology and Health*, 8(6), 393–404.

Elias, M. F., Robbins, M. A., Rice, A. and Edgecombe, J. L. (1982) A behavioral study of middle-aged chest pain patients: physical symptom reporting, anxiety and depression. *Experimental Aging Research*, 8, 45–51.

Ellermeier, W. and Westphal, W. (1995) Gender differences in pain ratings and pupil reactions to painful pressure stimuli. *Pain*, 61: 435–439.

Ellerton, M. L. and Merriam, C. (1994) Preparing children and families psychologically for day surgery – an evaluation. *Journal of Advanced Nursing*, 19(6), 1057–1062.

Ellis, A. (1962) *Reason and Emotion in Psychotherapy*. New York: Lyle Stuart.

Ellis, A. (1984) Rational emotive therapy. In: R. J. Corsini (ed.) *Current Psychotherapies, 3rd edn*. Itasca, Ill: Peacock Press.

Elson, B. D., Hauri, P. and Cunis, D. (1977) Physiological changes in yoga meditation. *Psychophysiology*, 14, 52–57.

Engel, G. L. (1959) Psychogenic pain and the pain prone patient. *American Journal of Medicine*, 26, 899–918.

Engel, G. L. (1977) The need for a new medical model: a challenge for biomedicine. *Science*, 196, 129–135.

Engs, R. C. (1996) Women, alcohol, and health: a drink a day keeps the heart attack away? *Current Opinion in Psychiatry*, 9(3), 217–220.

Engstroem, I. (1991) Parental distress and social interaction in families with children with inflammatory bowel disease. *Journal of the American Academy of Child and Adolescent Psychiatry*, 30, 904–912.

Epstein, L. H., Wing, R. R., Valoski, A. and DeVos, D. (1988) Long term relationship between weight and aerobic fitness change in children. *Health Psychology*, 7, 47–53.

Epstein, M. and Oster, J. R. (1984) *Hypertension: A Practical Approach*. Philadelphia: Saunders.

Eriksen, W. (1994) The role of social support in the pathogenesis of coronary heart disease. *Family Practice*, 11(2), 201–209.

Evans, P. D. (1989) *Motivation and Emotion*. London: Routledge.

Evans, P. D. and Edgerton, N. (1991) Life events and mood as predictors of the common cold. *British Journal of Medical Psychology*, 64, 35–44.

Evans, P. D. and Edgerton, N. (1992) Mood states and minor illness. *British Journal of Medical Psychology*, 65, 177–186.

Evans, P. D. and Fearn, J. M. (1985) Type A behaviour pattern, choice of active coping strategy and cardiovascular activity in relation to threat of shock. *British Journal of Medical Psychology*, 58, 95–99.

Evans, P. D. and Moran, P. (1987a) The Framingham Type A scale, vigilant coping and heart rate reactivity. *Journal of Behavioural Medicine*, 10, 311–321.

Evans, P. D. and Moran, P. (1987b) Cardiovascular unwinding, Type A behaviour pattern and locus of control. *British Journal of Medical Psychology*, 60, 261–265.

Evans, P. D., Phillips, K. C. and Fearn, J. M. (1984) On choosing to make aversive events predictable or unprecitable: some behavioural and psychophysiological findings. *British Journal of Psychology*, 75, 377–391.

Evans, P. D., Pitts, M. K. and Smith, K. (1988) Minor infection, minor life events and the four day desirability dip. *Journal of Psychosomatic Research*, 32, 533–539.

Evans, P. D., Bristow, M., Hucklebridge, F., Clow, A. and Walters, N. (1993) The relationship between secretory immunity, mood and life events. *British Journal of Clinical Psychology*, 33, 227–236.

Evans, P. D., Bristow, M., Hucklebridge, F., Clow, A. and Pang, F.-Y. (1994) Stress, arousal, cortisol and secretory immunoglobulin A in students undergoing assessment. *British Journal of Clinical Psychology*, 33, 575–576.

Evans, P. D., Doyle, A., Hucklebridge, F. and Clow, A. (1996) Positive but not negative life events predict vulnerability to upper respiratory tract illness. *British Journal of Health Psychology*, 1, 339–348.

Evans, P. D., Hucklebridge, F., Clow, A. and Doyle, A. (1995) Secretory immunoglobulin A as a convenient biomarker in health survey work. In: J. Rodriques-Marin (ed.) *Health Psychology and Quality of Life Research. Volume 2*. Alicante, University Press.

Eysenck, H. J. (1985) Personality, cancer and cardiovascular disease: a causal analysis. *Personality and Individual Differences*, 6, 535–556.

Eysenck, H. J. (1990) The prediction of death from cancer by means of personality stress questionnaire – too good to be true. *Perceptual and Motor Skills*, 71, 216–218.

Eysenck, H. J. and Fulkner, D. W. (1983) The components of Type A behaviour and its genetic determinants. *Personality and Individual Differences*, 4, 499–505.

Faber, M. M. (1986) A review of efforts to protect children from injury in car crashes. *Family and Community Health*, 9, 25–41.

Faller, H., Schilling, S. and Lang, H. (1995) Causal attribution and adaptation among lung cancer patients. *Journal of Psychosomatic Research*, 39(5), 619–627.

Fallowfield, L., Ford, S. and Lewis, S. (1995) No news is not good news: information preferences of patients with cancer. *Psycho-Oncol*, 4(3), 197–202.

Fallowfield, L., Rodway, A. and Baum, A. (1990) What are the psychological factors influencing attendance, non-attendance and re-attendance at a breast screening centre? *Journal of the Royal Society of Medicine*, 83, 547–551.

Fallowfield, L., Hall, A., Maguire, P., Baum, M. and A'Hern, R. P. (1994a) Psychological effects of being offered choice of surgery for breast cancer. *British Medical Journal*, 309, 448.

Fallowfield, L., Hall, A., Maguire, P., Baum, M. and A'Hern, R. P. (1994b) A question of choice: results of a prospective 3-year follow-up study of women with breast cancer. *The Breast*, 3, 202–208.

Family Heart Study Group (1994) Randomised controlled trial evaluating cardiovascular screening and intervention in general practice: principal results of British family heart study. *British Medical Journal*, 308, 313–319.

Fant, R. V., Schuh, K. J. and Stitzer, M. L. (1995) Response to smoking as a function of prior amounts. *Psychopharmacology*, 119, 385–390.

Farkas, A. J., Pierce, J. P., Zhu, S. H., Rosbrook, B., Berry, C., Gilpin, E. A. and Kaplan, R. M. (1996) Addiction versus stages of change models in predicting smoking cessation. *Addiction*, 91, 1271–1280.

Fava, G., Pilowsky, I., Pierfederici, A., Bernardi, M. and Pathak, D. (1982) Depression and illness behavior in a general hospital: a prevalence study. *Psychotherapy and Psychosomatics*, 38, 141–153.

Favaro, A. and Santonastaso, P. (1995) Effects of parents' psychological characteristics and eating behaviour on childhood obesity and dietary compliance. *Journal of Psychosomatic Research*, 39(2), 145–151.

Feldman, E., Mayou, R., Hawton, K., Ardern, M. and Smith, E. B. O. (1987) Psychiatric disorder in medical inpatients. *Quarterly Journal of Medicine*, 63, 405–412.

Fendrich, W. and Weissman, M. M. (1990) Family risk factors, parent depression and psychopathology in offspring. *Developmental Psychology*, 26, 40–50.

Fergusson, D. M., Lynskey, M. T. and Horwood, J. L. (1995) The role of peer affiliations, social, family and individual factors in continuities in cigarette smoking between childhood and adolescence. *Addiction*, 90, 647–659.

Fernandez, E. (1982) A classification system of cognitive coping strategies of pain. *Pain*, 35, 147–154.

Ferrie, J. E., Shipley, M. J., Marmot, M. G., Stansfield, S. and Smith, G. D. (1995) Health effects of anticipation of job change and non-employment: longitudinal data from the Whitehall II study. *British Medical Journal*, 311(7015), 1264–1269.

Feuerstein, M. and Gainer, J. (1982) Chronic headache: etiology and management. In: D. M. Doleys, R. L. Meredith and A. R Ciminero (eds) *Behavioural Medicine: Assessment and Treatment Strategies*. New York: Plenum.

Field, T., Alpert, B., Vega-Lahr, N., Goldstein, S. and Perry, S. (1988) Hospitalisation stress in children: sensitizer and repressor coping styles. *Health Psychology*, 7, 433–445.

Field, T., Healy, B., Goldstein, S. and Guthertz, M. (1990) Behavior-state matching and synchrony in mother–infant interactions of nondepressed versus depressed dyads. *Developmental Psychology*, 26, 7–14.

Fillingim, R. B. and Maixner, W. (1996) The influence of resting blood-pressure and gender on pain responses. *Psychosomatic Medicine*, 58, 326–332.

Fishbein, M. (1972) Towards an understanding of family planning behaviors. *Journal of Applied Social Psychology*, 2, 214–227.

Fishbein, M. and Ajzen, I. (1975) *Belief, Attitude, Intention and Behavior: An Introduction to Theory and Research*. Reading, MA: Addison-Wesley.
Fisher, A. A. (1977) The health belief model and contraceptive behaviour: limits to the application of a conceptual framework. *Health Education Monograph*, 5, 244–250.
Fisher, S. (1986) *Stress and Strategy*. London: Lawrence Erlbaum Associates.
Fisher, S. (1996) Life stress, personal control and the risk of disease. In: C. Cooper (ed.) *Handbook of Stress, Medicine and Health*. London: CRC Press.
Fishman, B., Cooke, E., Hammock, S., Gregory, B. and Thomas, J. (1989) Familial transmission of fear: effects of maternal anxiety and presence on children's response to dental treatment. Paper presented at the Florida Conference on Child Health Psychology, Gainesville, FL.
Fletcher, B.C. (1988) The epidemiology of occupational stress. In: C. L. Cooper and R. Payne (eds) *Causes, Coping and Consequences of Stress at Work*. Chichester: John Wiley & Sons.
Fletcher, S., Morgan, T., O'Malley, M., Earp, J. A. and Degnan, D. (1989) Is breast self examination predicted by knowledge, attitudes, beliefs or sociodemographic characteristics. *American Journal of Preventive Medicine*, 5(4), 207–215.
Flor, H., Haag, G., Turk, D. C. and Koehler, H. (1983) Efficacy of EMG biofeedback, psychotherapy, and conventional medical treatment for chronic back pain. *Pain*, 17, 21–31.
Folsom, A. R., Kaye, S. A., Sellers, T. A., Hong, C.-P., Cerhan, J. R., Potter, J. D. and Prineas, R. J. (1993) Body fat distribution and 5-year risk of death in older women. *Journal of the American Medical Association*, 269, 483–487.
Folstein, S. E., Franz, M. L., Jensen, B. A., Chase, G. A. and Folstein, M. F. (1983) Conduct disorder and affective disorder among the offspring of patients with Huntington's Disease. *Psychological Medicine*, 13, 45–52.
Fonagy, P., Steele, H. and Steele, M. (1991) Maternal representations of attachment during pregnancy predict the organization of infant–mother attachment at one year of age. *Child Development*, 62, 891–905.
Fonagy, P., Steele, M., Steele, H., Higgitt, A. and Target, M. (1994) The Emanuel Miller Memorial Lecture, 1992. The theory and practice of resilience. *Journal of Child Psychology and Psychiatry*, 35, 231–257.
Ford, N. (1994) Cultural and developmental factors underlying the global pattern of the transmission of HIV/AIDS. In: D.R. Phillips and Y. Verhasselt (eds) *Health and Development*. London: Routledge.
Ford, S., Fallowfield, L. and Lewis, S. (1996) Doctor–patient interactions in oncology. *Social Science and Medicine*, 42(11), 1511–1519.
Fordyce, W. E., Fowler, R. S., Lehmann, J. F., DeLateur, B., Sand, P. L. and Trieschmann, R. B. (1973) Operant conditioning in the treatment of chronic pain. *Archives of Physical Rehabilitation Medicine*, 54, 399–408.
Fordyce, W. E., McMahon, R., Rainwater, G., Jackins, S., Questad, K., Murphy, T. and DeLateur, B. (1981) Pain complaint–exercise performance relationship in chronic pain. *Pain*, 10, 311–321.
Fordyce, W. E., Roberts, A. H. and Sternbach, R. A. (1985) The behavioural management of chronic pain: a response to critics. *Pain*, 22, 113–125.
Fordyce, W. E., Shelton, J. L. and Dundore, D. E. (1982) The modification of avoidance learning and pain behaviours. *Journal of Behavioural Medicine*, 5, 405–414.
Fox, B. H. (1981) Psychosocial factors and the immune system in human cancer. In: R. Ader (ed.) *Psychoneuroimmunology*. New York: Academic Press.
Frank, A. (1993) Low back pain. *British Medical Journal*, 306, 901–909.
Frankish, C. J. and Linden, W. (1996) Spouse-pair risk-factors and cardiovascular reactivity. *Journal of Psychosomatic Research*, 40(1), 37–51.
Frazier, L. M., Carey, T. S., Lyles, M. F. and McGaghe, W. C. (1991) Lengthy bed-rest prescribed for acute low back pain. *Southern Medical Journal*, 84, 603–606.
Frederikson, L. G. and Bull, P. E. (1995) Evaluation of a patient education leaflet designed to improve communication in medical consultations. *Patient Education and Counselling*, 25(1), 51–57.

Freedman, R. and Ianni, P. (1985) Effects of general and thematically relevant stressors in Raynaud's diseae. *Journal of Psychosomatic Research*, 29, 275–280.

Freeman, E. W., Rickels, K., Huggins, G. R., Mudd, E. H., Garcia, C. R. and Dickens, H. O. (1980) Adolescent contraceptive use: comparisons of male and female attitudes and information. *American Journal of Public Health*, 70, 790–797.

Friedman, H. S. and Booth-Kewley, S. (1988) Validity of the Type A construct: a reprise. *Psychological Bulletin*, 104, 381–384.

Friedman, M., Thoresen, C. E., Gill, J.J., Ulmer, D., Powell, L. H., Price, V. A., Brown, B., Thompson, L., Rabin, D., Breall, W. S., Bourg, E., Levy, R. and Dixon, T. (1986) Alteration of Type A behavior and its effect on cardiac recurrences in post-myocardial infarction patients: summary of the Recurrent Coronary Prevention Project. *American Heart Journal*, 112, 653–665.

Friedman, S., Southern, J. L., Abdul-Quadar, A., Primm, D. C., Des Jarlais, D., Kleinman, P., Mauge, C., Goldsmith, D. S., El-Sadr, E. and Maslansky, R. (1987) The AIDS epidemic amongst blacks and hispanics. *Milbank Quarterly*, 65, Supplement 2.

Furnham, A. and Linfoot, J. (1987) The Type A behaviour pattern and the need to prove oneself: a correlated study. *Current Psychological Reviews and Research*, 6, 125–135.

Furnham, A. and Steele, H. (1993) Measuring locus of control: a critique of general, children's, health- and work-related locus of control questionnaires. *British Journal of Psychology*, 84(4), 443–480.

Galatzer, A., Amir, S., Gil, R., Karp, M. and Laron, A. (1982) Crisis intervention program in newly diagnosed diabetic children. *Diabetic Care*, 5, 414–419.

Galsworthy, T.D. (1994) Osteoporosis: statistics, intervention and prevention. *Annals of the New York Academy of Sciences*, 736, 158–164.

Garbarino, J. (1982) Sociocultural risk: dangers to competence. In: C. Kopp and J. Krakow (eds) *Child Development in a Social Context*, Reading, MA: Addison-Wesley.

Garmezy, N. and Rutter, M. (1983) *Stress, Coping And Development In Children*. New York: McGraw-Hill.

Garn, S. and Clark, D. (1976) Trends in fatness and the origins of obesity. *Pediatrics*, 57, 443–456.

Garne, J., Aspegren, K., Balldin, G. and Ranstam, J. (1997) Increasing incidence of and declining mortality from breast cancer. *Cancer*, 79(1), 69–74.

Garrison, W.T. and McQuiston, S. (1989) *Chronic Illness During Childhood And Adolescence: Psychological Aspects*. Newbury Park, CA: Sage.

Gatchel, R., Korman, M., Weiss, C., Smith, D. and Clarke, L. (1978) A multiple response evaluation of EMG biofeedback performance during training and stress-induction conditions. *Psychophysiology*, 15, 253–258.

Gawler, I. (1986) *You Can Conquer Cancer*. Wellingborough: Thorsons.

Geersten, H. R., Gray, R. M. and Ward, J. R. (1973) Patient non-compliance within the context of seeking medical care for arthritis. *Journal of Chronic Diseases*, 26, 689–698.

Gentry, W. D., Foster, S. and Haney, T. (1972) Denial as a determinant of anxiety and perceived health status in the coronary care unit. *Psychosomatic Medicine*, 34, 39–45.

Gentry, W. D., Chesney, A. P., Hall, R. P. and Harburg, E. (1981) Effect of habitual anger-coping pattern on blood pressure in black/white, high/low stress area respondents. *Psychosomatic Medicine*, 43, 88–93.

George, C., Kaplan, N. and Main, M. (1985) The Adult Attachment Interview (AAI). Unpublished manuscript, University of California at Berkeley, Department of Psychology.

Geyer, S. (1993) Life events, chronic difficulties and vulnerability factors preceding breast cancer. *Social Science and Medicine*, 37(12), 1545–1555.

Ghodsian, M., Zajicek, E. and Wolkind, S. (1984) A longitudinal study of maternal depression and child behaviour problems. *Journal of Child Psychology and Psychiatry*, 25, 91–109.

Gil, K. M., Williams, D. A., Thompson, R. J. Jr and Kinney, T. R. (1991) Sickle cell disease in children and adolescents: the relation of child and parent pain coping strategies to adjustment. *Journal of Pediatric Psychology*, 16, 643–663.

Gil, K. M., Keefe, F. J., Sampson, H. A., McCaskill, C. C., Rodin, J. and Crisson, J. E. (1987)

The relation of stress and family environment to atopic dermatitis symptoms in children. *Journal of Psychosomatic Research*, 31, 673–684.

Gill, J. J., Price, V. A., Friedman, M., Thoresen, C. E., Powell, L. H., Ulmer, D., Brown, B. and Drews, F. R. (1985) Reduction of Type A behavior in healthy middle-aged American military officers. *American Heart Journal*, 110, 503–514.

Glanz, K., Kristal, A. R., Sorenson, G., Palombo, R., Heimendinger, J. and Probert, C. (1993) Development and validation of measures of psychosocial factors influencing fat- and fibre-related dietary behaviour. *Preventive Medicine*, 22, 373–387.

Glasgow, M. S., Engel, B. T. and D'Lugoff, B. (1989) A controlled study of a standardised behavioral stepped treatment for hypertension. *Psychosomatic Medicine*, 51, 10–26.

Glasgow, R. E. (1991) Compliance to diabetes regimens. In: J. A. Cramer and B. Spiker (eds) *Patient Compliance in Clinical Trials*. New York: Raven Press.

Glasgow, R. E., Toobert, D. J., Hampson, S. E. and Wilson, W. (1995) Behavioural research at the Oregon Research Institute. *Annals of Behavioural Medicine*, 17, 32–40.

Glass, D. C. (1977) *Behaviour Patterns, Stress and Coronary Disease*. Hillsdale, NJ: Erlbaum.

Glassman, A. H. (1993) Cigarette smoking: implications for psychiatric illness. *American Journal of Psychiatry*, 150, 546–553.

Gleaves, D. H., Williamson, D. A., Eberenz, K. P., Sebastian, S. B. and Barker, S. E. (1995) Clarifying body-image disturbance: analysis of a multidimensional model using structural modeling. *Journal of Personality Assessment*, 64, 478–493.

Goffman, E. (1961) *Asylums*. Garden City, NY: Doubleday.

Goldberg, G. R. and Prentice, A. M. (1994) Maternal and fetal determinants of adult diseases. *Nutrition Reviews*, 52(6), 191–200.

Goldberg, S., Morris, P., Simmons, R. J., Fowler, R. S. and Levinson, H. (1990) Chronic illness in infants and parenting stress: a comparison of three groups of parents. *Journal of Pediatric Psychology*, 15, 347–358.

Goldenring, J. M. and Purtell, E. (1984) Knowledge of testicular cancer risk and need for self-examination in college students: a call for equal time for men in teaching early cancer detection techniques. *Pediatrics*, 74, 1093–1096.

Goldsmith, S., Gabrielson, M., Gabrielson, I., Matthews, V. and Potts, L. (1972) Teenagers, sex and contraception. *Family Planning Perspectives*, 4, 32–38.

Goldstein, I. B., Shapiro, D., Thananopavarn, C. and Sambhi, M. P. (1982) Comparison of drug and behavioral treatments of essential hypertension. *Health Psychology*, 1, 7–26.

Goodinson, S. M. and Singleton, J. (1989) Quality of life – a critical review of current concepts, measurements and their clinical application. *International Journal of Nursing Studies*, 26, 359–369.

Goodman, S. H. and Brumley, H. E. (1990) Schizophrenic and depressed mothers: relational deficits in parenting. *Developmental Psychology*, 26, 31–39.

Gordon, D. J., Burge, D., Hammen, C., Adrian, C., Jaenicke, C. and Hiroto, D. (1988) Observations of interactions of depressed women with their children. Unpublished manuscript, Department of Psychology, University of California.

Gordon, D. J., Probstfield, J. L., Garrison, R. J., Neaton, J. D., Castelli, W. P., Knoke, J. D., Jacobs, D. R., Bangdiwala, S. and Tyroler, H. A. (1989) High density lipoprotein cholesterol and cardiovascular disease: four prospective American studies. *Circulation*, 79, 8–15.

Gore, C. J., Owen, N., Pederson, D. and Clarke, A. (1996) Educational and environmental interventions for cardiovascular health promotion in socially disadvantaged primary schools. *Australian and New Zealand Journal of Public Health*, 20(2), 188–194.

Gottlieb, B. H. (1992) Quandries in translating support concepts to intervention. In: B. H. Gottlieb (ed.) *Marshalling Social Support: Formats, Processes and Effects*. San Francisco: CA: Sage.

Gottlieb, H., Stritte, C., Koller, R., Madorsky, A., Hockersmith, V., Kleeman, M. and Wagner, J. (1977) Comprehensive rehabilitation of patients having chronic low back pain. *Archives of Physical Medicine and Rehabilitation*, 58, 101–108.

Gould-Martin, K., Paganini-Hill, A., Casagrande, C., Mack, T. and Ross, R. K. (1982) Behavioral and biological determinants of surgical stage of breast cancer. *Preventive Medicine*, 11, 429–440.

Gowers, S., Norton, K., Halek, C. and Crisp, A. H. (1994) Outcome of outpatient psychotherapy in a random allocation treatment study of anorexia nervosa. *International Journal of Eating Disorders*, 15, 165–177.

Gracey, D., Stanley, N., Burke, V., Corti, B. and Beilin, L. J. (1996) Nutritional knowledge, beliefs and behaviours in teenage school students. *Health Education Research*, 11(2), 187–204.

Graham, H. (1993a) Women's smoking: government targets and social trends. *Health Visitor*, 66, 80–82.

Graham, H. (1993b) Research literature on women and health. *Health Psychology Update*, 12, 4–7.

Graham, P., Rutter, M., Yule, W. and Pless, I. (1967) Childhood asthma: a psychosomatic disorder? Clinical and epidemiological considerations. *British Journal of Preventive Social Medicine*, 21, 78–85.

Green, M. (1983) Coming of age in developmental pediatrics. *Pediatrics*, 72, 275–282.

Green, M. (1986) Developmental psychobiologic implications for pediatrics. In: N. A. Krasnegor, J. D. Arasteh and M. F. Cataldo (eds) *Child Health Behavior. A Behavioral Pediatrics Perspective*. New York: John Wiley & Sons.

Greenstadt, L., Shapiro, D. A. and Whitehead, R. (1986) Blood pressure discrimination. *Psychophysiology*, 23, 500–509.

Greer, H. S. and Morris, T. (1975) Psychological attributes of women who develop breast cancer: a controlled study. *Journal of Psychosomatic Research*, 19, 147–153.

Greer, H. S., Morris, T. and Pettingale, K. W. (1979) Psychological response to breast cancer: effect on outcome. *Lancet*, ii, 785–787.

Griffith, L. S., Field, B. J. and Lustman, P. J. (1990) Life stress and social support in diabetes: association with glycaemic control. *International Journal of Psychiatry in Medicine*, 20, 365–372.

Griffith, R. R. and Woodson, P. P. (1988) Caffeine physical dependence: a review of human and laboratory animal studies. *Psychopharmacology*, 94, 437–451.

Griffiths, M. (1990) Contraceptive practices and contraceptive failures among women requesting termination of pregnancy. *British Journal of Family Planning*, 16, 16–18.

Groome, L. J., Swiber, M. J., Bentz, L. S., Holland, S. B. and Atterbury, J. L. (1995) Maternal anxiety during pregnancy: effect on fetal behavior at 38 to 40 weeks gestation. *Journal of Developmental and Behavioural Pediatrics*, 16, 391–396.

Gross, C., Kangas, J. R., Lemieux, A. M. and Zehrer, C. L. (1995) One-year change in quality of life profiles in patients receiving pancreas and kidney transplants. *Transplantation Proceedings*, 27, 3067–3068.

Gunn, W., Pinsky, P., Sacks, J. and Schonberger, L. (1991) Injuries and poisonings in out-of-home child care and home care. *American Journal of Diseases in Childhood*, 145, 779–781.

Guyton, A. C. (1977) Personal views on mechanisms of hypertension. In: J. Genest, E. Koiw and O. Kuchel (eds) *Hypertension: Physiopathology and Treatment*. New York: McGraw-Hill.

Guyton, A. C., Coleman, T. G., Bower, J. D. and Grainger, H. J. (1970) Circulatory control in hypertension. *Circulation Research*, 27 (Supplement II), 135–147.

Hackett, T. P. and Cassem, N. H. (1975) Psychological intervention in myocardial infarction. In: W. Gentry and R. Williams (eds) *Psychological Aspects of Myocardial Infarction and Coronary Care*. St Louis: Mosby.

Hadley, S. A. and Saarmann, L. (1991) Lipid physiology and nutritional considerations in coronary heart disease. *Critical Care Nurse*, 11(10), 28–39.

Hadlow, J. and Pitts, M. K. (1991) The understanding of common health terms by doctors, nurses and patients. *Social Science and Medicine*, 32(2), 193–196.

Hahn, S. R., Thompson, K. S. and Wills, T. A. (1994) The difficult doctor–patient relationship: somatization, personality and psychopathology. *Journal of Clinical Epidemiology*, 47, 637–657.

Halford, W. K., Cuddihy, S. and Mortimer, R. H. (1990) Psychological stress and blood glucose regulation in Type I diabetic patients. *Health Psychology*, 6, 1–14.

Hall, J. A., Epstein, A. M., Deciantis, M. L. and Mcneil, B. J. (1993) Physicians' liking for their patients – more evidence for the role of affect in medical care. *Health Psychology*, 12 (2), 140–146.

Hall, W., Solowij, N. and Leon, J. (1996) Summary of the Australian National Strategy Monograph No.25 *'The Health and Psychological Consequences of Cannabis Use'*. *Addiction*, 91, 759–773, (with commentaries by other authors).

Hamill, E. and Ingram, I. M. (1974) Psychiatric factors in the abortion decision. *British Medical Journal*, i, 229–232.

Hammen, C., Adrian, C., Gordon, D., Burge, D., Jaenicke, C. and Hiroto, D. (1987) Children of depressed mothers: maternal strain and symptom predictors of dysfunction. *Journal of Abnormal Psychology*, 96, 190–198.

Hampson, S. E., Glasgow, R. E. and Toobert, D. J. (1990) Personal models of diabetes and their relations to self-care activities. *Health Psychology*, 9, 632–646.

Hannay, D. R. (1980) The illness iceberg and trivial consultations. *Journal of the Royal College of General Practitioners*, 30, 551–554.

Hansteen, R. W., Miller, R. D., Lonero, L., Reid, L. D. and Jones, B. (1976) Effects of alcohol and cannabis on closed course car driving. *Annals of the New York Academy of Sciences*, 282, 240–246.

Hapidou, E. G. and De Catanzaro, D. (1992) Responsiveness to laboratory pain in women as a function of age and childbirth pain experience. *Pain*, 48, 177–181.

Harburg, E., Blakelock, E. H. and Roper, P. J. (1979) Resentful and reflective coping with arbitrary authority and blood pressure: Detroit. *Psychosomatic Medicine*, 41, 189–202.

Harder, D. W. and Greenwald, D. S. (1992) Parent and family interaction and child predictors of outcome among sons at psychiatric risk. *Journal of Clinical Psychology*, 48, 151–164.

Hardman, A., Maguire, P. and Crowther, D. (1989) The recognition of psychiatric morbidity on a medical oncology ward. *Journal of Psychological Research*, 33, 235–239.

Harkins, S. W. and Chapman, C. R. (1977) Age and sex differences in pain perception. In: D. J. Anderson and B. Matthews (eds) *Pain in the Trigeminal Region*, Amsterdam: Elsevier.

Harris, D. M. and Guten, S. (1979) Health protective behaviour: an exploratory study. *Journal of Health and Social Behavior*, 20, 17–29.

Harris, R. and Linn, M. W. (1985) Health beliefs, compliance and control of diabetes mellitus. *Southern Medical Journal*, 78, 162–166.

Harris, T., Brown, G. and Bifulco, T. (1986) Loss of parent in childhood and adult psychiatric disorder: the role of lack of adequate parental care. *Psychological Medicine*, 16, 641–659.

Harrison, J. A., Mullen, P. D. and Green, L. (1992) A meta-analysis of studies of the health belief model with adults. *Health Education Research*, 7, 107–116.

Hart, G. (1989) AIDS, homosexual men and behavioural change. In: C. J. Martin and D. V. McQueen (eds) *Readings for a New Public Health*. Edinburgh: Edinburgh University Press.

Hart, G., Boulton, M., Fitzpatrick, R., McClean, J. and Dawson, J. (1992) 'Relapse' to unsafe behaviour amongst gay men: a critique of recent behavioural HIV/AIDS research. *Sociology of Health and Illness*, 14, 216–232.

Hart, J. T. (1987) *Hypertension. Community Control of High Blood Pressure* (2nd edn). Edinburgh: Churchill Livingstone.

Hassett, J. (1978) *A Primer of Psychophysiology*. New York: W. H. Freeman & Co.

Hastings, T. and Kern, J. M. (1994) Relationship between bulimia, childhood sexual abuse and family environment. *International Journal of Eating Disorders*, 15, 103–111.

Hathaway, D. (1986) Effect of pre-operative intervention on post-operative outcomes: a meta-analysis. *Nursing Research*, 35, 269–275.

Hatton, D. L., Canam, C., Thorne, S. and Hughes, A. M. (1995) Perceptions of caring for an infant or toddler with diabetes. *Journal of Advanced Nursing*, 22, 569–577.

Haug, M. R. (1993) *The Role of Patient Education in Doctor–Patient Relationships*. Kentucky, Lexington, KY: University Press of Kentucky.

Hausenstein, E. J. (1990) The experience of distress in parents of chronically ill children. Potential or likely outcome. *Journal of Clinical Child Psychology*, 19, 347–358.

Hauser, S. T., Jacobson, A. M., Wertlieb, D., Brink, S. and Wentworth, S. (1985) The contribution of family environment to perceived competence and illness adjustment in diabetic and acutely ill adolescents. *Family Relations*, 34, 99–108.

Hauser, S. T., Jacobsen, A. M., Wertlieb, D., Weiss-Parry, B., Follansbee, D., Wolfsdorf, J. I., Herskowitz, R. D., Houlihan, T. and Rajpart, D. C. (1986) Children with recently diagnosed diabetes: interactions with their families. *Health Psychology*, 5, 273–296.

Hawkes, C. (1974) Communicating with the patient – an example drawn from neurology. *British Journal of Medical Education*, 8, 57–63.

Haynes, R. B. (1979) Strategies to improve compliance with referrals, appointments and prescribed medical regimens. In: R. B. Haynes, D. W. Taylor and D. L. Sackett (eds) *Compliance in Health Care*. Baltimore: Johns Hopkins University Press.

Haynes, R. B. (1987) Patient compliance, then and now. Guest Editorial. *Patient Education and Counseling*, 10, 103–105.

Haynes, R. B., Taylor, D. W. and Sackett, D. L. (1979) *Compliance in Health Care*. Baltimore, MD: Johns Hopkins University Press.

Haynes, R. B., Taylor, D. W., Sackett, D. L., Gibson, E. S., Bernholz, C. D. and Mukherjee, J. (1980) Can simple clinical measurements detect non-compliance? *Hypertension*, 2, 757–764.

Haynes, S. G., Feinleib, M. and Kannel, W. B. (1980) The relationship of psychosocial factors to coronary heart disease in the Framingham study III. Eight year incidence of coronary heart disease. *American Journal of Epidemiology*, 111, 37–58.

Haynes, S. G., Levine, S and Scotch, N. (1978) The relationship of psychosocial factors to coronary heart disease in the Framingham Study: I. Methods and risk factors. *American Journal of Epidemiology*, 107, 362–381.

Heather, N. and Robertson, I. (1981) *Controlled Drinking*. London: Methuen.

Heinicke, C. M., Diskin, S. D., Ramsey-Klee, D. M. and Given, K. (1983) Pre-birth characteristics and family development in the first year of life. *Child Development*, 54, 194–208.

Heltz, J. W. and Templeton, B. (1990) Evidence of the role of psychosocial factors in diabetes mellitus: a review. *American Journal of Psychiatry*, 147, 1275–1282.

Henley, S. and Furnham, A. (1989) The Type A behaviour pattern and self-evaluation. *British Journal of Medical Psychology*, 62, 51–59.

Hennig, P. and Knowles, A. (1990) Factors influencing women over 40 years to take precautions against cervical cancer. *Journal of Applied Social Psychology*, 20(19), 1612–1621.

Hennrikus, D., Girgia, A., Redman, S. and Sanson-Fisher, R. W. (1991) A community study of delay in presenting to medical practitioners with signs of melanoma. *Archives of Dermatology*, 127, 356–361.

Henry, J. P. and Stephens, P. M. (1967) *Stress, Health and the Social Environment*. New York: Springer-Verlag.

Herbert, T. B. and Cohen, S. (1993a) Depression and immunity: a meta-analytic review. *Psychological Bulletin*, 113(3), 472–486.

Herbert, T. B. and Cohen, S. (1993b) Stress and immunity in humans: a meta-analytic review. *Psychosomatic Medicine*, 55, 364–379.

Herbert, T. B., Cohen, S., Marsland, A. L., Bachen, E. A., Rabin, B. S., Muldoon, M. F. and Manuck, S. B. (1994) Cardiovascular reactivity and the course of immune response to an acute psychological stressor. *Psychosomatic Medicine*, 56, 337–344.

Herold, E. S. (1981) Contraceptive embarrassment and contraceptive behaviour among young single women. *Journal of Youth and Adolescence*, 10, 233–243.

Herold, E. S. (1983) The Health Belief Model: can it help us to understand contraceptive use amongst adolescents? *Journal of School Health*, 53, 19–21.

Hersh, E. M. and Peterson, E. A. (1988) Editorial: The AIDS epidemic – AIDS research in the life sciences. *Life Sciences*, 42, i–iv.

Hilgard, E. R. (1975) The alleviation of pain by hypnosis. *Pain*, 1, 213–231.

Hilgard, E. R. (1978) Hypnosis and pain. In: R. A. Sternbach (ed.) *The Psychology of Pain*. New York: Raven.

Hilgard, E. R. and Hilgard, J. R. (1975) *Hypnosis in the Relief of Pain*. Los Altos, CA: Kaufmann.

Hill, D., Gardner, G. and Rassaby, J. (1985) Factors predisposing women to take precautions

against breast and cervix cancer. *Journal of Applied Social Psychology*, 15(1), 59–79.
Hill, J. O., Sparling, P. B., Shields, T. W. and Heller, P. A. (1987) Effects of exercise and food restriction on body composition and metabolic rate in obese women. *American Journal of Clinical Nutrition*, 46, 622–630.
Hill, R. D. (1987) *Diabetes Health Care*. Cambridge: Chapman and Hall Medical.
Hirayama, T. (1981) Non smoking wives of heavy smokers have a higher risk of lung cancer: a study from Japan. *British Medical Journal*, 282, 183–185.
Hirsch, B. and Moos, R. (1985) Psychosocial adjustment of adolescent children of a depressed, arthritic, or normal patient. *Journal of Abnormal Psychology*, 94, 154–164.
Hirsch, I., Matthews, M., Rawlings, S., Broughton, J., Breyfogle, R., Simonds, J., Kossey, K., England, J., Weidmeyer, H., Little, R. and Goldstein, D. (1983) Home capillary blood glucose monitoring (HBGM) for diabetic youths: a one-year follow-up of 98 patients. *Diabetes*, 32, 164.
Hixenbaugh, P. and Warren, L. (1994) Psychological well-being and adherence in diabetic patients. *Abstracts of the XXVI International Congress of Psychology*. Montreal, Canada, 16–21 August, 157.
Hixenbaugh, P. and Warren, L. (1996) *Diabetes Mellitus: The Role of Knowledge and Health Professional Support in Adaptation and Adherence*. Paper presented at the 10th Conference of the European Health Psychology Society. Dublin, Ireland, September.
Hobbs, P., Haran, D., Pendleton, L. L., Jones, B. E. and Posner, T. (1984) Public attitudes and cancer education. *International Review of Applied Psychology*, 33, 565–586.
Hochstadt, N. J. and Trybula, J. (1980) Reducing missed appointments in a community health centre. *Journal of Community Psychology*, 8, 261–265.
Hoelscher, T. J., Lichstein, K. L., Fischer, S. and Hegarty, T. B. (1987) Relaxation treatment of hypertension: do home relaxation tapes enhance treatment outcome? *Behavior Therapy*, 18, 33–37.
Holden, C. (1987) Is alcoholism treatment effective? *Science*, 236, 20–22.
Holland, J., Ramazanoglu, C., Scott, S., Sharpe, S. and Thompson, T. (1990) *Don't Die of Ignorance . . . I Nearly Died of Embarrassment*, WRAP Paper 2. London: The Tufnell Press.
Holland, J. C. and Rowland, J. H. (eds) (1990) *Handbook of Psychosocial Oncology*. New York: Oxford University Press.
Holland, J., Ramazanoglu, C., Scott, S., Sharpe, S. and Thompson, T. (1991) *Pressure, Resistance and Empowerment: Young Women and the Negotiation of Safer Sex*, WRAP Paper 6. London: The Tufnell Press.
Holmes, T. H. and Rahe, R. H. (1967) The social readjustment rating scale. *Journal of Psychosomatic Research*, 11, 213–218.
Holmgren, K. (1994) Repeat abortion and contraceptive use. Report from an interview study in Stockholm. *Gynaecological and Obstetric Investigations*, 37, 254–259.
Homedes, N. (1991) Do we know how to influence patients' behaviour? *Family Practice*, 8(4), 412–423.
Horwood, L. J., Fergusson, D. M. and Shannon, F. T. (1985) Social and familial factors in the development of early childhood asthma. *Pediatrics*, 75, 859–868.
Houston, K. B. (1983) Psychophysiological responsivity and the Type A behaviour pattern. *Journal of Research in Personality*, 17, 22–39.
Howes, M. J., Hoke, L., Winterbottom, M. and Delafield, D. (1994) Psychosocial effects of breast cancer on the patient's children. *Journal of Psychosocial Oncology*, 12, 1–21.
Hubley, J. H. (1988) Aids in Africa: a challenge to health education. *Health Education Research*, 3, 41–47.
Huffman, S. L. and Martin, L. (1994) Child nutrition, birth spacing, and child mortality. *Annals of the New York Academy of Science*, 709, 236–248.
Hughes, J. R. (1996) The future of smoking cessation therapy in the United States. *Addiction*, 91, 1797–1802.
Hunt, S. M. and MacLeod, M. (1987) Health and behavioural change: some lay perspectives. *Community Medicine*, 9, 68–76.

Hussey, L. C. and Giliand, K. (1989) Compliance, low literacy and locus of control. *Nursing Clinics of North America*, 24(3), 605–611.

Ingelhammer, E., Moller, A., Svanberg, B., Tornbom, M., Lija, H. and Hamberger, L. (1994) The use of contraceptive methods among women seeking a legal abortion. *Contraception*, 50, 143–152.

Ingham, J. G. and Miller, P. M. (1986) Self referral to primary care: symptoms and social factors. *Journal of Psychosomatic Research*, 30, 49–56.

Ingham, R. (1988) Behaviour change and safe sex: a social psychology approach. *Proceedings of the First Conference of the Health Psychology Section*, Leicester: British Psychological Society.

Irvine, M. J., Johnston, D. W., Jenner, D. A. and Marie, G. V. (1986) Relaxation and stress management in the treatment of essential hypertension. *Journal of Psychosomatic Research*, 30, 437–450.

Israel, A. C., Solotar, L. C. and Zimand, E. (1990) An investigation of two parental involvement roles in the treatment of obese children. *International Journal of Eating Disorders*, 9, 557–564.

Jaccard, J. J. and Davidson, A. R. (1972) Towards an understanding of family planning behaviours: an initial investigation. *Journal of Applied Social Psychology*, 2, 228–235.

Jacobsen, P. B., Manne, S. L., Gorfinkle, K., Schorr, O., Rapkin, B. and Redd, W. H. (1990) Analysis of child and parent behavior during painful medical procedures. *Journal of Clinical Child Psychology*, 17, 194–202.

Jacobson, A. M. and Leibovich, F. B. (1984) Psychological issues in diabetes mellitus. *Psychosomatics*, 25, 7–15.

Jacobson, A. M., Adler, A. G., Derby, L., Anderson, B. J. and Wolsdorf, J. I. (1991) Clinic attendance and glycaemic control. *Diabetes Care*, 14, 599–601.

Jahanshahi, M. and Marsden, C. D. (1989) Motor disorders. In: G. Turpin (ed.) *Handbook of Clinical Psychophysiology*. Chichester: Wiley.

James, P. T., Dohery, Y. A. and Hall, D. A. (1996) *Be Realistic when Teaching Change Counselling Skills in Diabetes*. Paper presented at the BPS Special Group in Health Psychology Annual Conference (3–5 July), York.

Janis, I. L. (1958) *Psychological Stress – Psychoanalytic and Behavioural Studies of Surgical Patients*. New York: John Wiley.

Janis, I. L. (1969) *Stress and Frustration*. New York: Harcourt Brace & Janovich.

Janis, I. L. and Mann, I. (1977) *Decision Making: A Psychological Analysis of Conflict, Choice and Commitment*. New York: Free Press.

Janz, N. K. and Becker, M. H. (1984) The health belief model: a decade later. *Health Education Quarterly*, 11, 1–47.

Jary, J. (1996) The concerns of breast cancer patients following surgery. *Journal of Cancer Care*, 5, 31–37.

Jeffery, R. W. (1992) Is obesity a risk factor for cardiovascular disease? *Annals of Behavioral Medicine*, 14, 109–112.

Jemmot, J. B. and Magloire, K. (1988) Academic stress, social support and secretory immunoglobulin A. *Journal of Personality and Social Psychology*, 55, 803–810.

Jencks, C. and Mayer, S. (1990) The social consequences of growing up in a poor neighborhood. In: L. E. Lynn and M. G. H. McGeary (eds), *Inner City Poverty in the United States*. Washington, DC: National Academy Press.

Jenkins, C. D. (1971) Psychologic and social precursors of coronary heart disease. *New England Journal of Medicine*, 284, 244–255, 307–317.

Jenkins, C. D. (1976) Recent evidence supporting psychologic and social risk factors for coronary heart disease. *New England Journal of Medicine*, 294, 987–994, 1033–1038.

Jennings, G., Nelson, L., Nestel, P., Esler, M., Korner, P., Burton, D. and Bazem, M. (1986) The effects of changes in physical activity on major cardiovascular risk factors, haemodynamics, sympathetic function and glucose utilisation in man: a controlled study of four levels of activity. *Circulation*, 73, 30–40.

Johnson, A. M., Wadsworth, J., Wellings, K. and Field, J. (1994) *Sexual Attitudes and Lifestyles*. Oxford: Blackwell Scientific Publications.

Johnson, J. E. and Leventhal, H. (1974) Effects of accurate expectations and behavioural instructions on reactions during a noxious medical examination. *Journal of Personality and Social Psychology*, 29, 710–718.

Johnson, J. E., Leventhal, H. and Dabbs, J. H. (1971) Contribution of emotional and instrumental response processes in adaptation to surgery. *Journal of Personality and Social Psychology*, 20, 55–64.

Johnson, J. E., Rice, V. H., Fuller, S. S. and Endress, M. P. (1978) Sensory information, instruction in coping strategy and recovery from surgery. *Research in Nursing and Health*, 1, 4–17.

Johnson, S. B. (1980) Psychosocial factors in juvenile diabetes: a review. *Journal of Behavioural Medicine*, 3, 95–115.

Johnssen, A. and Hanssen, L. (1977) Prolonged exposure to a stressful stimulus (noise) as a cause of raised blood pressure in man. *Lancet*, 1, 86–87.

Johnston, D. W. (1984) Biofeedback, relaxation and related procedures in the treatment of psychophysiological disorders. In: A. Steptoe and A. Matthews (eds) *Health Care and Human Behaviour*. London: Academic Press.

Johnston, D. W. (1987) The behavioural control of high blood pressure. *Current Psychological Research and Reviews*, 6, 99–114.

Johnston, D. W. (1989) Will stress management prevent coronary heart disease? *The Psychologist: Bulletin of the British Psychological Society*, 2, 275–278.

Johnston, D. W., Anastasiades, P. and Wood, C. (1990) The relationship between cardiovascular responses in the laboratory and in the field. *Psychophysiology*, 27, 34–44.

Johnston, M. (1980) Anxiety in surgical patients. *Psychological Medicine*, 10, 145–152.

Johnston, M. (1982) Recognition of patients' worries by nurses and by other patients. *British Journal of Clinical Psychology*, 21, 255–261.

Johnston, M. (1987) Emotional and cognitive aspects of anxiety in surgical patients. *Communication and Cognition*, 20, 261–276.

Johnston, M. (1988a) Health psychology: an integrated discipline? *Health Psychology Update No. 1. (Newsletter of the Health Section of the British Psychological Society)*.

Johnston, M. (1988b) Impending surgery. In: S. Fisher and J. Reason (eds), *Handbook of Life Stress, Cognition and Health*. Chichester: John Wiley & Sons.

Johnston, M. and Carpenter, L. (1980) Relationship between pre-operative anxiety and post-operative state. *Psychological Medicine*. 10, 361–367.

Johnston, M. and Vögele, C. (1993) Benefits of psychological preparation for surgery: a meta-analysis. *Annals of Behavioural Medicine*, 15, 245–256.

Johnston, M., Bromley, I., Boothroyd-Brooks, M., Dobbs, W., Ilson, A. and Ridout, K. (1987) Behavioural assessments of physically disabled patients: agreement between rehabilitation therapists and nurses. *International Journal of Rehabilitation*, 10(4), 205–213.

Jones, D. R., Goldblatt, P. O. and Leon, D. A. (1984) Bereavement and cancer: some data on deaths of spouses from the longitudinal office of population censuses and surveys. *British Medical Journal*, 3, 461–464.

Jones, M. and Parrott, A. C. (1997) Stress and arousal rhythms in smokers and nonsmokers working day and night shifts. *Stress Medicine*, 13, 91–97.

Jorenby, D. E., Keehn, D. S. and Fiore, M. C. (1995) Comparative efficacy and tolerability of nicotine replacement therapies. *CNS Drugs*, 3, 227–236.

Julius, S., Jamerson, K., Mejia, A., Krause, I., Schork, N. and Jones, K. (1990) The association of borderline hypertension with target organ changes and higher coronary risk. Tecumseh Blood Pressure Study. *Journal of the American Medical Association*, 264, 354–358.

Justice, A. (1985) Review of the effects of stress on cancer in laboratory animals: importance of time of stress application and type of tumour. *Psychological Bulletin*, 98, 108–138.

Kantner, J. and Zelnick, M. (1972) Sexual experiences of young unmarried women in the U.S. *Family Planning Perspectives*, 4, 9–18.

Kanto, J., Laine, M., Vuorisalo, A. and Salonen, M. (1990) Pre-operative preparation. *Nursing Times*, 86(20), 39–41.

Kaplan, G. A., Pamuk, E. R., Lynch, J. W., Cohen, R. D. and Balfour, J. L. (1996) Inequality in income and mortality in the United States: analysis of mortality and potential pathways. *British Medical Journal*, 312(7037), 999–1003.

Kaplan, J. R., Adams, M. R., Clarkson, T. B., Manuck, S. B., Shively, C. A. and Williams, J. K. (1996) Psychosocial factors, sex differences, and atherosclerosis. *Psychosomatic Medicine*, 58, 6, 598–611.

Kaplan, N. M. (1982) *Clinical Hypertension* (3rd edn). Baltimore, ML: Williams & Wilkins.

Karmel, M. (1972) Total institutions and models of adaptation. *Journal of Clinical Psychology*, 28, 574–576.

Katz, R. C., Meyers, K. and Walls, J. (1995) Cancer awareness and self-examination practices in young men and women. *Journal of Behavioral Medicine*, 18(4), 377–384.

Kavanagh, D. J., Gooley, S. and Wilson, P. (1993) Prediction of adherence and control in diabetes. *Journal of Behavioural Medicine*, 16, 509–522.

Kazak, A. E. and Meadows, A. T. (1989) Families of young adolescents who have survived cancer: social-emotional adjustment, adaptability, and social support. *Journal of Pediatric Psychology*, 14, 175–191.

Kearns, R. D., Turk, D. C. and Rudy, T. E. (1985) The West Haven–Yale Multidimensional Pain Inventory. *Pain*, 23, 345–356.

Keesling, B. and Friedman, H. S. (1995) Interventions to prevent skin cancer: experimental evaluation of informational and fear appeals. *Psychology and Health*, 10(6), 477–490.

Kegeles, S. M., Allen, N. E. and Irwin, C. E. (1988) Sexually active adolescents and condoms: changes over one year in knowledge, attitudes and use. *American Journal of Public Health*, 78, 460–461.

Kelder, S. H., Perry, C. L., Klepp, K. I. and Lytle, L. L. (1994) Longitudinal tracking of adolescent smoking, physical activity and food choice behaviours. *American Journal of Public Health*, 84, 1121–1126.

Kelleher, D. (1994) Self-help groups and their relationship to medicine. In: J. Gabe (ed.) *Challenging Medicine*. London: Routledge.

Keller, M. B., Beardslee, W. R., Dorer, D. J., Lavori, P. W., Samuelson, H. and Klerman, G. R. (1986) Impact of severity and chronicity of parental affective illness on adaptive functioning and psychopathology in children. *Archives of General Psychiatry*, 43, 930–937.

Kelley, A. J. (1979) A media role for public health compliance? In: R. B. Haynes, D. W. Taylor and D. L. Sackett (eds) *Compliance in Health Care*. Baltimore, ML: Johns Hopkins University Press.

Kellmer Pringle, M. (1980) *A Fairer Future for Children*. London: Macmillan Press.

Kemeny, M. E., Cohen, F., Zegans, L. S. and Conant, M. A. (1989) Psychological and immunological predictors of genital herpes recurrence. *Psychosomatic Medicine*, 51, 195–208.

Kemm, J. R. (1987) Eating patterns in childhood and adult health. *Nutrition* 4(4), 205–215.

Kempner, W. (1948) Treatment of hypertensive vascular disease with rice diet. *American Journal of Medicine*, 4, 545–577.

Kendrick, D. (1994) Children's safety in the home: parents' possession and perceptions of the importance of safety equipment. *Public Health*, 108, 21–25.

Kennedy, B. P., Kawachi, I. and Prothrow-Snith, D. (1996) Income distribution and mortality: cross sectional ecological study of the Robin Hood index in the United States. *British Medical Journal*, 312(7037), 1004–1007.

Kern, J. M. and Hastings, T. (1995) Differential family environments of bulimics and victims of childhood sexual abuse: achievement orientation. *Journal of Clinical Psychology*, 51(4), 499–506.

Kiecolt-Glaser, J. K. and Glaser, R. (1986) Psychological influences on immunity. *Psychosomatics*, 27, 621–624.

Kiecolt-Glaser, J. K., Glaser, R., Williger, D., Stout, J., Messick, G., Sheppard, S., Ricker, D., Romisher, S. C., Briner, W. and Bonnel, G. (1985) Psychosocial enhancement of immunocompetence in a geriatric population. *Health Psychology*, 4, 25–41.

Killion, C. M. (1995) Special health care needs of homeless pregnant women. *Advances in Nursing Science*, 18(2), 44–56.

Kincey, J. and Saltmore, S. (1990) Stress and surgical treatments. In: M. Johnston and L. Wallace (eds), *Stress and Medical Procedures*. Oxford: Oxford University Press.

Kincey, J., Stratham, S. and McFarlane, T. (1991) Women undergoing colposcopy: their satisfaction with communication, health knowledge and level of anxiety. *Health Educational Journal*, 50, 70–72.

King's Fund Policy Institute Report (1996) *Counting the Cost: The Real Impact of Non Insulin Dependent Diabetes*. Commissioned by the British Diabetic Association.

Kirscht, J. P., Kirscht, J. L. and Rosenstock, I. M. (1981) A test of interventions to increase adherence to hypertension regimens. *Health Education Quarterly*, 8, 261–272.

Kitzinger, J. (1994) The methodology of focus groups – the importance of interaction between research participants. *Sociology of Health and Illness*, 16(1), 103–121.

Klenerman, L., Slade, P. D., Stanley, I. M., Pennie, B., Reilly, J. P., Atchinson, L. E., Troup, J. D. G. and Troup, M. J. (1995) The prediction of chronicity in patients with an acute attack of low back pain in a general practise setting. *Spine*, 20, 478–484.

Klesges, R. C., Stein, R. J., Eck, L. H., Isbell, T. R. and Kiesges, L. M. (1991) Parental influence on food selection in young children and its relationships to childhood obesity. *American Journal of Clinical Nutrition*, 55, 859–864.

Knekt, P. (1991) Role of vitamin E in the prophylaxis of cancer. *Annals of Medicine*, 23, 3–12.

Knowler, W. C., Pettitt, D. J. and Saad, M. F. (1991) Obesity in the Pima Indians: its magnitude and relationship with diabetes. *American Journal of Clinical Nutrition*, 53, 15435–15515.

Knutsen, S. F. and Knutsen, R. (1991) The Tromso survey: the family intervention study – the effect of intervention on some coronary risk factors and dietary habits, a 6-year follow-up. *Preventive Medicine*, 20, 197–212.

Kobasa, S. C., Maddi, S. R. and Kahn, S. (1982) Hardiness and health: a prospective study. *Journal of Personality and Social Psychology*, 42, 168–177.

Kochanska, G., Radke-Yarrow, M., Kuczynski, L. and Friedman, S. L. (1987) Normal and affectively ill mothers' beliefs about their children. *American Journal of Orthopsychiatry*, 57, 345–350.

Kodiath, M. F. and Kodiath, A. (1995) A comparative study of patients who experience chronic malignant pain in India and the United States. *Cancer Nursing*, 18, 189–196.

Koester, S. and Hoffer, L. (1994) Indirect sharing: additional HIV risks associated with drug injection. *AIDS and Public Policy Journal*, 9, 100–105.

Koolhaas, J. and Bohus, B. (1989) Social control in relation to neuroendocrine and immunological responses. In: A. Steptoe and A. Appels (eds) *Stress, Personal Control and Health*. Chichester: John Wiley & Sons.

Koppe, J. G. (1995) Nutrition and breast-feeding. *European Journal of Obstetrics, Gynecology and Reproductive Biology*, 61(1), 73–78.

Korsch, B. M., Gozzi, E. K. and Francis, V. (1968) Gaps in doctor–patient communication. *Pediatrics*, 42, 855–871.

Koski, M. L. and Kumento, A. (1977) The interrelationship between diabetic control and family life. *Paediatric and Adolescent Endocrinology*, 3, 41–45.

Krantz, D. S. and Manuck, S. B. (1984) Acute psychophysiological reactivity and risk of cardiovascular disease: a review and methodological critique. *Psychological Bulletin*, 96, 435–464.

Krisst, D. A. and Engel, B. T. (1975) Learned control of blood pressure in patients with high blood pressure. *Circulation*, 51, 370–378.

Krystal, J. H., Price, L. H., Opsahl, C., Ricaurte, G. A. and Heninger, G. R. (1992) Chronic 3.4-methylenedioxymethamphetamine (MDMA) use: effects on mood and neuropsychological function? *American Journal of Drug and Alcohol Abuse*, 18, 331–341.

Kulik, J. A. and Mahler, H. I. M. (1993) Emotional support as a moderator of adjustment and compliance after coronary artery bypass surgery: a longitudinal study. *Journal of Behavioural Medicine*, 16, 45–64.

Kulik, J. A., Moore, P. J. and Mahler, H. I. M. (1993) Stress and affiliation: hospital room-mate effects on preoperative anxiety and social interaction. *Health Psychology*, 12, 118–124.
La Greca, A. M., Follensbee, D. J. and Skyler, J. S. (1990) Developmental and behavioural aspects of diabetes management in children and adolescents. *Children's Health Care*, 19, 132–139.
Landrey, M. J. and Smith, D. E. (1988) AIDS and chemical dependency: an overview. *Journal of Psychoactive Drugs*, 20, 141–147.
Lanting, C. I., Fidler, V., Huisman, M., Towen, B. C. L. and Boersma, E. R. (1994) Neurological differences between 9-year-old children fed breast milk or formula milk as babies. *Lancet*, 344, 1319–1322.
Laragh, J. H. and Pecker, M. S. (1983) Dietary sodium and essential hypertension: some myths, hopes and truths. *Annals of Internal Medicine*, 98, 735–743.
Laron, Z., Galatzer, A., Amir, S., Gill, R., Karp, M. and Mimoumi, M. (1979) A multidisciplinary comprehensive ambulatory treatment scheme for diabetes mellitus in children. *Diabetes Care*, 2, 342–348.
Lask, B. (1975) Short-term psychiatric sequelae to therapeutic termination of pregnancy. *British Journal of Psychiatry*, 128, 173–177.
Last, J. (1963) The iceberg: completing the clinical picture in general practice. *Lancet*, ii, 28–31.
Lau, R. R. and Hartman, K. A. (1983) Common sense representations of common illness. *Health Psychology*, 2, 167–185.
Lauer, R. M., Burns, T. L., Clarke, W. R. and Mahoney, L. T. (1991) Childhood predictors of future blood pressure. *Hypertension*, 18, 74–81.
Lavallee, Y. J., Lamontagne, Y., Pinard, G., Annable, L. and Tetreault, L. (1977) Effects of EMG feedback, diazepam, and their combination on chronic anxiety. *Journal of Psychosomatic Research*, 21, 65–71.
Law, C. M., Barker, D. J., Richardson, W. W., Sheill, A. W., Grime, L. P., Armand-Smith, N. G. and Cruddas, A. M. (1993) Thinness at birth in a northern industrial town. *Journal of Epidemiology and Community Health*, 47, 255–259.
Lawrence, S. C. and Bendixon, K. (1992) His and hers: male and female anatomy in anatomy texts for US medical students, 1890–1989. *Social Science and Medicine*, 35, 925–934.
Lazarus, A. (1985) Psychiatric sequelae of legalised elective first trimester abortion. *Journal of Psychosomatic Obstetrics and Gynaecology*, 4, 141–150.
Lazarus, R. S. (1974) Psychological stress and coping in adaptation and illness. *International Journal of Psychiatry in Medicine*, 5, 321–333.
Lazarus, R. S. and Folkman, S. (1984) *Stress, Appraisal and Coping*. New York: Springer.
Lefebvre, R. C. and Flora, J. A. (1988) Social marketing and public health intervention. *Health Education Quarterly*, 15, 299–315.
Leifman, H., Kuhlhorn, E., Allebeck, P., Andreasson, S. and Romelsjo, A. (1995) Antecedents and covariates of a sober lifestyle and its consequences. *Social Science and Medicine*, 41, 113–121.
Leighton, R. F. (1990) Management of the patient with a low HDL-cholesterol. *Clinical Cardiology*, 13(8), 521–532.
Leonard, B. E. (1989) Animal models in psychopharmacology. In: I. Hindmarch and P. D. Stonier (eds) *Human Psychopharmacology: Methods and Measures, Vol. 2*. Chichester: Wiley.
Letham, J., Slade, P. D., Troup, J. D. G. and Bentley, G. (1983) Outline of a fear-avoidance model of exaggerated pain perception. Part 1. *Behavioural Research Therapy*, 21, 401–408.
Leventhal, H. and Cameron, L. (1987) Behavioral theories and the problem of compliance. *Patient Education and Counselling*, 10, 117–138.
Leventhal, H. and Nerenz, D. (1982) Representations of threat and the control of stress. In: M. D. Jaremko and M. Jaremko (eds) *Stress Management and Prevention: A Cognitive-Behavioral Approach*. New York: Plenum Press.
Leventhal, H., Meyer, P. and Nerenz, D. (1980) The common sense representation of illness danger. In: S. Rachman (ed.) *Medical Psychology*. New York: Pergamon Press.
Levesque, L. and Charlesbois, M. (1977) Anxiety, locus of control and the effect of pre-operative teaching on patients' physical and emotional state. *Nursing Papers*, 8, 11–26.

Lewis, F. M. (1990) Strengthening family supports: cancer and the family. *Cancer*, 65, 752–759.
Lewis, K. S. and Bradley, C. (1994) Measures of diabetes specific health beliefs. In: C. Bradley (ed.) *Handbook of Psychology and Diabetes*. London: Harwood Academic.
Lewis, R., Ellison, E. and Woods, J. (1985) The impact of breast cancer on the family. *Seminars in Oncological Nursing*, 1, 206–213.
Ley, P. (1972) Complaints made by hospital staff and patients: a review of the literature. *Bulletin of the British Psychological Society*, 25, 115–120.
Ley, P. (1988) *Communicating with Patients: Improving Communication, Satisfaction and Compliance*. London: Croom Helm.
Ley, P. and Spelman, M. S. (1965) Communications in an outpatient setting. *British Journal of Social and Clinical Psychology*, 4, 114–116.
Ley, P. and Spelman, M. S. (1967) *Communicating with the Patient*. London: Staples Press.
Licata, A. A. (1994) Prevention and osteoporosis management. *Cleveland Clinical Journal of Medicine*, 61(6), 451–460.
Lichtman, R. R., Taylor, S. E., Wood, J. V., Bluming, A. Z., Dosik, G. M. and Leibowitz, R. L. (1984) Relations with children after breast cancer. The mother–daughter relationship at risk. *Journal of Psychosocial Oncology*, 2, 1–19.
Lieberman, E., Ryan, K. J., Monson, R. R. and Schoenbaum, S. C. (1987) Risk factors accounting for racial differences in the rate of premature birth. *New England Journal of Medicine*, 317, 743–748.
Light, K. and Girdler, S. S. (1993) Cardiovascular health and disease in women. In: C. Niven and D. Carroll (eds), *The Health Psychology Of Women*. London: Harwood Academic.
Light, K. C. and Obrist, P. A. (1983) Task difficulty, heart rate reactivity and cardiovascular response to an appetitive reaction time task. *Psychophysiology*, 20, 301–312.
Lillie-Blanton, M. and Laveist, T. (1996) Race/ethnicity, the social environment, and health. *Social Science and Medicine*, 43(1), 83–91.
Lillie-Blanton, M., Parsons, P. E., Gayle, H. and Dievler, A. (1996) Racial differences in health: not just black and white, but shades of gray. *Annual Review of Public Health*, 17, 411–448.
Lin, E. H., Katon, W., Von Korff, M. *et al.* (1991) Frustrating patients: physician and patient perspectives among distressed high users of medical services. *Journal of General and Internal Medicine*, 6, 241–246.
Linn, B. S., Linn, M. W. and Klimas, N. G. (1988) Effects of psychophysical stress on surgical outcome. *Psychosomatic Medicine*, 50, 230–244.
Linton, S. L. (1985) The relationship between activity and chronic back pain. *Pain*, 21, 289–294.
Livingston, W. K. (1953) What is pain? *Scientific American*, 196, 59–66.
Llewelyn, S. P. (1989) Caring: the cost to nurses and relatives. In: A. K. Broome (ed.) *Health Psychology: Processes and Applications*. London: Chapman and Hall.
Lloyd, C. E., Robinson, N. and Fuller, J. H. (1992) Education and employment experiences in young adults with Type I diabetes mellitus. *Diabetic Medicine*, 9, 661–666.
Locker, D. (1981) *Symptoms and Illness: The Cognitive Organization of Disorder*. London: Tavistock Publications.
Longnecker, M. P. and MacMahon, B. (1988) A meta-analysis of alcohol consumption in relation to risk of breast cancer. *Journal of the American Medical Association*, 260, 652–656.
Lowe, G. (1984) Alcohol and alcoholism. In: D. J. Sanger and D. E. Blackman (eds) *Aspects of Psychopharmacology*. London: Methuen.
Lucas, A., Morley, R., Cole, T. J., Lister, G. and Leeson-Payne, C. (1992) Breast milk and subsequent intelligence quotient in children born pre-term. *Lancet*, 339, 261–264.
Luker, K. (1975) *Taking Chances: Abortion and the Decision not to Contracept*, Berkeley: University of California Press.
Luker, K. (1977) Contraceptive risk-taking and abortion: results and implications of a San Francisco Bay study. *Studies in Family Planning*, 8, 190–196.
Lumley, M. A., Melamed, B. G. and Abeles, L. A. (1993) Predicting children's presurgical anxiety and subsequent behaviour changes. *Journal of Pediatric Psychology*, 18, 481–497.

Lustman, P. J. and Clouse, R. E. (1990) Relationship of psychiatric illness to impotence in men with diabetes. *Diabetes Care*, 4(6), 640–647.

Lustman, P. J., Amado, H. and Wetzel, R. D. (1983) Depression in diabetics: a critical appraisal. *Comprehensive Psychiatry*, 24, 1, 65–74.

Lustman, P. J., Griffith, L. S. and Clouse, R. E. (1988) Depression in adults with diabetes: results of a 5-yr follow-up study. *Diabetes Care*, 11, 605–612.

Luthar, S. S. and Zigler, E. (1991) Vulnerability and resilience: a study of high risk adolescents. *Child Development*, 62, 600–616.

Lyons, J. S., Perrotta, P. and Hancher-Kvam, S. (1988) Perceived social support from family and friends: measurement across disparate samples. *Journal of Personality Assessment*, 52, 42–47.

McAnarney, E. R., Lawrence, R. A., Ricciuti, H. N., Polley, J. and Szilagyi, M. (1986) Interactions of adolescent mothers and their 1-year-old children. *Pediatrics*, 78, 585–590.

McArdle, J. M. C., George, W. D., McArdle, C. S., Smith, D. C., Moodie, A. R., Hughson, A. V. M. and Murray, G. D. (1996) Psychological support for patients undergoing breast cancer surgery: a randomised study. *British Medical Journal*, 312, 813–817.

McCarthy, W. H. and Shaw, H. M. (1989) Skin cancer in Australia. *The Medical Journal of Australia*, 150, 469–470.

McCaul, K. D., Glasgow, R. E. and Schafer, L. C. (1987) Diabetes regimen behaviours: predicting behaviour. *Medical Care*, 25, 868–881.

McCaul, K. D., Reid, P. A., Rathage, R. W. and Martinson, B. (1996) Does concern about breast cancer inhibit or promote breast cancer screening? *Basic and Applied Social Psychology*, 18(2), 183–194.

McCaul, K. D., Sandgren, A. K., O'Neill, H. K. and Hinsz, V. B. (1993) The value of the theory of planned behavior, perceived control, and self efficacy expectations for predicting health-protective behaviors. *Basic and Applied Social Psychology*, 14(2), 231–252.

McClung, H. J., Boyne, L. and Heitlinger, L. (1995) Constipation and dietary fiber intake in children. *Pediatrics*, 96(5 Pt 2), 999–1000.

Maccoby, E. E. and Martin, J. A. (1983) Socialization in the context of the family: parent–child interaction. In: P. H. Mussen (ed.) *Handbook of Child Psychology*, Volume IV. New York: John Wiley & Sons.

McCool, W. F., Dorn, L. D. and Susman, E. J. (1994) The relation of cortisol reactivity and anxiety to perinatal outcome in primiparous adolescents. *Research in Nursing and Health*, 17, 411–420.

McGee, H. M., O'Boyle, C. A., Hickey, A., O'Malley, K. and Joyce, C. R. B. (1991) Assessing the quality of life of the individual: the SEIQoL with a healthy and a gastroenterology unit population. *Psychological Medicine*, 21, 749–759.

McGee, R., Williams, S. and Elwood, M. (1994) Depression and the development of cancer – a meta-analysis. *Social Science and Medicine*, 38(1), 187–192.

McGee, R., Williams, S. and Elwood, M. (1996) Are life events related to the onset of breast cancer? *Psychological Medicine*, 26(3), 441–447.

McHugh, P., Lewis, S., Ford, S., Newland, E., Rustin, G., Coombes, C., Smith, D., O'Reilly, S. and Fallowfield, L. (1995) The efficacy of audiotapes in promoting psychological well-being in cancer patients: a randomised control trial. *British Journal of Cancer*, 74, 388–392.

Macintyre, S. (1997) The Black Report and beyond: what are the issues? *Social Science and Medicine*, 44(6), 723–745.

McKie, L. (1993) Women's views of the cervical smear test: implications for nursing practice – women who have not had a smear test. *Journal of Advanced Nursing*, 18, 972–979.

McKie, L. (1995) The art of surveillance or reasonable prevention? The case of cervical screening. *Sociology of Health and Illness*, 17(4), 441–457.

McKim, W. A. (1991) *Drugs and Human Behaviour* (2nd edn). Englewood Cliffs, NJ: Prentice-Hall.

MacMahon, S., Cutler, J., Britaain, E. and Higgins, M. (1987) Obesity and hypertension: epidemiological and clinical issues. *European Heart Journal*, 8, 57–70.

McManus, F. (1996) Clinical uses of biofeedback. *Journal of Psychophysiology*, 10, 78–79.

McNeill, B. J., Pauker, S. G., Sox, H. C. and Tversky, A. (1982) On the elicitation of preferences for alternative therapies. *New England Journal of Medicine*, 306, 1259–1262.
McPherson, K., Steel, C. M. and Dixon, J. M. (1995) Breast cancer-epidemiology, risk factors and genetics. In: J. Dixon (ed.) *ABC of Breast Disease*. London: BMJ Publishing Group.
Maeland, J. G. and Havik, O. E. (1987) Psychological predictors for return to work after a myocardial infarction. *Journal of Psychosomatic Research*, 31, 471–481.
Maguire, P. (1994) ABC of breast diseases – psychological aspects. *British Medical Journal*, 30, 1649–1652
Main, C. J. (1983) The modified somatic perception questionnaire. *Journal of Psychometric Research*, 27, 503–514.
Main, C. J. and Waddell, G. (1991) A comparison of cognitive measures in low back pain: statistical structure and clinical validity at initial assessment. *Pain*, 46, 287–298.
Main, C. J., Wood, P. L., Hollis, S., Spanswick, C. C. and Waddell, G. (1992) The distress and risk assessment method (D.R.A.M.): a simple patient classification to identify distress and evaluate the risk of poor outcome. *Spine*, 17, 40–52.
Maixner, W. and Humphrey, C. (1993) Gender differences in pain and cardiovascular responses to forearm ischemia. *Clinical Journal of Pain*, 9, 16–25.
Malpass, D., Treiber, F., Turner, J. R., Davies, H., Thompson, W., Levy, M. and Strong, W. B. (1997) Relationships between children's cardiovascular stress response and resting cardiovascular functioning one year later. *Journal of Psychophysiology*, 25, 139–144.
Mangan, G. L. and Golding, J. F. (1984) *The Psychopharmacology of Smoking*. Cambridge: Cambridge University Press.
Mann, A. H. (1977) Psychiatric morbidity and hostility in hypertension. *Psychological Medicine*, 7, 653–659.
Mann, A. H. (1986) The psychological aspects of hypertension. *Journal of Psychosomatic Research*, 30, 527–541.
Mann, A. H. and Brennan, P. J. (1987) Type A behaviour score and the incidence of cardiovascular disease: a failure to replicate the claimed associations. *Journal of Psychosomatic Research*, 31, 685–692.
Mann, N. P. and Johnston, D. I. (1982) Total glycosylated haemoglobin (HbA_1) levels in diabetic children. *Archives of Disease in Childhood*, 57, 434–437.
Manuck, S. B. (1994) Cardiovascular reactivity in cardiovascular disease: 'Once more unto the breach'. *International Journal of Behavioral Medicine*, 1, 4–31.
Manuck, S. B. and Proietti, J. M. (1982) Parental hypertension and cardiovascular response to cognitive and isometric challenge. *Psychophysiology*, 19, 481–489.
Markova, I. and Wilkie, P. (1988) Representations, concepts and social change: the phenomenon of AIDS. *Journal for the Theory of Social Behaviour*, 17, 389–409.
Marks, D. (1994) Psychology's role in the Health of the Nation. *The Psychologist*, 7, 119–121.
Marks, D. F. (1995) Mortality and alcohol consumption. The dose–response relation is probably linear. *British Medical Journal*, 310, 325–326.
Marmot, M. G. (1984) Geography of blood pressure and hypertension. *British Medical Bulletin*, 40, 380–386.
Marmot, M. G. and Brunner, E. (1991) Alcohol and cardiovascular disease – the status of the U-shaped curve. *British Medical Journal*, 303(6802), 565–568.
Marmot, M. G., Adelstein, A. and Balusu, L. (1984) *Immigrant Mortality in England and Wales, 1970–78*. London: HMSO.
Marmot, M. G., Shipley, M. J. and Rose, G. (1984) Inequalities in death: specific explanations of a general pattern. *Lancet*, i (8384), 1003–1006.
Marmot, M. G., Davey Smith, G., Stansfield, S., Patel, C., North, F. and Head, J. (1991) Health inequalities amongst British civil servants: The Whitehall II Study. *Lancet*, 337, 1387–1393.
Marmot, M. G., Rose, G., Shipley, M. and Hamilton, P. J. S. (1978) Employment grade and coronary heart disease in British civil servants. *Journal of Epidemiology and Community Health*, 3, 244–249.

Marmot, M. G., Syme, S. L., Kagan, H., Kato, J. B. and Belsky, J. (1975) Epidemiological studies of coronary heart disease and stroke in Japanese men living in Japan, Hawaii and California. *American Journal of Epidemiology*, 102, 514–525.

Marsland, A. L., Manuck, S. B., Fazzari, T. V., Stewart, C. J. and Rabin, B. S. (1995) Stability of individual differences in cellular immune responses to acute psychological stress. *Psychosomatic Medicine*, 57, 295–298.

Marteau, T. M. and Johnston, M. (1987) Health psychology: the danger of neglecting psychological models. *Bulletin of the British Psychological Society*, 40, 82–85.

Marteau, T. M., Kidd, J., Michie, S., Cook, R., Johnston, M. and Shaw, R. W. (1993) Anxiety, knowledge and satisfaction in women receiving false positive results on routine prenatal screening: a randomized controlled trial. *Journal of Psychosomatic Obstetrics and Gynaecology*, 14, 185–196.

Martin, I. and Venables, P.H. (eds) (1980) *Techniques in Psychophysiology*. Chichester: John Wiley & Sons.

Matarazzo, J. D. (1980) Behavioral health and behavioral medicine. Frontiers for a new health psychology. *American Scientist*, 35, 807–817.

Matarazzo, J. D. (1983) Behavioural immunogens and pathogens in health and illness. In: B. L. Hammonds and C. J. Scheirer (eds) *Psychology and Health. The Master Lecture Series, Volume 3*. Washington, DC: American Psychological Association.

Mathews, A. and Ridgeway, V. (1981) Personality and surgical recovery: a review. *British Journal of Clinical Psychology*, 20, 243–260.

Mathews, A. and Ridgeway, V. (1984) Psychological preparation for surgery. In: A. Steptoe and A. Mathews (eds) *Health Care and Human Behaviour*. London: Academic Press.

Matthews, K. A. (1982) Psychological perspectives on the Type A behaviour pattern. *Psychological Bulletin*, 91, 293–323.

Matthews, K. A. (1988) Coronary heart disease and Type A behaviours: update on and alternative to the Booth-Kewley and Friedman (1987) quantitative review. *Psychological Bulletin*, 104, 373–380.

Matthews, K. A., Glass, D. C., Rosenman, R. H. and Bortner, R. W. (1977) Competitive drive, pattern A, and coronary heart disease: a further analysis of some data from the Western Collaborative Group Study. *Journal of Chronic Diseases*, 30, 489–498.

Matthews, K. A., Shumaker, S. A., Bowen, D. J., Langer, R. D., Hunt, J. R., Kaplan, R. M., Klesges, R. C. and Ritenbaugh, C. (1997) Women's health initiative: Why now? What is it? What's new? *American Psychologist*, 52(2), 101–116.

Mattsson, A. (1972) Long-term physical illness in childhood: a challenge to psychosocial adaptation. *Pediatrics*, 50, 801–811.

Maxwell, C. and Boyle, M. (1995) Risky heterosexual practices amongst women over 30: gender, power and long-term relationships, *AIDS Care*, 7, 277–293.

Maxwell, D. L., Polkey, M. I. and Henry, J. A. (1994) Hyponatraemia and catatonic stupor after taking 'ecstasy'. *British Medical Journal*, 307, 1399.

May, B. (1991) Diabetes. In: M. Pitts and K. Phillips (eds) *The Psychology of Health: An Introduction*. London: Routledge.

Mayer, T. J. and Mark, M. M. (1995) Effects of psychosocial interventions with adult cancer patients: a meta-analysis of randomised experiments. *Health Psychology*, 14, 101–108.

Mayes, B. T., Sime, W. E. and Ganster, D. C. (1984) Convergent validity of Type A behaviour pattern scales and their ability to predict physiological responsiveness in a sample of female public employees. *Journal of Behavioural Medicine*, 7, 83–108.

Mayou, R. and Hawton, K. E. (1986) Psychiatric disorder in the general hospital. *British Journal of Psychiatry*, 149, 172–190.

Mayou, R. and Sharpe, M. (1995) Patients whom doctors find difficult to help – an important and neglected problem. *Psychosomatics*, 36(4), 323–325.

Meade, T. W. (1988) The epidemiology of haemostatic and other variables in coronary artery disease. *European Heart Journal*, 9, 836–849.

Meadows, P. (1987) Study of the women overdue for a smear test in a general practice cervical screening programme. *Journal of the Royal College of General Practitioners*, 37, 500–503.

Mechanic, D. (1978) *Medical Sociology* (2nd edn). New York: Free Press.

Medical Research Council (MRC) (1985) MRC Trial of Treatment of mild hypertension: principal results. *British Medical Journal*, 291, 97–104.

Medical Research Council Working Party (1981) Adverse reactions to benedrofluazide and propranolol for the treatment of mild hypertension. *Lancet*, ii, 539–543.

Meichenbaum, D. and Jaremko, M. E. (eds) (1983) *Stress Reduction and Prevention*. New York: Plenum Press.

Meichenbaum, D. and Turk, D. C. (1987) *Facilitating Treatment Adherence: A Practitioner's Guidebook*. New York: Plenum Press.

Melamed, B. G. (1974) *Ethan has an Operation* (Film). In Cleveland, OH: Western Reserve University, Health Sciences Communication Center.

Melamed, B. G. (1984) Health intervention: collaboration for health and science. In: B. L. Hammonds and C. J. Scheier (eds) *Psychology and Health, Master Lecture Series, Volume 3*. Washington, DC: American Psychological Association.

Melamed, B. G. (1988) Section overview: current approaches to hospital preparation. In: B. G. Melamed, K. A. Matthews, D. K. Routh, B. Stabler and N. Schneiderman (eds) *Child Health Psychology*. Hillsdale, NJ: Lawrence Erlbaum.

Melamed, B. G. and Siegal, L. J. (1975) Reduction of anxiety in children facing hospitalisation and surgery by use of filmed modelling. *Journal of Consulting and Clinical Psychology*, 43, 511–521.

Melamed, B. G., Dearborn, M. and Hermecz, D. A. (1983) Necessary considerations for surgery preparation: age and previous experience. *Psychosomatic Medicine*, 45, 517–525.

Melamed, B. G., Yurcheson, R., Fleece, L., Hutcherson, S. and Hawes, R. (1978) Effects of film modelling on the reduction of anxiety-related behaviours in individuals varying in level of previous experience in the stress situation. *Journal of Consulting and Clinical Psychology*, 46, 1357–1367.

Melzack, R. (1975) The McGill Pain Questionnaire: major properties and scoring methods. *Pain*, 1, 277–299.

Melzack, R. and Wall, P. D. (1965) *Pain Mechanisms: A New Theory. Science*, 150, 971–979.

Melzack, R. and Wall, P. D. (1991) *The Challenge of Pain*. Harmondsworth: Penguin.

Mendes De Leon, C. F., Powell, L. H. and Kaplan, B. H. (1991) Change in coronary prone behaviors in the Recurrent Coronary Prevention Project. *Psychosomatic Medicine*, 53(4), 407–419.

Metson, D. (1988) Lessons from an audit of unplanned pregnancies. *British Medical Journal*, 297, 8 October, 904–906.

Meyer, D., Leventhal, H. and Guttman, M. (1985) Common-sense models of illness: the example of hypertension. *Health Psychology*, 4, 115–135.

Miller, N. E. (1969) Learning of visceral and glandular response. *Science*, 153, 434–445.

Miller, N. E. and Dworkin, B. R. (1977) Critical issues in therapeutic applications of biofeedback. In: G. E. Scwartz and J. Beatty (eds) *Biofeedback: Theory and Research*. New York: Academic Press.

Miller, S. M. and Mangan, C. E. (1983) Interacting effects of information and coping style in adapting to gynecologic stress: should the doctor tell all? *Journal of Personality and Social Psychology*, 45, 223–236.

Mills, D. E. and Ward, R. P. (1986) Attenuation of stress-induced hypertension by exercise independent of training effects: an animal model. *Journal of Behavioral Medicine*, 9, 599–605.

Mills, M., Puckering, C., Pound, A. and Cox, A. (1985) What is it about depressed mothers that influences their child's functioning? In: J. E. Stevenson (ed.) *Recent Research in Developmental Psychopathology*. Oxford: Pergamon Press.

Mills, S., Campbell, M. J. and Waters, W. E. (1986) Public knowledge of AIDS and the DHSS advertisement campaign. *British Medical Journal*, 293, 1089–1090.

Mirowsky, J. and Ross, C. E. (1983) Patient satisfaction and visiting the doctor: a self-regulating system. *Social Science and Medicine*, 17, 1353–1361.

Mischel, W. (1974) Processes in delay of gratification. In: L. Berkowitz (ed.) *Advances in Experimental Social Psychology*, 7. New York: Academic Press.

Moatti, J. P., Manesse, L., Le Gales, C., Pages, J. P. and Fagnani, F. (1988) Social perception of AIDS in the general public: a French study. *Health Policy*, 9, 1–8.

Modan, M. and Kalkin, H. (1991) Hyperinsulinemia or increased sympathetic drive as links for obesity and hypertension. *Diabetes Care*, 14, 470–487.

Moffic, H. S. and Paykel, E. S. (1975) Depression in medical inpatients. *British Journal of Psychiatry*, 126, 346–353.

Mok, J. (1988) Children born to women with HIV infection. *Royal Society of Medicine. The AIDS Letter*, 7(June/July), 1–2.

Morisky, D. E., Green, L. W. and Levine, D. M. (1986) Concurrent and predictive validity of a self-reported measure of medication adherence. *Medical Care*, 24, 67–74.

Morrell, D. C. and Wade, C. J. (1976) Symptoms perceived and recorded by patients. *Journal of the Royal College of General Practitioners*, 26, 398–403.

Morris, J. and Elwood, M. (1996) Sun exposure modification programmes and their evaluation: a review of the literature. *Health Promotion International*, 11(4), 321–332.

Morris, J. K., Cook, D. G. and Shaper, A. G. (1994) Loss of employment and mortality. *British Medical Journal*, 308, 1135–1139.

Morrison, D. M. (1985) Adolescent contraceptive behavior: a review. *Psychological Bulletin*, 98, 538–568.

Mrazek, D. A., Klinnert, M. D., Mrazek, P. and Macey, T. (1991) Early asthma onset: consideration of parenting issues. *Journal of the American Academy of Child and Adolescent Psychiatry*, 30, 277–282.

Mulleady, G. (1987) A review of drug abuse and HIV infection. *Psychology and Health*, 1, 149–163.

Mulleady, G. and Sher, L. (1989) Lifestyle factors for drug users in relation to risks for HIV. *AIDS Care*, 1, 45–50.

Mulleady, G., Phillips, K. C. and White, D. G. (1989) Issues in sexual counselling for HIV positive drug users. Paper presented to International Conference on Health Psychology, Cardiff.

Mulleady, G., White, D. G., Phillips, K. C. and Cupitt, C. (1990) Reducing sexual transmission of HIV: the challenge for counselling. *Counselling Psychology Quarterly*, 3, 325–341.

Mumford, E., Schlesinger, H. J. and Glass, G. V. (1982) The effects of psychological intervention on recovery from surgery and heart attacks. An analysis of the literature. *American Journal of Health*, 72, 141–151.

Murray, L., Kempton, C., Woolgar, M. and Hooper, R. (1993) Depressed mothers' speech to their infants and its relation to infant gender and cognitive development. *Journal of Child Psychology and Psychiatry*, 34, 1083–1102.

Muscat, A. T., Harris, R. E., Haley, N. J. and Wynder, E. L. (1991) Cigarette smoking and plasma cholesterol. *American Heart Journal*, 121, 141–147.

Najman, J. M., Klein, D. and Munro, C. (1982) Patient characteristics negatively stereotyped by doctors. *Social Science and Medicine*, 16, 1781–1789.

Naliboff, B. D., Benton, D., Soloman, G. F., Morley, J. E., Fahey, J. L., Bloom, E. T., Makinodan, T. and Gilmore, S. L. (1991) Immunological changes in young and old adults during brief laboratory stress. *Psychosomatic Medicine*, 53, 121–132.

Naliboff, B. D., Soloman, G. F., Gilmore, S. L., Fahey, G. L., Benton, D. and Pine, J. (1995) Rapid changes in cellular immunity following a confrontational role-play stressor. *Brain, Behaviour and Immunity*, 9, 207–219.

Nathan, D. M., Fogel, H., Norman, D., Russell, P. S., Tolkoff-Rubin, N., Delmonico, F. L., Auchinloss, H., Camuso, J. and Cosimi, A. B. (1991) Long-term metabolic and quality of life results with pancreatic/renal transplantation in insulin-dependent diabetes mellitus. *Transplantation*, 52, 85–91.

Nathoo, V. (1988) Investigation of non-responders at a cervical screening clinic in Manchester. *British Medical Journal*, 296, 1041–1042.

National Institute of Health (1993) *Respiratory Health Effects of Passive Smoking*. Report by the National Institute for Health, and US Environmental Protection Agency, Maryland.

Neef, N., Scutchfield, D., Elder, J. and Bender, S. (1991) Testicular self examination by young men: an analysis of characteristics associated with practice. *Journal of American College Health*, 39(4), 187–190.

Nelson, E., Sloper, P., Charlton, A. and While, D. (1994) Children who have a parent with cancer. A pilot study. *Journal of Cancer Education*, 9, 30–36.

Newburgh, L. H. and Conn, J. W. (1979) A new interpretation of hyperglycaemia in obese middle-aged persons. *Journal of the American Medical Association*, 112, 7–11.

Newcombe, M. D. and Bentler, P. M. (1989) Substance use and abuse amongst children and teenagers. *American Psychologist*, 44, 242–248.

Newell, M. L., Dunn, D. T., Peckham, C. S. *et al.* (63 other authors) (1996) Vertical transmission of HIV-1: maternal immune status and obstetric factors. *AIDS*, 10, 1675–1681.

NHS Centre for Reviews and Dissemination (1995) Benign prostatic hyperplasia. *Effective Health Care*, 2(2).

Nichols, K. A. (1981) Psychological care in general hospitals. *Bulletin of the British Psychological Society*, 34, 90–94.

Nichols, K. A. (1984) The nurse and the psychologist. *Nursing Times*, 80, 22–24.

Nichols, K. A. (1993) *Psychological Care in Physical Illness*. London: Chapman and Hall.

Northouse, L. (1988) Family issues in cancer care. *Advances in Psychosomatic Medicine*, 18, 82–101.

NRC (1989) *National Research Council Report of the Committee on AIDS Research and the Behavioral, Social and Statistical Sciences*. Washington, DC: National Academy Press.

O'Connor, N. J., Manson, J. E., O'Connor, G. T. and Buring, J. E. (1995) Psychosocial risk factors and non-fatal myocardial infarction. *Circulation*, 92(6), 1458–1464.

O'Dowd, T. C. (1988) Five years of heartsink patients in general practice. *British Medical Journal*, 297, 528–530.

O'Halloran, C. M. and Altmaier, E. M. (1995) The efficacy of preparation for surgery and invasive medical procedures. *Patient Education and Counselling*, 25(1), 9–16.

Obrist, P. A. (1981) *Cardiovascular Psychophysiology. A Perspective*. New York: Plenum Press.

Office for National Statistics (1996a) *Series Abortion No. 21*. London: HMSO.

Office for National Statistics (1996b) *Monitor: Population and Health AB*, 96/7(21), November. London: HMSO.

Offord, D. R., Boyle, M. H. and Racine, Y. A. (1989) Ontario child health study: correlates of disorder. *Journal of the American Academy of Child and Adolescent Psychiatry*, 28, 856–860.

Oldenburg, B., Perkins, R. J. and Andrews, G. (1985) Controlled trial of psychological intervention in myocardial infarction. *Journal of Consulting and Clinical Psychology*, 53, 852–859.

Ong, L. M. L., Dehaes, J. C. J. M., Hoos, A. M. and Lammes, F. B. (1995) Doctor–patient communication: a review of the literature. *Social Science and Medicine*, 40(7), 903–918.

OPCS (1986) *General Household Survey for 1984*. London: HMSO.

Orbell, S. and Sheeran, P. (1993) Health psychology and uptake of preventive health services – a review of 30 years' research on cervical screening. *Psychology and Health*, 8(6), 417–433.

Orr, D. P., Golden, M. P., Myers, G. and Marrero, D. G. (1983) Characteristics of adolescents with poorly controlled diabetes referred to a tertiary care centre. *Diabetes Care*, 6, 170–175.

Orvaschel, H., Walsh-Allis, G. and Ye, W. (1988) Psychopathology in children of parents with recurrent depression. *Journal of Abnormal Child Psychology*, 16, 17–28.

Otero-Sabogal, R., Sabogal, F., Perez-Stable, E. J. and Hiatt, R. A. (1995) Dietary practices, alcohol consumption, and smoking behavior: ethnic, sex, and acculturation differences. *Journal of National Cancer Institute Monograph*, 18, 73–82.

Paffenbarger, R. S., Hyde, R. T., Wing, A. L. and Hsieh, C. (1986) Physical activity, all-cause mortality of college alumni. *New England Journal of Medicine*, 314, 605–613.

Pagel, M. D. and Davidson, A. R. (1984) A comparison of three social-psychological models of attitude and behavioral plan: prediction of contraceptive behavior. *Journal of Personality and Social Psychology*, 47, 517–533.

Panaccione, V. F. and Wahler, R. G. (1986) Child behaviour, maternal depression, and social coercion as factors in the quality of child-care. *Journal of Abnormal Child Psychology*, 14, 263–278.

Parkerson, G. R., Broadhead, W. E. and Tse, C.-K. J. (1990) The Duke health profile, a 17 item measure of health and dysfunction. *Medical Care*, 28, 1052.

Parkerson, G. R., Connis, R. T., Broadhead, W. E., Patrick, D. L., Taylor, T. R. and Tse, C.-K. J. (1993) Disease-specific versus generic measurement of health-related quality of life in insulin-dependent diabetic patients. *Medical Care*, 31, 629–639.

Parrott, A. C. (1994) Individual differences in stress and arousal during cigarette smoking. *Psychopharmacology*, 115, 389–396.

Parrott, A. C. (1995a) Stress modulation over the day in cigarette smokers. *Addiction*, 90, 233–244.

Parrott, A. C. (1995b) Smoking cessation leads to reduced stress; but why? *International Journal of the Addictions*, 30, 1509–1516.

Parrott, A. C. (1996) Smoking cessation counselling: the stages of change model. In: R. Bayne, I. Horton and J. Bimrose (eds) *New Directions in Counselling*. London: Routledge.

Parrott, A. C. (1997) The psychobiology of MDMA (ecstasy): symposium report. *Journal of Psychopharmacology* (in press).

Parrott, A.C. and Craig, D. (1995) Psychological functions served by nicotine chewing gum. *Addictive Behaviors*, 20, 271–278.

Parrott, A. C. and Garnham, N. J. (unpublished) Comparative mood states and cognitive skills of cigarette smokers, deprived smokers, and nonsmokers (submitted).

Parrott, A. C. and Grimwood, D. (1996) *Cigarette Smoking and Mood Control in Psychiatric Patients*. Regional meeting of the World Federation of Societies of Biological Psychiatry. Cairns, Australia (June).

Parrott, A. C., Lees, A., Garnham, N. J., Jones, M. and Wesnes, K. (1998, in press) Cognitive task performance impairments in regular MDMA users. *Journal of Psychopharmacology*.

Patel, C. (1994) Identifying psychosocial and other risk factors in Whitehall-II study. *Homeostasis in Health and Disease*, 35(1–2), 71–83.

Patel, C. and North, W. (1975) Randomised controlled trial of yoga and biofeedback in the management of hypertension. *Lancet*, ii, 93–95.

Patel, C., Marmot, M. G. and Terry, D. J. (1981) Controlled trial of biofeedback-aided behavioural methods in reducing mild hypertension. *British Medical Journal*, 282, 2005–2008.

Patel, C., Marmot, M. G., Terry, D. J., Carruthers, M., Hunt, B. and Patel, M. (1985) Trial of relaxation in reducing coronary risk: four year follow up. *British Medical Journal*, 290, 1103–1106.

Patrick, D. L. and Deyo, R. A. (1989) Generic and disease-specific measures in assessing health status and quality of life. *Medical Care*, 27 (Suppl 3), S217.

Patterson, J. M. (1991) Family resilience to the challenge of a child's disability. *Pediatric Annals*, 20, 491–499.

Patterson, J. M. (1995) Promoting resilience in families experiencing stress. *Pediatric Clinics of North America*, 42(1), 47–63.

Patterson, J. M. and Leonard, B. J (1994) Caregiving and children. In: E. Kahana, D. Biegel and M. Wykel (eds) *Family Caregiving across the Lifespan*. Newbury Park, CA: Sage.

Patterson, J. M., Budd, J., Goetz, D. and Warwick, W. J. (1993) Family correlates of a ten-year pulmonary health trend in cystic fibrosis. *Pediatrics*, 91, 383–389.

Payne, S. (1990) Lay representations of breast cancer. *Psychology and Health*, 5, 1–11.

Peacock, J. L., Bland, J. M. and Anderson, H. R. (1995) Preterm delivery: effects of socioeconomic factors, psychological stress, smoking, alcohol, and caffeine. *British Medical Journal*, 311, 531–535.

Pearce, K. A. and Furberg, C. D. (1994) The primary prevention of hypertension. *Cardiovascular Risk Factors*, 4, 147–153.

Pearl, R. (1939) *Natural History of Population*. Oxford: Oxford University Press.

Pearlin, L. I. and Turner, H. A. (1987) The family as a context of the stress process. In: S. V. Kasl and C. L. Cooper (eds), *Stress and Health: Issues in Research Methodology*. London: Wiley.

Pelletier, D. L. (1994) The potentiating effects of malnutrition on child mortality: epidemiologic evidence and policy implications. *Nutrition Reviews*, 52(12), 409–415.

Pendleton, D., Schofield, T., Tate, P. and Havelock, P. (1993) *The Consultation: An Approach to Learning and Teaching*. Oxford: Oxford University Press, p. 32.

Pennebaker, J. W. (1982) *The Psychology of Physical Symptoms*. New York: Springer.

Pennebaker, J. W. and Watson, D. (1988) Blood pressure estimation and beliefs among normotensives and hypertensives. *Health Psychology*, 7, 309–328.

Perelson, A. S., Essunger, P., Cao, Y., Vesanen, M., Hurley, A., Saksela, K. and Markowitz, M. (1997) Decay characteristics of HIV-I infected compartments during combination therapy. *Nature*, 387, 188–191.

Perkins, K. A., Dubbert, P. M., Martin, J. E., Faulstich, M. E. and Harris, J. K. (1986) Cardiovascular reactivity to psychological stress in aerobically trained versus untrained mild hypertensives and normotensives. *Health Psychology*, 5, 407–421.

Perry, C. L., Crockett, S. J. and Pirie, P. (1987) Influencing parental health behaviors: implications for community assessments. *Health Education*, 18, 68–77.

Peters, L. and Esses, L. (1985) Family environment as perceived by children with a chronically ill parent. *Journal of Chronic Diseases*, 38, 301–308.

Peters, R. K., Moraye, B., Bear, M. S. and Thomas, D. (1989) Barriers to screening for cancer of the cervix. *Preventive Medicine*, 18, 133–146.

Peterson, J. L. and Bakeman, R. (1989) AIDS and iv drug use among ethnic minorities. *Journal of Drug Issues*, 19, 27–37.

Peto, R., Lopez, A. D., Boreham, J., Thun, M. and Heath, C. (1994) *Mortality from Smoking in Developed Countries*. World Health Organization Report. Oxford: Oxford University Press.

Petridou, E., Kouri, N., Trichopoulos, D., Revinthi, K., Skalkdis, Y. and Tong, D. (1994) School injuries in Athens: socioeconomic and family risk factors. *British Medical Journal*, 490–491.

Peyrot, M. and McMurry, J. (1985) Psychosocial factors in diabetes control: adjustment of insulin treated adults. *Psychosomatic Medicine*, 47, 542–557.

Philips, H. C. and Jahanshahi, M. (1986) The components of pain behaviour report. *Behavioural Research Therapy*, 24, 117–125.

Phillips, K. C. (1979) Biofeedback as an aid to autogenic training. In: B. A. Stoll (ed.) *Mind and Cancer Prognosis*. Chichester: Wiley.

Phillips, K. C. (1987) Psychophysiology: a discipline in search of its paradigm? *Journal of Psychophysiology*, 1, 101–104.

Phillips, K. C. (1988) Strategies against AIDS. *The Psychologist: Bulletin of the British Psychological Society*, 1, 46–47.

Phillips, K. C. (1989a) The psychology of AIDS. In: A. Colman and J. G. Beaumont (eds) *Psychology Survey No. 7*. Leicester: British Psychological Society.

Phillips, K. C. (1989b) Psychophysiological consequences of behavioural choice in aversive situations. In: A. Steptoe and A. Appels (eds) *Stress, Personal Control and Health*. Chichester: Wiley.

Pickard, B. M. (1986) Feeding children: in the beginning – nutrition and pregnancy. *Nutrition and Health*, 4(3), 155–166.

Pickering, T. G. and Miller, N. E. (1977) Learned voluntary control of heart rate and rhythm in two subjects with premature ventricular contractions. *British Heart Journal*, 39, 152–159.

Pickett, C. and Clum, G. A. (1982) Comparative treatment strategies and their interaction with locus of control in the reduction of post-surgical pain and anxiety. *Journal of Consulting and Clinical Psychology*, 50, 439–441.

Pierce, P. F. (1993) Deciding on breast cancer treatment: a description of decision behavior. *Nursing Research*, 42(1), 23–27.

Pill, R. and Stott, N. (1986) Looking after themselves: health protective behaviour among British working class women. *Health Education Research*, 1, 111–119.

Pilowsky, I. and Spence, N. D. (1975) Patterns of illness behaviour in patients with intractable pain. *Journal of Psychosomatic Research*, 19, 279–287.

Piot, P., Plummer, F., Mhalu, F., Lamboray, J.-L., Chin, J. and Mann, J. M. (1988) AIDS: an international perspective. *Science*, 239, 573–579.

Pittner, M. S. and Houston, B. K. (1980) Response to stress, cognitive coping strategies, and the Type A behaviour pattern. *Journal of Personality and Social Psychology*, 39, 147–157.

Pitts, M. K. (1996) *The Psychology of Preventive Health*. London: Routledge.

Pitts, M. K. and Healey, S. (1989) Factors influencing the inferences of pain made by three health professions. *Physiotherapy Practice*, 5, 65–68.

Pitts, M. K. and Jackson, H. (1989) AIDS and the press: an analysis of the coverage of AIDS by Zimbabwe newspapers. *AIDS Care*, 1, 77–83.

Pitts, M. K., McMaster, J. and Wilson, P. (1991) An investigation of preconditions necessary for the introduction of a campaign to promote breast self examination amongst Zimbabwean women. *Journal of Applied and Community Psychology*, 1(1), 33–42.

Pleck, J. H., Sonenstein, F. L. and Ku, L. C. (1990) Contraceptive attitudes and intention to use condoms in sexually experienced and inexperienced adolescent males. *Journal of Family Issues: Special Issue: Adolescent Sexuality, Contraception and Childbearing*, 11, 294–312.

Pless, I. B., Peckham, C. S. and Power, C. (1989) Predicting traffic injuries in childhood: a cohort analysis. *Journal of Pediatrics*, 115, 932–938.

Polatin, P. E., Kinney, R. K., Gatchel, R. J., Lillo, E. and Mayer, T. G. (1993) Psychiatric illness and chronic low back pain. The mind and the spine – which goes first? *Spine*, 18, 66–71.

Pollock, J. I. (1994) Long-term associations with infant feeding in a clinically advantaged population of babies. *Developmental Medicine and Child Neurology*, 36, 429–440.

Poole, K. (1996) The evolving role of the clinical nurse specialist within the comprehensive breast cancer centre. *Journal of Clinical Nursing*, 5(6), 341–349.

Poskitt, E. M. E. (1993) Which children are at risk of obesity? *Nutrition Research*, 13, S83–S93.

Potter, J. F. and Beavers, D. G. (1984) Pressor effects of alcohol in hypertension. *Lancet*, i, 119–122.

Potter, R. (1963) Additional measures of use effectiveness. *Millbank Memorial Fund Quarterly*, 41, 400.

Potts, M. (1977) *Abortion*. Cambridge: Cambridge University Press.

Power, C. (1992) A review of child health in the 1958 birth cohort: National Child Development Study. *Pediatric and Perinatal Epidemiology*, 6, 81–110.

Power, C. (1995) Children's physical development. In: B. Botting (ed.) *The Health of our Children*. Decennial Supplement. Office of Population Censuses and Surveys. Series DS no. 11. London: HMSO.

Power, R., Hunter, G. M., Jones, S. G. and Donaghue, M. (1994) The sharing of injecting paraphernalia among illicit drug users. *AIDS*, 8, 1509–1511.

Prazar, G. and Felice, M. (1975) The psychological and social effects of juvenile diabetes. *Paediatric Annals*, 4, 351–358.

Price, V. (1982) *Type A Behavior Pattern: A Model for Research and Practice*. New York: Academic Press.

Prineas, E. J. (1991) Clinical interaction of salt and weight change on blood pressure levels. *Hypertension*, 17, 143–149.

Prochaska, J. O. and DiClemente, C. C. (1982) Transtheoretical therapy: towards a more integrative model of change. *Psychotherapy: Theory, Research and Practice*, 20, 161–173.

Prochaska, J. O. and DiClemente, C. C. (1983) Stages and processes of self-change of smoking: toward an integrative model of change. *Journal of Consulting and Clinical Psychology*, 51, 390–395.

Prochaska, J. O. and DiClemente, C. C. (1992) Stages of change in the modification of problem behaviors. In: M. Hersen, R. M. Eisler and P. M. Miller (eds) *Progress in Behavior Modification*. Newbury Park, CA: Sage.

Prochaska, J. O., DiClemente, C. C. and Norcross, J. C. (1992) In search of how people change. *American Psychologist*, 47, 1102–1114.

Prochaska, J. O., Redding, C. A., Harlow, L. L., Rossi, J. S. and Velicer, W. F. (1994a) The transtheoretical model of change and HIV prevention – a review. *Health Education Quarterly*, 21(4), 471–486.

Prochaska, J. O., Velicer, W. F., Rossi, J. S., Goldstein, M. G., Marcus, B. H. and Rakowski, W. (1994b) Stages of change and decisional balance for 12 problem behaviors. *Health Psychology*, 13(1), 39–46.

Prout, A. (1996) *Families, Cultural Bias and Health Promotion*. London: Health Education Authority.

Pruyn, J., van der Borne, H., de Reuver, R., de Boer, M., Ter Pelkwijk, M. and de Jong, P. (1988) The locus of control scale for cancer patients. *Tijdscrift vour Sociale Gezondherdszong*, 66, 404–408.

Puente, A. E. and Beiman, I. (1980) The effects of behavior therapy, self-relaxation, and transcendental meditation on cardiovascular stress response. *Journal of Clinical Psychology*, 36, 291–295.

Quadrel, M. J., Fischoff, B. and Davis, W. (1993) Adolescent (in)vulnerability. *American Psychologist*, 48(2), 102–116.

Radcliffe Richards, J. (1982) *The Sceptical Feminist*. Harmondsworth: Penguin.

Radke-Yarrow, M. and Zahn-Waxler, C. (1990) Research on children of affectively ill parents: some considerations for theory and research on normal development. *Development and Psychopathology*, 2, 349–366.

Ragland, D. R. and Brand, R. J. (1988) Type A behaviour and mortality from coronary heart disease. *New England Journal of Medicine*, 318, 65–69.

Rahe, R. H. and Lind, E. (1971) Psychosocial factors and sudden cardiac death: a pilot study. *Journal of Psychosomatic Research*, 15, 19–24.

Rainville, J., Ahern, D. K., Phalen, L., Childs, L. A. and Sutherland, R. (1992) The association of pain with physical activities in chronic low back pain. *Spine*, 17, 1060–1064.

Rakowski, W., Dube, C. E., Marcus, B. H., Prochaska, J. O., Velicer, W. F. and Abrams, D. B. (1992) Assessing elements of women's decisions about mammography. *Health Psychology*, 11(2), 111–118.

Rasmussen, H. (1974) Organisation and control of endocrine systems. In: R. H. Williams (ed.) *Textbook of Endocrinology* (5th edn). Philadelphia: Saunders.

Rassaby, J., Larcombe, I., Hill, D. and Wake, F. R. (1983) Slip, Slop, Slap: health education about skin cancer. *Cancer Forum*, 7, 63–69.

Ratip, S. and Modell, B. (1996) Psychosocial and sociological aspects of the Thalassemias. *Seminars in Hematology*, 33, 53–65.

Ratip, S., Skuse, D., Porter, J., Wonke, B., Yardumian, A. and Modell, B. (1995) Psychosocial and clinical burden of thalassaemia intermedia and its implications for prenatal diagnosis. *Archives of Disease in Childhood*, 72, 402–412.

Reading, A. E., Cox, D. N. and Sledmere, C. M. (1982) Issues arising from the development of new male contraceptives. *Bulletin of the British Psychological Society*, 35, 369–371.

Reiss, D., Gonzales, S. and Kramer, N. (1986) Family process, chronic illness and death. *Archives of General Psychiatry*, 43, 795–804.

Rhodes, T. and Hartnoll, I. (eds) (1996) *AIDS, Drugs and Prevention: Perspectives on Individual and Community Action*. London: Routledge.

Ricaurte, G. A. and McCann, U. D. (1992) Neurotoxic amphetamine analogues: effects in monkeys and implications for humans. *Annals of the New York Academy of Sciences*, 648, 371–382.

Rice, K., Warner, N., Tye, T. and Bayer, A. (1997) Telling the diagnosis to patients with Alzheimer's disease: geriatricians' and psychiatrists' practices differ. *British Medical Journal*, 314, 376.

Richman, N., Stevenson, J. and Graham, P. (1982) *Preschool To School: A Behavioural Study*. London: Academic Press.

Ridgeway, V. and Mathews, A. (1982) Psychological preparation for surgery: a comparison of methods. *British Journal of Clinical Psychology*, 21, 243–260.

Rigotti, N.A. (1989) Cigarette smoking and body weight. *New England Journal of Medicine*, 320, 931–933.

Rime, B., Ucros, C. G., Bestgen, Y. and Jeanjean, M. (1989) Type A behaviour pattern: specific coronary risk factor or general disease-prone condition? *British Journal of Medical Psychology*, 62, 229–240.

Rivara, F., DiGuiseppi, C., Thompson, R. and Calonge, N. (1989) Risk of injury to children less than 5 years of age in day care versus home care settings. *Pediatrics*, 84, 1011–1016.

Roberts, I. (1996) Out-of-home day care and health. *Archives of Disease in Childhood*, 74, 73–76.

Roberts, I. and Pless, B. (1995) Social policy as a cause of childhood accidents: the children of lone mothers. *British Medical Journal*, 311, 925–928.

Roberts, I. and Power, C. (1996) Does the decline in child injury mortality vary by social class? A comparison of class specific mortality in 1981 and 1991. *British Medical Journal*, 313, 784–786.

Roberts, I., Norton, R. and Taua, B. (1996) Child pedestrian injury rates: the importance of exposure to risk relating to socioeconomic and ethnic differences, in Auckland, New Zealand. *Journal of Epidemiological Community Health*, 50, 162–165.

Roberts, R., Brunner, E. and Marmot, M. (1995) Psychological factors in the relationship between alcohol and cardiovascular morbidity. *Social Science and Medicine*, 41(11), 1513–1516.

Robertson, D. and Curatolo, P. W. (1984) The cardiovascular effects of caffeine. In: P. B. Dews (ed.) *Caffeine. Perspectives from Recent Research*. Berlin: Springer-Verlag.

Robertson, J. R., Bucknall, A., Welsby, P., Inglis, J., Peutherer, J. and Brettle, R. (1986) Epidemic of AIDS related virus (HTLV III/LAV) infection among intravenous drug users. *British Medical Journal*, 292, 527–529.

Robin, A. L., Siegel, P. T., Koepke, T., Moye, A. W. and Tice, S. (1994) Family therapy versus individual therapy for adolescent females with anorexia nervosa. *Journal of Developmental and Behavioral Pediatrics*, 15, 111–116.

Robinson, J. O. (1964) A possible effect of selection on the test scores of a group of hypertensives. *Journal of Psychosomatic Research*, 8, 239–243.

Robinson, J. O. and Granfield, A. J. (1986) The frequent consulter in primary medical care. *Journal of Psychosomatic Research*, 30, 589–600.

Rodin, G. M. (1990) Quality of life in adults with insulin-dependent diabetes mellitus. *Psychotherapy and Psychosomatics*, 54, 132–139.

Rodin, G. M., Johnson, L. E., Garfinkle, P. E., Daneman, D. and Kenshole, A. B. (1986) Eating disorders in female adolescents with insulin-dependent diabetes mellitus. *International Journal of Psychiatry Medicine*, 16, 49–57.

Rodin, J. and Ickovitcs, J. R. (1990) Women's health: review and research agenda as we approach 21st century. *American Psychologist*, 45, 1018–1034.

Rogers, E. M. (1987) The diffusions of innovations perspective. In: N. D. Weinstein (ed.) *Taking Care: Understanding and Encouraging Self-Protective Behaviour*. Cambridge: Cambridge University Press.

Rogers, R. W. (1983) Cognitive and physiological processes in fear appeals and attitude change: a revised Theory of Protection Motivation. In: J. Cacioppo and R. Petty (eds) *Social Psychophysiology*. New York: Guilford Press.

Rogers, W. (1984) Changing health related attitudes and behavior: the role of preventive health psychology. In: J. H. Harvey, E. Maddux, R. P. McGlynn and C. D. Stoltenberg (eds) *Social Perception in Clinical and Counselling Psychology*. Lubbock, TX: Texas Technical University Press.

Roland, M. and Dixon, M. (1989) Randomised controlled trial of an educational booklet for patients presenting with back pain in general practice. *Journal of the Royal College of General Practitioners*, 39, 244–246.

Rose, G. and Marmot, M. G. (1981) Social class and coronary heart disease. *British Heart Journal*, 45, 13–19.

Rose, J. E. and Mountcastle, V. B. (1959) Touch and kinesthesis. *Handbook of Physiology*, 1, 387–429.

Rose, M. J., Klenerman, L., Atchinson, L. and Slade, P. D. (1992) An application of the fear-avoidance model to three chronic pain problems. *Behaviour Research Therapy*, 30, 359–365.

Rosenberg, S. J., Peterson, R. A., Hayes, J. R., Hatcher, J. and Headen, S. (1988) Depression in medical in-patients. *British Journal of Medical Psychology*, 61, 245–254.

Rosenfeld, A. and Caplan, G. (1983) Adaptation of children of parents suffering from cancer: a preliminary study of a new field for primary prevention research. *Journal of Primary Prevention*, 3, 244–250.

Rosenfeld, J. and Shohat, J. (1983) Obesity and hypertension. In: F. Gross and T. Strasser (eds) *Mild Hypertension: Recent Advances*. New York: Raven Press.

Rosenheim, E. and Reicher, R. (1985) Informing children about parent's terminal illness. *Journal of Child Psychology and Psychiatry*, 26 (6), 995–998.

Rosenman, R. H., Brand, R. J., Jenkins, C. D., Friedman, M., Straus, R. and Wurm, M. (1975) Coronary heart disease in the Western Collaborative Group Study: final follow-up experience of eight and a half years. *Journal of American Medical Association*, 233, 872–877.

Rosensteil, A. K. and Keefe, F. J. (1983) The use of coping strategies in chronic low back pain patients: relationship to patient characteristics and current adjustments. *Pain*, 17, 33–34.

Rosenstock, I. M. (1966) Why people use health services. *Millbank Memorial Fund Quarterly*, 44, 94.

Rosenstock, I. M. (1974) Historical origins of the health belief model. *Health Education Monograph*, 2, 409–419.

Roter, D. L. and Hall, J. A. (1992) *Doctors Talking with Patients, Patients Talking with Doctors*. Westport, CT: Auburn House.

Roth, H. P. (1987) The measurement of compliance. *Patient Education and Counseling*, 10, 107–116.

Rotter, J. B. (1954) *Social Learning and Clinical Psychology*. New York: Prentice-Hall.

Rotter, J. B. (1966) Generalised expectancies for internal versus external control of reinforcement. *Psychological Monographs*, 80, 1–28.

Rovinsky, J. J. (1972) Abortion recidivism. *Journal of Obstetrics and Gynaecology*, 39, 649–659.

Rowland, N., Maynard, A., Beveridge, A., Kennedy, P., Wintersgill, W. and Stone, W. (1987) Doctors have no time for alcohol screening. *British Medical Journal*, 295, 95–96.

Royal College of Physicians (1983) *Health or Smoking: Follow up Report*. London: Pitman.

Royal College of Physicians and Royal College of Psychiatrists (1995) *The Psychological Care of Medical Patients*. Royal College of Physicians and Royal College of Psychiatrists.

Royal College of Psychiatrists (1986) *Alcohol: Our Favourite Drug*. London: Tavistock Publications.

Rubin, R. R. and Peyrot, M. (1992) Psychological problems in diabetes: a review of the literature. *Diabetes Care*, 15, 1640–1657.

Rudolph, K. D., Dennig, M. D. and Weisz, J. R. (1995) Determinants and consequences of children's coping in the medical setting: conceptualization, review, and critique. *Psychological Bulletin*, 118, 328–357.

Ruesch, S. (1948) The infantile personality – the core problem of psychosomatic medicine. *Psychomatic Medicine*, 10, 134–149.

Russell, G. F. M., Szmukler, G. I., Dare, C. and Eisler, I. (1987) An evaluation of family therapy in anorexia nervosa and bulimia nervosa. *Archives of General Psychiatry*, 44, 1047–1056.

Russell, M. A. H. (1989) Subjective and behavioural effects of nicotine in humans: some sources of individual variation. *Progress in Brain Research*, 79, 289–302.

Rutter, M. (1987) Psychosocial resilience and protective mechanisms. *American Journal of Orthopsychiatry*, 57, 316–331.

Rutter, M. (1989) Psychiatric disorder in parents as a risk factor for children. In: D. Schaffer, I. Phillips and N. B. Enger (eds) *Prevention of Mental Disorder, Alcohol and Other Drug Use in Children and Adolescents*. Rockville, MD: Office for Substance Abuse, USDHHS.

Rutter, M. and Quinton, D. (1984) Parental psychiatric disorder: effects on children. *Psychological Medicine*, 14, 853–880.

Rutter, M., Tizard, J. and Whitmore, K. (1970) *Education, Health and Behaviour*. London: Longmans, Green & Co.

Ryan, G. M. and Sweeney, P. J. (1980) Attitudes of adolescents toward pregnancy and contraception. *American Journal of Obstetrics and Gynecology*, 137, 358–366.

Ryder Richardson, C. (1995) *Mind over Cancer*. London: W. Foulsham and Co Ltd.
Sackett, D. L. and Snow, J. C. (1979) The magnitude of compliance and non-compliance. In: D. W Taylor and D. L. Sackett (eds) *Compliance in Health Care*. Baltimore, MD: Johns Hopkins University Press.
Salmon, P., Woloshynowych, M. and Valori, R. (1996) The measurement of beliefs about physical symptoms in English general practice patients. *Social Science and Medicine*, 42(11), 1561–1567.
Samora, J., Saunders, L. and Larson, M. (1961) Medical vocabulary knowledge among hospital patients. *Journal of Health and Human Behaviour*, 2, 83–89.
Sansom, D., Wakefield, J. and Yule, R. (1970) Cervical cytology in the Manchester region: changing patterns of response. *The Medical Officer* (June), 357–359.
Sarafino, E. P. (1994) *Health Psychology: Biopsychosocial Interactions*. New York: John Wiley & Sons.
Satterthwaite, D., Hart, R., Levy, C., Mitlin, D., Ross, D., Smit, J. and Stephens, C. (1997) *The Environment for Children: Understanding and Acting on the Environmental Hazards that Threaten Children and their Parents*. Earthscan.
Saunders, N. (1995) *Ecstasy and the Dance Culture*. London: Neal's Yard Desktop Publishing.
Scambler, G. and Scambler, A. (1984) The illness iceberg and aspects of consulting behaviour. In: J. H. R. Fitzpatrick, S. Newman, G. Scambler and J. Thompson (ed.) *The Experience of Illness*. London: Tavistock Publications.
Schafer, L. C., McCaul, K. D. and Glasgow, R. E. (1986) Supportive and non-supportive family behaviours: relationship to adherence and metabolic control in persons with type 1 diabetes. *Diabetes Care*, 9, 179–185.
Scheier, M. F. and Carver, C. S. (1985) Optimism, coping and health: assessment and implications of generalised outcome expectancies. *Health Psychology*, 4, 219–247.
Scheier, M. F. and Carver, C. S. (1992) Effects of optimism on psychological and physical well-being: the influence of generalised outcome expectancies on health. *Journal of Personality*, 55, 169–210.
Schinke, S. P. (1984) Preventing teenage pregnancy. In: M. Hersen, R. M. Eisler and R. M. Miller (eds) *Progress in Behavior Modification*, 16. New York: Academic Press.
Schleifer, S. J., Keller, S. E., Camerino, M., Thornton, J. C. and Stein, M. (1983) Suppression of lymphocyte stimulation following bereavement. *Journal of the American Medical Association*, 250, 374–377.
Schneider, N. G., Olmstead, R., Nilsson, F., Mody, F., Franzon, M. and Doan, K. (1996) Efficacy of a nicotine inhaler in smoking cessation: a double-blind placebo controlled study. *Addiction*, 91, 1293–1306.
Schoebinger, R., Florin, I., Reichbauer, M., Lindemann, H. and Zimmer, C. (1993) Childhood asthma: mothers' affective attitude, mother–child interaction and children's compliance with medical requirements. *Journal of Psychosomatic Research*, 37, 697–707.
Schoebinger, R., Florin, I., Zimmer, C., Lindemann, H. and Winter, H. (1992) Childhood asthma: paternal critical attitude and father–child interaction. *Journal of Psychosomatic Research*, 8, 743–750.
Schoenborn, C. A. (1993) The Alameda Study – 25 years on. In: S. Maes, H. Leventhal and M. Johnston (eds) *International Review of Health Psychology*. Chichester: Wiley.
Schoendorf, K. C., Hogue, C. J. R., Kleinman, J. C. and Rowley, D. (1992) Mortality among infants of black as compared with white college-educated parents. *New England Journal of Medicine*, 326, 1522–1526.
Schor, E. L. (1995) The influence of families on child health. *Pediatric Clinics of North America*, 42(1), 89–102.
Schorr, L. (1988) *Within Our Reach: Breaking the Cycle of Disadvantage*. New York: Anchor.
Schrire, S. (1986) Frequent attenders – a review. *Family Practice*, 3, 272–275.
Schwab, J. J., Bialow, M. R., Brown, J. and Holzer, C. F. (1967) Diagnosing depression in medical inpatients. *Annals of Internal Medicine*, 67, 695–707.
Schwarzer, R. and Fuchs, R. (1996) Self efficacy and health behaviours. In: M. Conner and P. Norman (eds) *Predicting Health Behaviour*. Milton Keynes: Open University Press.

Schwarzer, R., Bassler, J., Kwiatek, P., Schroder, K. and Zhang, J. X. (1997) The assessment of optimistic self-beliefs: comparison of the German, Spanish and Chinese versions of the general self-efficacy scale. *Applied Psychology: An International Review*, 46(1), 69–88.

Sciacca, J. P., Phipps, B. L., Dube, D. A. and Ratliff, M. I. (1995) Influences on breast-feeding by lower-income women: an incentive-based, partner-supported educational program. *Journal of American Dietetic Association*, 95(3), 323–328.

Scott, A., Shiell, A. and King, M. (1996) Is general practitioner decision making associated with patient socio-economic status? *Social Science and Medicine*, 42(1), 35–46.

Scott, S., Deary, I. and Pelosi, A. J. (1995) General practitioners' attitudes to patients with a self diagnosis of myalgic encephalomyletis. *British Medical Journal*, 310, 508.

Seers, K. (1987) *Pain Anxiety and Recovery in Patients Undergoing Surgery*. University of London.

Sein, E., Eastham, E. J. and Kolvin, I. (1988) The psychology of chronic childhood illnesses. In: K. Granville-Grossman (ed.) *Recent Advances in Clinical Psychiatry*. Edinburgh: Churchill Livingstone.

Selam, J. L., Micossi, P., Dunn, F. L. and Nathan, D. M. (1992) Clinical trial of programmable implantable insulin pump for Type I diabetes. *Diabetes Care*, 15, 877–884.

Seligman, M. E .P. (1975) *Helplessness: On Depression, Development and Death*. San Francisco: W. H. Freeman.

Selye, H. (1956) *The Stress of Life*. New York: McGraw-Hill.

Series, H., Boeles, S., Dorkins, E. and Peveler, R. (1994) Psychiatric complications of 'Ecstasy' use. *Journal of Psychopharmacology*, 8, 60–61.

Sexton, M., Bross, D., Hebel, J. R., Schumann, B. C., Gerace, T. A., Lasser, N. and Wright, N. (1987) Risk-factor changes in wives with husbands at high risk of coronary heart disease (CHD): the spin-off effect. *Journal of Behavioral Medicine*, 10(3), 251–261.

Shapiro, D. and Goldstein, I. B. (1982) Biobehavioral perspectives on hypertension. *Journal of Consulting and Clinical Psychology*, 50, 841–858.

Shapiro, D., Schwartz, G. and Tursky, B. (1972) Control of diastolic blood pressure in man by feedback and reinforcement. *Psychophysiology*, 9, 296–304.

Shapiro, S., Venet, W., Strax, P., Venet, L. and Roeser, R. (1985) Selection, follow up and analysis in the Health Insurance Plan study: a randomized trial with breast cancer screening. *National Cancer Institute Monographs*, 67, 65–74.

Sharpe, J. N., Brown, R. T., Thompson, N. J. and Eckman, J. (1994) Predictors of coping with pain in mothers and their children with sickle cell syndrome. *Journal of the American Academy of Child and Adolescent Psychiatry*, 33, 1246–1255.

Sharpe, M., Mayou, R., Seagroatt, V., Surawy, C., Warwick, H., Bulstrode, C., Dawber, R. and Lane, D. (1994) Why do doctors find some patients difficult to help? *Quarterly Journal of Medicine*, 87, 187–193.

Shedivy, D. I. and Kleinman, K. M. (1977) Lack of correlation between frontalis EMG and either neck EMG or verbal ratings of tension. *Psychophysiology*, 14, 182–186.

Sheeran, P. and Orbell, S. (1996) How confidently can we infer health beliefs from questionnaire responses? *Psychology and Health*, 11(2), 273–290.

Shekelle, R. B., Gale, M., Ostfeld, A. M. and Paul, O. (1983) Hostility, risk of coronary heart disease and mortality. *Psychosomatic Medicine*, 45, 109–114.

Shekelle, R. B., Raynor, W. J., Ostfeld, A. M., Garron, D. C., Bieliauskas, L. A., Liu, S. C., Maliza, C. and Paul, O. (1981) Psychological depression and 17 year risk and death from cancer. *Psychosomatic Medicine*, 43, 117–125.

Sher, L. (1987) An evaluation of the UK government health education campaign on AIDS. *Psychology and Health*, 1, 61–72.

Sherman, J. B., Alexander, M. A., Clark, L., Dean, A. and Webster, L. (1992) Instruments measuring maternal factors in obese preschool children. *Western Journal of Nursing Research*, 14, 555–575.

Shillitoe, R. W. (1988) *Psychology and Diabetes: Psychological Factors in Management and Control*. London: Chapman and Hall.

Shillitoe, R. W. and Miles, D. W. (1989) Diabetes mellitus. In: A. Broome (ed.) *Health Psychology: Processes and Applications.* New York: Chapman and Hall.

Shu, X. O., Hatch, M. C., Mills, J., Clemens, J. and Susser, M. (1995) Maternal smoking, alcohol drinking, caffeine consumption, and fetal growth: results from a prospective study. *Epidemiology*, 6, 115–120.

Siegel, K., Karus, D. and Raveis, V. H. (1996) Adjustment of children facing the death of a parent due to cancer. *Journal of the American Academy of Child and Adolescent Psychiatry*, 35, 442–450.

Siegel, L. (1988) AIDS: perceptions versus realities. *Journal of Psychoactive Drugs*, 20, 149–152.

Siegel, L. and Smith, K. E. (1989) Children's strategies for coping with pain. *Pediatrician*, 16, 110–118.

Silver, B. V. and Blanchard, E. (1978) Biofeedback and relaxation training in the treatment of psychophysiological disorders: or are the machines really necessary? *Journal of Behavioural Medicine*, 1, 217–239.

Silverman, P. R. and Worden, J. W. (1992) Children's reactions in the early months after the death of a parent. *American Journal of Orthopsychiatry*, 62, 93–104.

Siminoff, L. A. and Fetting, J. H. (1991) Factors affecting treatment decisions for a life threatening illness: the case of medical treatment of breast cancer. *Social Science and Medicine*, 32, 813.

Siminoff, L. A., Fetting, J. H. and Abeloff, M. D. (1989) Doctor–patient communication about breast cancer adjuvant therapy. *Journal of Clinical Oncology*, 7(9), 1192–1200.

Simonds, J. R., Goldstein, P., Walker, B. and Rawlings, S. S. (1981) The relationship between psychological factors and blood glucose regulation in insulin-dependent diabetic adolescents. *Diabetes Care*, 4, 610–615.

Simonton, O. C., Simonton, S. M. and Creighton, J. L. (1980) *Getting Well Again*. London: Bantam Books.

Simpson, M. A. (1982) Therapeutic uses of truth. In: E. Wilkes (ed.) *The Dying Patient*. Lancaster: MTP Press.

Singer, E., Rogers, T. F. and Corcoran, M. (1987) The polls. A report – AIDS. *Public Opinion Quarterly*, 51, 580–595.

Singh, G. K. and Yu, S. M. (1995) Infant mortality in the United States: trends, differentials and projections, 1950 through 2010. *American Journal of Public Health*, 85, 957–964.

Singh, V. N. and Gaby, S. K. (1991) Premalignant lesions: role of antioxidant vitamins and beta-carotene in risk reduction and prevention of malignant transformation. *American Journal of Clinical Nutrition*, 53 (1 Suppl), 386S–390S.

Sirota, A. D., Schwartz, G. E. and Shapiro, D. (1976) Voluntary control of human heart rate: effect on reaction to aversive stimulation. A replication and extension. *Journal of Abnormal Psychology*, 85, 473–476.

Siscovick, D. S. (1990) Risks of exercising: sudden cardiac death and injuries. In: C. Bouchard, R. J. Shephard, T. Stephens, J. R. Sutton and B. D. McPherson (eds) *Exercise Fitness and Health: A Consensus of Current Knowledge*. Champaign, Ill: Human Kinetics Books,

Skelly, A. H., Marshall, J. R., Haughey, B. P., Davis, P. J. and Dunford, R. G. (1995) Self-efficacy and confidence in outcomes as determinants of self-care practices in inner-city, African-American women with non-insulin dependent diabetes. *The Diabetes Educator*, 21, 38–46.

Skevington, S. M. (1995) *Psychology of Pain*. Chichester: Wiley.

Skinner, B. F. (1971) *Beyond Freedom and Dignity*. New York: Knopf.

Skog, O. J. (1996) Public health consequences of the J-curve hypothesis of alcohol problems. *Addiction*, 91, 325–337.

Slade, P. D., Troup, J. D. G., Letham, J. and Bentley, G. (1983) The fear-avoidance model of exaggerated pain perception. Part II: Preliminary studies of coping strategies for pain. *Behavioural Research Therapy*, 21, 409–416.

Smetana, J. G. and Adler, N. E. (1979) Decision-making regarding abortion: a value X expectancy analysis. *Journal of Population*, 2, 338–357.

Smith, A. (1976) Should the doctor tell the truth when the patient has cancer? *The Times*, May.
Smith, P., Weinman, M. and Nenny, S. W. (1984) Desired pregnancy during adolescence. *Psychological Reports*, 54, 227–231.
Smith, P. B. and Pedersen, D. R. (1988) Maternal sensitivity and patterns of infant–mother attachment. *Child Development*, 59, 1097–1101.
Smith, T. W., Houston, B. K. and Zurawski, R. M. (1985) The Framingham Type A scale: cardiovascular and cognitive-behavioural responses to interpersonal challenge. *Motivation and Emotion*, 9, 123–134.
Solowij, N., Hall, W. and Lee, N. (1992) Recreational MDMA use in Sydney: a profile of ecstasy users and their experience with the drug. *British Journal of Addiction*, 87, 1161–1172.
Sontag, S. (1983) *Illness as Metaphor*. Harmondsworth: Penguin.
Sorensen, G., Lewis, B. and Bishop, R. (1996) Gender, job factors, and coronary heart disease risk. *American Journal of Health Behavior*, 20(1), 3–13.
Sorensen, R. C. (1973) *Adolescent Sexuality in Contemporary America*. New York: World.
Sorensen, T. I. A., Hoist, C. and Stunkard, A. J. (1992) Childhood body mass index – genetic and familial environmental influences assessed in a longitudinal adoption study. *International Journal of Obesity*, 16, 705–714.
Southam, M. A., Agras, W. S., Taylor, C. B. and Kraemer, H. C. (1982) Relaxation training: blood pressure lowering during the working day. *Archives of General Psychiatry*, 39, 715–717.
Spilker, B. (1990) *Quality of Life Assessments in Clinical Trials*. New York: Raven Press.
Spitzer, W. O., LeBlanc, F. E. and Dupuis, M. (1987) Scientific approach to the assessment and management of activity-related spinal disorders: a monograph for clinicians. *Spine*, 12S, S1–S59.
Sroufe, L. A. and Rutter, M. (1984) The domain of developmental psychopathology. *Child Development*, 55, 17–29.
Staessen, J., Fagard, R. and Amery, A. (1988) Obesity and hypertension. *Acta Cardiologica*, 23, 37–44.
Stall, R., McKusick, L., Wiley, J., Coates, T. J. and Ostrow, D. G. (1986) Alcohol and drug use during sexual activity and compliance with safe sex guidelines for AIDS: the AIDS Behavioral Research Project. *Health Education Quarterly*, 13, 359–371.
Stamler, J., Stamler, R. and Neaton, J. D. (1993) Blood pressure, systolic and diastolic, and cardiovascular risks: US population data. *Archives of Internal Medicine*, 153, 598–615.
Stamler, J., Rose, G., Stamler, R., Elliott, P., Dyer, A. and Marmot, M. (1989) INTERSALT study findings: public health and medical care implications. *Hypertension*, 89, 570–577.
Stamler, R. (1991) Implications of the INTERSALT study. *Hypertension*, 17 (Suppl 1), 1017–1020.
Stanton, A. (1987) Determinance of adherence to medical regimens by hypertensive patients. *Journal of Behavioral Medicine*, 10, 377–394.
Stanton, A. L. (1995) Psychology of women's health: barriers and pathways to knowledge. In: A. L. Stanton and S. J. Gallant (eds) *The Psychology of Women's Health*. Washington, DC: American Psychological Association.
Stanton, A. L. and Gallant, S. J. (1995) *The Psychology of Women's Health*. Washington, DC: American Psychological Association.
Staples, B. and Pharoah, P. O. D. (1994) Child health statistical review. *Archives of Disease in Childhood*, 71, 548–554.
Stapleton, J. A., Russell, M. A. H., Feyerabend, C., Wiseman, S. M., Gustavsson, G., Sawe, U. and Wiseman, D. (1995) Dose effects and predictors of outcome in a randomised trial of transdermal nicotine patches in general practice. *Addiction*, 90, 31–42.
Steel, J. M., Young, R. J., Lloyd, G. G. and Macintyre, C. C. A. (1989) Abnormal eating attitudes in young insulin-dependent diabetics. *British Journal of Psychiatry*, 155, 515–521.
Steffen, V. (1990) Men's motivation to perform the testicle self exam: effects of prior knowledge and an educational brochure. *Journal of Applied Social Psychology*, 20(8), 681–702.
Stein, A., Murray, L., Cooper, P. and Fairburn, C. G. (1996) Infant growth in the context of maternal eating disorders and maternal depression: a comparative study. *Psychological Medicine*, 26, 569–574.

Stein, A., Woolley, H., Cooper, S. D. and Fairburn, C. G. (1994) An observational study of mothers with eating disorders and their infants. *Journal of Child Psychology and Psychiatry*, 35, 733–748.

Steptoe, A. (1981) *Psychological Factors in Cardiovascular Disease*. London: Academic Press.

Steptoe, A. (1983) Stress, helplessness and control: the implications of laboratory studies. *Journal of Psychosomatic Research*, 27, 361–367.

Steptoe, A. (1989) Psychophysiological interventions in behavioural medicine. In: G. Turpin (ed.) *Handbook of Clinical Psychophysiology*. Chichester: Wiley.

Steptoe, A. and Swada, Y. (1989) Assessment of baroreceptor reflex function during mental stress and relaxation. *Psychophysiology*, 26, 140–147.

Steptoe, A., Patel, C., Marmot, M. G. and Hunt, B. (1987) Frequency of relaxation practice, blood pressure reduction, and the general effects of relaxation following a controlled trial of behaviour modification for reducing coronary risks. *Stress Medicine*, 3, 101–107.

Sterling, P. and Eyer, J. (1988) Allostasis: a new paradigm to explain arousal pathology. In: S. Fisher and J. Reason (eds) *Handbook of Life Stress, Cognition and Health*. Chichester: Wiley.

Stimson, G. (1995) AIDS and drug injecting in the United Kingdom 1987 to 1993: the policy response and the prevention of the epidemic. *Social Science and Medicine*, 41, 699–716.

Stimson, G. and Donaghue, M. (1996) Health promotion and the facilitation of individual change. The case of syringe distribution and exchange. In: T. Rhodes and R. Hartnoll (eds) *AIDS, Drugs and Prevention. Perspectives on Individual and Community Action*. London: Routledge.

Stimson, G. V. and Webb, B. (1975) *Going to See the Doctor: The Consultation Process in General Practice*. London: Routledge & Kegan Paul.

Stockwell, T., Hawks, D., Lang, E. and Rydon, P. (1996) Unravelling the preventive paradox for acute alcohol problems. *Drug and Alcohol Review*, 15(1), 7–15.

Stoll, B. A. (1988) Neuroendocrine and psychoendocrine influences of breast cancer growth. In: C. L. Cooper (ed.) *Stress and Breast Cancer*. Chichester: Wiley.

Stone, A. A., Bruce, R. and Neale, J. M. (1988) Changes in daily event frequency precede episodes of physical symptoms. *Journal of Human Stress*, 13, 70–74.

Stone, E. J., Perry, C. L. and Luepker, R. V. (1989) Synthesis of cardiovascular behavioural research for youth health promotion. *Health Education Quarterly*, 16, 155–169.

Stoyva, J. and Budzynski, T. (1974) Cultivated low arousal – and anti-stress response? In: L.V. DiCara (ed.) *Recent Advances in Limbic and Autonomic Nervous System Research*. New York: Plenum.

Strasser, T. (1992) Equal blood pressure levels carry different risks in different risk factor combinations. *Journal of Human Hypertension*, 6, 261–264.

Stroebel, C. F. and Glueck, B. C. (1973) Biofeedback treatment in medicine and psychiatry: an ultimate placebo? *Seminars in Psychiatry*, 5, 379–393.

Stylianos, S. and Eichelberger, M. R. (1993) Pediatric trauma. Prevention strategies. *Pediatric Clinics of North America*, 40(6), 1359–1367.

Sullivan, J. M. (1991) Salt sensitivity: definition, conception, methodology and long-term issues. *Hypertension*, 17, 61–68.

Surgeon General (1988) *Nicotine Addiction: The Health Consequences of Smoking*. Washington, DC: US Government Printing Office.

Surridge, D. H. C., Williams-Erdahl, D. L., Lawson, J. S., Donald, M. W., Monga, T. N., Bird, C. E. and Letemendia, F. J. J. (1984) Psychiatric aspects of diabetes mellitus. *British Journal of Psychiatry*, 145, 269–276.

Surwit, R. S. and Feinglos, M. N. (1988) Stress and autonomic nervous system in Type II diabetes: a hypothesis. *Diabetes Care*, 11, 83–85.

Sutton, J. R., Farrell, P. A. and Harber, V. J. (1990) Hormonal adaptation to physical activity. In: C. Bouchard, R. J. Shephard, T. Stephens, J. R. Sutton and B. D. McPherson (eds) *Exercise Fitness and Health: A Consensus of Current Knowledge*. Champaign, Ill: Human Kinetics Books.

Symonds, T. L., Burton, A. K., Tillotson, K. M. and Main, C. J. (1995) Absence due to low back trouble can be reduced by psychosocial intervention at the workplace. *Spine*, 20, 2738–2745.

Symonds, T. L., Tillotson, K. M., Burton, A. K. and Main, C. J. (1996) Absence from low back trouble: the role of attitudes and beliefs. *Journal of Occupational Medicine*, 46, 25–32.

Tamura, M., Hirano, H., Ohmori, O., Higashi, K. and Matsuoka, S. (1995) Induction of salivary IgA by stress and its suppression by smoking. *Neurosciences (Japan)*, 21 (S2), 85–88.

Taras, H. L. and Gage, M. (1995) Advertised foods on children's television. *Archives of Pediatrics and Adolescent Medicine*, 149(6), 649–652.

Tate, P (1994) *The Doctor's Communication Handbook*. Oxford: Radcliffe Medical Press.

Tattersall, R. B. and Jackson, J. G. (1982) Social and emotional complications of diabetes. In: R. Jarrett and H. Keen (eds) *Complications of Diabetes* (2nd edn). London: Arnold.

Tattersall, R. B. and Lowe, J. (1981) Diabetes in adolescence. *Diabetologia*, 26, 517–523.

Taylor, C .B., Sheikh, J., Agras, W. S., Roth, W. T., Margraf, J., Ehlers, A., Maddock, R. J. and Gossard, D. (1986) Ambulatory heart rate changes in patients with panic attacks. *American Journal of Psychiatry*, 143, 478–482.

Taylor, N., Hall, G. M. and Salmon, P. (1996) Is patient-controlled analgesia controlled by the patient? *Social Science and Medicine*, 43(7), 1137–1143.

Taylor, S. E. (1979) Hospital patient behaviour: reactance, helplessness or control? *Journal of Social Issues*, 35, 156–184.

Taylor, S. E. (1983) Adjustment to threatening events: a theory of cognitive adaptation. *American Psychologist*, 38, 1161–1173.

Taylor, S. E. (1995) *Health Psychology*. New York: McGraw-Hill.

Taylor, S. E. and Armor, D. A. (1996) Positive illusions and coping with adversity. *Journal of Personality*, 64(4), 873–898.

Taylor, S. E., Lichtman, R. R. and Wood, J. V. (1984) Attributions, beliefs about control, and adjustment to breast cancer. *Journal of Personality and Social Psychology*, 46(3), 489–502.

Taylor, S. E., Kemeney, M. E., Reed, G. M. and Skokan, L. A. (1991) Self generated feelings of control and adjustment to physical illness. *Journal of Social Issues*, 47, 91–109.

Teagarden, D. and Weaver, C. M. (1994) Calcium supplementation increases bone density in adolescent girls. *Nutrition Reviews*, 52(5), 171–173.

Tessler, R. C., Mechanic, D. and Diamond, M. (1976) The effect of psychological distress on physician utilization: a prospective study. *Journal of Health and Social Behaviour*, 17, 353.

Theorell, T. (1976) Selected illnesses and somatic factors in relation to two psychosocial stress indices – a prospective study on middle-aged construction building workers. *Journal of Psychosomatic Research*, 20, 7–20.

Theorell, T. (1982) Review of research on life events and cardiovascular illness. *Advances in Cardiology*, 29, 140–147.

Theorell, T. (1989) Personal control at work and health: a review of epidemiological studies in Sweden. In: A. Steptoe and A. Appels (eds) *Stress, Personal Control and Health*. Chichester: Wiley.

Theorell, T. (1996) Critical life changes and cardiovascular disease. In: C. Cooper (ed.) *Handbook of Stress, Medicine, and Health*. London: CRC Press.

Theorell, T. and Emlund, N. (1993) On physiological effects of positive and negative life changes – a longitudinal study. *Journal of Psychosomatic Research*, 37, 653–659.

Thompson, D., Webster, R. and Sutton, T. W. (1994) Coronary care unit patients' and nurses' ratings of intensity of ischaemic chest pain. *Intensive and Critical Care Nursing*, 10, 83–88.

Thompson, R. J., Zeman, J. L., Fanurik, D. and Sirotkin-Roses, M. (1992) The role of parent stress and coping and family functioning in parent and child adjustment to Duchenne Muscular Dystrophy. *Journal of Clinical Psychology*, 48, 11–19.

Thompson, S. C. (1981) Will it hurt less if I can control it? A complex answer to a simple question. *Psychological Bulletin*, 90, 89–101.

Thoresen, C. E. and Kirmil-Gray, K. (1983) Self-management psychology and the treatment of childhood asthma. *Journal of Allergy and Clinical Immunology*, 72, 596–606.

Thurman, C. W. (1985a) Effectiveness of cognitive behavioral treatments in reducing Type A behavior among university faculty. *Journal of Counselling Psychology*, 32, 74–83.
Thurman, C. W. (1985b) Effectiveness of cognitive behavioral treatments in reducing Type A behavior among university faculty: one year later. *Journal of Counselling Psychology*, 32, 445–448.
Titmuss, R. M. (1943) *Birth, Poverty and Wealth*. London: Hamish Hamilton Medical Books.
Toubas, P. L., Duke, J. C., McCaffree, M. A., Mattice, C. D., Bendell, D. and Orr, W. C. (1986) Effects of maternal smoking and caffeine habits on infantile apnea: a retrospective study. *Pediatrics*, 78, 159–163.
Townsend, P., Davidson, N. and Whitehead, M. (1992) *Inequalities in Health: The Black Report and the Health Divide*. Harmondsworth: Penguin.
Travis, C. B. (1988) *Women and Health Psychology: Biomedical Issues*. Hillsdale, NJ: Erlbaum.
Troup, J. G. D. (1988) The perception of musculoskeletal pain and incapacity for work: prevention and early treatment. *Physiotherapy*, 74, 435–439.
Tsuang, M. T. and Faraone, S. V. (1990) *Genetics of Mood Disorders*. Baltimore, MD: Johns Hopkins University Press.
Turk, D. C. and Flor, H. (1984) Aetiological theories and treatments for chronic back pain. II. Psychological models and interventions. *Pain*, 19, 209–233.
Turk, D. C. and Meichenbaum, D. H. (1989) A cognitive-behavioural approach to pain. In: P. D. Wall and R. Melzack (eds) *Textbook of Pain*. London: Churchill Livingstone.
Turk, D. C. and Rudy, T. E. (1987) Towards a comprehensive assessment of chronic pain patients. *Behaviour Research Therapy*, 25, 237–249.
Turk, D. C., Meichenbaum, D. and Genest, M. (1983) *Pain and Behavioural Medicine*. London: Guilford Press.
Turner, C., Anderson, P., Fitzpatrick, R., Fowler, G. and Mayon-White, R. (1988) Sexual behaviour, contraceptive practice and knowledge of AIDS of Oxford University students. *Journal of Biosocial Science*, 20, 445–451.
Turpin, G. (1985) Ambulatory psychophysiological monitoring: techniques and applications. In: D. Papakostopoulos, S. Butler and I. Martin (eds) *Clinical and Experimental Neuropsychophysiology*. London: Croom Helm.
Tversky, A. and Kahnemann, D. (1974) Judgement under uncertainty: heuristics and biases. *Science*, 185, 1124–1131.
United Kingdom Prospective Diabetes Study Group (UKPDSG) (1991) UK Prospective Diabetes Study (UKPDS) 6. Complications in newly diagnosed Type II diabetic patients and their association with different clinical and biochemical risk factors. *Diabetes Research*, 13, 1–11.
USA Department of Health (1994) *Preventing Tobacco Use among Young People*. Washington, DC: US Department of Health and Human Services,
Uvin, P. (1994) The state of world hunger. *Nutrition Reviews*, 52(5), 151–161.
Vaile, M. S. B., Calnan, M., Rutter, D. R. and Wall, B. (1993) Breast cancer screening services in three areas: uptake and satisfaction. *Journal of Public Health Medicine*, 15(1), 37–45.
van den Boom, D.C. (1991) The influence of infant irritability on the development of the mother–infant relationship in the first six months of life. In: J. K. Nugent, B. M. Lester and T. B. Brazelton (eds) *The Cultural Context of Infancy* (Vol. 2). Norwood, NJ: Ablex.
van den Boom, D.C. (1994) The influence of temperament and mothering on attachment and exploration: an experimental manipulation of sensitive responsiveness among lower-class mothers with irritable infants. *Child Development*, 65, 1457–1477.
Van den Broucke, S., Vandereycken, W. and Vertommen, H. (1995a) Marital communication in eating disorder patients: a controlled observational study. *International Journal of Eating Disorders*, 17(1), 1–21.
Van den Broucke, S., Vandereycken, W. and Vertommen, H. (1995b) Conflict management in married eating disorder patients: a controlled observational study. *Journal of Social and Personal Relationships*, 12(1), 27–48.

Van der Ploeg, H. M. (1988) Stressful medical events: a survey of patients' perceptions. In: S. Maes, C. D. Spielberger, P. B. Defares, and I. G. Sarason (eds) *Topics in Health Psychology*. New York: John Wiley & Sons.

Vaughn, C. E. and Leff, J. P. (1976) The measurement of expressed emotion in the families of psychiatric patients. *British Journal of Social and Clinical Psychology*, 15, 157–165.

Verbrugge, L. M. (1980) Sex differences in complaints and diagnoses. *Journal of Behavioral Medicine*, 3, 327–356.

Verbrugge, L. M. (1985) Gender and health: an update on hypotheses and evidence. *Journal of Health and Social Behavior*, 26, 156–182.

Victor, R., Mainardi, J. A. and Shapiro, D. (1978) Effects of biofeedback and voluntary control procedures on heart rate and perception of pain during the cold pressor test. *Psychosomatic Medicine*, 40, 216–225.

Viney, L. L., Benjamin, Y. N., Clarke, A. M. and Bunn, T. A. (1985) Sex differences in the psychological reactions of medical and surgical patients to crisis intervention counselling: sauce for the goose may not be sauce for the gander. *Social Science and Medicine*, 20, 1199–1205.

Visitainer, M. A. and Wolfer, J. A. (1975) Psychological preparation for surgical pediatric patients. *Pediatrics*, 56, 187–202.

Viswesvaran, C. and Schmidt, F. L. (1992) A meta-analytic comparison of the effectiveness of smoking cessation methods. *Journal of Applied Psychology*, 77, 554–561.

Vobecky, J. S. (1986) Nutritional aspects of preconceptional period as related to pregnancy and early infancy. *Progress in Food and Nutrition Science*, 10 (1–2), 205–236.

Volicier, B. J. and Bohannon, M. W. (1975) A hospital rating scale. *Nursing Research*, 24, 352–359.

Von Dras, D. D. and Lichty, W. (1990) Correlates of depression in diabetic adults. *Behaviour Health and Ageing*, 1(2), 79–84.

Vostanis, P., Cumella, S., Briscoe, J. and Oyebode, F. (1996) A survey of psychosocial characteristics of homeless families. *European Journal of Psychiatry*, 10(2), 108–117.

Waal-Manning, H. J., Knight, R. G., Spears, G. F. and Paulin, J. M. (1986) The relationship between blood pressure and personality in a large unselected adult sample. *Journal of Psychosomatic Research*, 30, 361–368.

Wadden, T. A. (1984) Relaxation therapy for essential hypertension: specific or non-specific effects. *Journal of Psychosomatic Research*, 28, 53–61.

Wadhwa, P. D., Sandman, C. A., Porto, M., Dunkel-Schetter, C. and Garite, T. J. (1993) The association between prenatal stress and infant birth weight and gestational age at birth: a prospective investigation. *American Journal of Obstetrics and Gynecology*, 169, 858–865.

Wadsworth, J., Taylor, B., Osborn, A. and Butler, N. R. (1984) Teenage mothering: child development at five years. *Journal of Child Psychology and Psychiatry*, 25, 305–314.

Wallace, L. M. (1984) Psychological preparation as a method of reducing the stress of surgery. *Journal of Human Stress*, 10, 62–77.

Wallander, J. L, Varni, J. W., Babani, L., Tweedle-Banis, H. T. and Wilcox, K. T. (1989) Family resources for psychological maladjustment in chronically ill and handicapped children. *Journal of Pediatric Psychology*, 14, 157–173.

Wallander, J. L., Varni, J. W., Babani, L., Banis, H. T. and Wilcox, K. T. (1988) Children with chronic physical disorders: maternal reports of their psychological adjustment. *Journal of Pediatric Psychology*, 13, 197–212.

Wallerstein, N. and Bernstein, E. (1994) Introduction to community empowerment, participatory education, and health. *Health Education Quarterly*, 21, 141–148.

Wallston, B. S. and Wallston, K. A. (1984) Social psychological models of health behavior. An examination and integration. In: A. Baum, S. E. Taylor and J. E. Singer (eds) *Handbook of Psychology and Health: Volume 4. Social Psychological Aspects of Health*. Hillsdale, NJ: Lawrence Erlbaum.

Wallston, B. S., Wallston, K. A., Kaplan, G. D. and Naides, S. A. (1976) Development and evaluation of the health locus of control scale (HLC). *Journal of Consulting and Clinical Psychology*, 44, 580–585.

Wallston, K. A. (1994) Cautious optimism versus cockeyed optimism. *Psychology and Health*, 9(3), 201–203.
Wallston, K. A., Wallston, B. S. and DeVellis, R. (1978) Development of the multidimensional health locus of control (MHLC) scales. *Health Education Monographs*, 6, 161–170.
Wallston, T. S. (1978) *Three Biases in the Cognitive Processing of Diagnostic Information*. Psychometric Laboratory, University of North Carolina, Chapel Hill.
Warburton, D. M. (1992) Smoking within reason. *Journal of Smoking-related Disorders*, 3, 55–59.
Warburton, D. M., Revell, A. D. and Thompson, D. H. (1991) Smokers of the future. *British Journal of Addiction*, 86, 621–625.
Wardle, J., Pernet, A. and Stephens, D. (1995) Psychological consequences of positive results in cervical cancer screening. *Psychology and Health*, 10(3), 185–194.
Wardle, J., Pernet, A., Collins, W. and Bourne, T. (1994) False positive results in ovarian cancer screening – one year follow-up of psychological status. *Psychology and Health*, 10(1), 33–40.
Ware, J. E. Jr, Davies-Avery, A. and Donald, C. A. (1978) Conceptualization and measurement of health for adults in the health insurance study: Vol. V. *General Health Perception*. California: the RAND Corporation. Publication No. R-1987/5 – HEW.
Warren, L. and Hixenbaugh, P. (1995) Psychosocial needs and experiences of adults with diabetes: their relationship to regimen adherence from the patients' perspective. Paper presented at the Annual Conference of the BPS Special Group in Health Psychology (6–8 September), Bristol.
Warren, L. and Hixenbaugh, P. (1996) *The Role of Health Beliefs and Locus of Control on Regimen Adherence from a Life-Span Perspective*. Paper presented at the BPS Special Group in Health Psychology Annual Conference (3–5 July), York.
Warren, L. and Hixenbaugh, P. (In press) Adherence and diabetes. In: L. M. Myers and K. Midence (eds) *Adherence to Treatment: A Medical and Psychological Approach*. London: Harwood Academic.
Washington, A. C., Rosser, P. L. and Cox, E. P. (1983) Contraceptive practices of teenage mothers. *Journal of the National Medical Association*, 75, 1059–1063.
Wason, P. C. and Johnson-Laird, P. N. (1972) *Thinking and Reasoning*. Harmondsworth: Penguin.
Watson, M., Denston, S., Baum, M. and Greer, S. (1988) Counselling breast cancer patients: a specialist nurse service. *Counselling Psycholcgy Quarterly*, 1(1), 25–34.
Watters, J. K. (1988) Meaning and context: the social facts of intravenous drug use and HIV transmission in the inner city. *Journal of Psychoactive Drugs*, 20, 173–177.
Watters, J. K. (1989) Observations on the importance of social context in HIV transmission among intravenous drug users. *Journal of Drug Issues*, 19, 9–26.
Watters, W. W. (1980) Mental health consequences of abortion and refused abortion. *Canadian Journal of Psychiatry*, 25, 68–73.
Weinman, J. (1981) *An Outline of Psychology as Applied to Medicine*. Bristol: John Wright & Sons Ltd.
Weinman, J. and Johnston, M. (1988) Stressful medical procedures: an analysis of the effects of psychological interventions and of the stressfulness of the procedures. In: S. Maes, C. D. Spielberger, P. B. Defares, and I. G. Sarason (eds) *Topics in Health Psychology*. New York: John Wiley & Sons.
Weinstein, N. D. (1987) Unrealistic optimism about susceptibility to health problems: conclusions from a community wide sample. *Journal of Behavioral Medicine*, 10, 481–500.
Weinstein, N. D. (1988) The precaution adoption process. *Health Psychology*, 7, 355–386.
Weiss, J. M. (1977) Psychological and behavioural influences on gastrointestinal lesions in animal models. In: J. D. Maser and M. E. P. Seligman (eds) *Psychopathology: Animal Models*. San Francisco, LA: Freeman.
Wellings, K. (1988) Perceptions of risk: media treatments of AIDS. In: P. Aggleton and H. Homans (eds) *Social Aspects of AIDS*. London: Falmer Press.
Wells, K. B., Golding, J. and Burnam, M. (1988) Psychiatric disorder in a sample of the general population with and without chronic medical conditions. *American Journal of Psychiatry*, 145, 976–981.

Wertlieb, D. (1993) Towards a family centred pediatric psychology: challenge and opportunity in the international year of the family (special edition editorial). *Journal of Pediatric Psychology*, 18, 541–547.

West, R. J. (1992) The nicotine replacement paradox in smoking cessation: how does nicotine gum really work? *British Journal of Addiction*, 87, 165–167.

Westhead, J. N. (1985) Frequent attenders in general practice: medical, psychological and social characteristics. *Journal of the Royal College of General Practitioners*, 35, 337–340.

White, A., Freeth, S. and O'Brien, M. (1990) *Infant Feeding 1990*. London: Office of Population Censuses and Surveys, HMSO.

White, D. G. (1997) Variation in family circumstances: implications for children and their parents. In: C. A. Niven and A. Walker (eds) *The Psychology of Reproduction. 3. Current Issues in Infancy and Parenthood*. London: Butterworth Heinemann.

White, D. G., Phillips, K. C., Minns, A. and Sims, J. (1996) *Ethnic Minority Communities' Knowledge of and Needs for Health Advocacy Services in East London*. Report to the Department of Health.

White, D. G., Phillips, K. C., Mulleady, M. and Cupitt, C. (1993) Sexual issues and condom use among injecting drug users. *AIDS Care*, 5, 427–437.

White, D. G., Phillips, K. C., Clifford, B., Davies, M., Elliott, J. R. and Pitts, M. K. (1989) AIDS and intimate relationships: adolescents' knowledge and attitudes. *Current Psychology: Research and Reviews*, 8, 130–143.

White, D. G., Phillips, K. C., Pitts, M. K., Clifford, B., Elliott, J. R. and Davies, M., (1988) Adolescents' perceptions of AIDS. *Health Education Journal*, 47, 117–119.

White, K. L. (1988) *The Task of Medicine*. Menlo Park, CA: The Henri Kaiser Family Foundation.

Whitehouse, C. R. (1991) Teaching of skills in United Kingdom medical schools. *Medical Education*, 25, 311–318.

Wikby, A., Hornquist, J. O., Stenstrum, U. and Anderson, P. O. (1993) Background factors, long-term complications, quality of life and metabolic control in insulin dependent diabetes. *Quality of Life Research*, 2, 281–286.

Wilcox, A. J. (1993) Birth weight and perinatal mortality: the effect of maternal smoking. *American Journal of Epidemiology*, 137, 1098–1104.

Wilkinson, R. G. (1996) *Unhealthy Societies. The Afflictions of Inequality*. London: Routledge.

Wilkinson, S. (1991) Factors which influence how nurses communicate with cancer patients. *Journal of Advanced Nursing*, 16, 677–688.

Wilkinson, S. and Kitzinger, C. (1994) *Women and Health: Feminist Perspectives*. London: Falmer Press.

Williams, R. B. (1978) Psychophysiological processes. The coronary prone behaviour pattern and coronary heart disease. In: T. M. Dembroski, S. M. Weiss, J. L. Shields, S. G. Haynes and M. Feinleib (eds) *Coronary Prone Behaviour*. New York: Springer-Verlag.

Williams, R. B. (1989) *The Trusting Heart: Great News about Type A Behavior*. New York: Random House.

Wills, T. A. and Shiffman, S. (1985) Coping behaviour and its relation to substance use: a conceptual framework. In: S. Shiffman and T. A. Wills (eds) *Coping and Substance Use*. New York: Academic Press.

Wilson, J. F. (1981) Behavioural preparation for surgery: benefit or harm? *Journal of Behavioural Medicine*, 4, 79–102.

Wilson, R. G., Hart, A. and Dawes, P. J. (1988) Mastectomy or conservation: the patients' choice. *British Medical Journal*, 297, 1167–1169.

Wilson, W. J. (1987) *The Truly Disadvantaged: The Inner City, the Underclass, and Public Policy*. Chicago: University of Chicago Press.

Wilson-Barnett, J. (1976) Patients' emotional reactions to hospitalisation. *Journal of Advanced Nursing*, 1, 351–358.

Wilson-Barnett, J. (1992) Psychological reactions to medical procedures. *Psychotherapy and Psychosomatics*, 57, 118–127.

Wilson-Barnett, J. (1994) Preparing patients for invasive medical and surgical procedures. Policy implications for implementing specific psychological interventions. *Behavioral Medicine*, 20(1), 23–26.

Wilton, T. and Aggleton, P. (1991) Condoms, coercion and control: heterosexuality and the limits to HIV/AIDS education. In: P. Aggleton, G. Hart and P. Davies (eds) *AIDS: Responses, Interventions and Care*. London: The Falmer Press.

Wingard, D. L. (1982) The sex differential in mortality rates: demographic and behavioral factors. *American Journal of Epidemiology*, 115, 205–216.

Winkelstein, W., Samuel, M., Padian, N. S. and Wiley, J. A. (1987) The San Francisco men's health study III: reduction in human immunodeficiency virus transmission among homosexual/bisexual men, 1982–1986. *American Journal of Public Health*, 76, 685–689.

Wise, P. (1994) *Depression and Diabetes*. Paper Presented at the Joint Meeting of the Royal College of Psychiatrists' Liaison Group and the BDA (November). Bristol.

Wise, T. and Rosenthal, J. (1982) Depression, illness beliefs, and severity of illness. *Journal of Psychosomatic Research*, 26, 247–253.

Wold, D. A. (1968) The adjustment of siblings to childhood leukaemia. Unpublished medical thesis, University of Washington, Seattle.

Wolf, M. W., Putnam, S. M., James, S. A. and Stiles, W. B. (1978) The medical interview satisfaction scale: development of a scale to measure patient perceptions of physician behaviour. *Journal of Behavioural Medicine*, 1, 391–401.

Wolf, S. L., Nacht, M. and Kelly, J. L. (1982) EMG feedback training during dynamic movement for low back pain patients. *Behaviour Therapy*, 13, 395–406.

Woodcock, A., Spiegal, N. and Kinmouth, A. L. (1996) *The Diabetes Care From Diagnosis Project: Training Nurses in an Empowerment Approach to Care for People with Non-insulin Dependent Diabetes (NIDDM) in General Practice*. Paper presented at the BPS Special Group in Health Psychology Annual Conference (3–5 July), York.

Woodrow, R. M., Friedman, G. D., Siegelaub, A. B. and Collen, M. F. (1972) Pain tolerance: differences according to age, sex and race. *Psychosomatic Medicine*, 34, 548–556.

Woods, P. J. and Burns, J. (1984) Type A behaviour and illness in general. *Journal of Behavioural Medicine*, 7, 411–415.

Woodside, D. B., Shekterwolfson, L., Garfinkel, P. E., Olmsted, M. P., Kaplan, A. S. and Maddocks, S. E. (1995) Family interactions in bulimia nervosa. Study design, comparisons to established population norms, and changes over the course of an intensive day hospital treatment program. *International Journal of Eating Disorders*, 17(2), 105–115.

World Health Organization (1946) *Constitution*. Geneva: WHO.

World Health Organization (1978) Technical Report Series. *Induced Abortion*, 623. Geneva: WHO.

World Health Organization (1983) *Primary Prevention of Essential Hypertension*. Report of WHO Scientific Group, Report Series 686. Geneva: WHO.

World Health Organization (1992) *Current and Future Dimensions of the HIV/AIDS Pandemic: A Capsule Summary*. Geneva: WHO.

World Health Organization (1995) *Weekly Epidemiological Record*, 70, 5–8.

World Health Organization (1996a) *Hypertension Control*. WHO Technical Report Series 862. Geneva: WHO.

World Health Organization (1996b) *Measuring Quality of Life*. Geneva: Division of Mental Health, WHO.

Wright, L. (1979) Health care psychology. Prospects for the well-being of children. *American Psychologist*, 34, 1001–1006.

Wulfert, E. and Wan, C. (1993) Condom use: a self-efficacy model. *Health Psychology*, 12(5), 346–353.

Yates, A. (1980) *Biofeedback and the Modification of Behavior*. New York: Plenum Press.

Zabin, L. S. and Clark, S. D. Jr (1983) Institutional factors affecting teenagers' choice and reasons for delay in attending a family planning clinic, *Family Planning Perspectives*, 15, 25–29.

Zborowski, M. (1952) Cultural components in responses to pain. *Journal of Society Issues*, 8, 16–30.

Zeanah, C. H., Keener, M. A., Anders, T. F. and Vieira-Baker, C. C. (1987) Adolescent mothers' perceptions of their infants before and after birth. *American Journal of Orthopsychiatry*, 57, 351-360.

Zeier, H., Brauchli, P. and Joller-Jemelka, H. I. (1996) Effects of work demands on immunoglobulin A and cortisol in air-traffic controllers. *Biological Psychology*, 42, 413–423.

Zelnick, M. and Kantner, J. F. (1977) Sexual and contraceptive experience of young unmarried women in the United States, 1976 and 1971. *Family Planning Perspectives*, 9, 55–71.

Zelnick, M. and Shah, F. K. (1983) First intercourse among young Americans. *Family Planning Perspectives*, 15, 64-70.

Zieglar, J. B., Cooper, D. A., Johnson, R. O. and Gold, J. (1985) Postnatal transmission of AIDS – associated retro-virus from mother to infant. *Lancet*, i, 896–898.

Zigmond, A. S. and Snaith, R. P. (1983) The hospital anxiety and depression scale. *Acta Psychiatric Scandinavian*, 67, 361–370.

Zung, W. W. K. (1965) A self-rating depression scale. *Archives of General Psychiatry*, 12, 63–70.

Zuravin, S. J. (1988) Severity of maternal depression and three types of mother-to-child aggression. *American Journal of Orthopsychiatry*, 59, 377–389.

健康心理學 / MArian Pitts, Keith Phillips 作 ; 王仁潔, 李湘雄譯. -- 出版. -- 台北市 : 弘智文化, 2000〔民89〕
面 ; 公分. --（心理學系列叢書 ; 8）
參考書目 : 面
譯自 : The Psychology of Heaalth : an instroduction, 2nd ed.
ISBN 957-0453-08-7（精裝）
1. 心身醫學 2. 心理衛生

415 89009402

健康心理學 *The psychology of Health* 心理學系列叢書⑧

原　　著☞ *Marian Pitts & Keith Phillips*
譯　　者☞ 王仁潔 & 李湘雄
校 閱 者☞ 胡俊弘
出 版 者☞ 弘智文化事業有限公司
登 記 證☞ 局版台業字第6263號
地　　址☞ 台北縣深坑鄉北深路三段260號8樓
電　　話☞ (02)8662-6826・8662-6810
傳　　真☞ (02)266-47633
發 行 人☞ 馬琦涵
印　　刷☞ 信利印製有限公司
初版二刷☞ 2007年07月
總 經 銷☞揚智文化事業股份有限公司
地　　址☞ 台北縣深坑鄉北深路三段260號8樓
電　　話☞ (02)86626826
傳　　真☞ (02)26647633
I S B N ☞ 957-0453-08-7
定　　價☞ 新台幣500元
E-mail ☞ service@ycrc.com.tw